Jawny PRAXIS DER OPERATIVEN GYNÄKOLOGIE

Springer-Verlag Berlin Heidelberg GmbH

Johannes Jawny

PRAXIS DER OPERATIVEN GYNÄKOLOGIE

Unter Mitarbeit von
A. Jamitzky · R. Rieß · A. Streitmatter

Mit 356 Abbildungen, davon 51 in Farbe

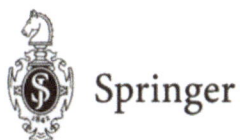

Springer

Johannes Jawny, Dr. med.
Frauenklinik II
Klinikum Nürnberg Süd
Breslauer Straße 201
D-90471 Nürnberg

Anja Jamitzky, Dr. med.
Thomas-Mann-Straße 9a
D-90471 Nürnberg

Regine Rieß, Dr. med.
Institut für Pathologie
Klinikum Nürnberg Süd
Breslauer Straße 201
D-90471 Nürnberg

Anna Streitmatter, Dr. med.
Frauenklinik II
Klinikum Nürnberg Süd
Breslauer Straße 201
D-90471 Nürnberg

ISBN 978-3-642-63088-0

Die Deutsche Bibliothek – CIP-Einheitsaufnahme
Praxis der operativen Gynäkologie/Hrsg.: Johannes Jawny. –
Berlin; Heidelberg; New York; Barcelona; Hongkong; London;
Mailand; Paris; Singapur; Tokio: Springer, 2000
ISBN 978-3-642-63088-0   ISBN 978-3-642-56962-3 (eBook)
DOI 10.1007/978-3-642-56962-3

Dieses Werk ist urheberrechtlich geschützt. Die dadurch begründeten Rechte, insbesondere die der Übersetzung, des Nachdrucks, des Vortrags, der Entnahme von Abbildungen und Tabellen, der Funksendung, der Mikroverfilmung oder der Vervielfältigung auf anderen Wegen und der Speicherung in Datenverarbeitungsanlagen, bleiben, auch bei nur auszugsweiser Verwertung, vorbehalten. Eine Vervielfältigung dieses Werkes oder von Teilen dieses Werkes ist auch im Einzelfall nur in den Grenzen der gesetzlichen Bestimmungen des Urheberrechtsgesetzes der Bundesrepublik Deutschland vom 9. September 1965 in der jeweils geltenden Fassung zulässig. Sie ist grundsätzlich vergütungspflichtig. Zuwiderhandlungen unterliegen den Strafbestimmungen des Urheberrechtsgesetzes.

© Springer-Verlag Berlin Heidelberg 2000
Ursprünglich erschienen bei Springer-Verlag Berlin Heidelberg New York 2000

Die Wiedergabe von Gebrauchsnamen, Handelsnamen, Warenbezeichnungen usw. in diesem Werk berechtigt auch ohne besondere Kennzeichnung nicht zu der Annahme, daß solche Namen im Sinne der Warenzeichen- und Markenschutz-Gesetzgebung als frei zu betrachten wären und daher von jedermann benutzt werden dürften.

Produkthaftung: Für Angaben über Dosierungsanweisungen und Applikationsformen kann vom Verlag keine Gewähr übernommen werden. Derartige Angaben müssen vom jeweiligen Anwender im Einzelfall anhand anderer Literaturstellen auf ihre Richtigkeit überprüft werden.

Einbandgestaltung: de'blik, Berlin
Herstellung und Gestaltung: B. Wieland, Heidelberg
Satzarbeiten und Umbruch: B. Wieland, Heidelberg

SPIN 10751475   22/3135 – 5 4 3 2 1 0

Geleitwort

Noch ist das chirurgische Handwerk ein wesentlicher Teil der ärztlichen Kunst, ungeachtet der Vision einer zunehmend molekularbiologisch und pharmakologisch orientierten Heilkunde, deren Errungenschaften eines Tages manche heute noch lebensnotwendigen Operationen überflüssig machen wird.

Noch steht die gynäkologische Chirurgie in einer neuen Blüte mit einem Spektrum, das noch vor wenigen Jahrzehnten kaum denkbar gewesen ist. Von der Operationstechnik mit minimalem Zugang und mitunter maximalem Eingriffsumfang bis zur Radikalchirurgie und dem Erschließen des gesamten Retroperitoneums bis zum Zwerchfell hat sich die operative Frauenheilkunde längst von der Beschränkung auf das kleine Becken emanzipiert. Mit Einführung des Armamentariums plastischer und rekonstruktiver Operationstechniken am inneren und äußeren Genitale und der weitgehenden Übernahme der operativen Verantwortung für die weibliche Brust, unter Einbeziehung auch der ästhetischen Körperoberflächenchirurgie, steht der operativ tätige Frauenarzt heute einem so großen Spektrum seiner Zuständigkeit gegenüber, dass eine Spezialisierung nicht nur unter dem Aspekt der klinischen Infrastruktur im Sinne einer Schwerpunktbildung notwendig geworden ist. Dabei ist es ein besonderes Anliegen der Frauenheilkunde, der Gefahr zu begegnen, Opfer einer strukturellen Desintegration zu werden, die auf einem allzu weit gefassten Begriff interdisziplinärer Zusammenarbeit nicht nur im Operationssaal, sondern auch in der Perinatalmedizin und der Endokrinologie beruht.

Die schwerpunktartige Ausrichtung im Bilde jener drei Säulen des Faches ist eine wichtige Voraussetzung dafür, die Einheit einer frauenspezifischen Medizin zu bewahren, wie dies dem generalistisch ausgebildeten Frauenarzt älterer Generation selbstverständlich erschien. Neben der unabdingbaren handwerklichen Expertise sind es vor allem eine umfassende Krankheitslehre sowie die detaillierte Kenntnis von Physiologie und Pathophysiologie, auch auf molekularer Ebene, die in ihrer individuellen Umsetzung die Arbeit der Hände zur Kunst veredeln. Ein guter Operateur muss mehr als ein geschickter Bastler und Kenner der weiblichen Anatomie sein, ebenso wie der kenntnisreiche Theoretiker ohne die physische Endstrecke handwerklichen Tuns einem Feldherren ohne Soldaten gleicht. Wäre der Aufruf zur Eigenständigkeit und Einheit des Faches auch in seiner chirurgischen Disziplin nichts weiter als ein standespolitisch motivierter Versuch der Selbsterhaltung, könnte ihm kaum ein dauerhafter Erfolg beschieden sein. Die Konsequenz, ein gynäkologischer Operateur, der gerade Uterus, Adnexe, Vagina und Vulva fein säuberlich präpariert von Abdominal-, Gefäß-, plastischen Chirurgen und Urologen entgegennimmt, wäre die unausweichliche Folge. Dass das Ganze der gynäkologischen Chirurgie mehr ist als die Summe ihrer technischen Teile und der Operateur nicht Erfüllungsgehilfe des die Indikation stellenden theoretischen Frauenarztes, sondern selbst umfassende Einsicht in die Frauenkrankheitslehre besitzt, von der der chirurgische Akt nur einen Teil darstellt, ist wesentlicher Bestandteil seiner medizinischen Qualität. Weder der hybride Theoretiker noch der hyperthyme Handwerker können Leitbilder der heutigen Gynäkologie sein.

Die chirurgische Exekution pathophysiologischer und pathoanatomischer Kenntnis kann nicht allein durch praktische Anleitung gelehrt werden. Sie bedarf neben umfassender Erfahrung am Operationstisch, langjähriger Beschäftigung mit prä- und postoperativen Befunden, aber auch immer wieder der geistigen und literarischen Beschäftigung unter anderem auch mit der Operationslehre. Nicht nur für den Anfänger und Fortgeschrittenen sind Bücher und in Zukunft vielleicht auch andere Medien erstmaligen und repetetiven Lernens unverzichtbar. Gerade der langjährig Erfahrene wird mit zunehmender fachlicher Ancienität in steigendem Maße vom verständigen Lesen auch älterer Operationslehren profitieren. So mag zwar jeder einen eigenen Weg des Operierens mit der Zeit finden, eine persönliche Note und einen eigenen Stil. Vieles scheinbar Neue entpuppt sich bei eingehender Lektüre jedoch als neu erfundenes Alte.

Johannes Jawny kommt aus einer renommierten gynäkologisch-chirurgischen Schule, seine „Praxis der operativen Gynäkologie" ist offenkundig nicht durch Kopie zahlreicher Vorlagen, sondern auf dem Wege persönlicher tätiger Erfahrung entstanden. Nicht nur im Aufbau, sondern vor allem in der Art der Darstellung wird deutlich, dass ein wesentliches Merkmal der vorliegenden Operationslehre ist, dass der Autor seine Darstellungen aus einem höchst persönlichen und authentischen Blickwinkel entstehen lässt und sich auch wertender Ratschläge nicht enthält. Gerade dieses macht das Buch zu einem Zeugnis operativer Kultur, wie sie mancherorts zu Unrecht in Vergessenheit zu geraten scheint. Es ist zu wünschen, dass die „Praxis der operativen Gynäkologie" nicht nur junge Kliniker stimuliert, auf dem Boden solider Systematik ihren eigenen Weg zu finden, sondern auch den Erfahrenen daran erinnert, dass neben extravaganten Operationsverfahren auch im Repertoire des über viele Jahre gewachsenen gynäkologischen Standards wirksame, elegante und mitunter recht kunstvolle und bestechende Methoden enthalten sind. Wer dieses Buch richtig liest, wird unschwer erkennen, dass wirklich gutes Operieren nicht nur ein handwerklicher, sondern vor allem ein geistiger Akt ist.

Prof. Dr. A.T. Teichmann
Aschaffenburg, November 1999

Vorwort

Die operative Gynäkologie ist in ihren Anfängen als eine Spezialisierung aus der Allgemein- und Abdominalchirurgie entstanden. Als erste gynäkologische Operation kann man einen Eingriff von S. Wells (1818–1897, Militärarzt in Malta, später Chirurg in London) bezeichnen, der im Jahre 1857 eine Ovariotomie durchführte. Diesen Eingriff hat er etwa 1200-mal wiederholt. Neben ihm sind auch E. Koeberlé und J.M. Sims (Chirurg in New York) sowie viele Ungenannte als Pioniere unseres Fachgebiets zu bezeichnen.

Im deutschsprachigen Raum war T. Billroth einer der Urväter, aus dessen Schulen bzw. den Schulen seiner Schüler eine Anzahl bedeutender Gynäkologen hervorging. Von Billroth stammt die Anmerkung, dass „medizinische Schulen zumeist von individuell stark ausgeprägten großen Persönlichkeiten gegründet werden". Aus dieser frühen Generation bekannter gynäkologischer Operateure ist auch A. Martin zu erwähnen, ein geschickter Chirurg, der in seiner Privatklinik in Berlin erstmalig Phantomkurse durchführte, die, sehr zum Ärger der Berliner Fachordinarien, von Kollegen aus der ganzen Welt besucht wurden. Unter diesen Besuchern findet man bedeutende Namen wie Péan, Doyen, Pozzi, Sims, Mayo, Schultze, Freund und Döderlein.

Zu dieser Generation ist auch R. Chroback zu zählen, der Präparierkurse an der Leiche durchführte. Ein weiterer wichtiger Zeitgenosse ist F. Schauta, wie beschrieben ein misstrauischer, mimosenhafter Mensch von umgekehrt glänzender Dialektik, dessen Vorlesungen berühmt für ihre Anschaulichkeit waren.

Die Gynäkochirurgie des ausgehenden 19. Jahrhunderts hatte bereits den Vorsprung durch diese eingangs erwähnten grundlegenden Erkenntnisse. Zunehmend kam nun die Frage der Technik, also der Operationsmethode zum Tragen. Als ganz besonderes Beispiel ist hier das Schaffen E. Wertheims zu erwähnen. Am 16. November 1898 operierte Wertheim die 39-jährige Frau Rudd an einem Zervixkarzinom und führte zum ersten Mal keine „erweiterte vaginale Totalexstirpation des Uterus" gemäß seinem Lehrer F. Schauta durch. Stattdessen entwickelte Wertheim nach W. A. Freund eine abdominale Gebärmutterentfernung unter Freilegung des Ureters und Mitnahme des Parametriums. Der Pionier Freund hatte bei 66 solcher Eingriffe 50 Todesfälle! Wertheim war erfolgreicher, insbesondere auch durch die inzwischen gewonnene Kenntnis der Asepsis. Das größte Verdienst Wertheims liegt in der systematischen Dokumentation und Auswertung der Operationen und Präparate mit wissenschaftlicher Aufarbeitung. Erst diese Betrachtungsweise brachte verwertbare Ergebnisse und begründete das Fundament der heutigen operativen Gynäkologie.

Viele der heute angewendeten Operationsverfahren wurden dem Wesen nach vor langer Zeit konzipiert, und man ist erstaunt, wie wenig sich teilweise geändert hat.

Heute ergeben sich nicht selten methodische Verfahrensweisen, die eher tradierter Natur denn zeitgemäß überdacht sind. Die lässt sich anhand des Kaiserschnitts beleuchten. Abgesehen von der Tatsache, dass um 1876 der Kaiserschnitt im Bereich der Geburtshilfe sowieso nur von marginaler Bedeutung war, existierten doch 2 grundsätzliche Methoden. Beim klassischen Kaiserschnitt wurde eine Längslaparotomie durchgeführt, die Uterotomie erfolgte am Fundus quer oder sagittal. Beim Verfahren nach Porro wurde nach der Entwicklung des Kindes das Collum uteri fest umschnürt und das Corpus uteri abgetragen. Kehrer berichtete 1882 über ein „modifiziertes Verfahren beim Kaiserschnitt". Es ging ihm darum, die Uterotomie so zu legen, dass die Wundränder von Natur aus weniger klafften – Isthmus uteri – und eine zuverlässige Nahtmethode zu finden, um die Infektion der Bauchhöhle zu vermeiden. Nachdem die Infektionsmorbidität heutzutage nicht mehr die Bedeutung von damals hat und sich auch das Nahtmaterial rapide geändert hat, kann man nachvollziehen, warum der Stellenwert des Verschlusses der Uterotomie heute anders zu bewerten ist als früher. Damit soll klar werden, wie wichtig es ist, auch zu wissen, warum und unter welchen Voraussetzungen manche Operationsmethoden entstanden sind.

Aus beiden Beispielen, der Wertheimschen Operation und der Sektio, kann man auch herauslesen, dass seit damals nur wenig an den Grundzügen der Verfahren geändert wurde. Die für Morbidität und Mortalität bedeutenderen Veränderungen ergaben sich sicher aus den begleitenden Umständen.

Die vielen innovativen Verbesserungen, die in all den Jahren durch viele zeitgenössische Kollegen in die moderne Gynäkochirurgie mit eingebracht wurden, sollen allerdings nicht übersehen werden. Um hier eine, inzwischen auch Grundlage gewordene Modifikation zu nennen, sei an die 1944 veröffentlichte Erweiterung der radikalen Hysterektomie nach Wertheim durch J.V. Meigs erinnert, der die pelvine Lymphonodektomie in den Zusammenhang der Hysterektomie stellt.

Ausgehend von dieser grundlegenden historischen Überlegung habe ich mit diesem vorgelegten Buch versucht, ganz bewusst die Grundlagen, also die Standardeingriffe, für den Lernenden herauszustellen und auf aktuellere, spezialisierte Verfahren, z. B. in der Deszensuschirurgie, zu verzichten.

Die Motivation, dieses Buch zu verfassen, ergab sich aus meiner eigenen Erfahrung mit der gegenwärtigen Ausbildungssituation. Während man einerseits auf Seiten der Ausbilder immer mehr den Facharztstandard aktiv einfordert, sind die Möglichkeiten der Ausbildung auf Seiten der Auszubildenden immer stärker limitiert und damit auch deren Möglichkeiten, die entsprechenden Qualifikationen in angemessener Zeit zu erreichen. Um so wichtiger wird damit auch die systematische schulmäßige Unterweisung in gynäkologischen Standardeingriffen. Aus meiner persönlichen Erfahrung in der Ausbildung vieler Fachärzte habe ich den hier vorgelegten Standpunkt in vielen Jahren zunächst noch als Auszubildender seit 1983 zusammengetragen. Aus dieser Materialsammlung entsprang die Idee, das vorgelegte Werk zu realisieren. Dazwischen lag aber noch ein langer Weg der Arbeit, der ohne tatkräftige Mithilfe nicht zu bewältigen gewesen wäre. In diesem Zusammenhang gilt mein besonderer Dank Frau Dr. Anja Jamitzky, die nach skizzierten Operationsvorlagen die beeindruckenden Bilder geschaffen hat. Darüber hinaus hat sie wesentliche Beiträge zur verstehbaren Gestaltung des Textes geleistet. Besonders erwähnt werden soll meine langjährige Kollegin Frau Dr. Anna Streitmatter, die mich in den 12 Jahren meiner operativen Tätigkeit in Nürnberg seit 1987 begleitet hat. Sie war in all den Jahren ein fester und verlässlicher Teil unseres Operationsteams. Sie war die kritische und freundliche Stütze, die diesem Manuskript erst die endgültige Form gegeben hat. Ein weitere Dank gilt Frau Dr. Regine Rieß vom Institut für Pathologie am Klinikum Nürnberg, die das Werk mit einem überaus lebhaften Beitrag zur Histopathologie und den Problemen der Präparatgewinnung und -verarbeitung unterstützt hat. Nicht vergessen will ich meine langjährige Sekretärin Frau Petra Schwandner, die durch die Unermüdlichkeit ihrer Finger zum Entstehen des Textes beitrug, unseren Nürnberger OP-Bereichspfleger Herrn Markus Hofmann für die Hilfe bei der Erstellung der Instrumentenlehre sowie Frau J. Tio für die Erstellung und Überarbeitung des Sachverzeichnisses.

Ich danke besonders dem Springer-Verlag, insbesondere Herrn B. Wieland, der es mir ermöglichte, diese Idee einer Operationslehre in die Wirklichkeit umzusetzen, ein Lehrbuch vorzulegen, das dem Ausbildenden helfen soll, an wesentlichen Schritten Standardoperationen nachvollziehbar und damit lernbar zu machen und sich nicht in der selbstgefälligen Darstellung komplizierter und selten durchgeführter Operationen zu verlieren.

Dr. Johannes Jawny
Nürnberg, Frühjahr 2000

Inhaltsverzeichnis

1	**Allgemeine Überlegungen zur Ausbildung in der operativen Gynäkologie**	**1**
	Literatur	4

2	**Allgemeine chirurgische Aspekte in der operativen Gynäkologie**	**5**
2.1	Räumliche Organisation des Operationsbereiches	5
	2.1.1 Operationstrakt	5
	2.1.2 Operationssaal	5
2.2	Chirurgische Händedesinfektion	5
2.3	Operationskleidung und Abdecktücher	6
2.4	Instrumentier- und Ablagetische	6
2.5	Chirurgisches Instrumentarium	6
	2.5.1 Instrumentenkunde	6
	2.5.2 Instrumentenpflege	7
	2.5.3 Allgemeinchirurgisches Instrumentarium	8
	2.5.4 Spezifisch-gynäkologisches Instrumentarium	10
	2.5.5 Instrumentensets für gynäkologische Operationen	16
	2.5.6 Instrumentarium für laparoskopische Eingriffe	19
	2.5.7 Instrumentarium für hysteroskopische Eingriffe	25
2.6	Apparative Ausstattung für endoskopische Operationen	26
2.7	Technik der elektrochirurgischen Verfahren	27
2.8	Nahtmaterial	28
	2.8.1 Chirurgisches Fadenmaterial	29
	2.8.2 Klammern und Clips	30
2.9	Nahttechnik	31
	2.9.1 Einzelknopfnähte	31
	2.9.2 Fortlaufende Nähte	33
	2.9.3 Durchstechungsligaturen	34
2.10	Chirurgische Knotentechnik	36
2.11	Endoskopische Ligatur- und Nahttechnik	38
2.12	Physiologie der Wundheilung	40
2.13	Lagerung	41
2.14	Desinfektion	43
2.15	Sterile Abdeckung	44
2.16	Vorbereitungen am Tisch	45

3	**Perioperatives Management**	**47**
3.1	Operabilität	47
3.2	Operationsvorbereitung	47
	3.2.1 Voruntersuchungen	47
	3.2.2 Ergänzende Untersuchungen	48
	3.2.3 Laborparameter	48
	3.2.4 Präoperative Maßnahmen	49
	3.2.5 Präoperative anästhesiologische Maßnahmen	50
3.3	Postoperative Überwachung	51
	3.3.1 Postoperative Schmerztherapie	51
	3.3.2 Postoperative Laborkontrolle	52
	3.3.3 Kostaufbau	52
	3.3.4 Thromboseprophylaxe	53
	3.3.5 Verbandskontrolle	53
	3.3.6 Mobilisation	53
	3.3.7 Entfernung des Dauerkatheters	53
	3.3.8 Entfernung der Drainagen	54
	3.3.9 Fadenzug	54
	3.3.10 Entlassung	54
3.4	Postoperative Komplikationen	54
	3.4.1 Nachblutung	54
	3.4.2 Postoperative febrile Morbidität	56
	3.4.3 Postoperativer Ileus	57
	3.4.4 Tiefe Venenthrombose	58
	3.4.5 Lungenembolie	58
	3.4.6 Serombildung	58
	3.4.7 Seltene Komplikationen	58

4	**Klinikrelevante Aspekte der diagnostischen Pathologie**	**59**
	R. Rieß	
4.1	Grundbegriffe pathologisch-anatomischer Untersuchungsmethoden und ihre klinikrelevanten Aspekte	59
	4.1.1 Makropathologie	59

4.1.2	Histologische Untersuchung	60
4.1.3	Immunhistochemie	62
4.1.4	Elektronenmikroskopie	64
4.1.5	Molekularpathologie	64
4.1.6	Intraoperative Schnellschnittdiagnostik	64
4.1.7	Zytologie	65

5 Kleinere vaginale Operationen ... 67

- 5.1 Lagerung ... 67
- 5.2 Instrumentarium ... 67
- 5.3 Abrasio/Kürettage ... 67
  - 5.3.1 Behandlungskomplikationen ... 70
- 5.4 Konisation ... 70
- 5.5 Marsupialisation der Bartholin-Pseudozyste ... 72
- 5.6 Lasertherapie an der Vulva ... 73
  - 5.6.1 Physikalische Grundlagen ... 73
  - 5.6.2 Laservaporisation von Condylomata acuminata ... 74
  - 5.6.3 Behandlung von vulvären intraepithelialen Neoplasien ... 75

6 Abdominale Operationen ... 77

- 6.1 Lagerung, Desinfektion, Abdeckung ... 77
- 6.2 Instrumentarium ... 77
- 6.3 Medianer Unterbauchlängsschnitt ... 77
  - 6.3.1 Verschluss des medianen Unterbauchlängsschnitts ... 80
- 6.4 Suprasymphysärer Faszienquerschnitt nach Pfannenstiel ... 81
  - 6.4.1 Verschluss des suprasymphysären Faszienquerschnitts ... 83
- 6.5 Abdominale Hysterektomie mit/ohne Adnexe ... 83
- 6.6 Abdominale Adnexeingriffe ... 93
- 6.7 Alternative Techniken zur Versorgung der Wundfläche bei der abdominalen Hysterektomie ... 95
- 6.8 Intraoperative Darm- und Blasenläsionen ... 97
- 6.9 Chirurgie des Endometriumkarzinoms ... 98
- 6.10 Chirurgie des Ovarialkarzinoms ... 99
  - 6.10.1 Omentektomie (Netzresektion) ... 104
  - 6.10.2 Appendektomie ... 106
  - 6.10.3 Besondere Situationen in der Chirurgie des Ovarialkarzinoms ... 107
- 6.11 Erweiterte Hysterektomie (Radikaloperation nach Wertheim) ... 108
- 6.12 Pelvine Lymphonodektomie ... 120
  - 6.12.1 Technische Hinweise zur pelvinen Lymphonodektomie ... 120
- 6.13 Paraaortale Lymphonodektomie ... 123

7 Vaginale Hysterektomie ... 127

- 7.1 Lagerung ... 128
- 7.2 Instrumentarium ... 128
- 7.3 Technische Durchführung der vaginalen Hysterektomie ... 128
- 7.4 Besondere Situationen bei der vaginalen Hysterektomie ... 137
  - 7.4.1 Extraperitoneale Absetzung der Sakrouterinligamente ... 137
  - 7.4.2 Morcellement ... 137
  - 7.4.3 Versorgung des Scheidenstumpfes ... 138
  - 7.4.4 Erweiterung der Indikationsstellung zur vaginalen Hysterektomie ... 138
  - 7.4.5 Hintere Kolpozöliotomie ... 138

8 Operative Behandlung der Senkungszustände des Uterus und der Scheidenwände ... 141

- 8.1 Lagerung, Desinfektion, Abdeckung ... 141
- 8.2 Instrumentarium ... 141
- 8.3 Technische Durchführung der Colporrhaphia posterior alta ... 141
- 8.4 Diaphragmaplastik ... 143
  - 8.4.1 Technische Durchführung der Diaphragmaplastik ... 143
- 8.5 Technik der Kolpoperineoplastik ... 146

9 Operative Verfahren zur Behandlung der Stressharninkontinenz ... 151

- 9.1 Lagerung, Desinfektion, Abdeckung ... 151
- 9.2 Instrumentarium ... 151
- 9.3 Technik der abdominalen Kolposuspensionsoperationen ... 151
- 9.4 Technik der Operation nach Moschkowitz ... 151

10 Operative Therapie des Vulvakarzinoms ... 155

- 10.1 Vulvektomie ... 155
  - 10.1.1 Lagerung ... 155
  - 10.1.2 Instrumentarium ... 155
  - 10.1.3 Technische Durchführung der Vulvektomie ... 155
- 10.2 Inguinofemorale Lymphadenektomie ... 158
  - 10.2.1 Lagerung ... 158
  - 10.2.2 Instrumentarium ... 158
  - 10.2.3 Technische Durchführung der inguinalen Lymphadenektomie ... 158

11 Mammachirurgie ... 161

11.1 Lagerung ... 161
11.2 Instrumentarium ... 161
11.3 Mammatumorexstirpation ... 161
    11.3.1 Diagnostische Gewebeentnahmen ... 162
    11.3.2 Inzision eines Mammaabszesses ... 164
    11.3.3 Milchgangsexzision ... 165
    11.3.4 Biopsie suspekter Veränderungen ... 165
11.4 Totale Mastektomie ... 166
11.5 Axilläre Lymphonodektomie ... 169
    11.5.1 Technik der konventionellen Lymphonodektomie ... 170

12 Laparoskopische Eingriffe ... 173

12.1 Lagerung ... 173
12.2 Instrumentarium ... 173
12.3 Geschlossene Laparoskopie ... 173
12.4 Offene Laparoskopie ... 176
    12.4.1 Technische Durchführung der offenen Laparoskopie ... 176
12.5 Zusatzeinstiche ... 178
12.6 Diagnostische Pelviskopie und Chromopertubation ... 180
12.7 Operative Laparoskopie ... 181
    12.7.1 Adhäsiolyse ... 181
    12.7.2 Endoskopische Tubensterilisation ... 182
    12.7.3 Salpingotomie bei Tubargravidität ... 183
    12.7.4 Salpingektomie ... 185
    12.7.5 Ovarialzystenpunktion und Zystostomie ... 186
    12.7.6 Ovarialzystenausschälung ... 187
    12.7.7 Adnektomie ... 189
    12.7.8 Myomabtragung ... 192
    12.7.9 Myomenukleation ... 193
    12.7.10 Sonstige endoskopische Eingriffe ... 194
    12.7.11 Bergung von Gewebe und Organen ... 195

13 Hysteroskopie ... 199

13.1 Lagerung ... 199
13.2 Instrumentarium ... 199
    13.2.1 Distensionsmedien ... 199
13.3 Diagnostische Hysteroskopie ... 200
13.4 Operative Hysteroskopie ... 201
    13.4.1 Hysteroskopische Endometriumablation ... 201
    13.4.2 Hysteroskopische Myomresektion ... 203

14 Totaler Muttermundverschluss ... 205

14.1 Technische Durchführung des frühen totalen Muttermundverschlusses nach Saling ... 205

15 Geburtsverletzungen ... 209

15.1 Lagerung ... 209
15.2 Instrumentarium ... 209
15.3 Zervixrisse post partum ... 209
15.4 Scheidenrisse ... 210
15.5 Episiotomie ... 210
15.6 Dammriss Grad IV ... 213

16 Sectio caesarea ... 215

16.1 Geburtshilfliche Organisationsvoraussetzungen für die Schnittentbindung ... 215
16.2 Lagerung ... 217
16.3 Instrumentarium ... 217
16.4 Technische Durchführung ... 217
16.5 Besondere Situationen bei der abdominalen Schnittentbindung ... 222
    16.5.1 Entwicklung des tiefsitzenden Feten ... 222
    16.5.2 Rissverletzung im Bereich der Uterotomie und Uterusruptur ... 223
    16.5.3 Blasenläsionen ... 223
    16.5.4 Schwierige Kindsentwicklung ... 223
    16.5.5 Kindsentwicklung bei tiefsitzender Vorderwandplazenta ... 224
    16.5.6 Intraoperative Atonie ... 224
    16.5.7 Notfallmäßige Hysterektomiesektio ... 225

Sachverzeichnis ... 227

Allgemeine Überlegungen zur Ausbildung in der operativen Gynäkologie

Die fachärztliche Aus- und Weiterbildung in der Frauenheilkunde und Geburtshilfe entspricht z. Z. den Richtlinien über den Inhalt der Weiterbildung in Gebieten, Fachkunden, fakultativen Weiterbildungen, Schwerpunkten und Bereichen, wie sie z. B. im Bundesland Bayern mit Datum vom 1. Januar 1995 niedergelegt wurden. In anderen Bundesländern sind die Verhältnisse ähnlich.

Danach gliedert sich nun die Weiterbildung in einen nach unserer Auffassung „Basisfacharzt", der im Anschluss an das Studium in einer 5-jährigen Weiterbildungsphase die Voraussetzungen erwirbt, um die klinischen und theoretischen Probleme unseres Fachgebietes im Überblick werten zu können.

Ein ganz wesentlicher Punkt dieser Weiterbildungsstruktur ist die Einrichtung sog. „fakultativer Weiterbildungen", die im Anschluss an die Basisweiterbildung absolviert werden. In der Gynäkologie und Geburtshilfe werden sog. fakultative Weiterbildungen für die Bereiche „Spezielle Geburtshilfe und Perinatalmedizin", „Gynäkologische Endokrinologie und Reproduktionsmedizin" sowie die „Spezielle operative Gynäkologie" angeboten. In dieser Phase absolviert der Kandidat eine weitere 2-jährige Weiterbildungszeit, wobei zumindest 1,5 Jahre dieser zusätzlichen Weiterbildung zusätzlich zur Gebietsweiterbildung abgeleistet werden müssen.

Die Einführung der fakultativen Weiterbildungen hat dazu geführt, dass für die Grundweiterbildung der Leistungskatalog von Eingriffen in der Frauenheilkunde sowie in der Geburtshilfe deutlichst reduziert wurde, vergleicht man ihn mit der alten Facharztweiterbildung (Bayerische Landesärztekammer 1995).

Die Durchführung differenzierterer Leistungen in den Bereichen operative Gynäkologie sowie Geburtshilfe fällt nun in die fakultative Weiterbildung. Deren Leistungskataloge sind entsprechend angepasst und werden in den entsprechenden Fachgremien gegenwärtig für eine künftige Neustrukturierung erweitert.

Geht man davon aus, dass die meisten Kandidaten zur Weiterbildung später in unserem Fachgebiet in der Tat im Rahmen einer basisärztlichen Versorgung tätig werden, so bedeutet die Verdichtung operativer Leistungen auf die fakultativen Weiterbildungen in der Tat eine Entlastung sowohl für den Kandidaten in der Basiswei-

Leistungskatalog Frauenheilkunde und Geburtshilfe

- Frauenheilkunde – selbstständig durchgeführte Eingriffe
  - 100 Abrasiones oder Nachkürettagen
  - 100 kleinere gynäkologische Operationen am äußeren Genitale, an Vagina und Uterus
  - 40 therapeutische und diagnostische Pelviskopien
- Geburtshilfe – durchgeführte Eingriffe
  - Leitung von 150 normalen Geburten auch einschließlich der Episiotomie und Versorgung von Geburtsverletzungen
  - Indikationsstellung und Durchführung geburtshilflicher Operationen bei primär nicht regelwidrigen Geburten in 20 Fällen, z. B. Sektio, Forzeps, Vakuum, manuelle Lösung und Entwicklung aus der Beckenendlage

terbildung als auch für den Weiterbildner. Dies führt auch dazu, dass die Aspiranten einer erweiterten Weiterbildung intensiver und in kleineren Gruppen mit höheren Fallzahlen an die operativen Fähigkeiten herangeführt werden sollen.

Betrachtet man die Weiterbildungssituation in vielen Kliniken aus der Sicht der Weiterzubildenden, so muss man allerdings feststellen, dass die praktische Ausgestaltung dieser Weiterbildung meist nur mit geringem Engagement betrieben wird. Es wurde zwar eine Pflicht der Weiterbilder zur Weiterbildung formuliert, doch ihre praktische Umsetzung findet für die Weiterzubildenden selten die ideale Ausgestaltung.

Für den Bereich operativ-technischer Leistungen ist der Einzelne meist auf das Wohlwollen älterer erfahrener Kollegen angewiesen, die ihn mehr oder minder systematisch mit dem Thema Operationssaal vertraut machen. Viele dieser Inhalte werden eher überliefert als gelehrt. Dies führt dann dazu, dass ältere Assistenten die jüngeren anweisen und die eigentlichen Abteilungsleiter sich weitgehend aus dieser Aufgabe zur Weiterbildung heraushalten.

Viele Facharztaspiranten mussten die bittere Erfahrung machen, dass ihnen eine systematische Unterweisung kaum geboten wird. Von verschiedensten Seiten wurde immer wieder der Wunsch geäußert, von daher eine Einführung in die operativen Aspekte unseres Fachgebietes konkret aus den Fragen der Weiterzubildenden darzustellen. Damit ist die Struktur des vorgelegten Buches aufgezeigt. Ziel der Darstellung ist es, für den Anfänger und den Fortgeschrittenen in der Weiterbildung den Fragenkatalog, wie er in den fakultativen Weiterbildungen für Gynäkologie und Geburtshilfe formuliert ist, aufzuarbeiten. Dazu gehört auch eine grundlegende Einführung in allgemeine Aspekte chirurgischer Tätigkeit inklusive Basiskenntnissen des Instrumentariums sowie des Nahtmaterials.

Damit will dieses Werk hinführen bis zur fakultativen Weiterbildung in der „Speziellen operativen Gynäkologie". Mit dem Anspruch, alle chirurgischen Aspekte unseres Fachgebietes aufzugreifen, haben wir auch operative Eingriffe aus dem Leistungskatalog der „speziellen Geburtshilfe", nämlich die Schnittentbindung sowie die Versorgung von Verletzungen post partum und den frühzeitigen totalen Muttermundverschluss aufgenommen.

Die Aspekte dieses Buches stellen nach unserer Auffassung *einen* möglichen Weg der Hinführung zur operativen Gynäkologie dar, der stark geprägt wurde durch die persönlichen Erfahrungen des Herausgebers und orientiert ist an der differenzierten operativen Schule Kurt Richters, des ehemaligen Leiters der Universitätsfrauenklinik Großhadern. Kurt Richters operative Prinzipien wurden durch seinen ehemaligen Oberarzt Volker Terruhn weitergeführt und aus dieser Situation heraus noch in der gemeinsamen Zeit an der Frauenklinik Nürnberg dem Herausgeber mit Geduld und Leidenschaft vermittelt. Im Laufe der Jahre haben sich zusätzliche Aspekte und neuere Verfahren ergeben, die ebenso zu einer Überarbeitung der Techniken geführt haben und in dieses Werk eingeflossen sind.

In der Bewertung bestimmter chirurgischer Techniken haben wir bewusst einen deutlichen Standpunkt bezogen. Dies heißt nicht, dass man nicht zu anderen Auffassungen kommen kann, soll aber ein Verständnis dafür schaffen, dass man seinen eigenen Standpunkt finden muss.

Vor Beginn der Ausführungen wollen wir nicht versäumen, auch Hinweise auf den Stellenwert operativer Maßnahmen in unserem Fachgebiet zu geben. Die Thematik der Indikationsstellung ist sicherlich die größere Kunst als die manuelle Fertigkeit im Operationssaal. Einige grundlegende Aspekte zur Indikationsstellung, die besonders in der gynäkologischen Chirurgie eine Rolle spielen, sollen gesondert von rein medizinischen Problemen angesprochen werden.

Leistungskatalog Spezielle operative Gynäkologie

- Selbstständig durchgeführte Eingriffe
    - 20 große gynäkologisch-onkologische Operationen am Genital
    - 40 abdominale und vaginale Hysterektomien
    - 80 abdominale und pelviskopische Operationen am inneren Genitale
    - 30 Harninkontinenz- und Deszensusoperationen auch mit gleichzeitiger Hysterektomie
    - 50 Exstirpationen malignitätsverdächtiger Gewebsveränderungen der Mamma
    - 30 operative Eingriffe an der weiblichen Brust einschließlich der partiellen oder totalen Ausräumung der Axilla
    - 15 Operationen zur Korrektur von Fehlbildungen, Fehlformen, der Versorgung von Genitalverletzungen und Verletzungsfolgen
    - 15 Operationen zur Formveränderung und Wiederherstellung einschließlich Lappenplastiken

Leistungskatalog Spezielle Geburtshilfe

- Selbstständig durchgeführte Eingriffe
    - Leitung von 400 Risikogeburten
    - 80 Schnittentbindungen, davon 10 Re-Sektio-Entbindungen
    - 35 operative vaginale Entbindungen mit Vakuum, Forzeps, Beckenendlagenentwicklungen
    - 10 manuelle Lösungen der Plazenta oder Nachtastungen/Nachkürettagen nach Geburt der Plazenta

Je relativer die Indikation für einen operativen Eingriff ist, desto kritischer muss er überdacht werden. Dies betrifft diagnostische Eingriffe und mehr noch kosmetisch-plastische Operationen. Ziel gynäkologischer Eingriffe ist es, Krankheiten zu kurieren oder Leiden zu mindern. Die Lebensqualität der Patientin steht im Mittelpunkt jeder Entscheidung.

Einerseits gilt es, die Therapie den Bedürfnissen und Wünschen der Patientin anzupassen. Hierbei bedarf es auch der Respektierung der Patientin als Frau an sich, deren spezifisch weibliche Attribute es für alle Altersklassen immer wieder zu bedenken gilt. Bei der Wahl der Schnittführung, aber auch bei der Wundheilung muss auch der optische Aspekt berücksichtigt werden. Ebenso muss bei vaginalen oder vulvären Eingriffen die Frage der sexuellen Aktivität hinsichtlich einer postoperativen Scheidenverkürzung oder -verengung, bzw. einer Veränderung im vulvären Relief berücksichtigt werden.

Andererseits ist der Arzt gefordert, der Patientin eine realistische Einschätzung des Therapieziels zu vermitteln. Manche Wünsche der Patientinnen lassen sich auch durch eine Operation nicht erfüllen, oder das Nutzen-Risiko-Verhältnis ist ungünstig. Selbst ein intensiv vorgetragenes Begehren der Patienten nach einer operativen Maßnahme, z. B. zu einer laparoskopischen Sterilisation, kann nicht allein ausschlaggebend für die Indikation zur Operation sein.

Nach gründlicher Diagnostik und Abwägen aller möglichen therapeutischen Optionen im Hinblick auf ihren Nutzen zur Rückführung der gefundenen Krankheitsmerkmale und im Hinblick auf ihren Wert für die Lebensqualität der Patientin wird die Indikationsstellung festgelegt. Dabei ist auch zu berücksichtigen, dass nicht zwingend abweichende Befunde am Ende diagnostischer Maßnahmen auch die Einleitung einer Therapie und damit auch einer Operation bedeuten. Schon gar nicht stellt die potentielle operative Korrigierbarkeit eines gynäkopathologischen Befundes an sich eine Indikation zur Operation dar.

Man mag an ein Beispiel denken, bei dem anlässlich der Vorsorgeuntersuchung bei einer gynäkologischen Patientin ein deutlicher Deszensus festgestellt wurde, der allerdings weder zu entsprechenden Senkungsbeschwerden noch zu Beschwerden im Sinne einer Harninkontinenz geführt hat. Diese Patientin fühlt sich in ihrer Lebensqualität nicht beeinträchtigt. In diesem Fall kann keinesfalls das u. U. sehr deutlich ausgeprägte pathoanatomische Substrat des Deszensus zur Festlegung einer Operationsindikation führen. Eine invasive Korrektur steht hier nicht an, die Patientin ist ja in ihrem Lebensgefühl nicht eingeschränkt. Auf der anderen Seite ist in einem solchen Fall eine Operationsindikation denkbar, wenn bei der Erläuterung der Befunde mit der Patientin unter Berücksichtigung ihrer aktuellen Lebensumstände klar wird, dass die geplante Deszensuskorrektur in unserem Beispiel aktuell unter günstigen Bedingungen durchzuführen ist und damit weitere berufliche und private Aspekte der Lebensplanung für die Patientin positiv zu beeinflussen sind. Hieraus ergibt sich eine relative Operationsindikation.

Wie man sieht, berücksichtigt die Indikationsstellung diverse diagnostische Parameter sowie die Lebensumstände und Bedürfnisse der Patientin. Besonders wichtig erscheint uns der Hinweis auf die kritische Bewertung des biologischen Alters der Patientin. In weiten Bereichen hat sich heute durch die fortentwickelte Anästhesie und postoperative Betreuung die Möglichkeit entwickelt, immer mehr ältere Patientinnen operativen Eingriffen zu unterziehen. In manchen Bereichen ist die gynäkologische Chirurgie schon in eine Gerontochirurgie mutiert. In der Tat stimmen wir der Ansicht zu, dass viele vernünftige operative Verfahren auch älteren Patientinnen zuzumuten sind und man sich davor hüten muss, ein hohes biologisches Alter der Patientin a priori mit einer Rücknahme der Operationsindikationen zu assoziieren. Dies bedeutet aber gleichzeitig auch, dass die operative Maßnahme in ihrem Ausmaß klar definiert sein muss, in einem vernünftigen, der Patientin nützenden Umfang. Auch hier ist davor zu warnen, alles technisch machbare nur aufgrund dieses Machbarkeitsprinzips anzugehen. Gerade in einer Zeit der Entwicklung minimal-invasiver Methoden sollten auch die Verfahren der konventionellen gynäkologischen Chirurgie in ihrer Nutzen-Risiko-Relation für die Patientin, besonders im höheren Alter, überprüft werden. Im Hinblick auf eine vernünftige klinische Bewertung der Einzelfälle scheint uns der Ruf nach Radikalität viel zu sehr assoziiert mit der eher naiven Freude am technisch machbaren und weniger verbunden mit weiterentwickelten ärztlichen Vorstellungen zur Operationsindikation.

Im Rahmen der Operationsindikation müssen gegen die operativen Verfahren auch die konservativen Therapieverfahren bewertet werden. Insbesondere soll auch in diesem Zusammenhang für alternative radiotherapeutische Therapien im Bereich der gynäkologischen Onkologie plädiert werden, die oft im Überschwang der operativen Möglichkeiten aus dem Blickfeld geraten. Dies kann gerade z. B. bei älteren Patientinnen angezeigt sein.

Nach Würdigung aller Umstände und einem ausführlichen Aufklärungsgespräch mit der Patientin sollte zwischen dem Operateur und ihr ein Einverständnis darüber bestehen, dass die gynäkologische Operation im angestrebten Umfang den größtmöglichen Erfolg verspricht. Damit steht die Indikation zur Operation fest.

Es entspricht einer vernünftigen klinischen Praxis, dass diese Operationsindikation durch den niedergelassenen Frauenarzt oder in der klinischen Ambulanz gestellt wird. Dort fällt eine wesentliche Weichenstellung nach Sichtung der Primärbefunde. In einer 2. Indikationsphase werden diese Umstände möglichst durch den Operateur selbst, bzw. das operative Team der Klinik bewertet. Dies verstehen wir unter einer präoperativen Patientenvorstellung. Im Rahmen dieser Vorstellungen werden dann konkretere Planungen bezüglich der Operationstechnik, d. h. z. B. des Zugangsweges und der Ausdehnung des Eingriffs, geklärt. In dieser Phase ist auch die Dringlichkeit des Eingriffs festzusetzen. Die klinische Bewertung der anstehenden Operation darf nicht als simple Kontrolle einer bereits gestellten Operationsindikation verkannt werden, sondern stellt die kritische Bewertung der Operationsindikation, die Planung des operativen Eingriffes und die Suche nach alternativen Therapien dar. Letztlich wird sich der Operateur davon ein rechtes Bild machen müssen, damit sein Eingriff auch von ihm in der Tat vertreten werden kann und nicht zum überflüssigen Gefälligkeitseingriff wird.

Im Rahmen der präoperativen gynäkologischen Untersuchung, die auch noch direkt vor Beginn des Eingriffs durch die Narkoseuntersuchung ergänzt werden sollte, ist es wichtig, die Mobilität und damit die Deszensionsfähigkeit und Größe des Uterus genauer festzusetzen. Dies ist relevant für die Entscheidung zwischen dem abdominalen oder dem vaginalen Vorgehen zur Hysterektomie. Ebenso ist eine präoperative Beurteilung infiltrativer Prozesse der Beckenwand bei der grundsätzlichen Entscheidung für die Operation wichtig. Hilfreich ist hierbei die rektovaginale Palpation zur Beurteilung der Parametrien. Ein suspekter infiltrativer Befund, der das innere Genitale an der Beckenwand fixiert, muss weiter abgeklärt werden und kann einen Hinweis auf technische Inoperabilität, z. B. eines fortgeschrittenen Zervixkarzinoms, darstellen.

Der gynäkologische Chirurg soll seine Tätigkeit nicht überschätzen und bescheiden handeln. Hierzu ist es notwendig, eigene Grenzen zu erkennen. Der Chirurg hat keine Macht über Leben und Tod und über Lust und Leid des Patienten. Der gute Arzt brilliert nicht allein durch gute Operationstechnik, sondern durch gute Indikationsstellung, durch gute Vor- und Nachbetreuung und durch die Beherrschung der Komplikationen.

Einige allgemeine Grundsätze der operativen Gynäkologie sollen besonders angesprochen werden. Die geschilderten Verfahren gehen von einer typischen Situation am Situs aus. Damit sind anatomische Verhältnisse gemeint, wie sie in der allermeisten Zahl der Verhältnisse vorzufinden sind und auch die Grundlage der folgenden Beschreibungen bilden. Im Individualfall wird man immer wieder auf Veränderungen dieser Situation stoßen, so dass sich ein untypischer Situs präsentiert. Als Grundsatz gilt, durch vorbereitende Maßnahmen der Präparation zunächst den untypischen Situs in einen typischen zu verwandeln. Da die operative Lehre immer nur bestimmte Regionen in ihr Konzept einbezieht, muss der Chirurg in Situationen, die ihn in Nachbargebiete oder wenig bekannte Regionen führen, höchste Aufmerksamkeit walten lassen.

Die Präparation hat sich an anatomischen Gesichtspunkten zu orientieren, die Anatomie leitet den Chirurgen.

Ein besonderer Hinweis scheint uns nötig zur Frage der Blutstillung. Wir wollen erwähnen, bei diversen operativen Eingriffen nicht unnötig viel zu elektrokoagulieren und bei größeren Blutungen oder ungünstiger Lokalisation, insbesondere bei schwierig zu beurteilenden Nachbarschaftsverhältnissen feineren Umstechungen den Vorzug zu geben. In einigen Fällen wird man eine zarte Umstechung an einer Blutungsstelle schwierig platzieren können, oder die Anlage der Umstechung selbst erzeugt ein weiteres Gewebstrauma in der Umgebung, was die Blutungssituation verschlimmert. Hier hilft manchmal die Applikation verschieden großer Clips nach Absaugen des Blutes. Nach einer abgeschlossenen Operationsphase komprimieren wir das Operationsareal mit einem trockenen Tuch, hierdurch werden anliegende Blutauflagerungen bequem entfernt und ein Überblick über den Situs geschaffen. Eine Kontrolle auf Blutungen geschieht sozusagen im Intervall, d. h. zwischendurch beobachtet man Blutansammlungen am tiefsten Punkt des Situs. Aus diffusen Sickerblutungen wird sich wenig Blut immer wieder ansammeln, größere Mengen deuten jedoch auf eine relevante Blutungsquelle hin, die dann in Ruhe präzise zu lokalisieren ist und versorgt wird. Auf diese Weise kann leicht, nebenbei und zeitsparend, der Blutverlust der Patientin kontrolliert werden.

Literatur

Lehrbücher

Ober KG, Meinrenken H (1964) Gynäkologische Operationen. Springer, Berlin Heidelberg New York

Richter K (1998) Gynäkologische Chirurgie des Beckenbodens. Bearbeitet und herausgegeben von Heinz F, Terruhn V. Thieme, Stuttgart

v. Peham H, Amreich J (1930) Gynäkologische Operationslehre. Karger, Berlin

Weibel W (1923) Die gynäkologische Operationstechnik der Schule Ernst Wertheims. Springer, Berlin

Zander J, Graeff H (1991) Gynäkologische Operationen. Springer, Berlin Heidelberg New York

Originalarbeiten

Bayerische Landesärztekammer (1995) Richtlinien über den Inhalt der Weiterbildung. Bayerisches Ärzteblatt 1

Eiermann W, Albrich W, Elser H, Terruhn V, Jawny J, Richter K (1981) Hysterektomiesektio. Gynäkologische Rundschau 21: 132–133

Feige A, Rempen A, Würfel A, Caffier H, Jawny J (1997) Frauenheilkunde. Urban & Schwarzenberg, München

Remmele W, Stegner HE (1987) Vorschlag zur einheitlichen Definierung eines immunreaktiven Score (IRS) für den immunhistochemischen Östrogenrezeptornachweis (ER-ICA) im Mammakarzinomgewebe. Pathologe 8: 138–140

Teichmann AT (1998) Editorial Seminar des Frauenarztes. Frauenarzt 7: 1114

Teichmann AT (1998) Wie sanft kann eine Sektio sein?. Seminar des Frauenarztes. Frauenarzt 9: 1436

Wright EA (1975) Quality control in histopathology. Proc R Soc Med 68: 619–622

Allgemeine chirurgische Aspekte in der operativen Gynäkologie

2.1 Räumliche Organisation des Operationsbereiches

2.1.1 Operationstrakt

Der Operationsbereich unterliegt im Vergleich zu Stationen eigenen Prinzipien, woraus eine Vielzahl von Richtlinien entspringen, welche die Abläufe im Operationsaal streng regeln.

Eines der wichtigsten Ziele bei der Organisation des Operationsbereiches ist die Gewährleistung eines möglichst hohen Maßes an Sterilität. Dies beginnt beim Betreten der Operationsräume, dem Einschleusen, zeigt sich in der räumlichen Aufteilung des Operationssaales, und wird am offensichtlichsten in den streng hygienischen Arbeitsabläufen während der Operation.

Wesentliche Elemente dieser Operationstrakthygiene sollen kurz beschrieben werden. Die räumliche Abtrennung des Operationstrakts verhindert möglichen Durchgangsverkehr. Das Schleusensystem soll das Ein- und Ausschleppen kontaminierten Materials verhindern. Durch die Abtrennung der Räume durch Schiebetüren, die meist geschlossen gehalten werden, und durch die Separierung einzelner Operationssäle mit eigenen Nebenräumen wird Keimaufwirbelung vermieden. Die Wände und Böden im Operationstrakt können flächendesinfiziert werden und sind, wie die Instrumente, möglichst nicht zu hell und nicht reflektierend. Die Räume sind über Hochleistungsfilter klimatisiert, mit einem Druckgefälle von den Räumen mit höchsten Ansprüchen auf Asepsis bis zu den Schleusen.

2.1.2 Operationssaal

Im Idealfall hat der Operationssaal 4 Zugänge, d. h. Verbindungen zu Nebenräumen: zur Versorgung mit Sterilgut, zur Entsorgung, zum Anästhesievorbereitungsraum sowie zum Waschraum. Der Operationssaal, in dessen Mitte der Operationstisch zu stehen kommt, lässt sich in einen „sterilen" und einen „unsterilen" Bereich unterteilen. Der „sterile" Bereich, in dem die steril gekleidete Instrumentaria die Instrumententische vorbereitet, beginnt in der gynäkologischen Chirurgie am Fußende des Operationstisches und steht in Verbindung mit dem Versorgungsvorraum oder sog. Sterilflur. Am Kopfende, wo sich der Anästhesist mit seiner Narkoseeinheit befindet, beginnt der „unsterile" Bereich, der zum Anästhesievorbereitungsraum, dem Entsorgungsraum und dem Waschraum in Verbindung steht.

Diese Raumaufteilung spiegelt die wesentlichen Funktionseinheiten im Operationssaal wider: Anästhesieteam, Instrumentaria mit Springer und Operateur mit Assistenten. Die Zusammenarbeit der 3 Verantwortungsbereiche ermöglicht einen zügigen und komplikationsarmen Operationsablauf. Auch wenn die Schwerpunkte der einzelnen Arbeitsbereiche streng getrennt und klar umrissen sind, gibt es im Organisationsablauf immer wieder Überschneidungen, die zum Wohl der Patientin durch Zusammenwirken reibungslos gestaltet werden können.

2.2 Chirurgische Händedesinfektion

Im Gegensatz zur hygienischen Händedesinfektion, wobei infektiöse und hautfremde Keime reduziert werden sollen, soll die chirurgische Händedesinfektion die hauteigene Keimflora, die in den Hautschichten zur Tiefe hin in abnehmender Zahl zu finden ist, weitgehend eliminieren.

Zunächst wird die Haut mit Wasser und Seife gewaschen. Auf die Verwendung von Bürsten wird im Wesentlichen verzichtet, um tiefere Hautschichten nicht aufzuweichen und damit weitere Keime freizusetzen; das Anstreben einer keimfreien Oberfläche ist ausreichend. Bei Bedarf können Bürsten zur Reinigung des Nagelfalzes verwendet werden, idealerweise erfolgt eine solch gründliche Waschung bereits außerhalb der Operationseinheit.

Nach dem Waschen werden Unterarme und Hände chemisch desinfiziert. Hierfür werden etwa 3 ml Desinfektionslösung (Sterilium = 2-Propanol 45 g und 1-Propanol 30 g in 100 g Lösung) in die Hohlhand gegeben, entsprechend 2–3 Hüben aus einem Flüssigkeitsspender, der mit dem Ellbogen bedient wird, und diese wird dann gleichmäßig auf Händen und Unterarmen bis zum Ellbogen verteilt und eingerieben. Dieser Vorgang wird mindestens 2-mal wiederholt, dann jedoch nur noch Hände und Unterarme, bzw. Hände und Handgelenke miteinbezogen. Besondere Beachtung ist den Fingerkuppen, Nagelfalzen und Fingerzwischenräumen zu schenken.

Die so desinfizierten Hände müssen nun bis zum Einkleiden vor Kontamination geschützt werden, d. h. ausfahrende Bewegungen und zufällige Kontakte müssen vermieden werden. Hierfür werden die Hände möglichst entspannt vor dem Körper auf Brusthöhe sichtbar gehalten.

2.3 Operationskleidung und Abdecktücher

Die instrumentierende Schwester/Pfleger unterzieht sich als erste der chirurgischen Händedesinfektion und kleidet sich als erstes steril an. Der über die Versorgungseinheit angelieferte sterile Wäschecontainer wird vom Springer geöffnet. Die darin befindliche sterile Wäsche ist in ein zusätzliches Tuch eingeschlagen, das durch vorsichtiges Anfassen an den Ecken vom Springer entfaltet wird, so dass nun die sterile Entnahme des Inhalts möglich ist. Die Instrumentaria entnimmt einen sterilen Mantel, entfaltet diesen vorsichtig und zieht ihn über Arme und Schultern. Vom Springer wird er über den Rücken gezogen und im Nacken verknotet, mit einer nahezu steril angereichten Kornzange assistiert er beim Ankleiden. Danach reicht der Springer die Operationshandschuhe steril an, die die Instrumentaria ohne Berührung der Handschuhaußenseite mit der bloßen Hand anzieht. Die Instrumentaria gilt damit als steril, bereitet die sterilen Tische vor und assistiert den Operateuren beim Ankleiden.

Hierbei reicht die Instrumentaria den einmal aufgefalteten Operationskittel steril zum Ankleiden an. Nachdem der Operateur den Kittel über Arme und Schultern gezogen hat, wird dieser vom Springer über den Rücken gezogen, und nach einer einwickelnden Drehung übergibt die Instrumentaria zuletzt auch den Gürtel an den Operateur, der ihn dann an der Vorderseite bindet, jedoch erst nachdem er die von der Instrumentaria angereichten sterilen Handschuhe angezogen hat.

Der Operateur darf seine Hände nur vor dem eigenen Körper möglichst über der Gürtellinie bewegen, um unabsichtliche Kontaminationen zu vermeiden. Alle anderen Handgriffe müssen assistiert werden.

2.4 Instrumentier- und Ablagetische

Um sterile Ablagen sowohl für Instrumente als auch Wäsche zu haben, müssen zunächst 2–3 Tische steril und wasserdicht abgedeckt werden.

Über die Tischplatte des fahrbaren und höhenverstellbaren Instrumentiertisches wird ein steril angereichter Tischbezug gestülpt, der die Tischplatte und die obere Hälfte des Fußes sicher und ohne zu verrutschen steril einhüllt. Darüber wird ein steriles Stofftuch gelegt. Der Instrumentiertisch kommt bei den meisten gynäkologischen Operationen zum Teil über dem Operationstisch zu stehen. Bei Ablagetischen genügt das Abdecken mit einem sterilen wasserfesten Tuch. Die 2. Lage stellt ein großes steriles Tuch dar, das über die Kanten des Tisches weit herunterreicht, so dass auch bei seitlicher Berührung die Sterilität nicht gefährdet ist.

Der Aufbau und die Anzahl der benötigten Instrumententische richten sich selbstverständlich nach der geplanten Operation. Während für kleine vaginale Eingriffe wie Kürettagen, diagnostische Hysteroskopien und Abszesseröffnungen nur ein einzelner steriler Instrumententisch vorbereitet wird, von dem der Operateur sich selbst bedient, werden für größere Eingriffe wie Konisationen, Mammaoperationen, Laparotomien und Laparoskopien 2 Tische vorbereitet. Dabei hat sich eine funktionelle Aufteilung in Instrumentiertisch und Ablagetisch für Wäsche und Reserveinstrumente bewährt.

Die Instrumente werden von der instrumentierenden Pflegekraft dem Operateur angereicht, nach Gebrauch wieder zurückgenommen und für den nächsten Einsatz vorbereitet. So werden Nähte in Nadelhalter und Ligaturen in Overholt-Klemmen eingespannt und bereitgelegt. Um Ordnung und Übersicht auf den Instrumententischen zu bewahren und damit ein zügiges Arbeiten zu ermöglichen, ist die Selbstbedienung durch den Operateur strikt untersagt.

Bei großen vaginalen Eingriffen wird zusätzlich ein Instrumententisch für den rechts stehenden 1. Assistenten vorbereitet, der mit Spekula, Stieltupfer und Pinzetten ausgestattet ist, wovon sich der 1. Assistent selbst bedient.

2.5 Chirurgisches Instrumentarium

2.5.1 Instrumentenkunde

Im Zuge des Fortschritts der operativen Möglichkeiten, wie diese vor allem im 19. und Anfang des 20. Jahrhunderts erfolgt waren, wurden von den verschiedensten Operateuren auch eine Vielzahl spezieller Instrumente entwickelt, modifiziert und den immer neuen Bedürfnissen angepasst.

Um in der Vielzahl der Instrumente eine gewisse Vereinheitlichung zu schaffen, werden die meisten chirurgischen Instrumente nach bestimmten Normen gefertigt, z. B. der Norm des „Deutschen Instituts für Normung e. V.", kurz DIN. Damit werden spezielle Modelleigenschaften (z. B. Werkstoff), aber auch eine Qualitätssicherung (z. B. Präzision der Bearbeitung) zum Ausdruck gebracht. Daneben gibt es aber auch spezielle, nach den Wünschen des Operateurs gearbeitete Instrumente.

Chirurgische Instrumente sind allgemein aus „nichtrostendem Stahl" gefertigt (Grundnorm DIN 17442), die meist Legierungen aus Chrom, Nickel, Schwefel und Vanadium darstellen. Die Oberfläche der Instrumente soll glatt und fehlerfrei sein, als Schutz vor Schmutz und Korrosion, hochglänzend oder blendfrei gearbeitet. Zum Teil dient eine bestimmte Oberflächenbeschaffenheit auch dem Ausdruck spezieller Eigenschaften des Instruments. Verchromt werden oft Instrumentengriffe oder Metallkatheter. Vernickelt sind dagegen oft Scheren und chirurgische Nähnadeln. Teilvergoldete Instrumente (z. B. vergoldeter Ring einer Schere) bedeutet nicht, dass diese die Instrumente für den Chefarzt sind, sondern signalisieren, dass die Schneidkante oder das Maul des Instruments durch Hartmetalleinlage besonders gehärtet und damit langlebig sind. Sind die Instrumente zusätzlich teilgeschwärzt, z. B. Scheren, so besitzen die gehärteten Schneidflächen einen speziellen Schliff, der die Scheren besonders geeignet macht, synthetisches Nahtmaterial, mit seiner sehr glatten Oberfläche, zu schneiden. Instrumente, die ganz vergoldet sind, werden im Allgemeinen in der Laserchirurgie verwendet.

2.5.2 Instrumentenpflege

Die bei den Operationen zur Anwendung kommenden Instrumente sind im Organisationsablauf moderner Kliniken natürlich nicht alle einzeln verpackt und sterilisiert. Im Allgemeinen existieren fertig zusammengestellte „Siebe", die eine zu den verschiedenen Operationen benötigte Grundausstattung an Instrumenten beinhalten. Diese Siebe dienen sowohl der Ver-, als auch Entsorgung. Spezielle, seltener benötigte Instrumente werden oft einzeln verpackt und sterilisiert gelagert und können bei Bedarf ergänzt werden.

Chirurgische Instrumente müssen steril gelagert, aber auch steril ausgepackt und für den Einsatz am Operationstisch vorbereitet werden. Verschiedene größere Sterilisierbehälter (Versorgungscontainer) enthalten, meist eingeschlagen in Tücher, das jeweils benötigte Sterilgut, z. B. medizinisches Instrumentarium, Operationswäsche, Operationsschutzbekleidung, Tupfer, Verbandmittel und anderes. Hieraus können dann die benötigten Dinge steril entnommen und vorbereitet werden (beispielsweise auf dem Instrumententisch bereit gelegt werden). Das Zusammenstellen und Kontrollieren der Instrumente, das Vorbereiten der Instrumenten- und Beistelltische gehört zu den besonderen Aufgaben des instrumentierenden Personals, ebenso wie postoperativ die Kontrolle auf Vollständigkeit und Funktionstüchtigkeit der Instrumente oder die weitere Versorgung durch Reinigung, Verpackung und Sterilisation. Nebenbei müssen defekte Instrumente natürlich repariert, ergänzt oder ersetzt sowie nicht benutzte Instrumente von Zeit zu Zeit gepflegt werden.

Entsorgt werden chirurgische Instrumente nach der Operation zunächst meist in Sterilisiersiebböden. Zunächst erfolgt eine Desinfektion der Instrumente, die der Verminderung infektiöser Keime an den Operationsinstrumenten dient. Nach der Desinfektion sind die Instrumente nicht keimfrei, viele Sporen und Viren sind resistent gegen Desinfektionsmaßnahmen. Drei wesentliche Methoden zur Desinfektion sind verbreitet: die chemische, die physikalische und die mechanische Desinfektion. Dies sind im Einzelnen z. B. chemische Desinfektionslösungen, chemische Dämpfe, Auskochen, Ausglühen, Dampfsterilisation, Heißluft, UV-Bestrahlung oder Verbrennung. Chirurgische Instrumente werden meist nassdesinfiziert, d. h. sie werden in Lösungen (meist kombinierte Reinigungs- und Desinfektionsmittel) eingelegt. Hierfür müssen chirurgische Instrumente mit Schloss oder Gelenk, wie Scheren, Klemmen usw., in geöffnetem Zustand eingelegt werden, um eine möglichst große Angriffsfläche zu bieten. Nach der vorgeschriebenen Zeit werden die Instrumente aus der Desinfektionslösung genommen und gründlich, möglichst mit destilliertem Wasser, gespült.

Auch müssen die Instrumente gereinigt, also von anhaftendem Blut, Fett und Schleim befreit werden. Meist erfolgt dies mittels Wasserstrahl (max. 45°C, um Eiweißdenaturierung zu vermeiden), manuell oder maschinell, manchmal auch durch Ultraschall, ohne Verwendung von Metallbürsten, welche die Oberfläche der chirurgischen Instrumente angreifen würden. Hohlinstrumente wie Katether und Kanülen müssen durchgespült werden (niemals natürlich mit dem Mund). Anschließend werden chirurgische Instrumente gründlich getrocknet.

Vor dem Verpacken und eigentlichem Sterilisieren sollen alle Instrumente immer nochmals „gepflegt" werden. Dafür werden die Instrumente nochmals trocken abgerieben und einer Sichtkontrolle unterzogen. Scharniere, Gewinde und Federn werden mit Gleitmittel eingerieben oder mit Silikon besprüht. Stichprobenartig empfiehlt sich auch die Durchführung von Funktionsprüfungen, um schadhafte Instrumente rechtzeitig vom Chirurgiemechaniker reparieren zu lassen oder auszusondern.

Die intakten chirurgischen Instrumente werden dann in Siebe gepackt. Dabei ist vor allem auch auf die sichere, bei hochempfindlichen Instrumenten (Mikrochirurgie) auch rüttelfreie Verpackung zu achten. Nach Kennzeichnung gepackter Container erfolgt die eigentliche Sterilisation, die je nach Sterilgut durch Dampf, trockene Hitze, Gas, Bestrahlung oder Auskochen erfolgt.

2.5.3 Allgemeinchirurgisches Instrumentarium

Aus der großen Menge an Instrumenten sollen im Folgenden einige, in vielen Operationssieben wiederzufindende Instrumente vorgestellt sowie eine kurze Übersicht über wesentliche Eigenschaften chirurgischer Instrumente gegeben werden.

Pinzetten. Zum Fassen von Strukturen im Rahmen von Präparation oder Naht verwendet man Pinzetten, die je nach dem zu fassenden Gewebe zweckmäßigerweise unterschiedliche Maulteile haben. Universell im Einsatz sind anatomische Pinzetten als gerades Modell mit gerundeten Maulenden und geriffelter Maulfläche sowie chirurgische Pinzetten als gerades Modell mit 1 zu 2 Zähnen am Maulende, die ineinander greifen. Eine besondere Ausführung stellen anatomische und chirurgische Koagulationspinzetten dar, die mit Ausnahme der beiden Enden mit Kunststoff überzogen sind, so dass versehentliche Koagulationen durch unbemerkte Berührung von Strukturen mit den Pinzettenbranchen vermieden werden (▶ Abb. 2.1 u. 2.2).

Die *Präparierschere nach Metzenbaum* ist eine Schere mit abgerundeten Blattenden, als gerade oder schwach aufgebogene Ausführung in verschiedenen Längen, deren Schneidekanten aus Hartmetalleinsätzen bestehen. Als optische Kennzeichnung sind die Ringe der Schere vergoldet (▶ Abb. 2.3).

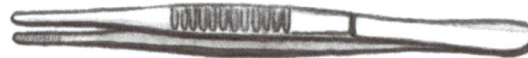

Abb. 2.1. Anatomische Pinzette

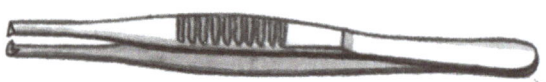

Abb. 2.2. Chirurgische Pinzette

Die *Ligaturschere* ist an den Schneidekanten mit Hartmetalleinlagen versehen, die zusätzlich einen Wellenschliff haben und somit besonders zum Schneiden synthetischer chirurgischer Nähfäden mit glatter Oberfläche geeignet ist. Als optische Kennzeichnung ist ein Ring der Schere geschwärzt, der andere vergoldet (▶ Abb. 2.4).

Die *Präparier- und Ligaturklemme nach Overholt* ist eine gebogene, mit einer Querriefung versehene atraumatische Klemme mit kurz fassendem Maul, die in unserem Fachgebiet vielseitigen Einsatz findet, vor allem beim Absetzen von gefäßführenden Ligamenten und bei Lymphonodektomien. Außerdem erweist sie sich häufig hilfreich zum stumpfen Präparieren durch Spreizen der Branchen. Die Overholt-Klemme gibt es in verschiedenen Längen und mit verschiedenen Krümmungsradien

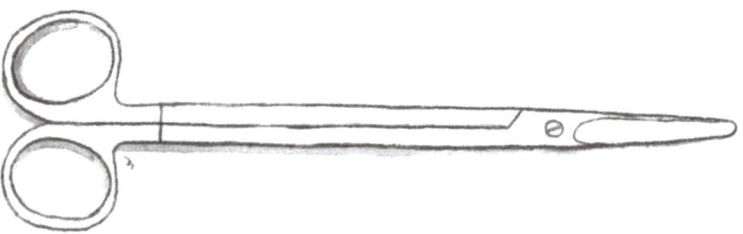

Abb. 2.3. Präparierschere nach Metzenbaum

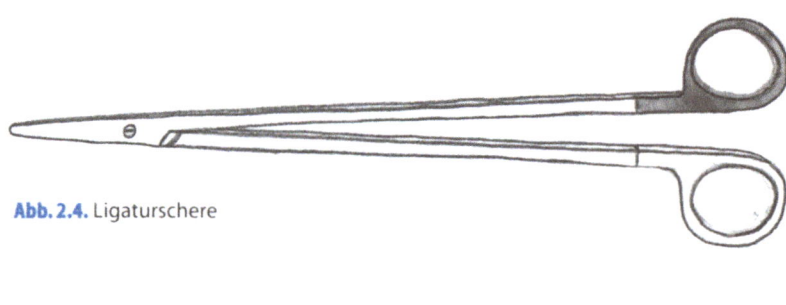

Abb. 2.4. Ligaturschere

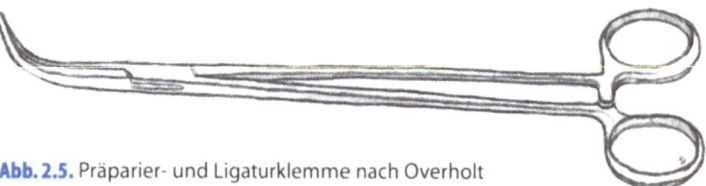

Abb. 2.5. Präparier- und Ligaturklemme nach Overholt

des Maulteils, der Einsatz richtet sich nach dem Situs (▶ Abb. 2.5).

Die *Peritoneumklemme nach Mikulicz* ist eine Klemme mit gebogenen Maulenden, diese haben 1 zu 2 scharfe Zähne, während die Maulflächen bis zur Hälfte quergerieft sind. Die Klemme dient u. a. zum Fassen des Peritoneums (▶ Abb. 2.6).

Die *Klemme nach Kocher-Ochsner* ist eine gerade Klemme mit langen, hart fassenden Maulenden mit 1 zu 2 Zähnen und Sperre, und dient dem Fassen von derben Strukturen in der Tiefe, die unter Spannung gehalten werden (▶ Abb. 2.7).

Der *Nadelhalter nach Hegar*, den es in verschiedenen Längen gibt, ist ein gerader Nadelhalter mit Ringen und Sperre und mit kurz fassendem Maul. Vor allem an der Mamma und für Intrakutannähte bevorzugen wir das kurze und zarte Modell (▶ Abb. 2.8).

Die *Fasszange nach Foerster-Ballenger* (Ovarialfasszange genannt), in erster Linie als Gallenblasenfasszange entwickelt, ist eine gerade, olivenförmig gefensterte Fasszange mit quergerieften Maulenden, die zum atraumatischen Fassen von vulnerablen Organen und Geweben geeignet ist, in unserem Fachbereich Adnexe, Eihäute oder Uteruswundrand (▶ Abb. 2.9).

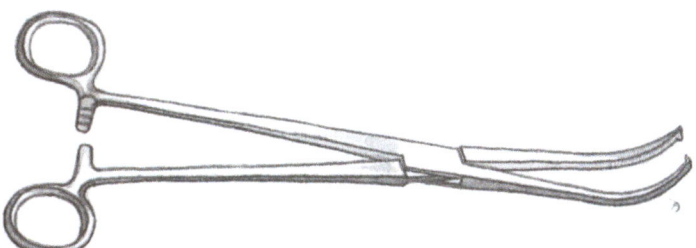

Abb. 2.6. Gebogene Peritoneumklemme nach Mikulicz

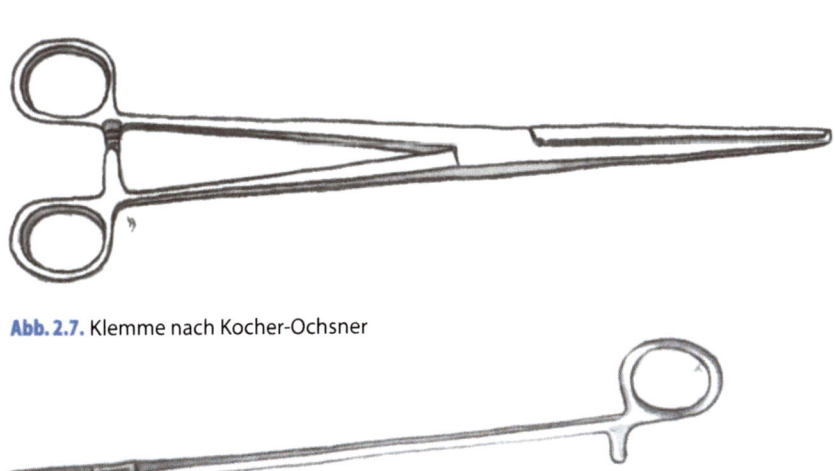

Abb. 2.7. Klemme nach Kocher-Ochsner

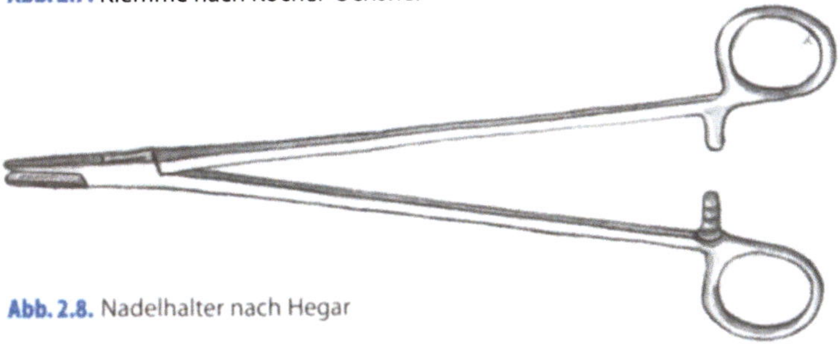

Abb. 2.8. Nadelhalter nach Hegar

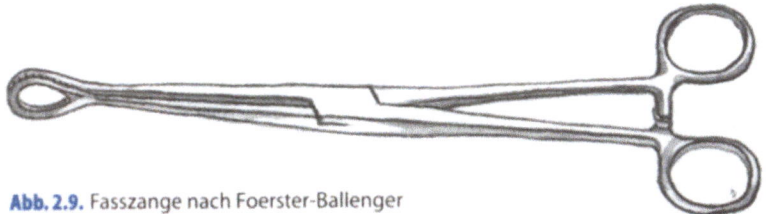

Abb. 2.9. Fasszange nach Foerster-Ballenger

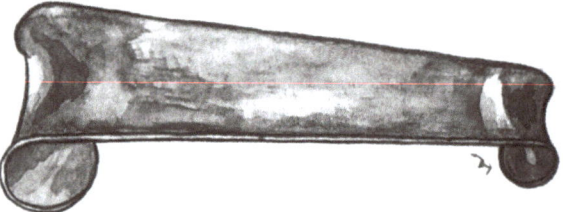

Abb. 2.10. Wundhaken nach Roux

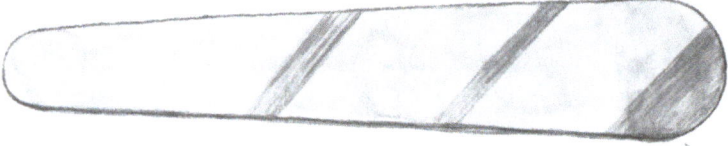

Abb. 2.11. Bauch- und Darmspatel nach Haberer

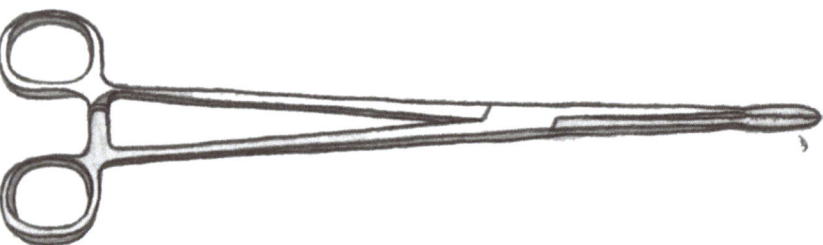

Abb. 2.12. Kornzange nach Maier

Der *Wundhaken nach Roux* ist ein doppelendiger Wundhaken (meist im Satz zu 3 Stück, die sich ineinanderlegen lassen) mit verschieden großen Arbeitsenden, die aus je einem sattelförmig gewölbten aufgebogenen Blatt bestehen. Er ist immer dort einzusetzen, wo Wundränder flexibel, kräftig und gleichzeitig gewebeschonend distrahiert werden sollen (▶ Abb. 2.10).

Der *Bauch- und Darmspatel nach Haberer* ist ein biegsamer doppelendiger Spatel aus korrosionsbeständigem Stahl, mit unterschiedlich breiten, abgerundeten Blattenden, der beim Verschluss des parietalen Peritoneums den möglicherweise hervortretenden Darm zurückhält und ihn damit vor einer Verletzung mit der Nadel schützt (▶ Abb. 2.11).

Die *Kornzange nach Maier* ist eine gerade oder gebogene Zange mit Sperre und stumpfem quergerieftem Maulende, kurzfassend, mit je einer Längskehle in der Maulfläche. Sie wird in erster Linie als Tupferzange eingesetzt. In der gebogenen Form dient sie, tupferarmiert, als Präparationsinstrument im Spatium rectovaginale oder als Manipulationsinstrument für den Uterus bei der Laparoskopie (▶ Abb. 2.12).

2.5.4 Spezifisch-gynäkologisches Instrumentarium

In der gynäkologischen Chirurgie kommen neben dem allgemeinchirurgischen Instrumentarium, woraus im vorigen Abschnitt bereits eine kleine Auswahl vorgestellt wurde, spezielle Instrumente zum Einsatz. Die Besonderheit der gynäkologischen Chirurgie ist das Arbeiten in der Tiefe des kleinen Beckens von vaginal oder von abdominal kommend, unter beengten Raumverhältnissen und dadurch erschwerter Sicht. Deswegen wird besonderer Wert auf langes Instrumentarium und sicher fassende, teilweise kräftige Klemmen gelegt. Es ist von großem Vorteil, Pinzetten, Klemmen, Nadelhalter und Spekula in mindestens 2 verschiedenen Längen vorrätig zu haben, um ergonomisch und dem Situs angepasst operieren zu können. Pinzette und Schere sowie Pinzette und Nadelhalter sollten auch immer in der jeweils gleichen Länge angereicht werden.

Im Folgenden werden einige spezifische Instrumente beschrieben, die in der gynäkologischen Chirurgie zum Einsatz kommen.

Spekula. Unentbehrlich für das vaginale Operieren ist der Einsatz von verschiedenen Spekula zur Entfaltung

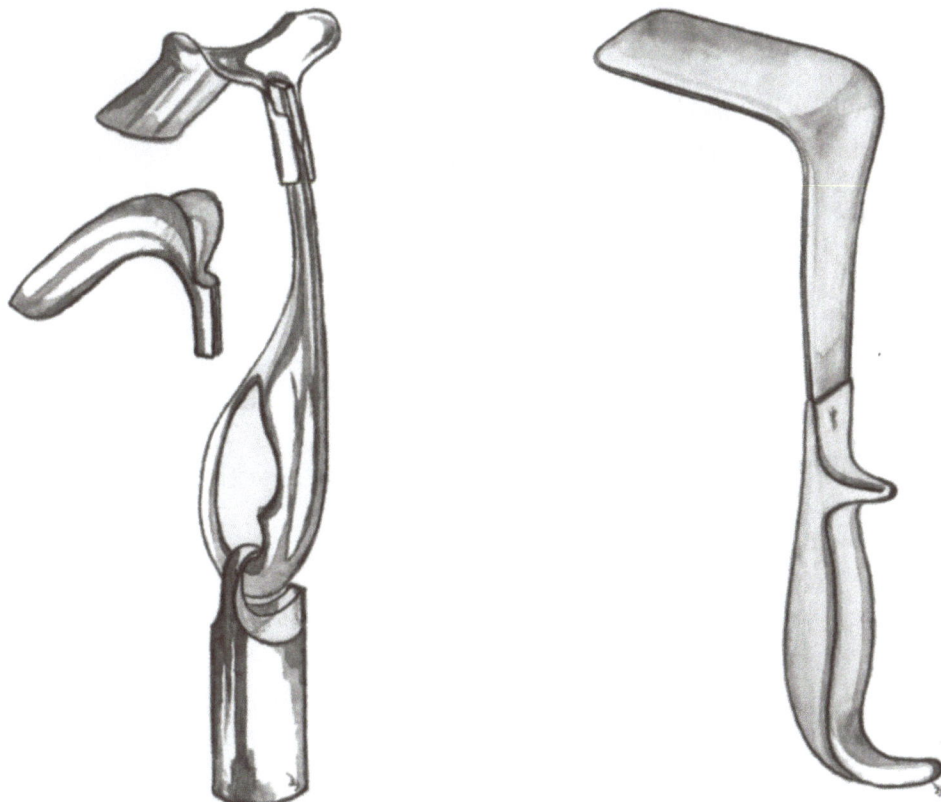

Abb. 2.13. Selbsthaltespekulasatz nach Scherback mit tiefen und flachen Blättern

Abb. 2.15. Scheidenspekula nach Doyen

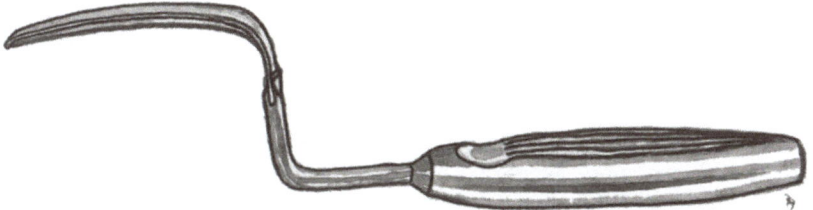

Abb. 2.14. Scheidenspekula nach Breisky, Wiener Modell

der Scheide, bzw. zum Weghalten von Blase und Darm in der Tiefe des kleinen Beckens. Das hintere Blatt verwenden wir ausnahmslos als Selbsthaltespekulum, das durch ein beweglich angebrachtes Gewicht zur Entfaltung der Scheide beiträgt. Die *Selbsthaltespekula nach Scherback* stehen als Rinnenspekula oder mit flachen Blättern in je 3 verschiedenen Größen zur Verfügung (▶ Abb. 2.13).

Als vordere und seitliche Spatel kommen durchweg bajonettartig geformte *Scheidenspekula nach Breisky* in Form von flachen Rinnen (Wiener Modell) in verschiedenen Längen und Breiten zum Einsatz. Der gebräuchlichste Breisky-Spatel für die Grundeinstellung beim vaginalen Operieren hat eine Rinne von 3 cm Breite und 10 cm Länge. Unverzichtbar sind jedoch auch die breiten und langen Spekula zur Exposition des Situs in der Tiefe des kleinen Beckens mit einer Rinnenlänge von 18 cm und einer Breite von 4 cm, sowie in besonderen Situationen auch ein langes, schmales Spekulum von 13 cm Länge und 2 cm Breite (▶ Abb. 2.14).

In der Geburtshilfe kommen die *Scheidenspekula nach Doyen* mit langen, breiten Blättern zur suffizienten Entfaltung der Scheide bei der postpartalen Spiegeleinstellung und Versorgung von Geburtsverletzungen zum Einsatz (▶ Abb. 2.15).

Bauchdeckenhalter. Bei der unter kosmetischen Gesichtspunkten bestehenden Forderung nach möglichst kleinen Hautschnitten kommt dem Bauchdeckenhalter

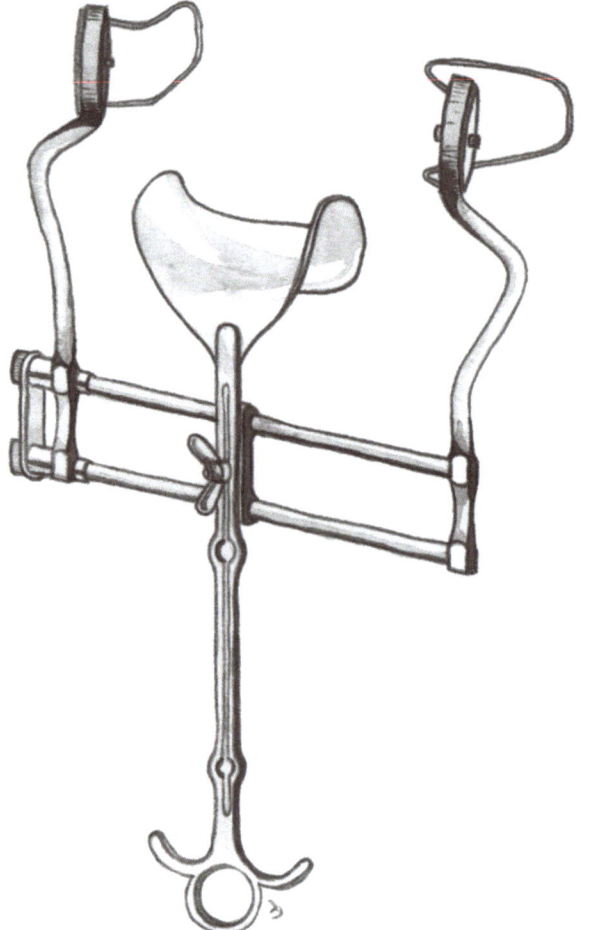

Abb. 2.16. Bauchdeckenhalter nach Collin

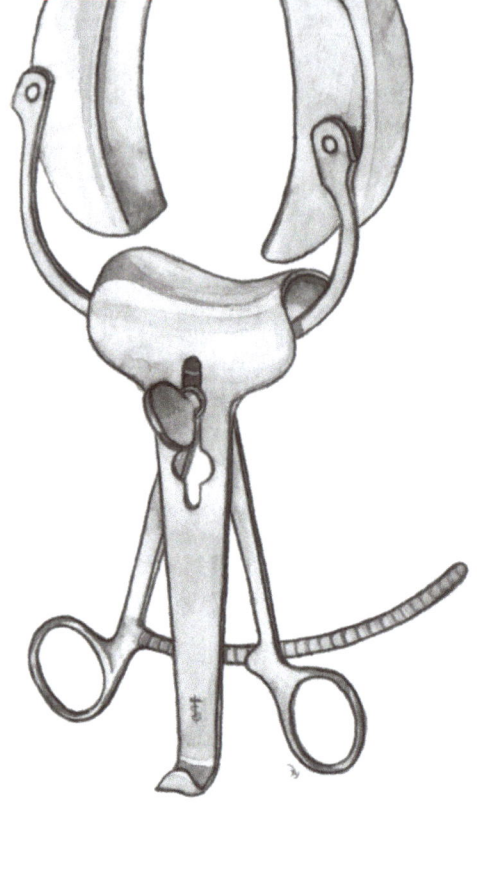

Abb. 2.17. Bauchdeckenhalter nach Balfour

zur suffizienten Exposition des kleinen Beckens, einschließlich der effektiven Reposition des Darmes, eine tragende Rolle zu. Für kleine Eingriffe am inneren Genitale vom Querschnitt nach Pfannenstiel kommt man meist mit dem Bauchdeckenhalter nach Collin oder nach Balfour gut zurecht.

Der *Bauchdeckenhalter nach Collin* ist ein arretierbarer Wundsperrer mit beweglich angebrachten seitlichen Valven und einem aufschraubbaren, stufenlos verstellbaren unteren Blasenblatt. Die Reposition des Darmes nach kranial erfolgt über Bauchtücher (▶ Abb. 2.16).

Der *Bauchdeckenhalter nach Balfour*, der in 3 Größen gefertigt wird, besteht neben 2 Führungsstangen mit Distanzplatte und 2 Sicherheitsschrauben aus einem festen und einem beweglichen Arm mit seitlichen gefensterten Retraktoren und einem auswechselbaren, stufenlos verstellbaren Mittelblatt. Er kommt bevorzugt bei Minilaparotomien zum Einsatz (▶ Abb. 2.17).

Für Laparotomien vom Längsschnitt und für alle Eingriffe, die den Zugang in die Tiefe des kleinen Beckens erfordern, bevorzugen wir jedoch den runden *Metallbauchdeckenrahmen nach Turner-Warwick* mit 4 verstellbar einsetzbaren *Retraktoren nach Kirschner*. Die seitlichen Blätter sowie das untere Blatt stehen in 2 Größen, je nach Dicke der Bauchdecke, zur Verfügung. Der obere Retraktor, ein breites, senkrecht nach unten abgewinkeltes Blatt, dem die Aufgabe der schonenden aber ausreichenden Reposition des Darmes zukommt, ist eine nach Eigenentwurf (*Streitmatter*) erstellte Einzelanfertigung (▶ Abb. 2.18).

Die *Wundhaken nach Fritsch* bestehen aus breiten, sattelförmig aufgebogenen Blättern mit gefensterten Haltegriffen. Bei der Sectio caesarea sind starre Bauchdeckenhalter eher hinderlich, so dass man sich der Wundhaken nach Fritsch bedient, womit der gesamte Unterbauch und das kleine Becken flexibel exponiert werden können (▶ Abb. 2.19).

Die *Hakenzange nach Pozzi*, allgemein als Kugelzange bekannt, eine gerade Fasszange mit scharfen Haken (1 zu 1), ist ein kräftiges und doch atraumatisches und unverzichtbares Halteinstrument in der vaginalen Chirurgie zum Anhaken der Portio, so dass Zug ausgeübt wer-

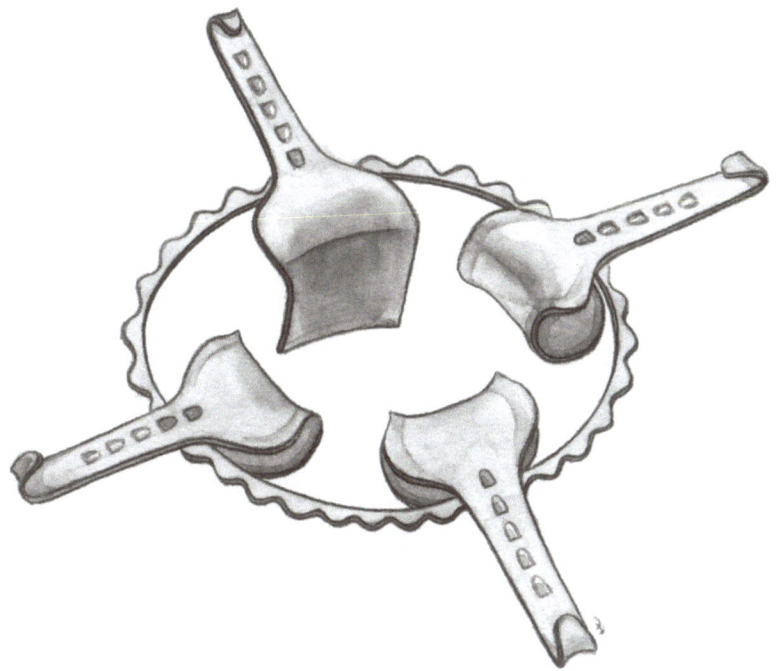

Abb. 2.18. Bauchdeckenrahmen nach Turner-Warwick mit Retraktoren nach Kirschner und Streitmatter

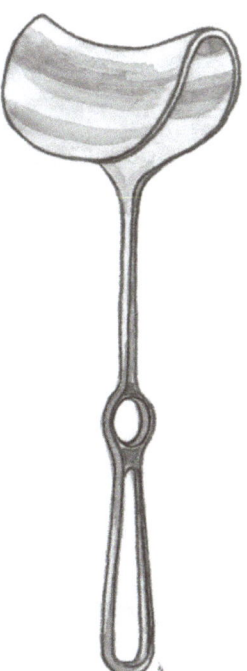

Abb. 2.19. Wundhaken nach Fritsch

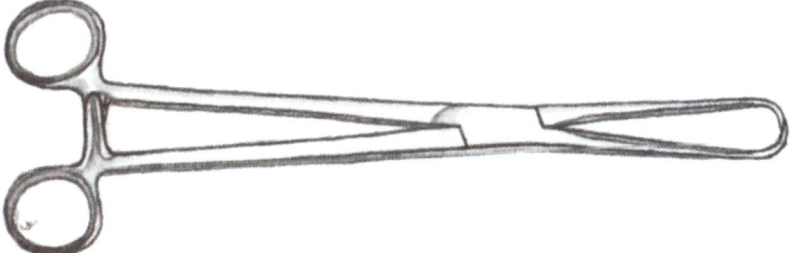

Abb. 2.20. Hakenzange nach Pozzi

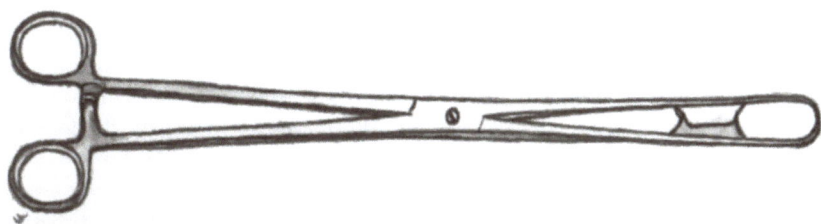

Abb. 2.21. Hakenzange nach Abel

den kann. Sie ist auch sehr gut geeignet zur Ausführung kräftiger Hebelbewegungen zum Stürzen des Uterus bei der vaginalen Hysterektomie (▶ Abb. 2.20).

Die *Hakenzange nach Abel*, ebenfalls als Kugelzange bezeichnet, ist länger und breiter in der Ausführung als die oben beschriebene. Sie ist außerdem mit einem Führungsblatt gegen Verwerfungen versehen und damit geeigneter zum Anhaken des Fundus uteri bei der abdominalen Hysterektomie (▶ Abb. 2.21).

Die *Präparier- und Ligaturklemme nach Kantrowitz*, von uns häufig „*Moynihan-Klemme*" genannt, mit rechtwinklig abgebogenem zartem atraumatischem kurzfassendem Maulteil in einer Länge von 26,5 cm ist ein wertvoller Helfer zum gezielten Fassen von Gefä-

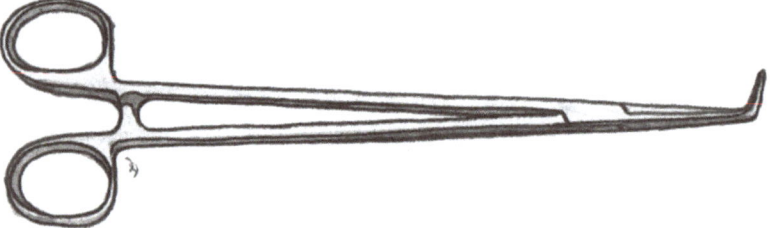

Abb. 2.22. Präparier- und Ligaturklemme nach Kantrowitz

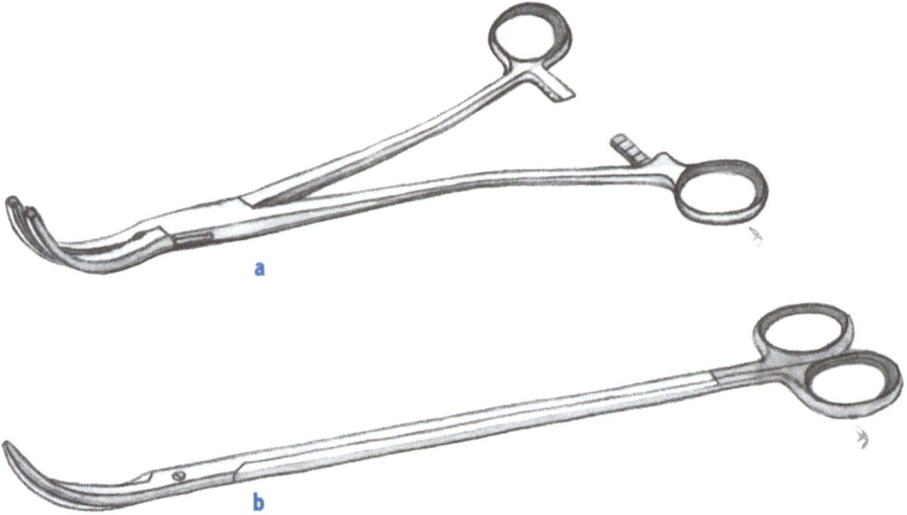

Abb. 2.23. a Zeppelin-Paraklemmen mit unterschiedlichem Krümmungsradien, b Zeppelin-Parametrienschere

ßen in der Tiefe sowie zur Sicherung von Ligaturen (▶ Abb. 2.22).

Die *Hysterektomieklemme* stellt ein Instrument von zentraler Bedeutung in der gynäkologischen Chirurgie dar, und geht als erstes gebogenes Instrument auf *Ernst Wertheim* zurück. Die von ihm entwickelte anatomische Klemme hat im Laufe der Zeit verschiedene Modifikationen erfahren, so durch *Ségond*, der sie an der Spitze mit einem chirurgischen Sporn ausgestattet hat. Wir verwenden eine neuere Entwicklung, die Parametrienklemme nach *von Zeppelin*, eine ebenfalls gebogene Klemme, deren kräftige Branchen mit ineinander greifenden Längsleisten und Verzahnungen im vorderen Bereich ausgestattet sind – ein besonders hilfreiches Instrument, auf dessen sicheres und gleichzeitig atraumatisches Fassen von kräftigen Strukturen sich der Operateur immer verlassen kann. Die *Zeppelin-Paraklemme* gibt es in 4 verschiedenen Ausführungen von gerade bis abgewinkelt. In der Regel kommt die Parametrienklemme in einer Länge von 25 cm zum Einsatz, jedoch ist es vorteilhaft, für besondere Situationen längere Instrumente (30 cm) bereit zu haben. Es empfielt sich außerdem immer, die in der Krümmung und Länge da-

zu passende Parametrienschere zu verwenden, nur so kann gewebesparend operiert werden (▶ Abb. 2.23 a, b).

Die *Präparierschere nach Nelson-Metzenbaum*, die sog. Ureterschere, eine 26 cm lange zarte Schere mit stumpfen Blattenden, deren Schneidekanten mit Hartmetalleinsätzen und Wellenschliff versehen sind, erleichtert die Ausführung kleiner, präziser Schnitte und ist sehr hilfreich bei tiefen Präparationen an der Beckenwand und im subperitonealen Bindegewebe (▶ Abb. 2.24).

Die halbkreisförmige *stumpfe Unterbindungsnadel nach Deschamps* ist gut geeignet zum Unterfahren und Unterbinden von gefäßführenden Strukturen auf engem Raum, denn aufgrund der abgerundeten Spitze können die Gefäße ausweichen und werden so geschont. In der Ausführung mit kleinem Krümmungsradius verwenden wir sie zum beckenwandnahen Unterbinden der Aa. uterinae bei Radikaloperationen (▶ Abb. 2.25).

Der *Nadelhalter nach Bozemann* oder *nach Wertheim*, ein doppelt gebogener Nadelhalter mit Ringen und Sperre an den vorne und hinten gebogenen Branchen, ist ein unverzichtbares Instrument in der gynäkologischen Chirurgie, wo auf engem Raum (in der Schei-

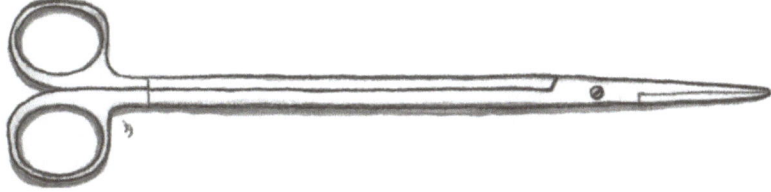

Abb. 2.24. Präparierschere nach Nelson-Metzenbaum

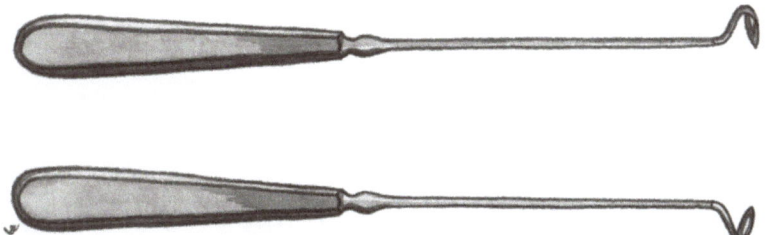

Abb. 2.25. Unterbindungsnadel nach Deschamps

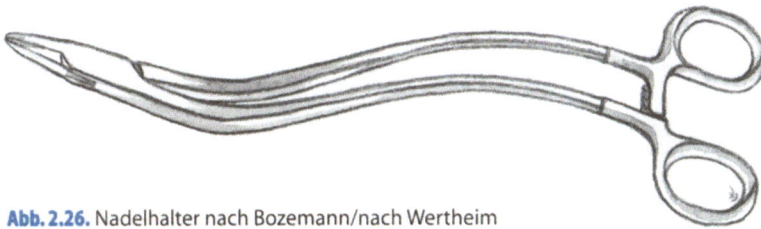

Abb. 2.26. Nadelhalter nach Bozemann/nach Wertheim

de oder tief im kleinen Becken) viele Instrumente zum Einsatz kommen und der Blick auf das Operationsfeld nicht durch die den Nadelhalter führende Hand des Operateurs verdeckt werden darf. Der Nadelhalter nach Bozemann sollte immer in 2 Längen – von 20 und 24 cm – bereitliegen, so dass auch das Arbeiten in großer Tiefe keinen technischen Einschränkungen unterliegt. Für präzises und ergonomisches Arbeiten ist immer darauf zu achten, dass das Instrument in der anderen Hand (Klemme oder Pinzette) in der Länge zum Nadelhalter passt (▶ Abb. 2.26).

Myomheber nach Doyen. Bei großen, myomatösen Uteri ist man oftmals hilflos mit den im Verhältnis zu zarten Kugelzangen oder der Uterusfasszange, so dass der korkenzieherartige Myombohrer eine willkommene Hilfe zum Fixieren, Anspannen und Führen der Gebärmutter darstellt (▶ Abb. 2.27).

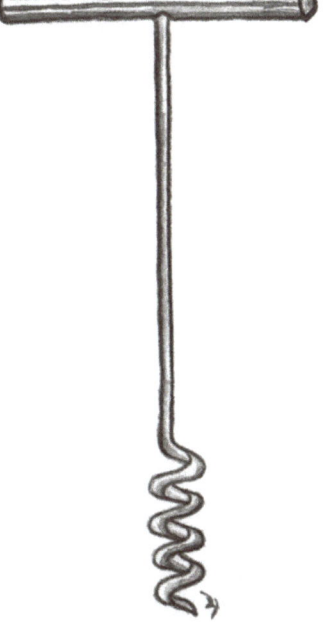

Abb. 2.27. Myomheber nach Doyen

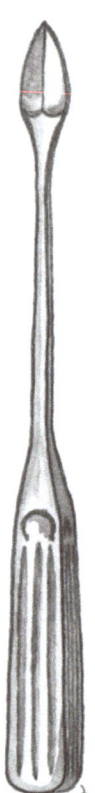

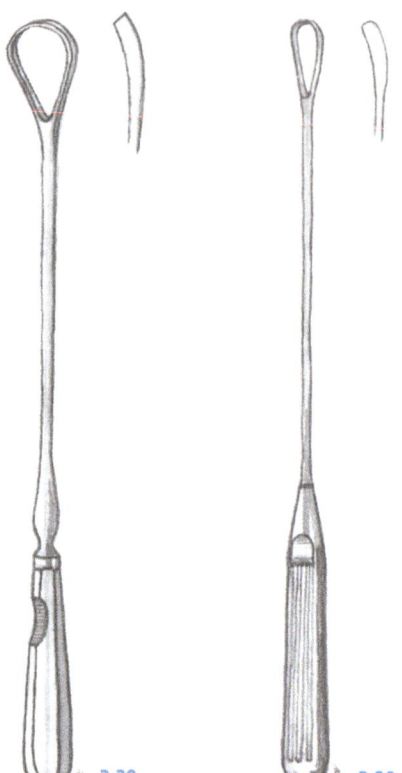

Abb. 2.28. Myommesser nach Ségond

Abb. 2.29. Scharfe Uteruskürette nach Récamier

Abb. 2.30. Stumpfe Uteruskürette nach Récamier

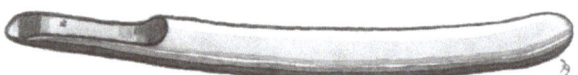

Abb. 2.31. Uterusdilatator nach Hegar

Das *Myommesser nach Ségond* mit leicht aufgebogener, spitzer, zweischneidiger, lanzettenförmiger Klinge mit langem Hals hat sich zum Morcellement im Rahmen der vaginalen Hysterektomie bewährt, wo besonders bei multiplen derben Myomen selbst mit kräftigen Scheren das Zerkleinern äußerst mühsam ist (▶ Abb. 2.28).

Uteruskürretten sind mit am häufigsten verwendete Instrumente in der Gynäkologie und Geburtshilfe und stehen in scharfer und stumpfer Ausführung zur Verfügung. Wir verwenden die Modelle *nach Récamier*, die es in 14 verschiedenen Größen, mit einer Breite von 4,5–39,5 mm gibt (▶ Abb. 2.29 u. 2.30).

Der *Uterusdilatator nach Hegar*, ein schwach gebogener Stift mit starker konischer Spitze und abgeflachtem Griffende, unverzichtbar bei den am häufigsten durchgeführten gynäkologischen Eingriffen, steht in 43 verschiedenen Größen zur Verfügung, beginnend mit einem Durchmesser von 1 mm in 1/2-mm-Schritten bis zu 18 mm Durchmesser und in 1-mm-Schritten bis zu 26 mm Durchmesser (▶ Abb. 2.31).

Die *Uterussonde nach Sims oder nach Martin* ist eine graduierte, biegsame, leicht gebogene Sonde mit einer Messlänge von 24 cm oder 20 cm und einer abgerundeten verbreiterten Spitze (▶ Abb. 2.32).

Die *Biopsiezange nach Seidl* (gotische Form) hat sich für die Entnahme von Biopsien von Portio und Vulva am besten bewährt, denn durch die senkrechte Schnittführung gibt es keine Verwerfung oder Verziehung des Gewebes und somit wird eine exakte histologische Aufarbeitung ermöglicht (▶ Abb. 2.33).

2.5.5 Instrumentensets für gynäkologische Operationen

Die Aufbereitung und Lagerung des chirurgischen Instrumentariums erfolgt allgemein in Containern, die Sterilisation wird durch Autoklavieren bei 134 °C durchgeführt.

Die Instrumenten-Sets sollten großzügig ausgestattet sein, so dass situsbedingte Änderungen im operativen Vorgehen ohne Zeitverlust möglich sind, ebenso sollte

2.5 · Chirurgisches Instrumentarium

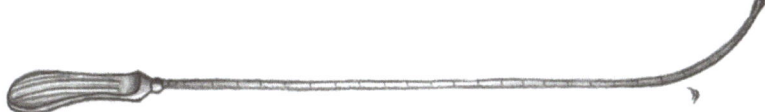

Abb. 2.32. Uterussonde nach Sims

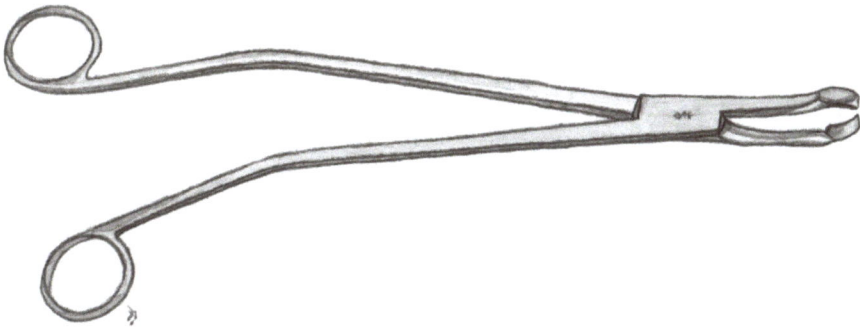

Abb. 2.33. Biopsiezange nach Seidl

man auf Notfallsituationen vorbereitet sein, wie z. B. das Auftreten starker Blutung. Gleichzeitig sollten die Instrumentensiebe jedoch nicht überladen sein, so dass die Instrumentierschwester jederzeit die Übersicht über sämtliche Instrumente behalten kann. Seltener gebrauchte Instrumente werden deshalb bei uns einzeln eingeschweißt und sterilisiert und dann in greifbarer Nähe im Operationsnebenraum gelagert. Es hat sich bewährt, eine überschaubare Anzahl von Instrumenten-Sets zusammenzustellen, die den besonderen Anforderungen der jeweiligen operativen Eingriffe gerecht werden. Bei uns hat sich der Einsatz von folgenden Instrumenten-Sets über viele Jahre bewährt:

- Vaginal-Set,
- Abdominal-Set,
- Kürettage-Set,
- Mamma-Set,
- Laparoskopie-Grundset,
- Laparoskopiezusatzset,
- Chromopertubationsset,
- Hysteroskopieset/Diagnostik,
- Hysteroskopieset/Resektoskop,
- Sektio-Set,
- Episiotomie-Set,
- Kürettage- und Spekula-Set postpartal.

Im Folgenden wird ein Überblick über die Zusammenstellung der einzelnen Instrumentensiebe gegeben, wobei nur das chirurgische Instrumentarium aufgeführt wird, nicht jedoch Instrumentierhilfen, Tuchklemmen oder Vorbereitungsmaterial.

2.5.5.1 Setlisten für gynäkologische Operationen

Vaginal-Set
- 1 Satz Selbsthaltespekula nach Scherback, bestehend aus
  - Griff
  - Gewicht
  - Rinnenspekulum 80 × 30 mm
  - Rinnenspekulum 85 × 35 mm
  - Rinnenspekulum 85 × 40 mm
  - Flaches Blatt 55 × 45 mm
  - Flaches Blatt
- 3 Scheidenspekula nach Breisky, 100 × 30 mm
- 1 Scheidenspekulum nach Breisky, 180 × 40 mm
- 1 Scheidenspekulum nach Breisky, 130 × 40 mm
- 1 Scheidenspekulum nach Breisky, 130 × 20 mm
- 2 Hakenzangen nach Abel, 280 mm (Kugelzange)
- 4 Hakenzangen nach Pozzi, 255 mm (Kugelzange kräftig)
- 2 gerade Klemmen nach Kocher-Ochsner, 225 mm (lang scharf)
- 2 gerade Fasszangen nach Förster-Ballenger, 240 mm (Ovarialfasszange)
- 2 Präparier- und Ligaturklemmen nach Overholt, 210 mm
- 1 Präparier- und Ligaturklemme nach Overholt, 260 mm
- 1 Ligaturklemme nach Kantrowitz, 265 mm (Moynihan-Klemme)
- 4 Zeppelin-Paraklemmen, 250 mm
- 1 Parametrienschere nach von Zeppelin, 250 mm
- 2 Nadelhalter nach Wertheim, 240 mm
- 1 gebogene Präparierschere nach Metzenbaum, 230 mm

- 1 gebogene Ligaturschere, 230 mm
- 2 gebogene Peritoneumklemmen nach Mikulicz, 180 mm
- 2 gebogene Klemmen nach Rochester-Péan, 160 mm
- 2 gebogene Klemmen nach Halsted-Mosquito, 125 mm
- 12 gerade Klemmen nach Kocher, 140 mm
- 1 Myomheber nach Doyen
- 1 Myommesser nach Ségond
- 2 chirurgische Pinzetten, 250 mm
- 2 anatomische Pinzetten, 250 mm
- 1 anatomische Pinzette, 300 mm
- 1 chirurgische Koagulationspinzette fein, 240 mm
- 1 anatomische Koagulationspinzette fein, 240 mm
- 1 Skalpellgriff Nr. 4, kurz
- 1 Skalpellgriff Nr. 4, lang
- 2 gebogene Kornzangen nach Maier
- 2 gerade Kornzangen nach Maier
- 1 Metallkatheter, 16 Charr
- 1 monopolares Stromkabel mit Handgriff
- 1 Dose mit Kugelelektrode, Nadelelektrode, Messerelektrode und Plattenelektrode
- 1 Kugelelektrode lang

Abdominal-Set
- 4 Hakenzangen nach Abel, 280 mm (Kugelzange)
- 2 gerade Klemmen nach Kocher-Ochsner, 225 mm
- 2 gerade Klemmen nach Rochester-Péan, 225 mm
- 2 gerade Fasszangen nach Förster-Ballenger (Ovarialfasszange)
- 2 Fasszangen nach Babcock, 215 mm
- 4 Präparier- und Ligaturklemmen nach Overholt, 210 mm
- 2 Präparier- und Ligaturklemmen nach Overholt, 260 mm
- 1 Ligaturklemme nach Kantrowitz, 265 mm
- 1 stumpfe Unterbindungsnadel nach Deschamps
- 2 Zeppelin-Paraklemmen, 250 mm
- 2 Zeppelin-Paraklemmen, 300 mm
- 1 Parametrienschere nach von Zeppelin
- 2 Nadelhalter nach Wertheim, 200 mm
- 2 Nadelhalter nach Wertheim, 240 mm
- 1 Nadelhalter nach Hegar
- 1 gebogene Präparierschere nach Metzenbaum, 230 mm
- 1 gebogene Präparierschere nach Nelson-Metzenbaum, 300 mm
- 1 gebogene Präparierschere nach Nelson-Metzenbaum mit Wellenschliff, 260 mm
- 1 gerade Schere nach Mayo-Harrington, 230 mm
- 1 gebogene Ligaturschere, 230 mm
- 4 gerade Klemmen nach Kocher, 140 mm
- 2 gebogene Klemmen nach Rochester-Péan, 160 mm
- 3 gebogene Peritoneumklemmen nach Mikulicz, 180 mm
- 2 gebogene Klemmen nach Halsted-Mosquito, 125 mm
- 2 chirurgische Pinzetten, 200 mm
- 2 chirurgische Pinzetten, 250 mm
- 1 chirurgische Pinzette, 300 mm
- 1 chirurgische Pinzette nach Waugh, 200 mm
- 2 chirurgische Pinzetten nach Adson, 120 mm
- 2 anatomische Pinzetten, 250 mm
- 2 anatomische Pinzetten, 300 mm
- 1 chirurgische Koagulationspinzette fein
- 1 anatomische Koagulationspinzette fein
- 1 Ligaclipzange, 275 mm
- 1 Skalpellgriff Nr. 4 kurz
- 1 Skalpellgriff Nr. 4 lang
- 2 Wundhaken nach Roux
- 1 Bauch- und Darmspatel nach Haberer
- 1 Scheidenspekulum nach Breisky, 180 × 40 mm
- 1 Scheidenspekulum nach Breisky, 130 × 30 mm
- 1 Scheidenspekulum nach Breisky, 130 × 20 mm
- 1 Myomheber nach Doyen
- 4 gerade Kornzangen nach Maier
- 2 gebogene Kornzangen nach Maier
- 1 Redonspieß, 10 Charr
- 1 monopolares Stromkabel mit Handgriff
- 1 Kugelelektrode lang
- 1 Messerelektrode lang
- 1 Dose mit Nadelelektrode, Kugelelektrode und Messerelektrode

Kürettage-Set
- 1 Satz Selbsthaltespekula nach Scherback, bestehend aus
  - 1 Griff
  - 1 Gewicht
  - 1 Rinnenspekulum, 80 × 30 mm
  - 1 Rinnenspekulum, 85 × 35 mm
  - 1 Rinnenspekulum, 85 × 40 mm
- 3 Scheidenspekula nach Breisky (Wiener Modell), 100 × 30 mm
- 2 Hakenzangen nach Abel (Kugelzangen)
- 1 Abortzange nach Winter
- Je 1 Uterusdilatator von 2–14 mm
- 1 Uterussonde nach Sims
- Je 1 Uteruskürette nach Récamier, scharf, Größe 0–6
- Je 1 Uteruskürette nach Récamier, stumpf, Größe 0–10
- 1 scharfer Löffel
- 2 gerade Klemmen nach Kocher, 140 mm
- 1 gebogene Klemme nach Rochester-Péan, 160 mm
- 1 Nadelhalter nach Wertheim, 240 mm
- 1 gebogene Präparierschere nach Metzenbaum, 230 mm
- 1 gebogene Ligaturschere, 230 mm
- 2 chirurgische Pinzetten, 200 mm
- 1 chirurgische Pinzette, 250 mm
- 1 chirurgische Koagulationspinzette fein, 250 mm
- 1 anatomische Pinzette, 250 mm
- 1 Skalpellgriff Nr. 4, kurz
- 1 Skalpellgriff nach Beaver

- 4 gerade Kornzangen nach Maier
- 1 Dose mit Kugelelektrode, Schlingenelektrode, Messerelektrode
- 1 Kugelelektrode lang
- 1 monopolares Stromkabel mit Handgriff

Mamma-Set
- 1 Hakenzange nach Abel (Kugelzange)
- 1 gerade Fasszange nach Förster-Ballenger
- 1 Hakenzange nach Lahey, 150 mm
- 1 Hakenzange nach Museux, 200 mm
- 2 Präparier- und Ligaturklemmen nach Overholt, 210 mm
- 1 Präparier- und Ligaturklemme nach Kantrowitz, 265 mm
- 1 Nadelhalter nach Hegar, 180 mm
- 1 gebogene Präparierschere nach Metzenbaum, 230 mm
- 1 breite gebogene Schere nach Cooper, 150 mm
- 1 gebogene Ligaturschere, 230 mm
- 2 chirurgische Pinzetten, 200 mm
- 1 chirurgische Pinzette nach Waugh, 200 mm
- 2 anatomische Pinzetten, 250 mm
- 1 chirurgische Koagulationspinzette, 240 mm
- 1 anatomische Koagulationspinzette, 240 mm
- 2 Wundhaken nach Roux
- 2 Wundhaken nach Middeldorpf
- 2 Scheidenspekula nach Breisky, 130 × 30 mm
- 4 Wundhaken nach Mannerfelt
- 1 Skalpellgriff Nr. 4, kurz
- 1 Skalpellgriff Nr. 3, kurz
- 1 Redonspieß 10 Charr
- 1 Redonspieß 12 Charr
- 4 gerade Kornzangen nach Maier
- 1 monopolares Stromkabel mit Handgriff
- 1 Dose mit Kugelelektrode, Nadelelektrode und Messerelektrode
- 1 Kugelelektrode, lang

Sektio-Set
- 4 gerade Fasszangen nach Förster-Ballenger (Ovarialfasszange)
- 4 gebogene Klemmen nach Rochester-Péan, 160 mm
- 4 gebogene Klemmen nach Rochester-Péan, 160 mm, markiert
- 4 gerade Klemmen nach Kocher, 140 mm
- 4 gerade Klemmen nach Kocher-Ochsner, 200 mm
- 3 gebogene Peritoneumklemmen nach Mikulicz, 180 mm
- 2 Nadelhalter nach Wertheim, 200 mm
- 1 Zeppelin-Parametrienschere
- 1 gebogene Präparierschere nach Metzenbaum, 230 mm
- 1 gerade Schere nach Mayo-Harrington, 230 mm
- 1 gebogene Ligaturschere, 230 mm
- 1 breite, gebogene Schere nach Cooper, 165 mm
- 2 chirurgische Pinzetten, 200 mm
- 2 chirurgische Pinzetten nach Adson, 120 mm
- 2 anatomische Pinzetten, 250 mm
- 1 chirurgische Koagulationspinzette
- 1 anatomische Koagulationspinzette
- 2 Wundhaken nach Roux
- 2 Wundhaken nach Fritsch
- 1 Skalpellgriff Nr. 4, kurz
- 1 Redonspieß 10 Charr
- 1 gebogene Kornzange nach Maier
- 4 gerade Kornzangen nach Maier
- 1 monopolares Stromkabel mit Handgriff
- 1 Dose mit Kugelelektrode

Episiotomie-Set
- 2 Scheidenspekula nach Doyen, 160 × 45 mm
- 1 anatomische Pinzette, 200 mm
- 1 chirurgische Pinzette, 200 mm
- 2 Nadelhalter nach Wertheim, 200 mm
- 1 Ligaturschere
- 1 gebogene Klemme nach Rochester-Péan, 160 mm
- 1 gerade Klemme nach Kocher, 140 mm

Kürettage- und Spekula-Set postpartal
- 1 Satz Selbsthaltespekula nach Scherback, bestehend aus
- – 1 Griff
- – 1 Gewicht
- – 1 Rinnenspekulum 85 × 40 mm
- 2 Scheidenspekula nach Doyen, 120 × 45 mm
- 2 Scheidenspekula nach Doyen, 160 × 45 mm
- 1 Scheidenspekulum nach Breisky (Wiener Modell), 180 × 40 mm
- 2 gerade Fasszangen nach Förster-Ballenger (Eihautfasszange)
- 1 Abortzange nach Winter
  3 stumpfe Uteruskürretten nach Récamier, 28,5, 34,5 und 39,5 mm
- 2 gerade Kornzangen nach Maier
-

2.5.6 Instrumentarium für laparoskopische Eingriffe

In der minimal-invasiven Chirurgie erfolgt der Zugangsweg zum Operationsgebiet über möglichst dünne Trokare, und somit ist möglichst feines Instrumentarium erforderlich, das trotz seiner Länge auch möglichst stabil sein muss. Es gibt eine Vielzahl von speziellen Instrumenten mit ausgeklügelter Feinmechanik auf dem Markt, teilweise als Einmalartikel, so dass der Überblick über das aktuelle Angebot schwer zu behalten ist. Man gewinnt gelegentlich den Eindruck, dass fehlendes Geschick und Training des Operateurs durch ausgeklügelte technische Feinheiten des Instrumentariums ersetzt werden sollen. Außerdem sollte durch die volle Konzentration auf die Möglichkeiten, die das vorhandene In-

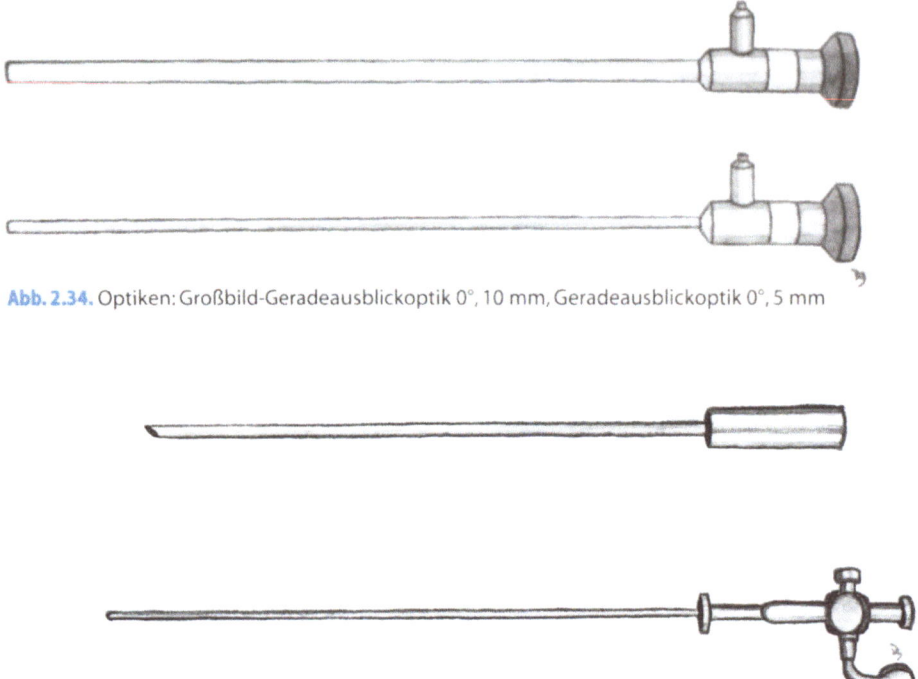

Abb. 2.34. Optiken: Großbild-Geradeausblickoptik 0°, 10 mm, Geradeausblickoptik 0°, 5 mm

Abb. 2.35. Veress-Nadel

strumentarium bietet, die klinische Indikationsstellung zum Eingriff nicht zu kurz kommen.

Bei uns hat sich über Jahre die Verwendung von autoklavierbaren Instrumenten bewährt, Einmalmaterial befürworten wir nur im Falle von Staplern, die jedoch in der gynäkologischen Laparoskopie nur selten zum Einsatz kommen. Alle Instrumente, mit Ausnahme der Optiken, haben mattierte Oberflächen an Schaft oder Hülse, oder sind schwarz isoliert, so dass Spiegelungen und Reflexionen intraabdominell minimiert werden.

Im Folgenden werden die notwendigen und hilfreichen laparoskopischen Instrumente beschrieben, mit deren Hilfe alle endoskopischen Standardeingriffe durchgeführt werden können. Besonderheiten, wie z. B. für die endoskopische Laserchirurgie oder die endoskopische Hysterektomie, werden hier nicht aufgeführt.

Optiken. Bereits 1879 wurde von Nitze ein Linsensystem, bestehend aus mehreren in Abständen hintereinander angeordneten Linsen für Optiken entwickelt, das im Laufe des Jahrhunderts zahlreiche Verbesserungen und Weiterentwicklungen erfahren hat. In neuerer Zeit werden allgemein Optiken mit eingebauter Fiberglaslichtleitung und dem Stablinsensystem nach Hopkins verwendet, wobei die einzelnen kleinen Linsen durch spezielle Glasstäbe ersetzt wurden. Ein größerer Bildausschnitt mit besserer Ausleuchtung und Farbtreue sowie unverzerrtem Bild in der Peripherie bei kleinerem Durchmesser der Optik wurde dadurch möglich. Wir bevorzugen grundsätzlich Geradeausblickoptiken 0°, d. h. ohne seitliche Ablenkung der optischen Achse.

In diesem Zusammenhang muss auch erwähnt werden, dass die Verwendung von Laparoskopen (Optiken) mit eingebautem Instrumentenkanal, den sog. Operationslaparoskopen, nicht anzuraten ist, denn beim Arbeiten in der optischen Achse ist die räumliche Orientierung erheblich beeinträchtigt (▶ Abb. 2.34).

Die *Punktionsnadel nach Veress*, die es in 2 Längenausführungen gibt, besteht aus einer scharfen, abgeschrägten Kanüle und einem Obturator mit abgerundeter Spitze und seitlicher Öffnung im vorderen Bereich sowie einem Luerlock-Anschluss mit Verschlusshahn. Die beiden Teile der Veress-Nadel sind ineinander verschraubt, so dass der Obturator in der Kanüle federnd gelagert ist. Dies bedeutet, dass beim Einstechen mit der Veress-Nadel sich der Obturator bei Auftreten eines Widerstands zurückschiebt und nach Überwindung dieses Widerstandes sofort wieder vorschnellt und somit die Spitze der Kanüle abschirmt, so dass bei intraperitoneal liegender Veress-Nadel eine akzidentelle Verletzung von Darmwand oder Omentum durch Seitwärtsbewegungen der Nadel oder Darmperistaltik vermieden wird (▶ Abb. 2.35).

In der Laparoskopie stellen die *Trokare* den Zugangsweg zum intraabdominalen Operationsgebiet dar. Es gibt sie in verschiedenen Ausführungen und Durchmessern, bewährt haben sich die Durchmesser von 6 und 11 mm, abgestimmt auf die gebräuchlichsten Instrumente und Optiken. Wir verwenden Trokare mit abschraubbarem Multifunktionsklappenventil, das sowohl automatisch beim Einführen des Instruments öffnet als auch

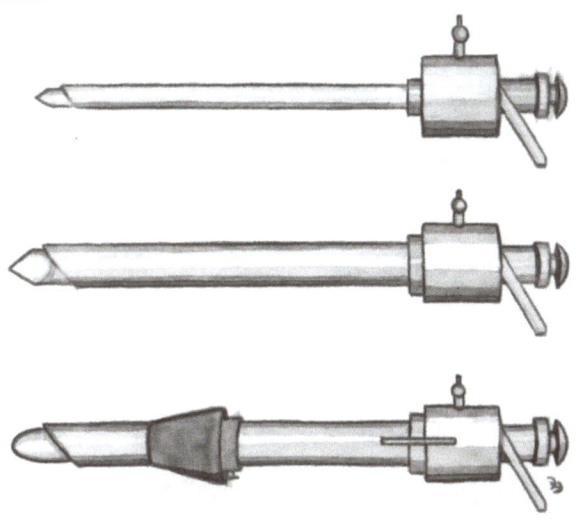

Abb. 2.36. Trokare: Durchmesser 6 und 11 mm, Trokar 11 mm für die offene Laparoskopie

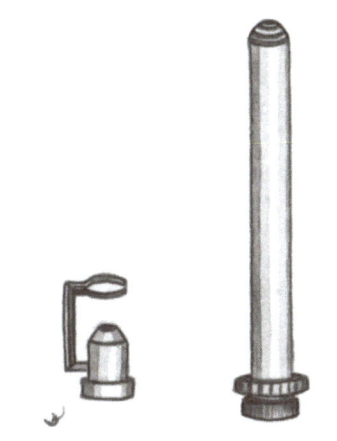

Abb. 2.37. Reduktionsventil, Dilatationsset nach Heinkel-Semm von 6 auf 11 mm

manuell bedient werden kann – zur Schonung von scharfen oder spitzen Instrumenten, in Kombination mit spitzen Dreikantdornen. Durch die schneidenden Seitenkanten der Dorne kann das parietale Peritoneum leichter penetriert werden, ein stumpfes Abschieben des Peritoneums von der Bauchwand kann so weitgehend vermieden werden. Es ist außerdem bedeutsam, daß die Ventile abgeschraubt werden können, denn sie erlauben die mühelose Einlage von Robinson-Drainagen. Für die offene Laparoskopie verwenden wir spezielle 11-mm-Trokare mit seitlichen Fadenhalterungen und mit einem variabel, je nach der Dicke der Bauchdecken, aufschraubbaren Abdichtkonus am Trokarschaft. Der zugehörige Obturator ist an der Spitze abgerundet (▶ Abb. 2.36).

Zur stumpfen Erweiterung von Trokareinstichen stehen *Dilatationssets nach Heinkel-Semm* bis zu einem Durchmesser von 22 mm zu Verfügung, bestehend aus einem atraumatischen Dilatationsdorn und einer Dilatationshülse mit eingearbeitetem Handring. Im umgekehrten Fall, um mit einem dünnen Instrument über einen dicken Trokar zu arbeiten, verwendet man entweder eine Reduktionshülse, allerdings mit permanenter Offenhaltung des Trokarventils, oder ein auf die Dichtungskappe aufgesetztes Reduktionsventil, das am Trokarschaft befestigt werden kann (▶ Abb. 2.37).

Die Auswahl der für die Endoskopie zur Verfügung stehenden *Fasszangen* genügt nahezu allen Ansprüchen, kann aber zuweilen auch für Verwirrung sorgen. Aus Praktikabilitätsgründen empfehlen wir, dass man sich auf wenige vielseitig verwendbare Instrumente beschränkt, deren routinierte Handhabung einen zügigen Operationsablauf gewährleistet. Häufiger Instrumentenwechsel während eines Eingriffs führt zu Verzöge-

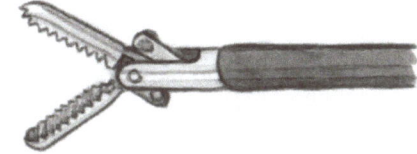
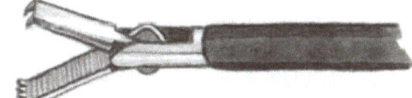
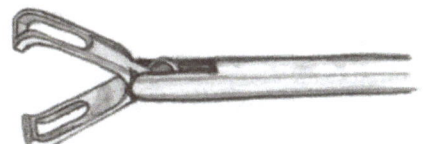
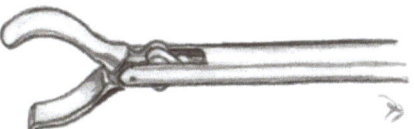

Abb. 2.38. Präparier- und Fasszange atraumatisch, Fasszange chirurgisch (jeweils mit isoliertem Schaft), Klemme nach Babcock, Eileiterfasszange nach Vancaillie (*von oben nach unten*)

rungen, außerdem erschwert ein Zuviel an Instrumenten die Übersicht auf dem Instrumentiertisch. Analog der offenen Chirurgie ist es sinnvoll, 2 chirurgische, gezahnte, und 2 anatomische (atraumatische) Fasszangen im Sieb zu haben, ebenso ist die Eileiterfasszange nach Vancaillie zum schonenden Fassen der Tube sehr hilfreich. Man unterscheidet bei den Fasszangen zwischen Ausführungen mit einem beweglichen und einem festen Maulteil und solchen mit 2 beweglichen Maulteilen. Letztere sind aufgrund ihrer Feinmechanik anfälliger, wir bevorzugen sie jedoch aufgrund des größeren, symmetrisch zum Schaft ausgerichteten Öffnungswinkels. Besonders häufig kommt bei uns die Klemme nach Babcock aufgrund ihres größeren, atraumatischen Mauls zum Einsatz. Fasszangen mit isoliertem Schaft können gleichzeitig zur Elektrokoagulation (monopolar) verwendet werden (▶ Abb. 2.38).

Biopsiezangen gibt es in 2 Ausführungen: als durchschneidende Zangen mit ineinandergreifenden Maulteilen (nach Frangenheim) oder als solche mit gleichen, aufeinandertreffenden Maulteilen (z. B. nach Blakesly). Letztere eignet sich mit ihrer feinen Spitze sehr gut für feine Präparationen und vor allem für punktuelle monopolare Koagulationen (▶ Abb. 2.39 a, b).

Eine *bipolare Koagulationszange* darf in keinem laparoskopischen Instrumentenset fehlen. Sie besteht aus 2 gegeneinander isolierten Maulteilen, die unterschiedlich geformt sein können. Entscheidend für den Einsatz bei der Tubenkoagulation ist ein langes Maul mit großer Koagulationsfläche, das den Eileiter im gesamten Durchmesser fasst und gleichzeitig leichten Zug erlaubt, ohne dass dieser herausgleitet (▶ Abb. 2.40).

Die Entnahme von bakteriologischen oder zytologischen intraabdominalen Abstrichen erfordert die Verwendung eines speziellen *Abstrichrohrs* zum Einbringen des Watteträgers. Dieser wird in einer verschraubbaren Halterung im Schaft fixiert und kann zur Vermeidung von unabsichtlichen Kontaminationen über eine Federung in den Schaft retrahiert werden (▶ Abb. 2.41).

Aus der Vielzahl der angebotenen *Scheren* sollen hier nur 2 Ausführungen beschrieben werden; zum einen die robuste Hakenschere, die auch für derbes Gewebe und Ligaturen geeignet ist; sie besteht aus 2 gekerbten, spitzen Maulteilen, eines feststehend, das andere beweglich, die durch ihre Form verhindern, dass die gefasste Struk-

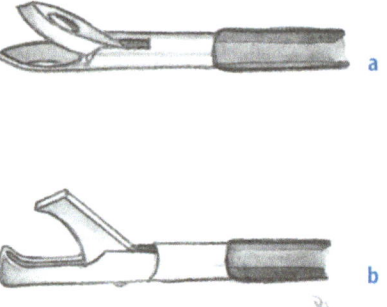

Abb. 2.39. a PE- und Präparierzange nach Blakesly, b PE-Zange nach Frangenheim

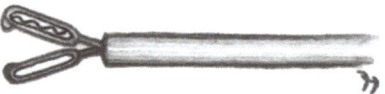

Abb. 2.40. Bipolare Koagulationszange

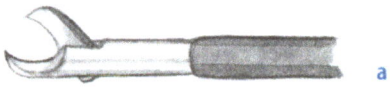

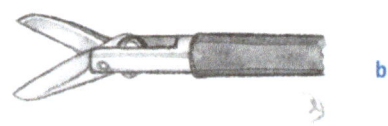

Abb. 2.42. a Hakenschere, b Präparierschere nach Metzenbaum

tur ausgleiten kann. Die Präparierschere nach Metzenbaum, leicht gebogen, mit 2 beweglichen, zarten und etwas abgerundeten Maulteilen, eignet sich für Präparationen am Peritoneum und in Darmnähe. Für derbe Strukturen ist sie nicht geeignet (▶ Abb. 2.42 a, b).

Für gezielte intraabdominale Punktionen oder Injektionen über einen Arbeitstrokar stehen geeignete *Punktionskanülen* mit Luer-lock-Anschluss in verschiedenen Größen zur Verfügung. Zwei Stärken, z. B. 0,8 und 2 mm sind allgemein ausreichend (▶ Abb. 2.43).

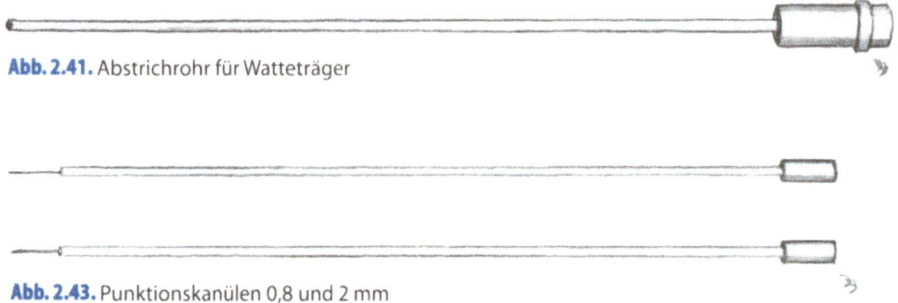

Abb. 2.41. Abstrichrohr für Watteträger

Abb. 2.43. Punktionskanülen 0,8 und 2 mm

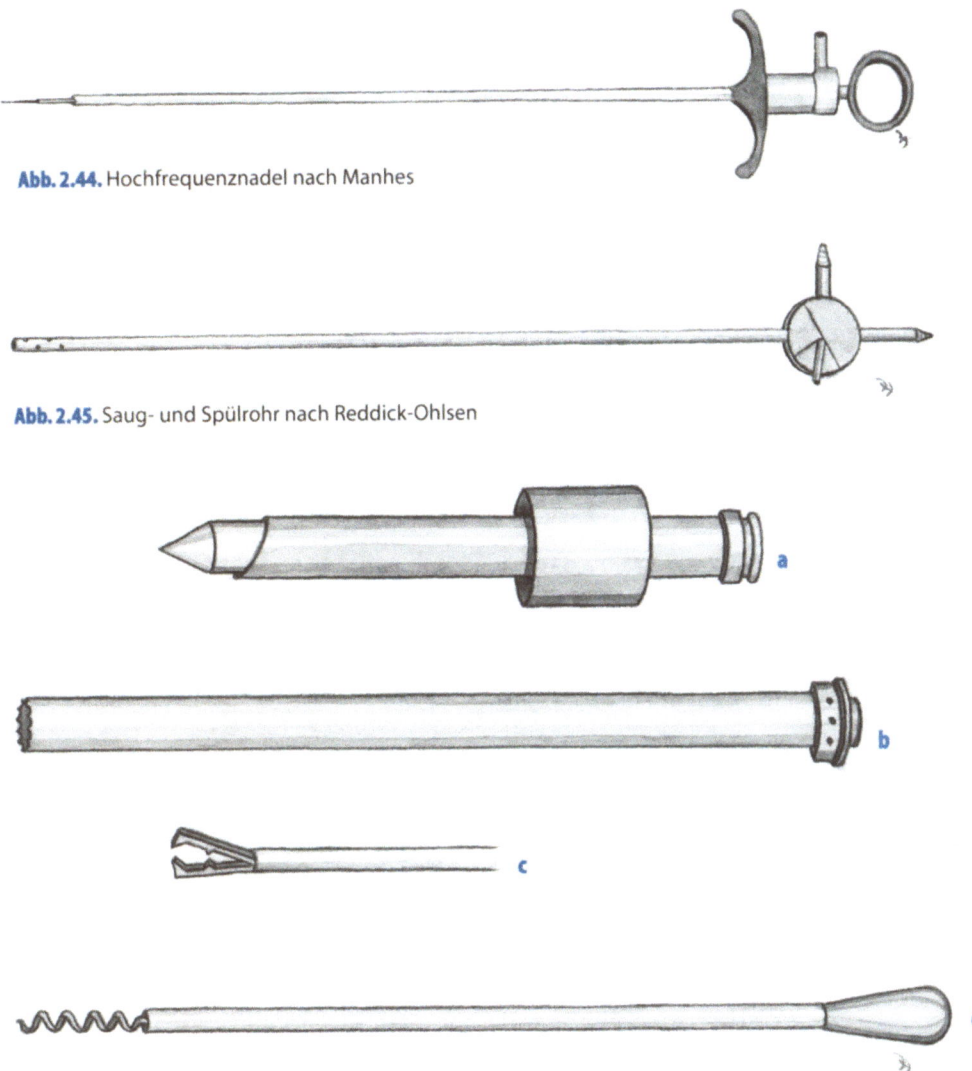

Abb. 2.44. Hochfrequenznadel nach Manhes

Abb. 2.45. Saug- und Spülrohr nach Reddick-Ohlsen

Abb. 2.46 a–d. Morcellier-Set. **a** Trokar 15 mm, **b** Schneiderohr, **c** Krallengreifer, **d** Myombohrer

Die *Hochfrequenznadel nach Manhes* ist eine monopolare Nadelelektrode, die durch einen isolierten Schaft vorgeschoben wird und als Schneideinstrument dient. Ein Schneiden im physikalischen Sinne findet nicht statt, die Durchtrennung des Gewebes erfolgt durch den fokussierten Strom und somit durch punktuelle Gewebsnekrose. Kleinere Gefäße werden gleichzeitig koaguliert, so dass ein weitgehend blutungsfreies und gleichzeitig exaktes „Schneiden" möglich ist. Einziger Nachteil ist die manchmal unangenehme Rauchentwicklung (▶ Abb. 2.44).

Unverzichtbar für die Übersichtlichkeit im Situs ist die Spülung von Wundrändern und Absaugung von Blut und Spüllösung. Das *Saug- und Spülrohr nach Reddick-Olsen* ist mit 2 Ventilen und einem Zweiwegehahn ausgestattet und kann an verschiedene Schlauch- und Absaugsysteme angeschlossen werden (▶ Abb. 2.45).

Das *Morcellier-Set* zum intraabdominalen Zerkleinern von Gewebe, in der Regel Myomen, besteht aus einem Trokar (10, 15 oder 20 mm), dem Schneiderohr mit Wellenschliff (es gibt auch Ausführungen mit glatter Schneidekante, die ersten sind jedoch robuster und im Handbetrieb effektiver), einer kräftigen gezahnten Fasszange (mit 2 zu 3 Zähnen), dem Krallengreifer und einem Myombohrer. Das Schneiderohr kann mit einem Handring für den manuellen Betrieb versehen werden oder es kann mit einem Motor betrieben werden. Es hat eine begrenzte Funktionsdauer und muss nach mehreren Eingriffen ersetzt werden (▶ Abb. 2.46 a–d).

Nadelhalter werden den Anforderungen entsprechend als hochspezialisierte Instrumente in unüberschaubarer Diversität angeboten. Wir legen in erster Linie Wert darauf, dass er über den 6 mm Trokar eingesetzt werden kann, außerdem auf die leichte Handha-

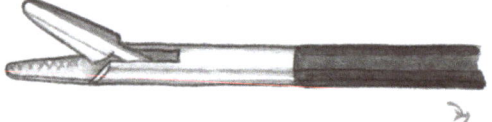

Abb. 2.47. Endoskopischer Nadelhalter nach Scarfi

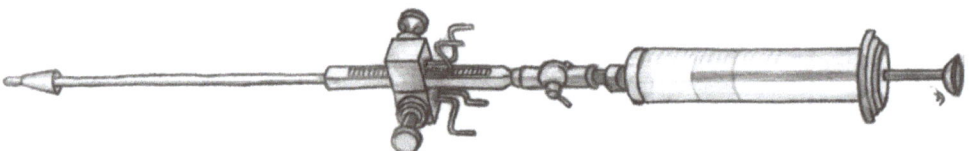

Abb. 2.48. Salpingograph nach Schulze

bung des Arretierungsmechanismus. In der Regel ist ein Maulteil fest und eines beweglich, beide Grifflächen sind gerieft, so dass auch der Faden sicher gefasst werden kann (▶ Abb. 2.47).

Der *Salpingograph nach Schulze* dient der transzervikalen Chromopertubation der Eileiter. Er besteht aus einer Injektionssonde mit Verschlusshahn sowie mit auswechselbarer abgerundeter, leicht gebogener Spitze und Abdichtkonus in 3 verschiedenen Größen. An der Injektionssonde befinden sich seitlich verstellbare Halterungen für die Ringe der Hakenzangen, so dass durch straffe Fixation der Konus den Zervikalkanal optimal abdichtet (▶ Abb. 2.48).

Aus Gründen der Übersichtlichkeit hat es sich bewährt, das für laparoskopische Operationen benötigte Instrumentarium in 2 getrennten Sets zusammenzustellen: ein Grundset und ein Zusatzset; außerdem verwenden wir ein eigenes Chromopertubations-Set. Eine Anzahl von Instrumenten werden auch einzeln verpackt und sterilisiert im Operationssaalvorraum bereitgehalten, z. B. das Morcellier-Set, zusätzliche Trokare, die sog. Notfallnadel und Reserveinstrumente. Im Folgenden sind die Instrumentenlisten der einzelnen Sets aufgeführt.

Laparoskopie-Grundset
- 1 Veress-Nadel, 120 mm
- 1 Veress-Nadel, 70 mm
- 2 S-förmige Retraktoren
- 3 gebogene Klemmen nach Rochester-Péan, 160 mm
- 2 gerade Klemmen nach Kocher, 140 mm
- 1 Nadelhalter nach Bozemann, 200 mm
- 1 gebogene Präparierschere nach Metzenbaum, 230 mm
- 2 chirurgische Pinzetten 200 mm
- 1 chirurgische Pinzette nach Waugh, 200 mm
- 1 Skalpellgriff Nr. 3, kurz
- 1 Trokar 11 mm mit Dichtungskappe 60/11 und Dorn
- 1 Trokar 11 mm mit Fadenhalterung mit Dichtungskappe 60/11 und Obturator
- 3 Trokare 6 mm mit Dichtungskappen 50/50 und Dorn
- 1 Konus mit Aufsatz und Dichtungskappe 60/12
- 1 Optik 0°, 10 mm
- 1 Optik 0°, 5 mm
- 1 Reduktionsventil mit Dichtungskappe 50/40
- 1 Taststab mit Graduierung
- 1 Abstrichrohr
- 1 Bipolarkoagulationssaugrohr mit Hahn
- 1 bipolare Koagulationszange
- 1 PE-Zange nach Frangenheim
- 1 PE- und Fasszange nach Blakesly
- 1 Präparier- und Fasszange, chirurgisch
- 1 Präparier- und Fasszange nach Reddick-Olsen
- 1 Klemme nach Babcock
- 1 Hakenschere
- 1 Schlingenapplikator mit Dichtungskappe 50/40
- 1 Fiberglaslichtkabel
- 1 Silikonschlauch 1,5 m mit Luer-lock-Ansatz
- 1 monopolares Stromkabel
- 1 bipolares Stromkabel

Laparoskopie-Zusatzset
- 1 Präparier- und Fasszange, chirurgisch
- 1 atraumatische Tubenfasszange nach Vancaillie
- 1 Schere nach Metzenbaum
- 1 Schere nach Manhes
- 1 Saug- und Spülrohr nach Reddick-Olsen
- 1 Trokar 6 mm mit Dichtungskappe 50/40 und Dorn
- 1 Hochfrequenznadel nach Manhes
- 1 Punktionsnadel 0,8 mm
- 1 Punktionsnadel 2 mm
- 1 Extraktionshülse 10 mm
- 1 Dilatationsset 6/11 mm
- 2 Nadelhalter

Chromopertubations-Set
- 1 Satz Selbsthaltespekula nach Scherback, bestehend aus
  - Griff
  - Gewicht
  - Rinnenspekulum nach Sims, 80 × 30 mm
  - Rinnenspekulum nach Sims, 85 × 35 mm
  - Rinnenspekulum nach Sims, 85 × 40 mm
- 1 Scheidenspekulum nach Breisky, 130 × 30 mm
- 1 Uterussonde nach Sims
- Je 1 Uterusdilatator nach Hegar von 2–8 mm
- 1 Salpingograph nach Schulze mit 3-teiligem Konus-Set
- 2 Hakenzangen nach Pozzi

2.5.7 Instrumentarium für hysteroskopische Eingriffe

Für die Hysteroskopie stehen für die verschiedenen Eingriffe jeweils unterschiedliche Instrumentensets mit spezifischen Zusätzen zur Verfügung. Von ganz dünnen Hysteroskopen, die keine Dilatation des Zervikalkanals erfordern, bis zu den Resektoskopen von 8 mm Durchmesser gibt es die diversen Abstufungen. Wie allgemein für die endoskopische Chirurgie geltend, wobei teures und pflegeintensives Instrumentarium zum Einsatz kommt, ist es wichtig, einfache und praktikable Lösungen zu finden. Aus der Erfahrung empfiehlt es sich, 2 verschiedene Instrumentensets zu verwenden: eines für kleine diagnostische Eingriffe und eines für hysteroskopische Operationen.

Die Zusammenstellung des Diagnostiksets erlaubt neben reiner Diagnostik auch kleine hysteroskopische Eingriffe wie Entnahme von Biopsien, Durchtrennung kleiner Synechien oder Extraktion von IUD-Teilen. Operateure, die Hysteroskopien in erster Linie zur Sterilitäts- und Infertilitätsdiagnostik durchführen, bevorzugen häufig ein Instrumentarium, das keine Dilatation des Zervikalkanals erforderlich macht (▶ Abb. 2.49).

Die operative Hysteroskopie umfasst in erster Linie elektrochirurgisches Instrumentarium, das zusammen mit der Optik über den Resektoskopschaft in das Cavum uteri eingeführt wird. Der Resektoskopschaft hat einen

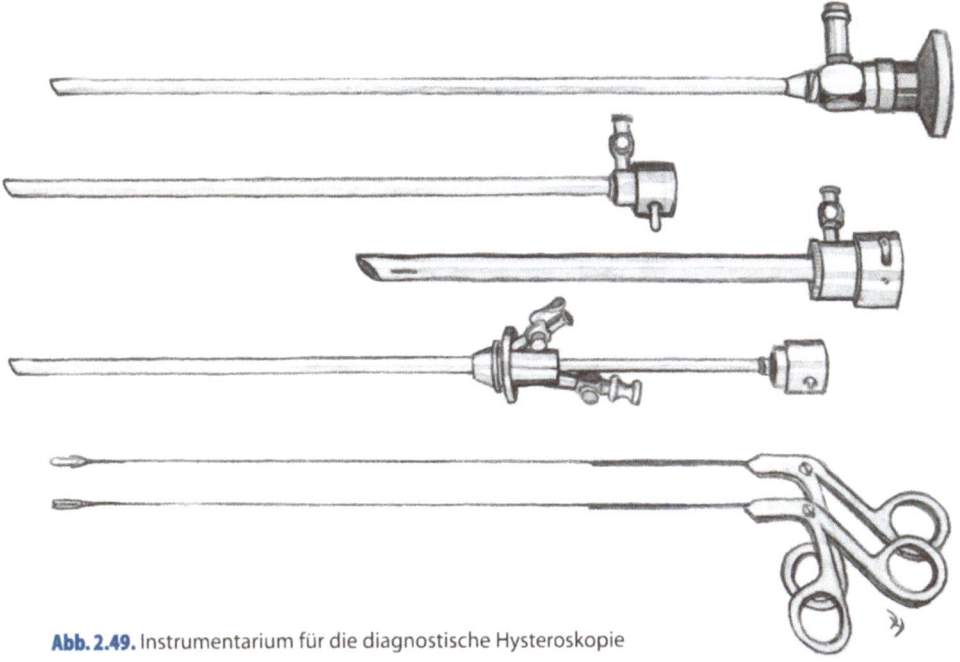

Abb. 2.49. Instrumentarium für die diagnostische Hysteroskopie

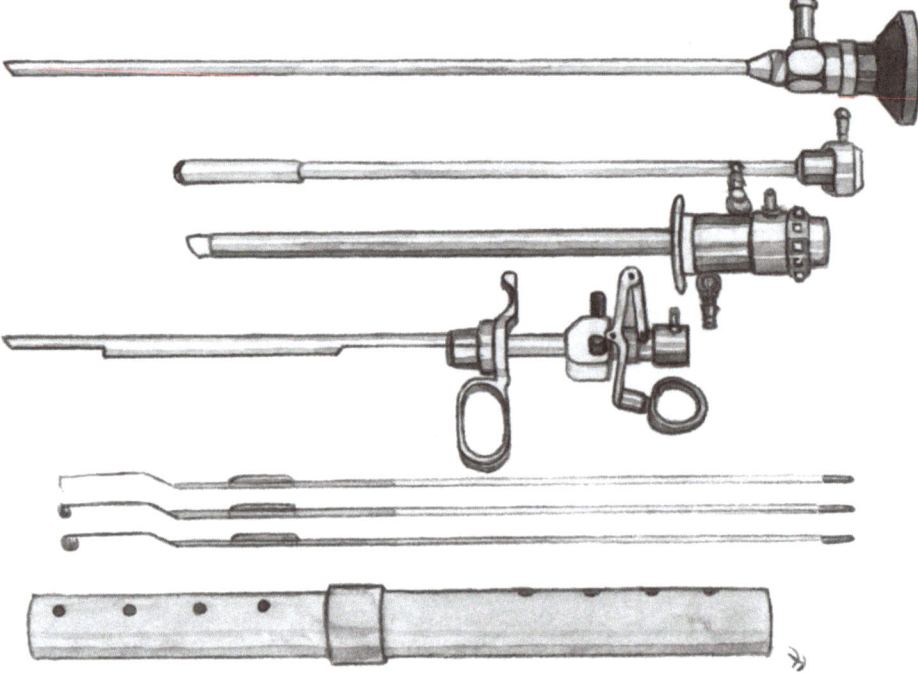

Abb. 2.50. Instrumentarium für die operative Hysteroskopie

Durchmesser von 8 mm, verfügt über einen Zu- und Ablaufhahn, wodurch eine kontinuierliche Flüssigkeitsspülung ermöglicht wird, und ist ausgestattet mit einem um 380° drehbaren Innenschaft mit Federmechanismus, so dass das vorgeschobene Einzelinstrument automatisch in den Schaft zurückgleiten kann.

Die zugehörigen Einzelinstrumente (Arbeitselemente) sind Hochfrequenzinstrumente für monopolaren Strom. Die abgewinkelte Schneideschlinge hat einen Bogendurchmesser von 4 mm und ist sehr zart, so dass an ihrer Oberfläche eine sehr hohe Stromdichte entsteht und sie somit zum „Schneideinstrument" macht. Die Kugelelektrode (Roller ball) besteht, wie der englische Name sagt, aus einer drehbaren Kugel, die auf dem Endometrium abgerollt wird. Durch ihre relativ große Oberfläche entsteht eine eher geringe Stromdichte, so dass sie als Koagulationsinstrument wirkt (▶ Abb. 2.50).

Nachfolgend werden die Setlisten für das hysteroskopische Instrumentarium aufgeführt.

Hysteroskopie-Set/Diagnostik
- 1 Untersuchungsschaft von 5,1 mm Durchmesser
- 1 Continous-flow-Operationsschaft von 7 mm Durchmesser mit Obturator
- 1 Untersuchungseinsatz mit Arbeitskanal für halbstarre Instrumente
- 1 autoklavierbare Großbildvorausblickoptik 30° von 4 mm Durchmesser
- 1 halbstarre Schere, 7 Charr
- 1 halbstarre Probeexzisions- und Fasszange, 7 Charr

Hysteroskopie-Set/Resektoskop
- 1 Resektoskopschaft von 8 mm Durchmesser mit Obturator
- 1 autoklavierbare Großbildoptik 12° von 4 mm Durchmesser
- 1 abgewinkelte Schneideschlinge
- 1 kugelförmige Koagulationselektrode 3 mm
- 1 kugelförmige Koagulationselektrode 5 mm

2.6 Apparative Ausstattung für endoskopische Operationen

Die Laparoskopie sollte grundsätzlich als Videolaparoskopie durchgeführt werden, andernfalls ist eine sinnvolle Assistenz nicht möglich. Außerdem sollten die Zeiten, als der Operateur, sich eine Genickstarre zuziehend, stundenlang mit einem abgedeckten Auge über dem Operationstisch gebeugt stand oder an einer Stütze lehnte, der Vergangenheit angehören. Optikhalterungen, die wieder aus den Lieferprogrammen genommen wurden, noch bevor sie in größerem Umfang Einzug in die Operationssäle hielten, werden möglicherweise mit Roboterfunktionen ausgestattet, eine Renaissance erleben, wenn in Zukunft die Telemedizin die chirurgischen Fachgebiete erobert.

Auch für die Hysteroskopie ist die Übertragung auf den Videomonitor unerlässlich, denn nur ein frei schwenk- und drehbares Hysteroskop ermöglicht eine lückenlose Inspektion des Cavum uteri; und umso mehr gilt dies für die hysteroskopische Elektrochirurgie.

Die apparative Grundausstattung des Operationssaales für endoskopische Eingriffe umfasst die folgenden aufeinander abgestimmten Geräte, die sinnvollerweise auf einem fahrbaren Gerätewagen installiert sind. Im Klinikjargon spricht man vom LSK-Turm:

- Videomonitor,
- Videokamerasystem,
- Kaltlichtfontäne,
- Kohlendioxidinsufflator,
- Videorekorder,
- Videofarbprinter,
- Hysteroflator,
- Hysteromat.

Die beiden letztgenannten Geräte dienen der intrauterinen Zufuhr des Distensionsmediums bei der Hysteroskopie (analog dem CO_2-Insufflator bei der Laparoskopie). Es hat sich als zweckmäßig erwiesen, diese beiden Apparate nicht in den Geräteturm zu integrieren, um versehentlich falsche Anschlüsse zu vermeiden.

Für die Anordnung der Geräte im Operationssaal hat es sich als günstig erwiesen, für die Laparoskopie den Geräteturm am rechten Fußende der Patientin zu platzieren, für die Hysteroskopie jedoch in Höhe des rechten Arms der Patientin, während die Instrumentaria und die Instrumententische am linken Fußende der Patientin stehen. Bei der Laparoskopie kann auch ein Instrumententisch zwischen den leicht ausgelagerten Beinen der Patientin positioniert werden, nicht jedoch im Falle einer Chromopertubation. Im Falle der operativen Hysteroskopie mit flüssigem Distensionsmedium steht der Hysteromat mit der Spüllösung an der linken Seite der Patientin, kranial des Instrumententisches.

Außerdem sollte jeder Operationssaal mit einem elektronisch gesteuerten Hochfrequenzstromgenerator (Elektrotom) für monopolare und bipolare Technik mit Verwendung eines Fußschalters ausgestattet sein, der einen festen Platz, meist am kranialen Ende des Operationstisches, möglichst an der Decke installiert, einnimmt.

2.7 Technik der elektrochirurgischen Verfahren

Ein im Zusammenhang mit dem Instrumentarium und technischer Ausstattung zu erwähnendes wichtiges „Instrument" in der Hand des Chirurgen ist der elektrische Strom.

Seit über 50 Jahren ist die Anwendung von Hochfrequenzstrom zum Schneiden oder Koagulieren fester Bestandteil chirurgischer Operationstechniken und ist heutzutage aus den Operationssälen nicht mehr wegzudenken. Der Einsatz der Elektrokoagulation zur Blutstillung führt einerseits zu entscheidenden Verkürzungen der Operationszeiten und andererseits werden verbesserte Voraussetzungen für die Wundheilung geschaffen, da der Einsatz von Nahtmaterial mit konsekutiver Infektionsgefahr und lokaler Gewebereaktion stark reduziert wird. Die einfache Handhabung der bei moderner Ausstattung sehr risikoarmen Methode darf jedoch nicht über Komplikationsmöglichkeiten bei falscher Anwendung hinwegtäuschen.

Abhängig von seinen Charakteristiken hat elektrischer Strom unterschiedliche Wirkungen auf biologisches Gewebe. Der elektrolytische Effekt, der bei Gleichstrom und niederfrequenten Wechselströmen zum Tragen kommt, bewirkt eine Ionendissoziation und führt so zu Zellschädigung und Zerstörung von Zellmembranen, und ist damit unerwünscht. Ebenso ist die Reizung von Zellen mit Membranpotential, wie Nerven und Muskeln, wie sie beim Einsatz nieder- und mittelfrequenter Wechselströme auftritt, in der Chirurgie unerwünscht und kommt lediglich mit sehr geringen Intensitäten im Rahmen der Reizstromtherapie zur Anwendung. Einzig der thermische Effekt, der bei hochfrequenten Wechselströmen dominiert, wird beim chirurgischen Einsatz ausgenützt. Daher werden heute ausnahmslos Stromgeneratoren für hochfrequente Wechselströme von mindestens 300 kHz eingesetzt (s. Übersicht).

**Thermische Effekte im Gewebe
in Abhängigkeit von der Temperatur**

Bis ca. 40 °C   keine signifikante Zellschädigung
Ab ca. 40 °C   reversible Zellschädigung (Ödem)
Ab ca. 50 °C   irreversible Zellschädigung
                (Eiweißdenaturierung)
Ab ca. 70 °C   Koagulation
Ab ca. 80 °C   Schrumpfung von Bindegewebefasern
Ab ca. 100 °C   Verdampfung (Desikkation)
Ab ca. 200 °C   Karbonisierung
                (Verbrennung Grad IV)

Je nachdem, wie der Strom durch das Gewebe geleitet wird, unterscheidet man die bipolare von der monopolaren Anwendungstechnik. Im Falle der bipolaren Koagulation fließt der Strom vom Hochfrequenzgenerator über eine der gegeneinander isolierten Pinzettenbranchen durch das in der Pinzette gefasste Gewebe und über die andere Pinzettenbranche wieder zum Gerät zurück. Der Stromkreis wird durch das Fassen von Gewebe geschlossen und es kommt hier zum thermischen Effekt, je nach Intensität und Einwirkdauer.

Im Falle der monopolaren Anwendung, d.h. Koagulieren oder Schneiden, stellt das an das HF-Gerät direkt oder indirekt angeschlossene Instrument die Aktivelektrode dar, der Strom fließt durch das berührte Gewebe und über den Körper des Patienten zur Neutralelektrode, die auf der Haut befestigt und am HF-Generator angeschlossen ist, wieder ab. Der thermische Effekt tritt jedoch nur an der Berührungsstelle des Instruments mit dem Gewebe auf, da hier die Stromintensität aufgrund der kleinen Fläche sehr hoch ist. Daher ist zu fordern, dass die Neutralelektrode möglichst großflächig sein muss, andererseits Koagulationen möglichst punktuell erfolgen sollen. Massenkoagulationen sind zu vermeiden. Größere Blutungsquellen sollten besser ligiert oder umstochen werden. Da der elektrische Strom seinen Weg nach dem geringsten Widerstand sucht, ist damit zu rechnen, dass er auch unerwünschte Wege nimmt, beispielsweise über Berührungsstellen mit Metallteilen des geerdeten Operationstisches, über EKG-Elektroden oder feuchte Tücher. Die sog. Leck- oder Kriechströme können in operationsgebietfernen Geweben, vor allem an der Haut, aber auch an der Darmwand Verbrennungen verursachen. Deswegen ist unbedingt darauf zu achten, dass der Patient gegen Metallteile des Operationstisches isoliert, also nicht geerdet ist, immer trocken liegt, und die Neutralelektrode möglichst nahe am Operationsgebiet angebracht wird. Das Herz darf nicht zwischen Operationsfeld und Neutralelektrode liegen, ebensowenig die EKG-Elektroden. Bei Patienten mit Herzschrittmachern sollte bevorzugt die bipolare Koagulation zur Anwendung kommen.

Bei der monopolaren Technik unterscheidet man zwischen Schneiden und Koagulieren. Der Schneideeffekt entsteht nur dann, wenn die elektrische Spannung zwischen der Schneideelektrode und dem Gewebe mindestens so groß ist, dass elektrische Lichtbogen zwischen Elektrode und Gewebe zünden, so dass der hochfrequente Strom punktuell auf das Gewebe konzentriert wird. Deshalb müssen Schneideelektroden an der Spitze einen möglichst kleinen Querschnitt, wie z. B. bei Nadelelektroden, aufweisen. An den Punkten, wo elektrische Lichtbogen auf das Gewebe auftreffen, entstehen sehr schnell sehr hohe Temperaturen von über 100 °C, so dass dieses sofort verdampft und partiell karbonisiert. Der sehr lokalisierte Gewebsdefekt entspricht dem Schnitt, ohne dass eine mechanische Einwirkung der Schneideelektrode erforderlich ist.

Im Falle des Koagulierens wird eine gezielte Gewebedenaturierung bei etwa 70 °C beabsichtigt. Hierzu wird der elektrische Strom über eine relativ große Kontaktfläche, wie die Kugelelektrode oder die Pinzettenspitze, in das Gewebe geleitet, so dass geringere Stromintensitäten und somit auch niedrigere Temperaturen in Abhängigkeit von der Einwirkdauer im Gewebe erreicht werden.

2.8 Nahtmaterial

Die Verwendung von Naht- und Fadenmaterial (Fäden und Sehnen) hat eine jahrtausendealte Geschichte, wie aus medizinischen Schriften 2000 v. Chr. und aus Hippokrates' Aufzeichnungen hervorgeht. Im Lauf der Jahrhunderte wurden unterschiedliche Materialien – nicht immer frei von Mystik – verwendet: Gold-, Silber- und Eisendrähte, Fäden aus Seide, Leinen, Hanf, Flachs und Baumrinde, andererseits Pferdehaare und Haare von Jungfrauen sowie Bogensehnen und Darmsaiten. Das seit über einem Jahrhundert in unterschiedlicher Form verwendete Catgut wurde jedoch, wie man vom Namen her vermuten würde, niemals aus Katzendarm gefertigt, sondern immer aus Rinder-, Schaf- oder Ziegendärmen. Der Name leitete sich von den aus Darm gefertigten Saiten einer Violine ab, von „kitgut" („kit" ist die englische Bezeichnung für den Resonanzkörper einer Violine, „gut" = Darm). Bis in den 60er Jahren war Catgut das einzige resorbierbare Fadenmaterial, die Sterilisations- und Aufbewahrungsmethoden erfolgten nach jeweils unterschiedlichen hausinternen Rezepten. Erst kurz vor Ausbruch des 2. Weltkrieges wurde erstmals ein synthetisches (nichtresorbierbares) Fadenmaterial entwickelt, in den 60er Jahren erstmals synthetische resobierbare Fäden, die gleichzeitig standardisierten Sterilisationsmethoden unterzogen wurden.

Chirurgische Nadeln kommen in unserem Fachgebiet als stumpfe oder spitze Rundkörpernadeln oder als schneidende Nadeln zum Einsatz. Die Spezifikation einer chirurgischen Nadel erfolgt durch den Krümmungsradius, die Bogenlänge (aus beidem ergibt sich die „Nadelgröße"), den Nadeldurchmesser (entspricht der „Nadeldicke"), die Beschaffenheit von Nadelspitze, Nadelkörper und Armierzone. Für alle weichen Gewebe kommen spitze Rundkörpernadeln zum Einsatz, lediglich für die Hautnaht bieten außen schneidende Nadeln mit dreieckigem Querschnitt einen Vorteil. Die Nadel-Faden-Verbindung kann atraumatisch oder traumatisch sein.

Atraumatische Nadel-Faden-Armierungen (Atraloc) werden allgemein bevorzugt. Bei dieser Ausführung ist der Faden passend in der Stärke mit der Nadel fest und stufenlos verbunden, indem dieser in einer axialen Schaftbohrung der Nadel eingeschweißt ist. Dies hat den Vorteil, dass im Gewebe nur kleinste Stichkanäle entsprechend der Nadeldicke entstehen, jedoch keine größeren Verletzungen durch das stumpfe Reißen durch Nadelöhr und den gedoppelten Faden. Für Einzelknopfnähte bieten sich atraumatische abziehbare Nadeln an, denen ein spezielles Armierungsverfahren zugrunde liegt (Atraloc CR), wodurch zügigeres und angenehmeres Operieren ermöglicht wird.

Öhrnadeln sind wieder verwendbare, traumatische Nadeln, die ein Fädel- oder ein Federöhr besitzen, in das ein chirurgischer Faden eingespannt wird. Öhrnadeln stehen in verschiedenen Größen und Ausführungen zur Verfügung. Wir verwenden sie in der Regel nur für subkutane Adaptationsnähte, und zwar als 1/2-Kreis-Rundkörpernadeln, da hierdurch eine reichere Größenauswahl der Nadeln gegeben ist und somit eine flexible Anpassung an die unterschiedliche Ausprägung des subkutanen Fettgewebes erreicht wird.

In der endoskopischen Chirurgie kommen eigene atraumatische Nadeln zum Einsatz: entweder gerade Nadeln oder Ski-Rundkörpernadeln. Neben Nadeln mit gewöhnlicher metallischer Oberfläche werden oberflächlich geschwärzte Nadeln angeboten, die keine Blendeffekte durch Überstrahlung auf dem Bildschirm bewirken.

2.8.1 Chirurgisches Fadenmaterial

Das Nahtmaterial steht in unterschiedlichen Nadel-Faden-Kombinationen als natürliches oder synthetisches, resorbierbares oder nichtresorbierbares Fadenmaterial zur Verfügung.

In der gynäkologischen und geburtshilflichen Chirurgie kommt heutzutage nur noch synthetisches Fadenmaterial zum Einsatz: als resorbierbares (z. B. Polyglactin oder Polydioxanon) oder nichtresorbierbares (z. B. Polypropylen oder Polyester) Material. Die resorbierbaren synthetischen Fäden werden durch Hydrolyse im Körpergewebe abgebaut, im Gegensatz zum enzymatischen Abbau z. B. von Catgut, und führen damit zu geringeren Gewebereaktionen. Lediglich in der laparoskopischen Operationstechnik hat Catgut derzeit noch einen festen Stellenwert in Form von vorgeknoteten Ligaturschlingen (Röder-Schlinge). Die Eigenschaft von Catgut, im Gewebe aufzuquellen, kommt hier positiv zum Tragen, denn dadurch wird eine nachträgliche Lockerung des Knotens verhindert.

Resorbierbares wie nichtresorbierbares Fadenmaterial kommt je nach Einsatzgebiet in Form geflochtener oder monofiler Fäden zur Anwendung. Geflochtene Fäden zeichnen sich im Allgemeinen durch bessere Handhabungseigenschaften wie Geschmeidigkeit und sicherer Knotensitz aus, weisen jedoch im Gegensatz zu monofilem Material eine gewisse Sägewirkung im Gewebe sowie Kapillarität (Dochtwirkung) auf. Erstere kann durch eine Oberflächenbeschichtung weitgehend aufgehoben werden.

Resorbierbares Fadenmaterial wird zusätzlich durch seine Resorptionsgeschwindigkeit und damit abnehmende Reißfestigkeit charakterisiert, beschrieben als sog. Halbwertzeit, d. h. die Zeit, nach der der Faden nur noch die Hälfte seiner ursprünglichen Reißkraft besitzt. Die Halbwertszeit der resorbierbaren Fäden reicht von 5 Tagen (Vicryl rapid) bis zu 5 Wochen (PDS II), beim von uns am meisten verwendeten Material beträgt sie 18 Tage (Vicryl). Die Resorptionszeit bis zur Elimination sämtlichen Nahtmaterials ist jedoch weitaus länger und reicht von etwa 35 Tagen bis zu etwa 6 Monaten (bei Vicryl etwa 2 Monate).

Für Verwirrung sorgen häufig die Angaben der Fadenstärken, die im allgemeinen sowohl nach der Europäischen Pharmakopöe (Ph. Eur. = Pharmakopoea Europaea), die der Norm des Deutschen Arzneibuchs entspricht, als auch nach der amerikanischen Pharmakopöe (USP = Unites States Pharmakopeia) erfolgt. In den Operationssälen sind die Angaben nach USP gebräuchlicher (dem trägt auch dieses Buch Rechnung), besser vorstellbar und logischer, jedoch sind die metrischen Angaben nach dem europäischen Arzneibuch, nach der die Stärkenbezeichnung der Fadendicke in 1/10 mm entspricht. Wichtig ist jedoch dabei, dass die Fadenstärken und Toleranzgrenzen mittlerweile vereinheitlicht wurden und damit eine direkte „Umrechnung" der verschiedenen Angaben möglich ist (▶ Tabelle 2.1).

Eine besondere atraumatische Nadel-Faden-Kombination stellt die sog. „Averette-Naht" dar, die zum Verschluss von Peritoneum, Muskel und Faszie mit einer fortlaufenden Naht bei der Längslaparotomie zur Anwendung kommt. Sie besteht aus einem 1,5 m langen ge-

Tabelle 2.1. Vergleich der Fadenstärken

Metric (EP)	Durchmesser [mm]	USP für synthetisches Nahtmaterial	Wert der Reißkraft (N)
1	0,100–0,149	5–0	3,0
1,5	0,150–0 199	4–0	5,0
2	0,200–0,249	3–0	9,0
3	0,300–0,349	2–0	15,0
3,5	0,350–0,399	0	22,0
4	0,400–0,499	1	27,0

flochtenen resorbierbaren Faden der Stärke 1, dessen beide Enden in einer großen schneidenden Rundkörpernadel (V40) fest verschweißt sind und somit eine Schlinge bilden.

Das Fadenmaterial für Ligaturen entspricht der Einteilung des bereits oben beschriebenen Nahtmaterials. In der offenen Chirurgie verwenden wir ausnahmslos geflochtenes resorbierbares Material. Lediglich Ligaturschlingen in der endoskopischen Chirurgie sind aus monofilem resorbierbarem Fadenmaterial, z. B. Catgut oder PDS II, die einen entscheidenden Vorteil bei den bereits vorgelegten Knoten bieten, da sie eine bessere Gleitfähigkeit als geflochtene Fäden aufweisen.

2.8.2 Klammern und Clips

In bestimmten Situationen ist es vorteilhaft, Metallklammern oder Metallclips zu verwenden. Diese sind in der Regel aus nichtrostendem chirurgischem Edelstahl oder aus Titan gefertigt.

Die Verwendung von Hautklammern ist in allen Fachgebieten sehr weit verbreitet und bietet einige Vorteile. Neben der ins Gewicht fallenden Zeitersparnis und der einfachen Handhabung der Klammergeräte ist für die Patientin ein gutes kosmetisches Ergebnis zu erwarten, das mit einer exakt und sorgfältig durchgeführten transkutanen Einzelknopfnaht vergleichbar ist. Außerdem gelingt die Entfernung der Hautklammern schnell und weitgehend schmerzlos. Gelegentliche Hautirritationen an den Klammereinstichstellen verschwinden meist rasch nach Entfernung der Klammern, in einzelnen Fällen können die Hautreaktionen jedoch Krankheitswert erlangen. Ein am Rande zu erwähnender Nachteil der Klammerapparate, von dem anzunehmen ist, dass er die Operateure in Zukunft zunehmend beschäftigen wird, ist der Kostenfaktor.

Metallclips aus nichtrostendem chirurgischem Edelstahl oder Titan, die mit einer speziellen Clipzange appliziert werden, kommen in der gynäkologisch-onkologischen Chirurgie häufig zum Einsatz. Im Rahmen der pelvinen oder paraaortalen Lymphonodektomie, in Regionen, wo Umstechungen oder Ligaturen wenig aussichtsreich erscheinen, ist die Applikation von Metallclips mühelos und sicher. Außerdem sind sie als röntgendichte Markierungen für den Strahlentherapeuten sehr hilfreich. Titanclips bieten der Vorteil, dass dadurch keine Artefakte im CT oder NMR verursacht werden.

Metallclips liegen in unterschiedlichen Größen vor: von 3–12 mm geschlossene Länge. In unserem Fachgebiet sind die mittleren Größen (5 und 8,7 mm geschlossen) ausreichend.

Die folgende Auflistung gibt eine Übersicht über das von uns im Allgemeinen verwendete Nahtmaterial. Mit Ausnahme der Subkutannaht handelt es sich um atraumatisches Nahtmaterial, für Einzelknopfnähte bevorzugen wir Abziehnadeln.

- Hautnaht: Prolene 3-0 PS-2 (2 metric)
- Hautklammern: Proximate III
- Subkutannaht: Öhrnadeln in 3 Größen: FCT-12, FCT-8, FCT-2. Faden: Vicryl 2-0 (3 metric)
- Fasziennaht: Vicryl 1 CT1 (4 metric)
- Faszienannaht bei der offenen Laparoskopie: Vicryl 0 CT3 (3,5 metric)
- Peritonealnaht (parietales Peritoneum): Vicryl 1 CT1 (4 metric)
- Peritonealnaht (viszerales Peritoneum): Vicryl 2-0 SH (3 metric)
- Mehrschichtennaht der Bauchdecke (Averette-Naht): Vicryl 1 V-40 Schlinge (4 metric)
- Umstechungen im Parametrium: Vicryl 0 CT2 CR (3,5 metric)
- Scheidensaumnähte: Vicryl 0 CT2 CR (3,5 metric)
- Uterusnähte einzeln: Vicryl 1 CT1 CR (4 metric)
- Uterusnaht fortlaufend: Vicryl 1 CTX (4 metric)
- Naht der Ovarkapsel: Vicryl 2-0 SH plus (3 metric)
- Nähte der Tubenwand: PDS II 6-0 RB-1
- Peritonealnähte bei der vaginalen Hysterektomie: Vicryl 2-0 CT3 (3 metric)
- Kolposuspensionsnähte: PDS II 2-0 SH SH mit 2 Nadeln (3 metric)
- Zirkuläre Zervixnaht (FTMV nach Saling): Vicryl 0 UCL (3,5 metric)
- Umstechungen an der Blase und zur Blutstillung: Vicryl 2-0 SH CR (3 metric) oder Vicryl 3-0 SH CR (2 metric)
- Darmnaht: Vicryl 4-0 SH-1 CR (1,5 metric)
- Gefäßclips: Ligaclip mittel (5 mm geschlossene Länge)
- Annaht von Drainagen: Ethibond 2-0 FS (3 metric)
- Scheidennaht bei Episiotomie: Vicryl rapid 1 CT1 (4 metric)
- Muskelnaht bei Episiotomie: Vicryl 2-0 MH (3 metric)
- Sphinkternaht: Vicryl 2-0 SH plus (3 metric)
- Hautnaht bei Episiotomie: Vicryl rapid 3-0 PS-2 (2 metric)
- Ligament- und Gefäßligaturen: Vicryl 0
- Ligatur kleinerer Gefäße (Mammachirurgie): Vicryl 2-0 oder Vicryl 3-0
- Endoskopische Ligaturschlinge: Ethibinder Catgut 0, PDS Endoloop 2-0 (metric 3)
- Endoskopische Naht (Myomkapsel oder Ovarkapsel): PDS II 2-0 ST-4 visiblack (metric 3)

2.9 Nahttechnik

Nähte werden allgemein zur mechanischen Adaptation von Gewebe durchgeführt, um dieses der primären Wundheilung zuzuführen, oder zur Blustillung als Durchstechungsligaturen oder Saumnähte. Nachfolgend werden die einzelnen in unserem Fachgebiet zur Anwendung kommenden Nahttechniken exemplarisch als Hautnähte vorgestellt, selbst wenn sie in erster Linie an anderen Geweben zum Einsatz kommen.

Grundsätzlich sollten Nähte immer mit Nadelhalter und Pinzette angelegt werden. Auch der Faden sollte im Operationsgebiet immer mit der Pinzette so gelegt werden, wie der Operateur möchte, dass er zu liegen kommt. Wie beim Essen gilt es auch beim Operieren, möglichst nicht mit den Fingern ins Operationsgebiet zu fassen. Die Finger sind im Vergleich zu den feinen Instrumenten immer recht groß und behindern damit die Übersicht. Unter Sicht zu operieren, ist jedoch eines der wichtigsten Prinzipien komplikationsarmer Chirurgie.

Der Nadelhalter wird im Allgemeinen so geführt, dass Daumen und Mittelfinger in die Ringe eingelegt werden, so dass mit dem Zeigefinger am Schaft das Instrument präzise dirigiert werden kann (▶ Abb. 2.51).

Um mehr Kraft auf die Nadel zu übertragen, kann der Griff auch mit der Faust gefasst werden und dann die Nadel mit einer im Handgelenk drehenden Bewegung gestochen werden (▶ Abb. 2.52).

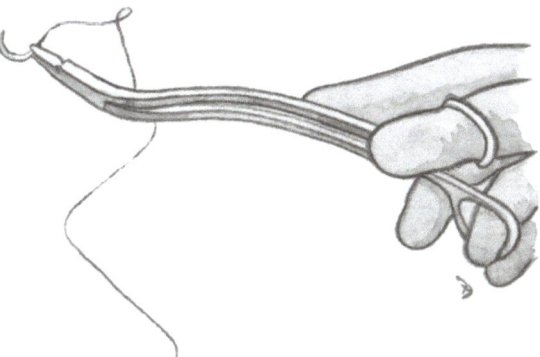

Abb. 2.51. Führung des Nadelhalters

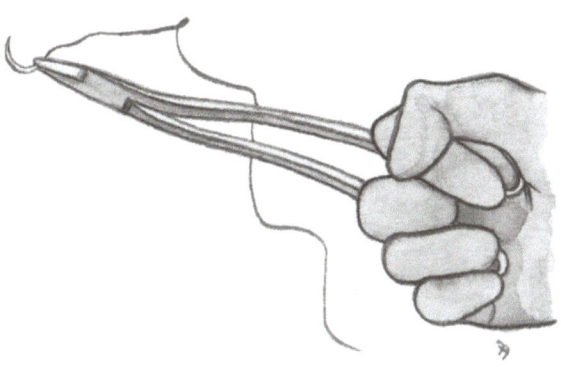

Abb. 2.52. Kräftige Führung des Nadelhalters

2.9.1 Einzelknopfnähte

Bei der einfachen transkutanen Einzelknopfnaht zur Adaptation der Wundränder ist darauf zu achten, dass der Durchstich zu beiden Seiten des Wundrandes gleich viel Gewebe zur Tiefe und zur Seite hin fasst, um Stufenbildungen und Ungleichmäßigkeiten der Narbe zu vermeiden. Außerdem sollte der Faden immer senkrecht zur Inzisionslinie verlaufen, so dass keine Seitwärtsverziehungen des Gewebes auftreten (▶ Abb. 2.53).

Bei der intrakutanen Einzelknopfnaht mit versenktem Knoten erfolgt der Durchstich in umgekehrter Richtung, d. h. von subkutan kommend durch die Haut und in umgekehrter Richtung auf der anderen Seite der Inzisionslinie. Der Knoten wird dadurch subkutan versenkt. Diese Nahttechnik eignet sich nur mit resorbierbarem Nahtmaterial, wenn die Wundränder keiner Spannung ausgesetzt sind (▶ Abb. 2.54).

Stehen die Wundränder jedoch unter leichter Spannung, so sind Rückstichnähte am besten geeignet. Bei der transkutanen Rückstichnaht nach Donati erfolgt der Einstich und der 1. Ausstich am gegenüber liegenden Wundrand etwa 5–7 mm von der Inzisionslinie entfernt, kräftig Subkutangewebe fassend, der Rückstich erfolgt ebenfalls transkutan, jedoch in unmittelbarer Nähe des

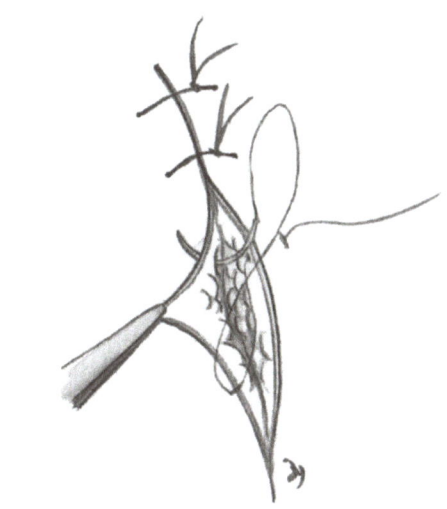

Abb. 2.53. Einfache transkutane Einzelknopfnaht

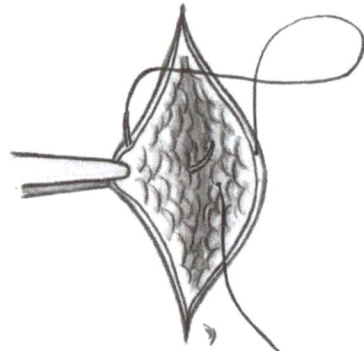

Abb. 2.54. Intrakutane Einzelknopfnaht mit versenktem Knoten

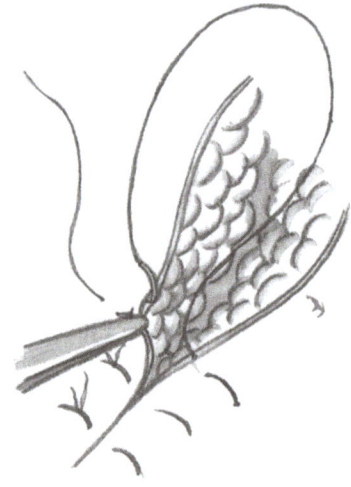

Abb. 2.56. Intrakutane Einzelknopfrückstichnaht nach Allgöwer

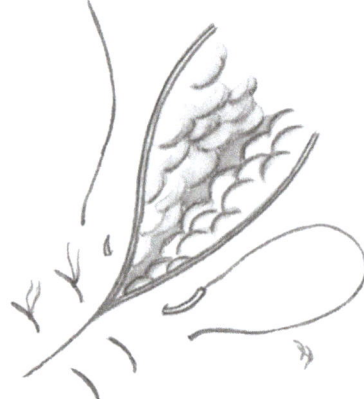

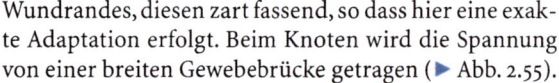
Abb. 2.55. Transkutane Einzelknopfrückstichnaht nach Donati

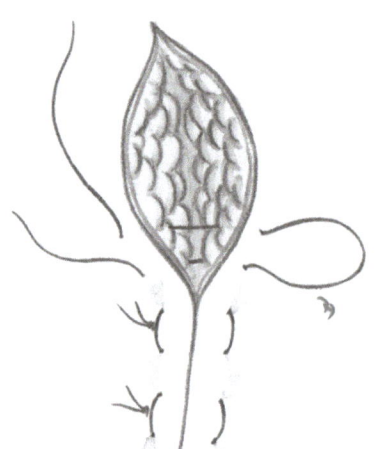

Abb. 2.57. U-Naht

Wundrandes, diesen zart fassend, so dass hier eine exakte Adaptation erfolgt. Beim Knoten wird die Spannung von einer breiten Gewebebrücke getragen (▶ Abb. 2.55).

Analog, jedoch kosmetisch vorteilhafter ist die intrakutane Einzelknopfrückstichnaht nach Allgöwer, wobei die Haut nur auf einer Seite der Inzisionslinie durchstochen wird. Der Rückstich verläuft intradermal, subepithelial (▶ Abb. 2.56).

Die U-Naht ist eine transkutane Rückstichnaht, wobei der Rückstich seitlich versetzt wird und gleich viel Gewebe fasst wie der 1 Durchstich. Als Hautnahttechnik kommt er kaum zur Anwendung, es sei denn als durchgreifende Entlastungsnaht, jedoch als Saumnaht oder Peritonealverschlussnaht im kleinen Becken (▶ Abb. 2.57).

Die Z-Naht entspricht einer einfachen Einzelknopfnaht mit einem seitlich versetzten gleichartigen zweiten Durchstich mit anschließender Knotung. Als Hautnaht sehen wir in unserem Fachbereich dafür keine Indikation, die Z-Naht ist jedoch sehr hilfreich bei Umstechungen, da sie eine gute Blutstillung gewährleistet (▶ Abb. 2.58).

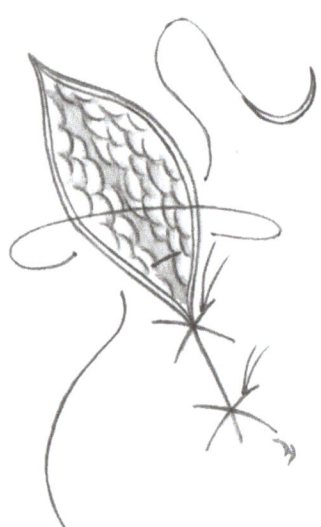

Abb. 2.58. Z-Naht

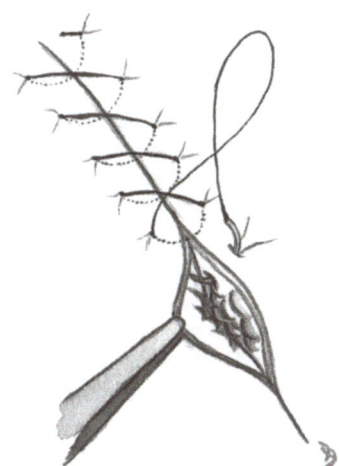

Abb. 2.59. Einfache transkutane fortlaufende Naht

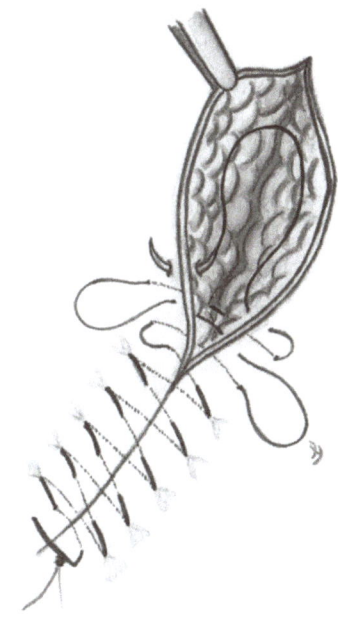

Abb. 2.60. Fortlaufende transkutane Rückstichnaht

2.9.2 Fortlaufende Nähte

Fortlaufende Nähte lassen sich schnell und sparsam durchführen. Sie bewirken eine gute Blutstillung, wenn der Knoten straff zugezogen wird, außerdem erfordern sie eine geringere Resorptionsleistung des Körpers, da weniger Fadenmaterial eingebracht wird. Als entscheidender Nachteil kann sich ein schlecht sitzender Knoten erweisen, wodurch die komplette Naht dehiszent werden kann.

Die einfache transkutane fortlaufende Naht, eine sehr schnelle Nahttechnik, entspricht einer Aneinanderreihung von gleichartigen Durchstichen, wobei die Stichrichtung senkrecht zum Wundrand verläuft und somit der äußere Fadenverlauf schräg dazu. Sie kann immer zeitsparend eingesetzt werden, wo Gewebe nicht unter Spannung steht, die Adaptation der Wundränder ist jedoch nicht immer exakt, da diese sich ein- oder ausstülpen können. Am häufigsten wird diese Nahttechnik zum Peritoneal- oder Faszienverschluss eingesetzt (▶ Abb. 2.59).

Etwas zeitaufwendiger, jedoch mit sehr gutem kosmetischen Ergebnis, ist die fortlaufende transkutane Rückstichnaht, die bei leichter Spannung der Wundränder eine exakte Adaptaion der Inzisionslinie ermöglicht. Außerdem ist sie sehr gut für die Fälle geeignet, wenn nach Hautresektionen die zu adaptierenden Strecken nicht gleich lang sind (▶ Abb. 2.60).

Die intrakutan fortlaufende Naht wird am seitlichen Wundrand durch die Haut eingestochen, verläuft dann im gesamten Wundbereich subepithelial, um schließlich wieder an der anderen Seite der Wunde durch die Haut ausgestochen zu werden. Entscheidend ist, dass stets exakt ein- und ausgestochen wird, um Verziehungen der Wundränder sowie Stufenbildung zu vermeiden. Es ist

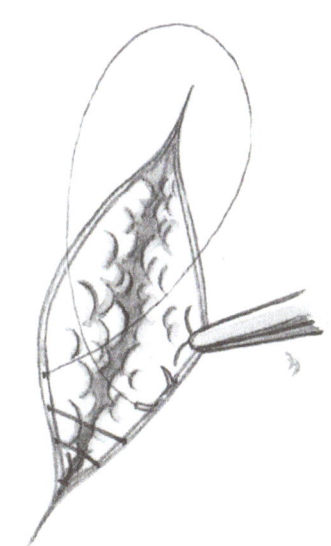

Abb. 2.61. Intrakutan fortlaufende Naht

die kosmetisch schönste Naht, der Fadenzug kann sich bei langer Inzision jedoch manchmal sehr unangenehm gestalten (▶ Abb. 2.61).

Die überwendlich fortlaufende Naht entspricht in der Stichtechnik der einfachen fortlaufenden Naht, mit dem Unterschied jedoch, dass der Faden bei jedem Ausstich wie eine offene Schlinge um die Nadel gelegt wird. Als Hautnaht kommt sie kaum zum Einsatz, sie wird beim

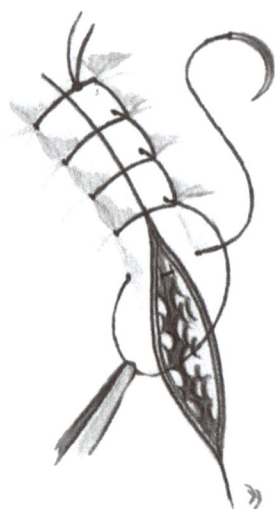

Abb. 2.62. Überwendlich fortlaufende Naht

fortlaufenden Verschluss der Uterotomie bei der Sektio, oder als Ovarialkapselnaht eingesetzt (▶ Abb. 2.62).

Eine besondere Ausgestaltung der einfachen fortlaufenden Naht stellt die Mehrschichtennaht nach Averette zum Bauchdeckenverschluss bei der Längslaparotomie dar. Dazu verwendet man eine spezielle Nadel-Faden-Kombination, bei der der Faden als Schlinge in eine atraumatische Nadel eingeschweißt ist. Nachdem im oberen Wundwinkel Faszie und parietales Peritoneum auf beiden Seite durchstochen wurden, wird die Nadel durch die Fadenschlinge geführt, diese wird fest zugezogen. Die Naht wird mit gedoppeltem Faden einfach fortlaufend weiter geführt, wobei jeweils Peritoneum und Faszie beidseits gefasst werden. Ist der untere Wundrand erreicht, wird einer der beiden Fäden an der Nadel abgeschnitten, mit dem verbleibenden wird noch ein kräftiger Durchstich durch die Faszie ausgeführt und anschließend werden die beiden Fäden verknotet. Bezüglich Zeit- und Materialaufwand sowie der postoperativen Ergebnisse ist diese Nahttechnik dem schichtweisen Bauchdeckenverschluss weit überlegen.

Für den getrennten Verschluss des parietalen Peritoneums, beispielsweise beim Querschnitt nach Pfannenstiel, kann die seroseröse Naht, als fortlaufende U-Naht gestochen, empfohlen werden.

Die Tabaksbeutelnaht ist eine Spezialnaht zur Versenkung und Sicherung des Appendixstumpfes nach Appendektomie. Um den zu versenkenden Stumpf wird im Abstand von etwa 1 cm zirkulär das Gewebe U-förmig fortlaufend durchstochen. Die Fadenenden werden unter gleichzeitigem Einstülpen des Stumpfes mit der Pinzette verknotet.

2.9.3 Durchstechungsligaturen

Wenn Gewebestrukturen über Klemmen abgesetzt werden, so muss der gefasste Stumpf unterbunden werden, was im einfachsten Fall mit einer freien Ligatur erfolgt, wenn die Klemmenspitze frei liegt (▶ Abb. 2.63).

Bei gefäßführenden Strukturen ist es jedoch sicherer, ein Abgleiten des Fadens durch Verankerung in der zu ligierenden Struktur zu verhindern. Unabhängig davon sind Massenligaturen stets zu vermeiden.

Wenn die Spitze der Klemme frei ist, so wird der Faden in der Mitte der zu unterbindenden Struktur mittels 2fachem Durchstich verankert, der Faden wird in Form einer „8" um die Klemmenspitze geführt und an der Klemmenkrümmung geknotet, so dass das Gewebe vor und hinter dem Durchstich gleichermaßen erfasst wird (▶ Abb. 2.64 a, b).

Ist die Klemmenspitze nicht frei, so wird das gefasste Gewebe an der Klemmenspitze durchstochen und an der Krümmung geknotet (▶ Abb. 2.65).

Hat man viel Gewebe mit größeren Gefäßen, das möglicherweise auch etwas unter Spannung steht, in der Klemme gefasst, wobei die Klemmenspitze nicht frei ist, so empfiehlt sich ein 1. Durchstich an der Klemmenspitze und ein 2. im hinteren Bereich der Klemme, wobei der Faden unter der Klemme geführt und hinten an der Krümmung geknotet wird (▶ Abb. 2.66).

Bei engen räumlichen Verhältnissen, wie sie einem oft bei der vaginalen Hysterektomie begegnen, ist es von großem Vorteil, die Nadel sehr steil und rückwärts in den Nadelhalter einzuspannen, so dass die dorsoanteriore Stichrichtung nach Ammon mit minimalem Raum zur Seite hin auskommt. Für die hierbei erforderliche Handbewegung erweist es sich als günstig, beide Ringe des Nadelhalters kräftig in die geschlossene Faust zu nehmen, so dass die Branchen zwischen Zeige- und Mittelfinger zu liegen kommen (▶ Abb. 2.67).

2.9 · Nahttechnik

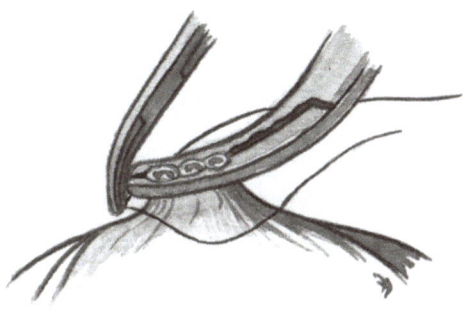

Abb. 2.63. Ligatur

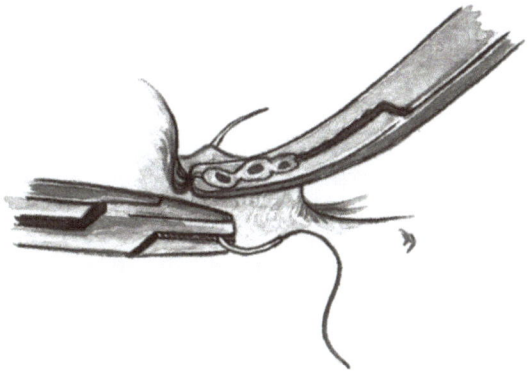

Abb. 2.65. Durchstich an der Klemmenspitze

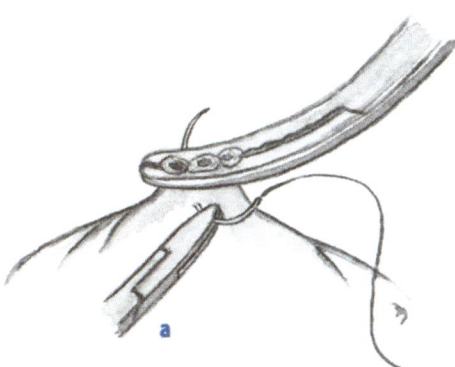

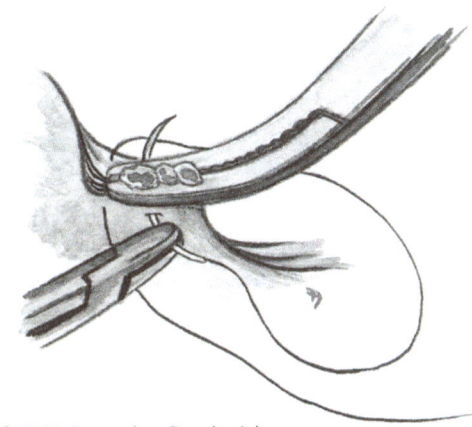

Abb. 2.66. Doppelter Durchstich

Abb. 2.64 a, b. Durchstich in Form einer Achtertour

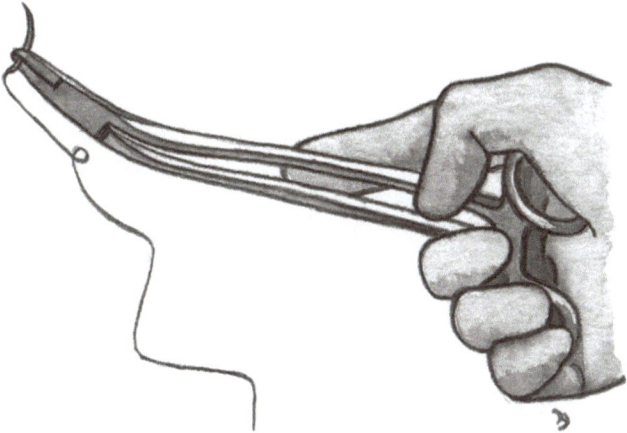

Abb. 2.67. Rückhanddurchstechung nach Ammon

2.10 Chirurgische Knotentechnik

Mit dem Knoten von Nähten wird der Anfänger schon sehr bald in seiner Ausbildung konfrontiert. Das Erlernen erfolgt im Allgemeinen durch Nachahmung dessen, wie es die Älteren tun.

Zur Übersicht werden die verschiedenen Knoten hier aufgeführt, die Fadenführung mit der teilweise dazu propagierten Fingerakrobatik muss jedoch in praktischen Übungen erlernt werden.

Der fertige Knoten muss mehreren Ansprüchen genügen. Er muss in erster Linie halten und sich auch nicht lockern, er darf andererseits auch nicht zu straff geknüpft werden, so dass das adaptierte Gewebe stranguliert wird. Knoten, die im Gewebe liegen, sollen außerdem nicht zu üppig sein, um die Menge von Fremdmaterial nach Möglichkeit gering zu halten. Daher sind die Fäden auch möglichst kurz abzuschneiden. Beim Knoten selbst ist immer darauf zu achten, dass die Fadenenden unter steter Spannung zu halten sind.

Die im Rahmen chirurgischen Handelns ausgeführten Knoten bestehen vom Prinzip her aus einem Grundknoten und mindestens einem darüber gelegten Knoten. Der Grundknoten kann als einfacher Knoten in Zwei- oder Einhandtechnik ausgeführt werden. Wenn der Situs es erlaubt, ist die Zweihandtechnik, auch als nichtüberschlungener Knoten bezeichnet, stets zu bevorzugen, da gleichmäßiger Zug an beiden Fadenenden ausgeübt wird. In der gynäkologischen Chirurgie, wo häufig in der Tiefe des kleinen Beckens oder auf engem Raum bei vaginalen Operationen geknotet werden muss, ist es jedoch unerlässlich, dass der Operateur das Knoten in Einhandtechnik, d.h. den überschlungenen Knoten beherrscht. Vorteil dieser Technik ist außerdem, dass ein Fadenende stets unter optimaler Spannung gehalten werden kann.

Der Grundknoten kann außerdem als chirurgischer Knoten, auch Reibeknoten genannt, ausgeführt werden. Er empfiehlt sich immer dann, wenn bereits der Grundknoten fest sitzen muss, oder bei monofilem Fadenmaterial (▶ Abb. 2.68 a–c).

Je nachdem, wie der Grundknoten zu einem fertigen Knoten vervollständigt wird, unterscheidet man 3 verschiedene Möglichkeiten.

Der Weiberknoten ist ein nicht überkreuzter Knoten, d.h. der Grundknoten und der darübergelegte Knoten sind in gleicher Richtung geknüpft. Von diesem Knoten wird allgemein abgeraten. Werden Grundknoten und darübergelegter Knoten in entgegengesetzter Richtung geknüpft, also überkreuzt, so spricht man vom Schifferknoten, der allgemein empfohlen wird. Der vollständige chirurgische Knoten besteht aus einem chirurgischen Grundknoten, auch Reibeknoten genannt und einem darübergelegten gegenläufigen, also überkreuzten Knoten (▶ Abb. 2.69 a–c).

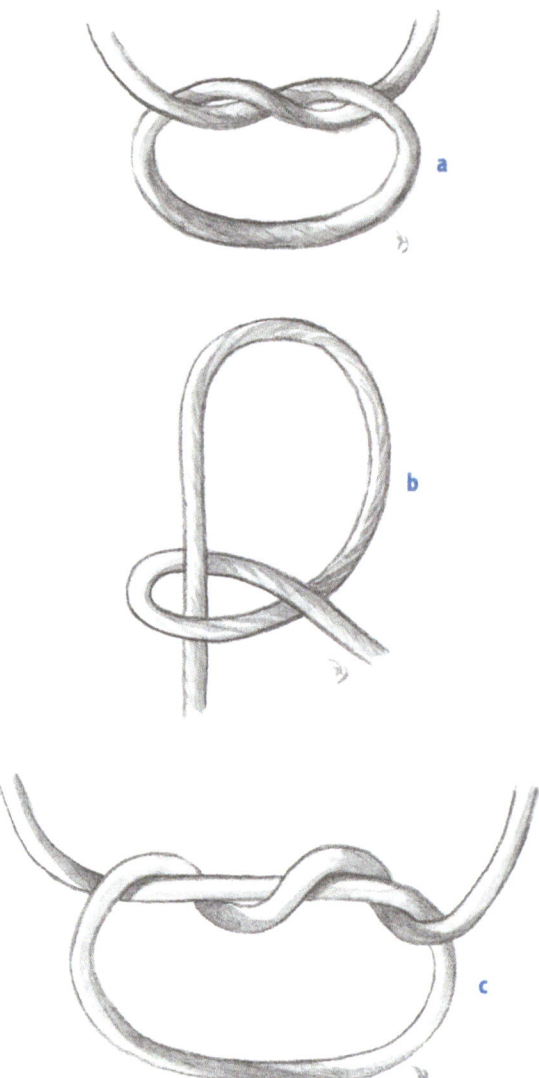

Abb. 2.68 a–c. Verschiedene Grundknoten. **a** Nicht überschlungen (Zweihandtechnik), **b** überschlungen (Einhandtechnik), **c** chirurgisch (Reibeknoten)

2.10 · Chirurgische Knotentechnik

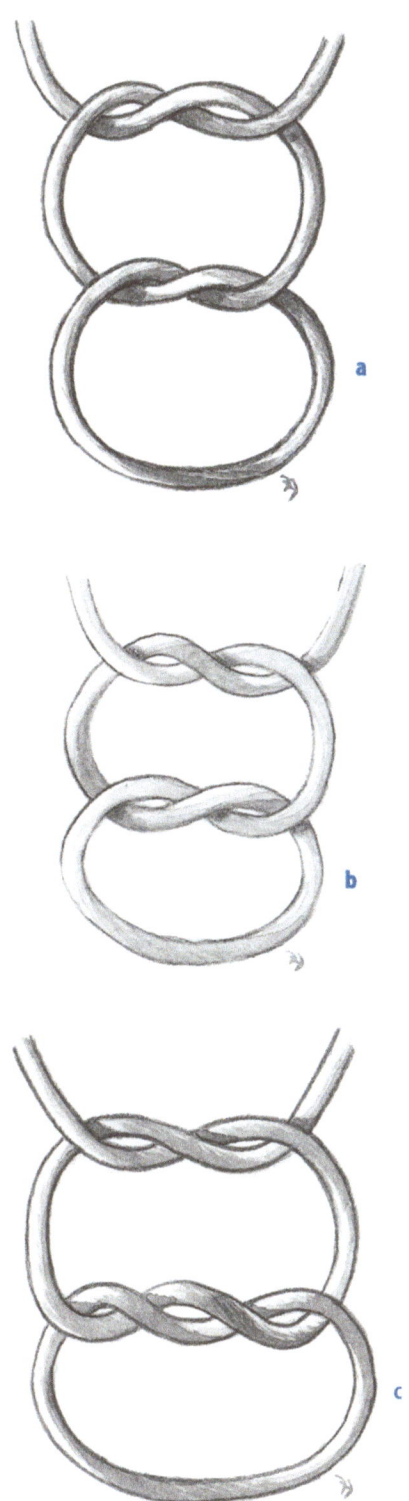

Abb. 2.69. a Weiberknoten, b Schifferknoten, c vollständiger chirurgischer Knoten

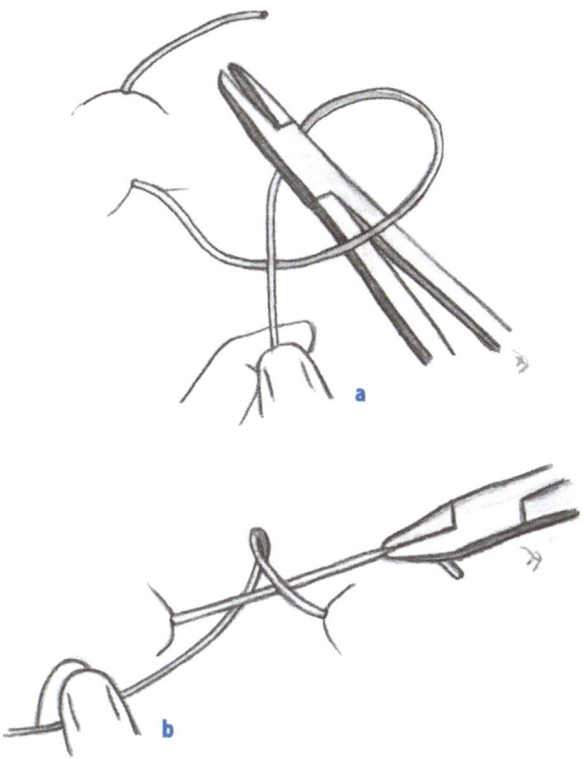

Abb. 2.70 a, b. Instrumentenknoten

Beim Instrumentenknoten wird das lange Fadenende um die Spitze des Nadelhalters geschlungen, anschließend wird das kurze Fadenende gefasst und unter gleichzeitigem Zug an beiden Fadenenden wird der Knoten zugezogen und entspricht somit dem nicht überschlungenen Grundknoten. Der 2. Knoten wird gegenläufig darüber gelegt, indem der lange Faden in entgegengesetzter Richtung um den Nadelhalter geschlungen wird (▶ Abb. 2.70 a, b).

Aus unserer Erfahrung haben wir festgestellt, dass jeder Operateur seine eigene Knotentechnik entwickelt – entscheidend ist, dass der fertige Knoten hält. Dem Anfänger empfehlen wir generell 3–4 Knoten zu legen, bei monofilen Fäden auch mehr, wie im Falle der Hautnaht. Die ersten beiden werden in gleicher Richtung gelegt, weil sich dann mit dem 2. Knoten der Grundknoten noch weiter zuziehen lässt, die folgenden Knoten sollen jeweils gegenläufig darüber gelegt werden. Einen chirurgischen Grundknoten empfehlen wir immer, wenn das Gewebe unter Spannung steht, oder in großer Tiefe geknüpft werden muss, sowie bei monofilem Fadenmaterial.

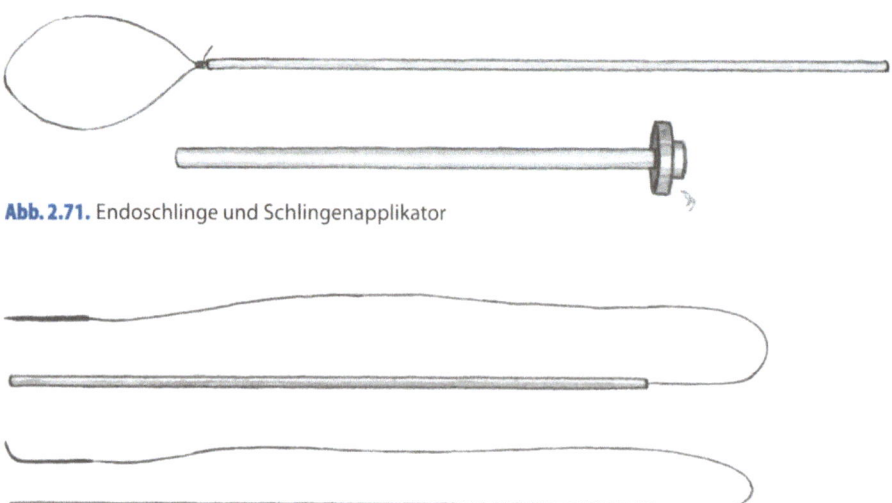

Abb. 2.71. Endoschlinge und Schlingenapplikator

Abb. 2.72. Endonähte mit Knotenschieber: gerade Nadel, Ski-Rundkörper-Nadel

2.11 Endoskopische Ligatur- und Nahttechnik

Ligaturen und Nähte gestalten sich in der endoskopischen Chirurgie aufgrund des Arbeitens über Trokare nach eigenen Prinzipien, wie auch die Auswahl des Nahtmaterials. So wie einerseits Nähen in der offenen Chirurgie eine Selbstverständlichkeit ist, so wird es in der Laparoskopie häufig noch wie eine Spezialität gehandhabt, da es meist zeitintensiv und materialaufwendig ist. Allerdings muss andererseits auch festgestellt werden, dass nur in einer begrenzten Anzahl von Standardsituationen in der endoskopischen Chirurgie das Anlegen von Nähten wirklich erforderlich ist.

Standardmäßig und mit sehr geringem Zeitaufwand werden vorgeknotete Ligaturschlingen eingesetzt, deren freies Fadenende in einem Knotenschieber eingeschweißt ist. Dazu werden zwei 6-mm-Arbeitstrokare benötigt. Von der Seite der zu ligierenden Gewebestruktur wird die Endoschlinge über einen Schlingenapplikator eingebracht. Über den kontralateralen Arbeitstrokar wird mit einer atraumatischen Fasszange das zu ligierende Gewebe gefasst und durch die Schlinge gezogen. Nun wird das extrakorporal liegende Fadenende durch Abknicken vom Knotenschieber gelöst und mit demselben wird der Knoten zugezogen. Mit der Spitze des Knotenschiebers kann der Knoten sehr gut positioniert werden. Über den kontralateralen Trokar wird abschließend der Faden mittels Hakenschere abgeschnitten (▶ Abb. 2.71).

Für endoskopisches Nähen verwenden wir nur die einfach zu handhabenden geraden Nadeln mit resorbierbarem monofilem Faden mit Knotenschieber für die extrakorporale Knotung. Geflochtene Fäden eignen sich nur für intrakorporal gelegte Knoten, da die komplexen extrakorporalen Knoten eine optimale Gleitfähigkeit der Fäden voraussetzen. Intrakorporale Knoten sind nicht nur schwieriger, sondern erlauben kaum die Adaptation von etwas unter Spannung stehendem Gewebe (▶ Abb. 2.72).

Für pelviskopisches Nähen werden ebenfalls 2 Arbeitstrokare benötigt. Über einen der beiden Trokare, beim rechtshändigen Operateur bevorzugt der linke, wird mit dem Nadelhalter die Nadel eingebracht, der Knotenschieber bleibt zunächst extraabdominal. Über den 2. Arbeitstrokar wird mit einem 2. Nadelhalter die Nadel übernommen und die Naht ausgeführt, während der 1. Nadelhalter oder auch eine atraumatische Fasszange das zu adaptierende Gewebe analog einer Pinzette anbietet und anschließend die Nadel über den Trokar extrahiert. Nun wird die Nadel abgeschnitten und der extrakorporale Knoten gelegt, der mittels Knotenschieber exakt positioniert und zugezogen wird (▶ Abb. 2.73).

Als Sicherungsknoten hat es sich bewährt, über den extrakorporalen einen einfachen oder chirurgischen intrakorporalen Knoten zu legen. Hierzu werden beide Fadenenden ungleich gekürzt. Über den linken Arbeitstrokar wird mit einem Nadelhalter das längere Fadenende gefasst und ein- oder 2mal über den 2., geöffneten Nadelhalter gewickelt. Mit diesem wird das kurze Fadenende gefasst und nun wird der Instrumentenknoten zugezogen (▶ Abb. 2.74).

Als einfach durchzuführende blutstillende Maßnahme gilt der Gefäßverschluss über Clips. Als sehr sicher, wie auch in der offenen Chirurgie, haben sich Metallclips erwiesen. Allerdings teilen auch wir die allgemeine Scheu der gynäkologischen Operateure, unreflektiert nichtresorbierbares Material in den Körper unserer Patientinnen einzubringen. So bietet sich als Alternative die Verwendung von resorbierbaren Clips mit Arretie-

2.11 · Endoskopische Ligatur- und Nahttechnik

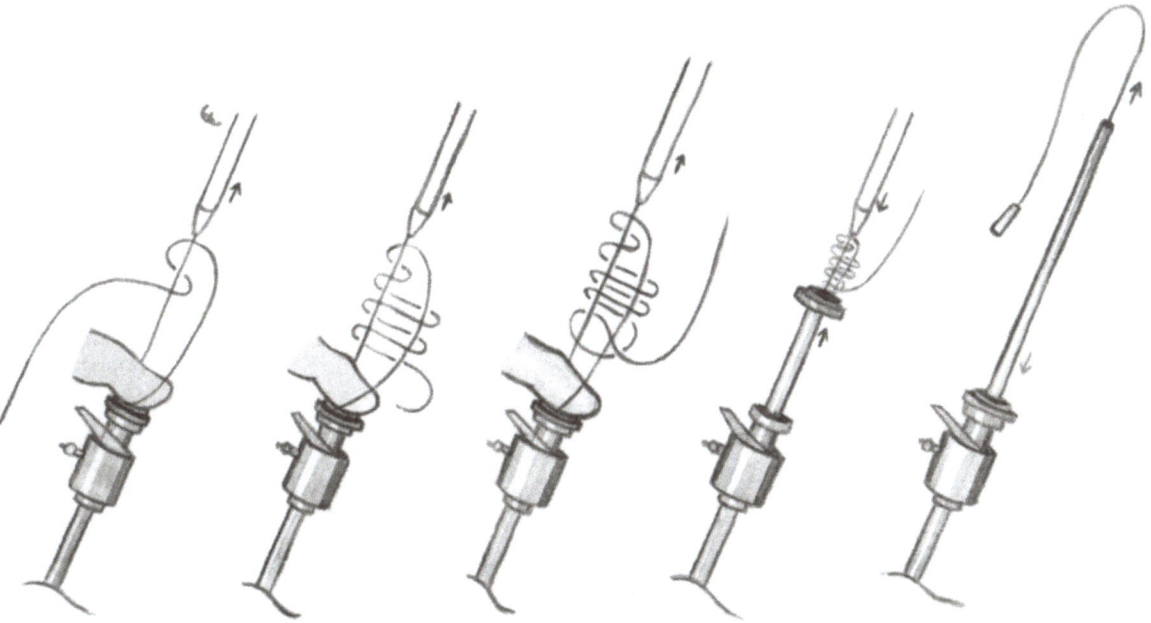

Abb. 2.73. Extrakorporale Knotung (Roeder-Knoten)

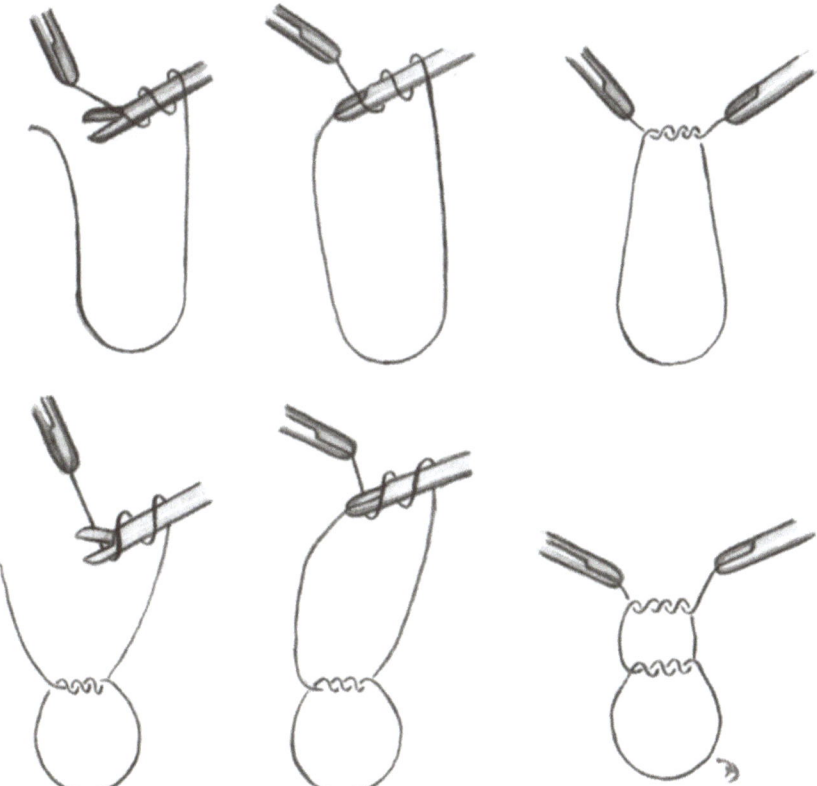

Abb. 2.74. Intrakorporale Knotung

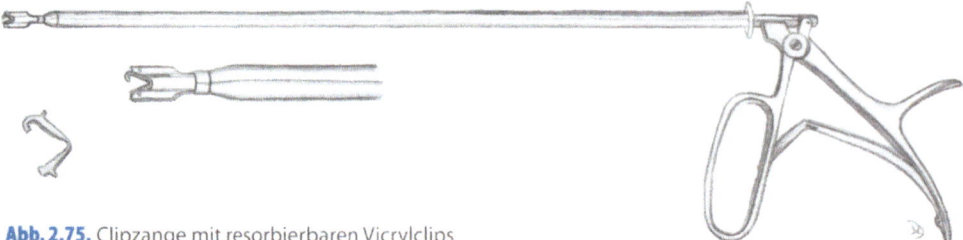

Abb. 2.75. Clipzange mit resorbierbaren Vicrylclips

rungsmechanismus an. Als Nachteil ist hierbei jedoch zu erwähnen, dass zu versorgende Gefäße freipräpariert sein müssen, so dass der Clip geschlossen werden kann und nicht abgleitet (▶ Abb. 2.75).

2.12 Physiologie der Wundheilung

Die Wundheilung vollzieht sich funktionell in 2 Phasen, erstens der Abdichtung der Wunde, zweitens dem Ersatz zerstörten Gewebes. Knochen, Mukosa und Bindegewebe können vollwertig, also durch Knochen, Mukosa bzw. Bindegewebe substituiert werden. Alle anderen Gewebedefekte, z. B. Muskel und Haut, werden durch straffes Bindegewebe (Narbe) ersetzt.

Die Wundheilung vollzieht sich im Rahmen chirurgisch bedingter Wunden meist primär (p.p. = per primam intentionem), das bedeutet, dass die Wundränder möglichst direkt unter nur sehr geringer Narbenbildung zusammenwachsen. Hierfür wird eine möglichst lücken- und stufenlose Adaption verschiedener Gewebeschichten angestrebt.

Dennoch gibt es auch Operationswunden, die sekundär (p.s. = per secundam intentionem) heilen sollen, z. B. der Scheidengrund nach Hysterektomie oder das Peritoneum bei Sectiones. Dabei wird initial der Wunddefekt durch Granulationsgewebe aufgefüllt, sekundär wachsen dann die Wundränder unter Ausbildung einer mehr oder minder großen Narbe aufeinander zu und schließen den Defekt. Diese Wunden granulieren vom Wundgrund bzw. Wundrand ausgehend zu. Es bildet sich am Scheidengrund eine Narbe entlang des durch die Operation vorgeformten Peritonealsacks, so dass es funktionell zu keiner Verkürzung der Scheide auf Höhe des Absetzungsrandes kommt.

Eine sekundäre Wundheilung muss auch, ungewollt, bei Störungen der primären Wundheilung erfolgen. Derartige Wundheilungsstörungen finden sich häufiger bei dystrophischen Situationen, z. B. im Bereich der Bauchdecke (Adipositas, Diabetes mellitus, Anämie) oder bei Komplikationen wie Infektionen und Hämatomen.

Zeitlich lassen sich bei der Heilung von Wunden 3 Phasen unterscheiden. Zunächst wird der Wunddefekt mit Blut und Lymphflüssigkeit aufgefüllt (Einblutung) und die Wundfläche wird durch Fibrin und Thrombin (Blutgerinnung) abgedichtet. Diese Vorgänge dienen zunächst der Blutstillung. Im zerstörten Gewebe kommt es infolge der Ischämie zur Gewebeazidose. Freigesetzte Gewebeenzyme bauen nekrotisches Gewebe ab, Leukozyten, Makrophagen und Histiozyten reinigen die Wunde. Im umgebenden Gewebe tritt eine lokale Entzündung auf und neutrophile Granulozyten wandern ein. Ab dem 3. Tag sprossen Kapillaren ein. Diese exsudative Phase dauert ungefähr bis zum 4. postoperativen Tag. In dieser Zeit ist im Allgemeinen die Ruhigstellung der Wunde angeraten.

Die folgende Kollagen- oder Proliferationsphase wird bis etwa zum 14. postoperativen Tag beobachtet. Durch weitere Einsprossung von Kapillaren und Fibroblasten werden Tropokollagen und Mukopolysaccharide freigesetzt, die ein Granulationsgewebe ausbilden (frischroter Wundgrund). Zunehmend werden nun die Kollagenvorstufen in Kollagenfasern umgewandelt, die Wunde gewinnt dadurch bereits eine hohe Reißfestigkeit, so dass zu dieser Zeit dann auch Hautfäden (Heilung p. p.) entfernt werden können. Gleichzeitig beginnt sich der Wundrand zu kontrahieren, wodurch Epitheldefekte bis zu 80% verkleinert werden können. Der verbleibende Defekt wird durch Epithelisation gedeckt (rote Narbe).

Ab der 3. postoperativen Woche wird das Granulationsgewebe durch Bündel von Kollagenfasern ersetzt, die sich entlang der Spannungsrichtung anordnen. An der Haut entspricht dies im Wesentlichen den Langer-Hautspaltlinien, so dass Narben parallel zu diesen meist schmal und Narben quer zu diesen meist breit abheilen. Zuletzt differenziert die Gewebenarbe im Fall von Knochen, Mukosa oder Bindegewebe zu spezifischem Gewebe aus, bzw. es tritt eine unvollständige Differenzierung auf (z. B. an der Haut entsteht einschichtiges Plattenepithel ohne Hautanhangsgebilde oder Pigmentierung).

2.13 Lagerung

Für gynäkologische Operationen wird die Patientin bei Einschleusung in den Operationsbereich auf einen verstellbaren Operationstisch in flacher Rückenlage gelagert. Erforderliche Rasuren des Operationsgebietes werden auf Station unmittelbar vor dem Transport in den Operationstrakt oder im Operationsvorbereitungsraum unmittelbar vor Narkoseeinleitung durchgeführt.

Nach Einleitung der Narkose wird im Operationssaal unter Mitwirkung des Operateurs die für den jeweiligen Eingriff typische Lagerung der Patientin vorgenommen. Bei jeder Art von Lagerung ist eine passive Überstreckung von Gelenken zu vermeiden, bei allen Auflageflächen ist auf das mögliche Entstehen von Druckstellen und damit ggf. Nervenschäden zu achten. Um diesem vorzubeugen, stehen verschiedene Lagerungshilfsmittel zur Verfügung wie Stofftücher, Schaumstoffplatten, Gelmatten, Kissen usw. Besondere Vorsicht bei der Lagerung ist bei Patientinnen mit arthrotischen Bewegungseinschränkungen in den Hüftgelenken geboten, ggf. sollte die Steinschnittlagerung dieser Patientinnen vor Einleitung der Narkose vorgenommen werden. Um eine zu starke Abkühlung zu vermeiden, sind alle Operationstische mit Wärmematten ausgestattet, zusätzlich können außerhalb des Operationsgebietes Heißluftdecken (Warm touch, Hot line) zur Aufrechterhaltung der Körpertemperatur zum Einsatz kommen. Die Überwachung und Aufrechterhaltung der Körpertemperatur liegt mit in anästhesiologischer Kompetenz.

Da bei den meisten gynäkologischen Operationen elektrischer Strom zur Koagulation zum Einsatz kommt, muss die Patientin eine Neutralelektrode erhalten und es muss folgendes zur Sicherheit der Patientin beachtet werden:

- die Patientin darf nicht mit leitfähigen Gegenständen in Berührung kommen,
- Vermeidung von Haut-zu-Haut-Kontakt bei der Lagerung,
- bei Patienten mit implantiertem Herzschrittmacher möglichst nur bipolaren Strom verwenden.

Beim Anbringen der Neutralelektrode – wir bevorzugen aus Sicherheitsgründen Klebeelektroden als Einmalartikel – muss folgendes beachtet werden:

- der Untergrund (die Haut) muss sauber und trocken sein, d. h. auch frei von Creme, die ggf. mit Alkohol entfernt werden muss,
- behaarte Körperstellen müssen rasiert werden,
- die gesamte Elektrodenfläche muss auf der Haut aufliegen,
- die Neutralelektrode sollte so nahe wie möglich am Operationsfeld plaziert werden,
- sie sollte nicht über Knochen und Gelenken oder unebenen Flächen geklebt werden,
- die Elektrode sollte mit der langen Kante zum Operationsfeld positioniert werden,
- die Elektrode darf nicht eingeschnitten werden.

Für den gynäkologischen Bereich bedeutet dies, dass wir im Regelfall die Neutralelektrode bei vaginalen und abdominalen Eingriffen am linken Oberschenkel aufkleben, für Eingriffe an der Mamma jedoch über dem Mittelbauch der jeweiligen Operationsseite.

Wir unterscheiden 3 typische Lagerungsmöglichkeiten:

- Steinschnittlage flach: für abdominale Operationen,
- Steinschnittlage steil: für vaginale Operationen,
- Rückenlage flach: für Eingriffe an der Mamma.

Die typische Lagerung der Patientin für abdominale Eingriffe durch Laparotomie und Pelviskopie ist die *flache Steinschnittlage*. Hierfür verwenden wir Beinhalter nach Goepel, die seitlich am Operationstisch befestigt werden und in der Höhe, der Seitwärtsdrehung und im Neigungswinkel verstellbar sind. Nach Auspolsterung der Beinhalter mit je einem Stofftuch oder Schaumstoff werden die Unterschenkel mit der Wade als Auflagefläche so aufgelegt, dass die Oberschenkel mäßig abduziert und leicht außenrotiert werden, die Kniegelenke halb gebeugt. Die Unterschenkel werden mit jeweils einem Haltegurt gesichert (▶ Abb. 2.76).

Besondere Beachtung sei der Abpolsterung des Fibulaköpfchens geschenkt, da es hier durch Druck zu einer Läsion des N. peronaeus kommen kann. Die Patientin wird so gelagert, dass das Kreuzbein die kaudale Auflagefläche des Körpers darstellt und das Gesäß soeben

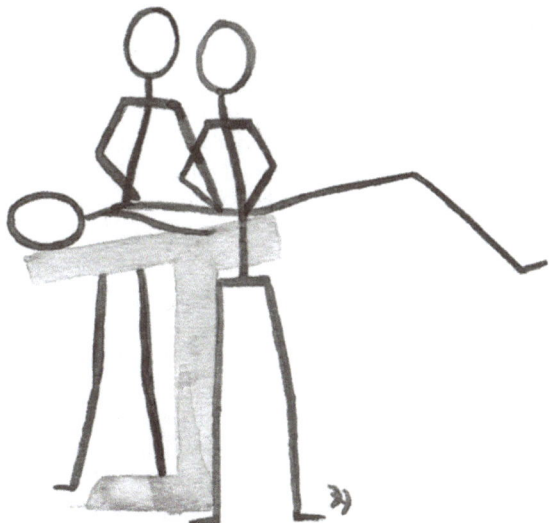

Abb. 2.76. Steinschnittlage flach

noch aufliegt. Eine Lordosierung der Wirbelsäule und eine leichte Trendelenburg-Lage (Kopf tief, Becken hoch) ist für die Exposition des kleinen Beckens von Vorteil. Außerdem werden die Beine abgesenkt und im Hüftgelenk gestreckt. Diese Lagerung wird im Falle laparoskopischer Eingriffe intraoperativ noch akzentuiert, d. h. die Patientin wird, soweit anästhesiologisch vertretbar, in eine maximale Trendelenburg-Lage gebracht, bei gleichzeitig angedeuteter Überstreckung im Hüftgelenk. Es ist zu beachten, dass die Patientin nicht zu weit nach distal auf dem Operationstisch gelagert wird, andernfalls kann das Absenken der Beine das Abkippen der Lendenwirbelsäule nach dorsal verursachen, was unter allen Umständen zu vermeiden ist, um die ausreichende Unterstützung des Beckens zu sichern.

Für die Sectio caesarea liegt die Patientin in linker Halbseitenlage, um einem V.-cava-Kompressionssyndrom vorzubeugen. Beide Arme werden auf abgepolsterte Armausleger in einem Winkel von 80° physiologisch ausgelagert, d. h. unter leichter Außenrotation und leichter Beugung im Ellenbogengelenk. Eine Überstreckung im Schultergelenk ist unbedingt zu vermeiden, da es sonst zur Läsion des Plexus brachialis kommen kann, ebenso ist auf eventuelle Druckstellen im Bereich des Humerus (Verlauf des N. radialis) sowie am Epicondylus medialis humeri (Verlauf des N. ulnaris) zu achten.

Vaginale Eingriffe am inneren Genitale, an Vulva oder Vagina sowie abdominovaginale Eingriffe werden in *steiler Steinschnittlage* durchgeführt. Hierfür verwenden wir Beinschlaufen nach Römer, in die beidseits die Unterschenkel mit den Waden als Auflagefläche gelegt werden. Auf eine dicke Abpolsterung vor allem der Kniekehlen ist zu achten, um eine lokale Venenkompression mit Stase in den Unterschenkeln und konsekutiv erhöhter postoperativer Thrombosegefahr zu vermeiden. Die Oberschenkel werden vorsichtig weit abduziert, die Hüftgelenke im spitzen Winkel und die Kniegelenke im rechten Winkel gebeugt (▶ Abb. 2.77).

Besondere Vorsicht ist bei neurologischen Erkrankungen sowie Gelenk- und Wirbelsäulenschäden geboten. Das Gesäß wird bis an den Rand des Operationstisches vorgezogen, so dass das Steißbein soeben nicht mehr aufliegt, um eine optimale Exposition des Genitale zu ermöglichen. Zusätzlich wählt man eine leichte Trendelenburg-Lagerung. Auf eine strenge Symmetrie der Beinauslagerung ist zu achten, um intraoperativ die topographische Orientierung zu gewährleisten. Für kleine vaginale Eingriffe (z. B. Kürettagen), mit Ausnahme von Konisation und Muttermundverschluss, verzichten wir auf die Beinschlaufen und verwenden aufgrund der einfacheren Handhabung die Beinhalter nach Goepel, die senkrecht gestellt werden. Die Lagerung der Arme erfolgt wie bereits oben beschrieben.

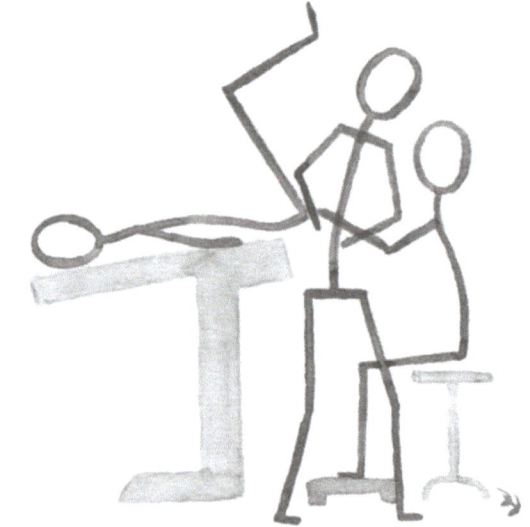

Abb. 2.77. Steinschnittlage steil

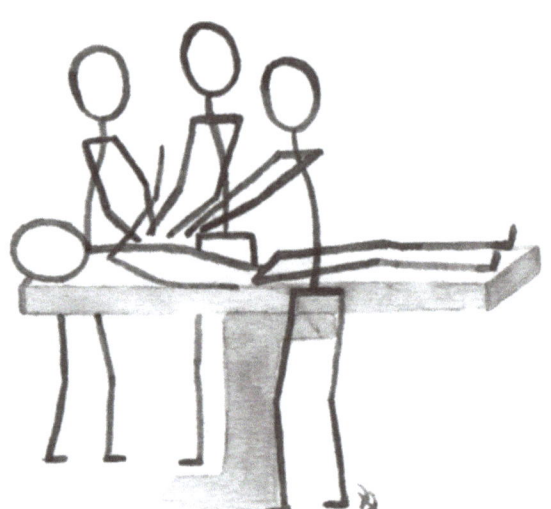

Abb. 2.78. Rückenlage flach

Die postpartale Versorgung von Geburtsverletzungen erfolgt in der Regel im Kreißsaal im Querbett unter Zuhilfenahme von Beinhaltern nach Göbel.

Nach optimierter Lagerung werden folgende weitere Vorbereitungen getroffen:

- ein unsteriles wasserfestes Abdecktuch wird als Nässeschutz unter das Gesäß gelegt,
- 2 unsterile Tücher werden seitlich als Nässeschutz um die Patientin gelegt,
- der Oberkörper wird mit warmen Stofftüchern oder einer Heißluftdecke abgedeckt,
- die Patientin wird gegen Metallteile am Operationstisch mit Stofftüchern oder Schaumstoff isoliert,
- in Höhe des Kopfes wird ein Haltebügel für die Abdecktücher angebracht,
- am linken Oberschenkel wird eine Neutralelektrode platziert.

Standardoperationen an der Mamma sowie die inguinofemorale Lymphonodektomie werden in *flacher Rückenlage* vorgenommen. Beide Arme werden in einem Winkel von 80° abduziert, leicht außenrotiert und gut abgepolstert auf Armausleger gelagert. Dabei muss besonders auf die Prädilektionsstellen für Nervenläsionen geachtet werden (▶ Abb. 2.78).

Für die Blutdruckmessung und intravenöse Infusionen sollte der Arm der nicht zu operierenden Seite herangezogen werden. Unter den Oberkörper und Arm der Operationsseite wird ein Tuch als Nässeschutz gelegt, ebenso unter beide Schultern. Der Tuchhaltebügel wird stets auf der Gegenseite der zu operierenden Mamma befestigt und um etwa 20° nach kranial gedreht, so dass oberhalb des Armes Raum für den 2. Assistenten bleibt. Unter die Kniekehlen legt man eine kleine Rolle, die Beine werden mit einem breiten Gurt am Operationstisch gesichert.

Für die inguinofemorale Lymphonodektomie verzichten wir auf die Knierolle und überstrecken die Beine etwas im Hüftgelenk bei leichter Außenrotation. Beidseits des Beckens und der Oberschenkel werden Tücher als Nässeschutz gelegt. Die Neutralelektrode wird bei Mammaeingriffen über dem Mittelbauch der zu operierenden Seite angebracht, für die Leistendissektion in der Mitte des linken Oberschenkels. Außerdem muss darauf geachtet werden, dass die Patientin nirgendwo Kontakt zu Metallteilen des Operationstisches hat.

2.14 Desinfektion

Grundsätzlich wird die Desinfektion des Operationsgebietes als 3fache Wischdesinfektion durchgeführt, lediglich im Falle der notfallmäßigen Sectio caesarea kann man, soweit zeitlich noch möglich, auch auf die Sprühdesinfektion zurückgreifen.

Für die vaginale Desinfektion liegt die Patientin in Steinschnittlage steil und es wird 8%ige PVP-Lösung verwendet. Mittels Tupfern und Kornzange werden die Scheide und der Introitus vaginae kreisförmig von innen nach außen und die Vulva einschließlich proximalem Oberschenkel, Anus und Glutealregion desinfiziert. Die Strichführung verläuft zentrifugal vom Introitus und führt zuletzt zum Anus. Nach Desinfektion des Orificium urethrae externum wird die Blase einmalkatheterisiert oder bei Bedarf, d. h. bei allen Laparotomien sowie bei länger dauernden pelviskopischen Operationen, ein transurethraler Dauerkatheter von 16 Charr unter sterilen Kautelen gelegt. Bei vaginalen Operationen wird am Ende des Eingriffs ein transurethraler Dauerkatheter gelegt. In besonderen Situationen legt man am Ende des Eingriffs eine suprapubische Harndrainage.

Zur abdominalen Desinfektion kommt gefärbter 80%iger Äthylalkohol zum Einsatz. Ausgehend vom Nabel wird das Abdomen kreisförmig desinfiziert, kaudal an die vaginale Desinfektion anschließend, lateral über die Spinae iliacae anteriores superiores hinausgehend, nach kranial bis zum Rippenbogen; bei möglicher Schnitterweiterung oberhalb des Nabels dehnt man die Desinfektion bis auf die unteren Quadranten der Mammae aus.

Danach werden die seitlichen Umlegungstücher sowie das wasserfeste Tuch unter dem Gesäß entfernt, und es ist unbedingt darauf zu achten, dass die Patientin auf trockenen Tüchern liegt, um Verbrennungen (im Zusammenwirken mit elektrischem Strom) und Verätzungen durch Desinfektionsmittelrückstände zu vermeiden.

Die Desinfektion für Eingriffe an der Mamma wird ebenfalls mit gefärbtem 80%igem Äthanol durchgeführt. Beginnend an der Mamille wird der Oberkörper der zu operierenden Seite nach kranial bis zum Hals, nach kaudal bis zum Rippenbogen, lateral bis zur hinteren Axillarlinie und zur kontralateralen Mamille kreisförmig zentrifugal 3fach abgestrichen. Anschließend werden die untergelegten Tücher entfernt.

Für die inguinofemorale Lymphonodektomie erfolgt die Hautdesinfektion von den Leisten ausgehend unter Einbeziehung des Mons pubis und der ventralen Schenkelbeugen nach kranial bis unter den Nabel, nach kaudal einschließlich des oberen Drittels der Oberschenkel und seitlich bis zu den Trochanteren reichend in 3facher Wischdesinfektion. Anschließend werden die seitlich untergelegten Tücher entfernt.

2.15 Sterile Abdeckung

Wir verwenden grundsätzlich eine reine Stoffabdeckung, mit Ausnahme der Sectio caesarea, wofür es eine eigene zeitsparende Papierabdeckung als Einmalmaterial gibt. Für Klebefolien im Operationsgebiet sehen wir keine Notwendigkeit, es sind keine Vorteile davon zu erwarten.

Für Laparotomien und Laparoskopien (in Steinschnittlage flach) werden zunächst Beinlinge über beide Beine gestülpt. Ein großes Tuch Nr. 5 (160 × 220 cm) wird ganz entfaltet und über beide Beine und das Becken der Patientin bis zur Schamhaargrenze gelegt, wo es so gerafft wird, dass es ein Dreieck zum Mons pubis bildet. Dieses Tuch wird auch zwischen den Beinen etwas gerafft, so dass der 2. Assistent hier Platz findet. Anschließend werden 2 weitere gleich große Tücher über den Oberkörper und die Haltebügel gelegt. Für Laparotomien vom Querschnitt reichen die Tücher bis knapp oberhalb der Spinae iliacae anteriores superiores herab, bei Längslaparotomien und bei Laparoskopien werden sie bis 3 Querfinger oberhalb des Nabels gelegt. Bei möglicher Schnitterweiterung über den Nabel nach oben darf die Abdeckung lediglich bis zum Xyphoid herunterreichen. Die seitliche Begrenzung des Operationsfeldes erfolgt mit 2 halbgeöffneten Tüchern Nr. 2 (160 × 180 cm). Für Laparotomien vom Unterbauchlängsschnitt werden 4 kleine Tücher Nr. 1 (60 × 80 cm) halb geöffnet im Rechteck um das Operationsfeld gelegt und mit Tuchklemmen befestigt. Für Laparotomien vom Querschnitt nach Pfannenstiel wird der Nabel mit abgedeckt und das Operationsfeld mit 3 halbgeöffneten Tüchern Nr. 1 im Dreieck umlegt, die mit Tuchklemmen befestigt werden.

Laparotomie
- 2 Beinstülper: Abdeckung der beiden ausgelagerten Beine
- 1 großes Tuch: Gesamtabdeckung der unteren Körperhälfte bis zum Operationsfeld
- 2 große Tücher: Abdeckung der oberen Körperhälfte bis zum Operationsfeld leicht seitlich versetzt, zur Abdeckung der ausgelagerten Arme
- 2 mittelgroße Tücher: gedoppelte seitliche Abdeckung bis zum Operationsfeld
- 3 oder 4 kleine Tücher: gedoppelte Abdeckung der Begrenzung des Operationsfeldes

Laparoskopie
- 2 Beinstülper: Abdeckung der beiden ausgelagerten Beine
- 1 großes Tuch: Gesamtabdeckung der unteren Körperhälfte bis zum Operationsfeld
- 2 große Tücher: Abdeckung der oberen Körperhälfte bis oberhalb des Nabels leicht seitlich versetzt, zur Abdeckung der ausgelagerten Arme
- 2 mittelgroße Tücher: gedoppelte seitliche Abdeckung bis zum Operationsfeld

Die Abdeckung für vaginale Eingriffe ist eine Mischabdeckung aus Stoff und wasserfestem Papier. Hierzu zählen als Standardoperationen die vaginale Hysterktomie, die Vulvektomie, Deszensusoperationen, die Konisation, der Muttermundverschluss und die operative Hysteroskopie. Zunächst wird ein wasserfestes Tuch als Nässeschutz unter das Gesäß der Patientin gelegt und beide Beine werden in Beinstülper gepackt. Danach wird ein mittelgroßes Tuch Nr. 2 (160 × 180 cm) einmal gefaltet und über Bauch und Oberkörper der Patientin gelegt, bis zum Mons pubis herunterreichend. Ein großes Tuch Nr. 5 wird entfaltet darüber gelegt und über dem Haltebügel befestigt. Ein 2. großes Tuch wird entfaltet und gerafft und von oben kommend um die Oberschenkel und das Gesäß der Patientin geschlagen und mit Tuchklemmen befestigt. Ein weiteres Tuch wird zur Hälfte gefaltet von unten nach oben um das Gesäß geschlungen und ebenfalls mit Tuchklemmen befestigt. Mit 2 zarten Tuchklemmen wird dieses Tuch auch an der Haut seitlich des Perineum angeklemmt, so dass letztlich nur die Vulva frei bleibt.

Vaginale Operationen
- 2 Beinstülper: Abdeckung der beiden ausgelagerten Beine
- 1 mittelgroßes Tuch: gedoppelte Abdeckung des Abdomens, einschließlich Mons pubis
- 2 große Tücher: Abdeckung der oberen Körperhälfte bis zur Hüfte leicht seitlich versetzt, zur Abdeckung der ausgelagerten Arme
- 1 großes Tuch: Schlingtuch von oben um beide Beine als seitliche Begrenzung des Operationsfeldes
- 1 großes Tuch: gedoppeltes Schlingtuch von unten um beide Beine als untere Begrenzung des Operationsfeldes

Für kleine vaginale Eingriffe, wozu wir als Standardeingriffe diagnostische und therapeutische Kürettagen, Hysteroskopien, Spaltung von Vulvaabszessen, Kondylomabtragung sowie die Primärversorgung von Geburtsverletzungen zählen, genügt auch eine einfache Abdeckung mittels Lochtuch.

Kleine vaginale Eingriffe
- 1 Lochtuch: einfache Abdeckung von unterem Abdomen, Oberschenkel und Perianalregion

Für Eingriffe an der Mamma wird zunächst ein wasserfestes selbstklebendes Tuch seitlich an Oberköper und Oberarminnenseite in Höhe der hinteren Axillarlinie befestigt. Ein großes Tuch Nr. 5 (160 × 220 cm) wird über Bauch und Beine gelegt, 2 weitere gleich große Tücher werden über den Arm der Gegenseite, Hals und Kopf über den Haltebügel nach oben gelegt, der Arm der zu operierenden Seite bleibt frei, nachdem er jedoch in einen Beinstülper gepackt wurde. Zwei mittelgroße Tücher Nr. 2 werden beidseits halb geöffnet längs abgelegt, auf der Gegenseite die Mamma bedeckend. Vier kleine Tücher Nr. 1 (60 × 80 cm) werden im Quadrat um die zu operierende Mamma gelegt und mit Tuchklemmen befestigt, so dass die Axilla und der Ansatz des Oberarmes sowie das Sternum freibleiben.

Eingriffe an Mamma und Axilla
- 1 steriles Klebetuch: Abkleben der hinteren Axillarlinie
- 2 große Tücher: doppelte Abdeckung der unteren Körperhälfte bis zum Operationsfeld
- 1 Armstülper: Abdeckung des ausgelagerten Armes
- 2 große Tücher: doppelte Abdeckung von Kopf, Hals und Arm der Gegenseite
- 2 mittelgroße Tücher: gedoppelte seitliche Abdeckung bis zum Operationsfeld
- 4 kleine Tücher: gedoppelte Begrenzung des Operationsfeldes

Zur Sterilabdeckung für die inguinofemorale Lymphonodektomie werden zunächst 2 große Tücher Nr. 5 über beide Beine der Patientin, bis zum oberen Drittel der Oberschenkel reichend, und 2 Tücher Nr. 5 von der Spina iliaca anterior superior über den Oberkörper und den Haltebügel gelegt. Zwei Tücher Nr. 2 werden halb geöffnet zu beiden Seiten längs gelegt, so dass beide Spinae frei bleiben. Vier kleine Tücher werden halb geöffnet im Rechteck um den Leistenbereich gelegt und mit Tuchklemmen befestigt. Ein weiteres kleines Tuch wird halb geöffnet zur Abdeckung der zunächst nicht zu operierenden Seite etwas lateral der Medianlinie befestigt, so dass die Vulva mit abgedeckt wird.

Inguinofemorale Lymphonodektomie
- 2 große Tücher: Abdeckung der unteren Körperhälfte bis zum Operationsfeld
- 2 große Tücher: Abdeckung der oberen Körperhälfte bis zum Operationsfeld, leicht seitlich versetzt, zur Abdeckung der ausgelagerten Arme
- 2 mittelgroße Tücher: gedoppelte seitliche Abdeckung bis zum Operationsfeld
- 4 kleine Tücher: gedoppelte Abdeckung der Begrenzung des Operationsfeldes

2.16 Vorbereitungen am Tisch

Der Operateur kontrolliert noch einmal die Abdeckung des Operationsfeldes. Die Lampengriffe werden steril montiert und das Licht ausgerichtet: bei abdominalen Eingriffen kommt das Licht zur Ausleuchtung des kleinen Beckens immer von schräg oben, bei Laparoskopien senkrecht von oben und bei vaginalen Eingriffen nicht zu steil von seitlich hinten. Strom- und Lichtkabel sowie Sauger werden angeschlossen und auf Funktion geprüft. Die Schläuche und Kabel werden so fixiert, dass sie nicht vom Operationstisch abrutschen und unsteril werden, andererseits jedoch den Operationsablauf nicht behindern.

Nach diesen letzten Vorbereitungen kann die Operation beginnen.

… „Messer!" …

Perioperatives Management

3.1 Operabilität

Neben der kritischen Indikationsstellung ist die Frage der Operabilität des Patienten zu klären. Wir unterscheiden hier zwischen der Narkosefähigkeit und der gynäkologischen Operationsfähigkeit im engeren Sinne. Im klinischen Alltag wird die Operabilität häufiger durch anästhesiologische Probleme bei internistischer Multimorbidität limitiert. In diesem Zusammenhang kann auch ein reduzierter Allgemein- und Ernährungszustand bei onkologischen Erkrankungen relevant werden. In solchen Fällen kann ein erhöhter Energiebedarf im postoperativen Aggressionsstoffwechsel beim kachektischen Patienten schnell zu kritischen Situationen führen. Das Risiko postoperativer Komplikationen wie Wundheilungsstörung, Immundefizienz und Infektionen ist deutlich größer. In diesen Fällen muss postoperativ eine hochkalorische parenterale bzw. enterale Ernährung erwogen werden oder die Substitution anabol wirkender Hormone.

Eine weitere Einschränkung der Operabilität im gynäkologischen Bereich ergibt sich z. B. bei Lagerungsunfähigkeit oder Adipositas permagna. In manchen Fällen können solche Probleme durch Änderung des Zugangsweges – abdominal statt vaginal oder umgekehrt – umgangen werden.

3.2 Operationsvorbereitung

Der Umfang und die Organisation der Operationsvorbereitung richten sich prinzipiell nach der Dringlichkeit des Eingriffs. Im Rahmen von Notfalleingriffen reduzieren sich vorbereitende Maßnahmen auf wesentliche Aspekte, die in unmittelbarem Zusammenhang mit der Operation stehen. Bei elektiven Eingriffen müssen auch begleitende Erkrankungen ausgeschlossen werden, welche die Operationsplanung beeinflussen könnten.

3.2.1 Voruntersuchungen

- Anamnese
- Gynäkologische Untersuchung
- Vaginalsonographie
- EKG (ab dem 40. Lebensjahr)
- Röntgen-Thorax (ab dem 60. Lebensjahr)
- Labor
- Zervikalabstrich einschließlich Portiozytologie
- Mammographie und Mammasonographie
- Nierensonographie, Urinstatus
- Schwangerschaftstest
- Ausscheidungsurogramm
- Zystoskopie
- Urodynamische Untersuchung
- CT, NMR

Im Rahmen der Anamnese achtet man neben der allgemeinen gynäkologischen Aufnahme speziell auf operationsbezogene Daten. Dazu gehören vor allem Voroperationen und bekannte Anomalien, aber auch die Frage nach bestehendem Kinderwunsch oder nach sexueller Aktivität. Die Einnahme gerinnungshemmender Medikamente oder sonstige Blutgerinnungsstörungen müssen berücksichtigt werden.

Die körperliche Untersuchung teilt sich in 3 Bereiche auf. Die allgemeine körperliche Untersuchung dient der Feststellung des Allgemein- und Ernährungszustandes der Patientin sowie der Klärung der Frage, inwieweit internistische Risiken eine konsiliarische Mitbetreuung erforderlich machen.

Bei der vaginalen Untersuchung ist der palpatorische Befund genau zu beschreiben. Neben dem offensichtlichen Hauptbefund ist zum Ausschluss möglicher Zusatzerkrankungen eine genaue Inspektion von Leiste, Introitus, Scheide und Portio nötig. Man achte hierbei insbesondere auf vaginale Infektionen, suspekte Portiobefunde, intertriginöse Veränderungen oder dystrophische Störungen. Gegebenenfalls müssen ausstehende zytologische Abstrichbefunde ergänzt werden.

Bei der bimanuellen Palpation und der rektovaginalen Untersuchung erfolgt eine erste Einschätzung der Operabilität. Die Untersuchung des kleinen Beckens wird durch eine vaginalsonographische Untersuchung abgeschlossen. Zuletzt erfolgt die Palpation der Mammae im Seitenvergleich mit den zugehörigen Lymphabflussgebieten.

Suspekte Befunde sind möglichst detailliert zu beschreiben und aufzuzeichnen, eine weiterführende Diagnostik wird im Einzelfall veranlasst.

3.2.2 Ergänzende Untersuchungen

Abhängig von der Grunderkrankung sind weitere Untersuchungen nötig. Soweit nicht schon im Rahmen der Primärdiagnostik durchgeführt, muss für die Frage der operationstechnischen Entscheidung auch die Miterkrankung anderer Organe ausgeschlossen werden. Bei lokalen Erkrankungen im kleinen Becken kann eine Mitbeteiligung des Darms durch Rektosigmoidoskopie, Koloskopie oder Kolonkontrasteinlauf abgeklärt werden. Im Rahmen der Zystoskopie wird eine Tumorinvasion in die Blase diagnostiziert und ggf. histologisch bioptisch gesichert. Die sonographische Untersuchung der Nieren gibt Hinweise auf Stauungsprozesse im Bereich der Ureteren. Hier wird zur weiteren Klärung ein Ausscheidungsurogramm nachgeschaltet.

Eine lokale Tumorausbreitung und vor allem die Vergrößerung retroperitonealer, pelviner und paraaortaler Lymphknoten kann mittels der Computertomographie (CT) oder der Kernspintomographie (NMR) abgeschätzt werden.

Ein aktueller zytologischer Abstrichbefund sowie bei Patientinnen im Risikoalter bzw. mit Risikofaktoren ein mammographischer Befund, sind für uns bei jeder gynäkologischen Operation Voraussetzung zur Vermeidung von Doppeleingriffen bzw. Fehlbehandlungen. Bei jeder Patientin im gebärfähigen Alter ist eine Schwangerschaft präoperativ auszuschließen. Bei entsprechender Disposition ist, mit Einverständnis der Patientin, die Testung auf Hepatitis oder HIV zu erwägen.

Routinemäßig durchgeführte Untersuchungen wie EKG, Röntgen-Thorax und eventuelle Lungenfunktionsprüfung sowie Echokardiographie dienen der anästhesiologischen Vorbereitung. Das Ausmaß dieser Voruntersuchungen bzw. präoperativer anästhesiologischer Vorbereitungen, wie z. B. Inhalationstherapien, richtet sich neben den Risiken, die sich aus der Anamnese und dem klinischen Befund ergeben, in erster Linie auch nach der Art und Dringlichkeit des Eingriffs.

Die Vorstellung der Patientin beim Anästhesisten zum Prämedikationsgespräch erfolgt bei elektiven Eingriffen spätestens am Vortag der Operation. Steht eine Eigenblutspende zur Diskussion, für die sich allerdings bei den hier beschriebenen Standardoperationen kaum eine Indikation ergeben wird, ist die Kontaktaufnahme zum Anästhesisten bereits einige Wochen vor dem geplanten Eingriff erforderlich.

Auffällige Nebenbefunde erfordern eine vorbereitende Therapie. So kann bei atrophischen Veränderungen der Scheide eine lokale Östrogenbehandlung die Voraussetzung für eine spätere Wundheilung verbessern.

Bei elektiven Eingriffen machen Fieber oder andere temporäre Erkrankungen eine Verschiebung des Operationstermins nötig. Nur bei entsprechender Dringlichkeit eines Eingriffs kann dieser nicht verschoben werden, so dass von einem erhöhten Narkose- und Operationsrisiko ausgegangen werden muss.

3.2.3 Laborparameter

Präoperativ werden die wichtigsten Laborparameter bestimmt, um einen Überblick über die wichtigsten Funktionssysteme zu geben. Daneben werden auch krankheitsspezifische Laborparameter bestimmt. Hierunter versteht man z. B. die Erfassung des Tumormarkers CA-125 bei epithelialen Ovarialkarzinomen oder des Beta-HCG-Wertes bei gestationsbedingten Trophoblasterkrankungen.

3.2.3.1 Blutbild

Wir fordern präoperativ möglichst einen Hämoglobinwert von mindestens 10,0 g/dl bei einem Hämatokrit von über 30%. Diese Faustregel ist natürlich abhängig von weiteren Parametern wie Alter und kardiale Funktion. Jüngere Patientinnen mit einer länger bestehenden Anämie sind sicherlich besser adaptiert und tolerieren Blutverluste auch ohne größere Volumen- oder Blutsubstitution. Bei älteren Patientinnen ist dieser Regulationsspielraum durchaus geringer. So bedeutet eine Hb-Werterniedrigung von 14 g/dl auf 10 g/dl hinsichtlich der kardialen Funktion eine Verdoppelung der Herzarbeit, so dass gerade herzkranke anämische Patientinnen bei zusätzlichen Volumenverlusten oder -verschiebungen leichter dekompensieren. Darüber hinaus wirkt sich der Mangel an Sauerstoffträgern ungünstig auf die Wundheilung und Abwehrlage der Patientin aus. Bei ausgeprägter Anämie ist eine präoperative Bluttransfusion angeraten.

Die Thrombozytenzahl soll möglichst über 100 000/µl liegen. Bis 50 000/µl findet sich oft noch eine normale Blutungszeit, ab 20 000/µl ist mit Spontanblutungen zu rechnen. Steht eine solche Thrombopenie nicht im Zusammenhang mit gynäkologisch-geburtshilflichen Erkrankungen, ist eine internistische Abklärung angeraten. Dysfunktionelle Thrombozyten und damit Störungen der Gerinnung bei normaler Thrombozytenzahl finden sich z. B. nach Medikamenteneinnahme wie Azetylsalizylsäure, Amitryptilin, aber auch Penicillin. Eine Bestimmung der Blutungszeit verifiziert die klinische Relevanz. In Abhängigkeit von der geplanten Operation erfolgt stets die Bestimmung der Blutgruppe, die Bereitstellung von Erythrozytenkonzentraten richtet sich nach dem zu erwartenden Operationsablauf und der Organisationsstruktur des Krankenhauses.

3.2.3.2 Gerinnung

Wesentlicher Parameter hinsichtlich der Operabilität ist nehen dem Quick-Wert (Thromboplastinzeit, Prothrombinzeit), welcher das exogene Gerinnungssystem global testet, vor allem der PTT-Wert (partielle Thromboplastinzeit). Dieser PTT-Wert überprüft die intrinsische Gerinnungskaskade. Der PTT-Wert soll nicht über 40–42 Sekunden liegen, sonst ist intraoperativ mit einer deutlich erhöhten Blutungsneigung zu rechnen und die Notwendigkeit eines Eingriffs unter solchen Bedingungen kritisch zu überdenken. Eine nicht seltene Ursache einer veränderten endogenen Gerinnung ist die nichtbeachtete Anwendung von Heparinderivaten. Die Thrombinzeit oder der Fibrinogenwert sind Funktionsparameter des Abschlusses der Gerinnungskaskade.

3.2.3.3 Organfunktionsparameter

Bei der Elektrolytbestimmung ist der Kaliumwert zu beachten, um die ungestörte kardiale und intestinale Funktion zu gewährleisten. Abführende Maßnahmen können den Kaliumwert beeinflussen, so dass u. U. eine direkte präoperative Kontrolle erfolgen muss.

Die renalen Parameter Kreatinin, Harnstoff und Kreatinin-Clearence testen die Ausscheidungsfähigkeit intraoperativ gegebener Medikamente und die Volumenbelastbarkeit.

Der Urinstatus schließt akut Harnwegsinfektionen aus und weist auf glomeruläre Nierenschäden hin.

Auch ein Screening der Leberfunktionsparameter hinsichtlich der hepatozellulären Integrität, der exkretorischen Kapazität beziehungsweise der Eiweißsynthese ist empfehlenswert. Durch die Nüchtern-Blutzuckerbestimmung wird eine diabetische Stoffwechsellage grob ausgeschlossen.

Bei entsprechenden anamnestischen Hinweisen sind die Schilddrüsenparameter zu kontrollieren, oder bei dauerhafter Medikamentenanamnese entsprechende Medikamentenserumspiegel.

3.2.3.4 Entzündungsparameter

Bei entzündlich bedingten gynäkologischen Erkrankungen, aber auch zur Differentialdiagnose suspekter Adnexprozesse, werden die serologischen Entzündungsparameter BKS, Leukozytenzahl und C-reaktives Protein bestimmt. Beispielsweise kann bei einer Endometriose eine BKS-Erhöhung bei leicht erhöhten CA-125-Werten zu finden sein.

3.2.4 Präoperative Maßnahmen

▶ Vortag
- Nahrungskarenz ab 22 Uhr
- Abführmaßnahmen
- Applikation eines vaginalen Antiseptikums
- Prämedikation 1

▶ Operationstag
- Prämedikation 2
- Nabelpflege
- Kompressionsstrümpfe
- Thromboseprophylaxe
- Rasur des Operationsgebiets

Das unmittelbare präoperative Management beginnt zeitlich am Vorabend der Operation.

Bei größeren Eingriffen mit möglicher Darmbeteiligung und evtl. Darmresektion ist eine *möglichst vollständige* Darmreinigung zu fordern, so dass die orthograde gründliche Darmentleerung über 1–2 Tage zu erfolgen hat.

Bei den meisten abdominalen gynäkologischen Operationen ist zur Unterstützung optimaler Expositionsverhältnisse eine *gute* Darmentleerung ausreichend. Hierfür werden die Patientinnen meist am Vorabend mittels Klistier, ggf. orthograder Darmspülung oder Hebe-Senk-Einlauf abgeführt.

Die Patientin wird nach der Einnahme eines leichten Abendessens ab 22 Uhr nüchtern bleiben, der zeitliche Mindestabstand zur letzten Nahrungsaufnahme soll 6 h betragen. Am Abend vor der Operation erfolgt eine sedierende Prämedikation. Diese hat das Ziel, das Durchschlafen der Patientin vor dem Eingriff zu gewährleisten. Bei gynäkologischen Operationen wird die Scheide lokal über Nacht desinfiziert (z. B. mit Betaisodona-Vaginalsuppositorien). Die lokale Anwendung von Fluomycin-N-Vaginaltabletten zum gleichen Zweck haben wir verlassen, da sich das Suppositorium über Nacht kaum auflöst und bei der Desinfektion vor der Operation als krümeliger Fremdkörper entfernt wird.

In der unmittelbaren präoperativen Phase der Nüchternheit sind speziell diabetische Patientinnen gefährdet, eine intensive Überwachung des Blutzuckerspiegels ist vonnöten. Orale Antidiabetika werden 24 h präoperativ abgesetzt. Die Aussteuerung des Blutzuckerspiegels erfolgt über eine Infusion von Glukose und Normalinsulin. Bei insulinabhängigen Diabetikerinnen empfiehlt sich eine vollständige Umstellung auf eine kontinuierliche Glukoseinfusion und Regelung über Insulinperfusor oder die Gabe von 1/3–1/2 der normalen Insulindosis am Operationstag morgens subkutan und anschließender Infusion von 5%iger Glukoselösung. Eine Hypoglykämie ist in jedem Fall zu vermeiden. Die Hyperglykämie ist bis 250 mg/dl tolerabel und kann durch Gabe von Normalinsulin abgefangen werden. Insgesamt soll die Nüchternphase möglichst kurz sein, so dass die diabetische Patientin in der Operationsplanung möglichst früh morgens berücksichtigt werden sollte.

Am Morgen der Operation erfolgt eine gründliche Körperreinigung, der Nabel wird gesondert gesäubert. Zwei Stunden erhält die Patientin erneut eine Prämedikation, meist in Form eines Tranquilizers. Jetzt erfolgt bei Bedarf, z. B. im Schamhaarbereich bei geplanter Laparotomie, möglichst schonend, d. h. ohne Hautverletzung, eine Rasur. Die Patientin erhält ihr Operationshemd und zieht Antithrombosestrümpfe an. Im Rahmen der perioperativen Thromboseprophylaxe erhält die Patientin die subkutane Einmalinjektion eines Heparinderivates, z. B. 5000 oder je nach Körpergewicht 7500 Einheiten. Zusammen mit den vorbereiteten Unterlagen wird die Patientin nun in den Operationssaal abgerufen.

3.2.5 Präoperative anästhesiologische Maßnahmen

Im Operationssaalvorraum erfolgen nun die anästhesiologischen Maßnahmen. Die meisten gynäkologischen Eingriffe sowie Mammaeingriffe, einschließlich der Axilladissektion, werden in Allgemeinanästhesie durchgeführt.

Die klassische Intubationsnarkose sei hier kurz beschrieben. Nach Anschluss der Patientin an EKG-Monitor und automatische Blutdruckmessung wird ein intravenöser Zugang gelegt. Darüber werden neben einer laufenden Infusion zunächst die Ausgangsdosis eines Opiates sowie eine geringe Dosis eines nichtdepolarisierenden Muskelrelaxans gespritzt. Der Patientin wird über eine locker vorgehaltene Maske Sauerstoff angeboten. Anschließend wird das i.v.-Narkotikum verabreicht, und nach Sistieren der Spontanatmung eine kurzzeitige Maskenbeatmung mit Sauerstoff durchgeführt. Vorbereitend zur Intubation wird Succinylcholin als kurz wirksames depolarisierendes Muskelrelaxans gegeben. Nach erfolgter Intubation der Trachea und auskultatorischer Lagekontrolle des Tubus wird dieser fixiert. Die weitere Beatmung erfolgt kontrolliert maschinell. Zur Fortführung der Narkose dient ein Inhalationsnarkotikum oder die über einen Perfusor gesteuerte Infusion eines i.v.-Narkotikums. In der Regel wird auch ein mittellang oder langwirksames Muskelrelaxans, je nach voraussichtlicher Dauer der Operation, verabreicht.

Vaginale Hysterektomien mit Erhalt der Adnexe könnten prinzipiell auch in Peridural- oder Spinalanästhesie durchgeführt werden, jedoch wird die extreme Steinschnittlagerung bei gleichzeitiger Kopftieflage von der wachen Patientin kaum toleriert, für den Operator macht sich die fehlende Muskelrelaxation nachteilig bemerkbar. Nicht zuletzt kann durch Zug am Peritoneum ein Vagusreflex mit Bradykardie und konsekutivem Blutdruckabfall sowie plötzlich auftretender Übelkeit ausgelöst werden, was einer durchaus komplikationsträchtigen Situation entspricht. Besser ist es, vaginale Hysterektomien, sowie sämtliche abdominale Eingriffe in Allgemeinanästhesie mit kontrollierter Beatmung und Muskelrelaxation durchzuführen. Lediglich für die multimorbide Patientin wird im Falle der vaginalen Hysterektomie in palliativer Absicht die Spinalanästhesie in Betracht gezogen.

Im Falle der Laparoskopie sind für den Anästhesisten einige besondere Aspekte zu bedenken. Für die geschlossene Laparoskopie ist bei jeder Patientin präoperativ eine Magensonde zu legen, die abgesaugt wird. Für den Einstich mit der Veress-Nadel und dem Trokar muss die Patientin optimal relaxiert sein, außerdem ist eine lachgasfreie Narkose zu bevorzugen, um zunehmende Blähung des Darmes zu vermeiden. Das Pneumoperitoneum führt durch Erhöhung des intraabdominellen Drucks zur Kreislaufdepression, die extreme Trendelenburg-Lagerung macht häufig erhöhte Beatmungsdrucke erforderlich.

Für kleine vaginale Eingriffe am Genitale hat sich die kurze Vollnarkose, bevorzugt unter erhaltener Spontanatmung oder mit Maskenbeatmung als zweckmäßig erwiesen. Der Aufwand und die Dauer von regionalen Verfahren stehen meist nicht im Verhältnis zur eigentlichen Operationszeit. Außerdem wird die Steinschnittlagerung von der wachen Patientin als unangenehm empfunden, hinzu kommt die häufig auftretende Übelkeit bei Uterotonikagabe. Lediglich für schwangere Patientinnen wird man auf jeden Fall die Regionalanästhesie bevorzugt in Betracht ziehen.

Von besonderen anästhesiologischen Bedingungen ist im Falle der Schnittentbindung auszugehen. Jede schwangere Patientin gilt ab dem 2. Trimenon bereits als nicht nüchtern, unabhängig vom Zeitpunkt der letzten Nahrungs- oder Flüssigkeitsaufnahme. Daher besteht ein erhöhtes Risiko für die Allgemeinnarkose. Die Intubation muss immer wie bei einer Ileuseinleitung als Crash-Intubation erfolgen. Die Maskenbeatmung zur Schnittentbindung oder für postpartale Eingriffe ist kontraindiziert. Da Narkotika über die Plazenta immer auch das zu entwickelnde Neugeborene erreichen, sind bis zur Abnabelung keine Opiate oder nichtdepolarisierende Muskelrelaxantien zu verabreichen, die eine Atemdepression beim Neugeborenen bewirken können. Um die Narkosewirkung auf das Kind möglichst gering zu halten, erfolgt die Narkoseeinleitung immer erst nach Abschluss sämtlicher vorbereitender Maßnahmen wie Desinfektion und Abdeckung.

In den letzten Jahren haben sich zunehmend die für Mutter und Kind risikoärmeren Verfahren der Peridural- oder Spinalanästhesie für die Schnittentbindung durchgesetzt. So kann beispielsweise der bereits liegende Periduralkatheter ausgenützt werden, es muss jedoch mit einer gewissen Einwirkzeit gerechnet werden. Die Spinalanästhesie bietet den Vorteil der schnelleren und einfacheren Durchführung bei kürzeren Einwirkzeiten und gleichzeitig meist sicherer Wirkung, als Nachteil kann es jedoch aufgrund der Sympathikusblockade zu akuten und massiven Blutdruckabfällen kommen und dadurch auch zu einer Beeinträchtigung des Feten. Zu bedenken ist dies vor allem bei der hypertensiven Schwangeren mit Erfordernishochdruck und latenter Plazentainsuffizienz.

Für die notfallmäßige Sektio kommt nur die Intubationsnarkose in Betracht, die Narkoseeinleitung erfolgt gleichzeitig mit den auf das Notwendigste reduzierten Vorbereitungen am Operationstisch, um jegliche Zeitverzögerung zu vermeiden.

3.3 Postoperative Überwachung

Je nach Umfang des durchgeführten Eingriffs wird die postoperative Überwachung zunächst im Aufwachraum, anschließend auf der Normalstation fortgesetzt. In den ersten 6 h kontrollieren wir stündlich die Vitalzeichen, wobei auf die Ansprechbarkeit der Patientin, auf Herzfrequenz, Blutdruck und Körperkerntemperatur geachtet wird. Diese Parameter werden nach dem ersten 6-h-Intervall im 2-h-Abstand und ab dem 1. postoperativen Tag 3-mal täglich überwacht. Bei kleinen Eingriffen reduzieren sich diese Kontrollmaßnahmen entsprechend a priori.

Abhängig von den Vorerkrankungen der Patientin und der durchgeführten Operation, wobei vor allem der Blutverlust und die Dauer des Eingriffs mit entsprechendem Narkoseüberhang oder Abfall der Körpertemperatur ins Gewicht fallen, muss die Patientin postoperativ auf der Intensivstation weiter betreut, ggf. auch nachbeatmet werden. Grundsätzlich wird jedoch die frühzeitige Extubation angestrebt.

Im Rahmen des Postaggressionsstoffwechsels in der postoperativen Phase kommt es durch ADH-Freisetzung und Aldosteronstimulation zu einer Natrium- und Flüssigkeitsretention, d. h. zu Ödemneigung. Die Urinausscheidung ist regelmäßig zu überwachen, bei einer Ausscheidung von weniger als 50 ml/h muss ggf. die Diurese mit einem Schleifendiuretikum induziert werden. Die Bilanzierung hilft, eine Überwässerung, d. h. eine übermäßige Natrium- und Wasserretention mit der Gefahr eines Lungenödems zu vermeiden.

Der Urin wird auch auf Blutbeimengungen kontrolliert. Darüber hinaus achtet man auf den Inhalt der Drainagesysteme. Die Systeme selber dürfen nicht abgeknickt sein und keine Leckage aufweisen. Als Schwerkraftdrainagen müssen Robinson-Drainagen tief hängen. Redondrainagen stehen unter Sog, außer im Exzisionsareal des Mammatumors bei BET. Man achtet bei den Drainagen auf die Fördermenge und die Zusammensetzung des geförderten Inhalts und dokumentiert die Befunde im Zeitverlauf. In Zweifelsfällen ist die Bestimmung des Hb-Gehalts der Drainageflüssigkeit hilfreich zur Beurteilung eines fraglichen Blutverlustes. Wichtig ist dennoch darauf hinzuweisen, dass ein Laborparameter nur als Baustein der klinischen Entscheidung anzusehen ist.

Postoperativ achtet man auch ggf. auf vaginale Blutungen. Nach vaginalen Eingriffen – z. B. vaginale Hysterektomie – mit Einlage einer Tamponade soll diese im Introitusbereich im Wesentlichen trocken sein. Eine leichte unterperiodenstarke vaginale Blutung nach Ausschabungen ist normal und kann auch nach abdominalen Operationen mit primärem Scheidenverschluss auftreten. Die Blutungen sollen im Verlauf jedoch schwächer werden.

Es ist selbstverständlich für den Operateur, in den ersten Stunden die Visite durchzuführen. Hierbei wird nicht nur die Patientin überwacht und ihr Wohlbefinden kontrolliert, sondern man gibt der Patientin auch frühzeitig die Möglichkeit, erste Auskünfte über den Verlauf des Eingriffs einzuholen. Das erste Gespräch mit der Patientin sollte bei ausreichender Wachheit nicht erst am nächsten Tag erfolgen, im Umfang und der Genauigkeit jedoch an die Belastungsfähigkeit der Patientin angepasst werden.

Nach Laparotomien oder größeren vaginalen- beziehungsweise Mammaoperationen erfolgt am Abend nach der Operation eine Laborkontrolle, um im Verlauf den Blutverlust abschätzen zu können. Man beachte immer die physiologische Verzögerung, mit der sich Blutverluste durch einen Abfall des Hb-Wertes dokumentieren lassen. Durch den zeitlichen Verlauf, z. B. bis zum nächsten Morgen, kann ein Absinken des Hb-Wertes bei zusätzlichen klinischen Kriterien auf eine Blutungskomplikation hinweisen.

Eine begonnene intraoperative Antibiotikagabe wird ggf. postoperativ fortgesetzt.

3.3.1 Postoperative Schmerztherapie

Im Hinblick auf eine möglichst schnelle und problemlose Genesung der Patientin ist die suffiziente postoperative Analgesie ein wesentlicher Aspekt. Nicht nur, dass die unzureichende Schmerztherapie zur Unzufriedenheit der Patientin führt, durch Schonatmung und Schonhaltung der frisch Operierten sind Komplikationen wie hypostatische Pneumonien, Muskelverspannungen, Thrombosen bis hin zu Gelenkkontrakturen möglich.

Besonders interessante moderne Verfahren der Schmerztherapie sind z. B. die pumpengesteuerte patientenkontrollierte Analgesie (PCA) mit intravenöser

Tabelle 3.1. Analgetische Substanzen zur Schmerztherapie

Wirkstoff	Einzeldosis [mg]	Wirkdauer [h]	Maximaldosis
Nichtsteroidale Antiphlogistika			
Ibuprofen	400–800	8–12	1600 mg
Metamizol	500–1000	4–6	5 g
Paracetamol	500–1000	4–6	5 g
Diclofenac	100	8	200 mg
ASS	500–1000	4–6	5 g
Schwach wirksame Opioide			
Tramadol	50–100	2–4	600 mg
Stark wirksame Opioide			
Piritramid (Dipidolor)	15–30	2–4	–
Pethidin (Dolantin)	100–150	2–4	–
Pentazocin (Fortral)	25–50	2–3	–

Analgetische Adjuvantien: N-Butylscopolamin, Triflupromacin, Promethacin u. v. a.

oder periduraler Applikation, die als konsiliarische Leistung ggf. vom Institut für Anästhesiologie abgefordert wird.

In der Regel erhält die Patientin postoperativ eine systemische Analgetikatherapie. Wir unterscheiden hierbei die Analgetika mit antipyretisch-antiphlogistischer Wirkung und die zentral und peripher wirksamen Opioide mit den Untergruppen der Opiatagonisten-/antagonisten. Schließlich werden adjuvant nicht analgetisch wirkende Substanzen eingesetzt wie Spasmolytika, Neuroleptika, Antidepressiva und Clonidin. Im günstigsten Fall ist eine analgetische Kombinationstherapie zu betreiben.

Die Analgesie soll möglichst kontinuierlich nach der Narkose fortgeführt und nicht erst nach einer Schmerzperiode begonnen werden. Diese ist für die Patientin angenehmer und reduziert den Gesamtbedarf. Schließlich ist der postoperative Schmerz in seinem Verlauf nachlassend, so dass man in den ersten postoperativen Stunden nicht zu zögerlich auch mit starken Opioidanalgetika eine Schmerzausschaltung betreiben sollte. Die Überwachung der Patientin ist entsprechend zu intensivieren. Schließlich ist zu bedenken, dass bis zur Entfaltung der vollen analgetischen Wirkung auch eine Anflutzeit des Medikaments mit einkalkuliert werden muss.

Gelegentlich hört man den Einwand, dass eine „übersuffiziente" Analgesie Komplikationen verschleiern würde. Aus dieser Angst heraus den Patienten postoperativ ausreichend Schmerzmittel zu verweigern, ist inkonsequent. Komplikationen werden durch ein im organisatorischen Verlauf und in der medizinischen Kompetenz adäquates Handeln des Personals entdeckt und sollen nicht durch den schmerzgepeinigten Patienten nachgewiesen werden (▶ Tabelle 3.1).

3.3.2 Postoperative Laborkontrolle

Nach jedem Eingriff erfolgt am nächsten Tag eine Laborkontrolle, die Blutbild und Elektrolyte umfasst. Auf diese Weise werden der Blutverlust sowie ggf. Elektrolytverschiebungen und eine Überwässerung kontrolliert, so dass diese ausgeglichen werden können. Insbesondere ist auf den Kaliumwert zu achten. Abgesehen von kardialen Problemen fördert eine Hypokaliämie auch die Darmatonie.

3.3.3 Kostaufbau

In Bezug auf den Kostaufbau haben sich in jüngster Zeit die strengen restriktiven Nahrungskarenzvorschriften postoperativ etwas gelockert. Sicher entspricht die rigorose Reglementierung nicht der unterschiedlichen Physiologie der einzelnen Patienten. Dennoch darf das Ausmaß der Darmirritation im Rahmen einer Operation und damit die postoperative Darmatonie nicht unterschätzt werden. Auch Drainagen können eine solche Irritation darstellen. Auch führt eine zu frühe Nahrungsaufnahme zu recht unterschiedlichen Beschwerden von Unwohlsein, Meteorismus und Tenesmen bis hin zum echten Ileus.

Um bei der Vielzahl unterschiedlicher Eingriffe ein grobes Schema vorzugeben, haben sich folgende Maßnahmen bewährt: Nach Laparotomien erfolgt der Kostaufbau ab dem 1. postoperativen Tag zunächst mit Tee, dann Tee und Zwieback, später Suppe. Ab dem 2. postoperativen Tag erfolgt Schonkost, am nächsten Tag leichte Vollkost und ab dem 4. postoperativen Tag Wunschkost.

Nach endoskopischen Eingriffen kann bereits nach 6 h Tee getrunken werden, ab dem 1. postoperativen Tag erfolgt dann der Kostaufbau über Schonkost, leichte Vollkost zur Wunschkost.

Auch nach Mammaoperationen kann bereits nach 6 h Flüssigkeit oral zugeführt werden, ab dem nächsten Tag kann die Patientin Wunschkost essen.

Nach kleinen vaginalen Operationen kann nach der Postnarkoselatenz von 6 h bereits sofort normale Wunschkost gegeben werden.

Überschneidend mit dem Kostaufbau erfolgt die Zufuhr von Flüssigkeit und Elektrolyten bzw. Kohlehydraten über Infusionen. Gerade nach Operationen mit folgender Nahrungskarenz und großen Wundflächen ist eine ausreichende parenterale Flüssigkeitssubstitution wichtig. Deshalb erfolgt bei Brustoperationen am Operationstag bzw. bei Laparotomien am Operationstag und am 1. postoperativen Tag ein Infusionsprogramm aus 1000 ml Ringerlösung, 1000 ml 5%ige Glukoselösung und 500 ml Ringerlösung mit Analgetikazusatz.

3.3.4 Thromboseprophylaxe

Die präoperativ begonnene Thromboseprophylaxe wird, außer bei Hochrisikopatientinnen, am Operationstag ausgesetzt. Ab dem 1. postoperativen Tag erfolgt nach allen Operationen eine Thromboseprophylaxe mit Heparin 2-mal 5000 oder 2-mal 7500 Einheiten subkutan je nach Körpergewicht. Ausgenommen hiervon sind kleinste vaginale Eingriffe.

3.3.5 Verbandskontrolle

Postoperativ erfolgt eine 2stündliche Verbands- beziehungsweise Wundkontrolle. Der intraoperativ angelegte Verband bei Laparotomien wird am nächsten Tag entfernt, bei trockenen reizlosen Wundverhältnissen bleibt diese offen. Das gleiche gilt für die subumbilikale Hautwunde nach Laparoskopie. Einstichstellen von Drainagen sollen steril abgedeckt werden. Die vaginale Scheidentamponade wird nach 24 h gezogen. Der intraoperativ angelegte Druckverband an der Thoraxwand wird am 1. postoperativen Tag gelöst und neu angelegt, ab dem 2. postoperativen Tag kann dieser abgenommen werden.

3.3.6 Mobilisation

Es gilt grundsätzlich, eine frühzeitige Mobilisation der Patientin anzustreben. Abhängig vom Ausmaß des Eingriffs benötigt diese Mobilisierung jedoch Zeit. Bei Patientinnen nach Laparotomien hilft man am 1. postoperativen Tag, sich an den Bettrand zu setzen oder kurz aufzustehen, am 2. postoperativen Tag kann sich die Patientin im Zimmer bewegen und zur Toilette gehen. Ab dem 3. postoperativen Tag ist die Patientin meist voll mobilisiert.

Nach endoskopischen Eingriffen oder nach vaginalen Hysterektomien sind die Patientinnen früher mobil. Bereits am Operationstag erfolgt die Mobilisation am Bettrand. Ab dem 1. postoperativen Tag kann sich die Patientin im Zimmer bewegen und je nach Wohlbefinden ihre Aktivität steigern.

Nach Eingriffen an der Thoraxwand erfolgt eine relative Ruhigstellung des Oberkörpers mit straffem Verband und Armhochlagerung. Zu frühe und zu viel Bewegung im Wundgebiet erhöht die Neigung zur Serombildung. Ab dem 2. postoperativen Tag fordern wir gezielte Krankengymnastik, ansonsten ist die Patientin ab dem 1. postoperativen Tag voll mobilisiert.

3.3.7 Entfernung des Dauerkatheters

Nach ausreichender Mobilisation der Patientin kann der Dauerkatheter entfernt werden. Dies wird meist am 1. oder 2. postoperativen Tag der Fall sein.

Lediglich bei Eingriffen, die mit einer Lageveränderung der Harnblase einhergehen oder die Innervation der Harnblase verändern, legen wir intraoperativ einen suprapubischen Katheter an. Mit diesem System kann ein Blasentraining betrieben werden. Hierbei übt die Patientin die Koordination der Blasenfunktion. Dazu wird der suprapubische Katheter abgeklemmt, die Harnblase der Patientin füllt sich zum normalen Blasendruck. Verspürt die Patientin keinen Harndrang innerhalb der nächsten 2–4 h, werden die Harnableitung wieder geöffnet und die Harnmenge kontrolliert. Entweder hat sich noch nicht genügend Urin gesammelt (Volumenzufuhr), oder die Patientin registriert die Blasenfüllung nicht. Dieses Empfinden ist bei urogynäkologischen Eingriffen wieder zu trainieren. In einem 2. Schritt erfolgt nun die kontrollierte Miktion. Hierbei versucht die Patientin, die Blase, wenn sie als voll empfunden wird, bei abgeklemmtem Katheter spontan zu entleeren. Anschließend werden der suprapubische Katheter wieder geöffnet und die Restharnmenge gemessen. Sind weniger als 50 ml Restharn vorhanden, kann der suprapubische Katheter entfernt werden. Länger andauernde Blasenentleerungsstörungen sind ggf. medikamentös zu beeinflussen, ein Harnwegsinfekt muss ausgeschlossen werden. In der Praxis beginnen wir in der Regel mit dem Blasentraining um den 5.–7. postoperativen Tag.

3.3.8 Entfernung der Drainagen

Die intraabdominell angelegte Robinson-Drainage ist eine Schwerkraftdrainage und dient ausschließlich der Blutungskontrolle, d. h. dem Ausschluss akuter Nachblutungen. Um das Ausmaß dieser Ansammlungen in der Drainage richtig beurteilen zu können, sind mehrere Faktoren zu berücksichtigen.

Die erste Frage ist dabei, woher das geförderte Blut stammen könnte. So ist es z. B. ganz normal, wenn nach einem Eingriff mit großen Blutmengen in der Bauchhöhle auch nach der Operation trotz gründlicher Spülung reichlich Blut und Sekret in die Drainage abfließt, während nach einer kaum blutenden Operation größere Mengen konzentrierten Blutes suspekt sein müssen. Ebenso suspekt muss eine nahezu trockene Robinson-Drainage bei eigentlich reichlich intraabdominal belassener Spülflüssigkeit oder bei offensichtlicher klinisch verdächtiger Nachblutung sein. Selten ist eine Drainage abgeknickt oder mit der Annaht zugeknotet, manchmal auch intraabdominal mit Koageln verstopft. Dann kann die Fördermenge in der Drainage täuschen.

Im Verlauf fördert die Drainage dann seröses Sekret aus der Bauchhöhle, das sie über den Lauf der Zeit als intraabdominaler Fremdkörper auch selbst provoziert. Das ist nicht die Aufgabe einer Robinson-Drainage. Daher kann die Robinson-Drainage am 1.–2. postoperativen Tag gezogen werden, Ausnahmen sind lediglich bei größeren Mengen alten Blutes, das vollständig ablaufen soll, oder bei nachlaufendem Aszites.

Bei Redondrainagen, die als Saugdrainagen wirken, sollen Nachblutungen, die diffus aus dem Gewebe kommen, abgesaugt werden, um eine primäre und komplikationslose Wundheilung zu ermöglichen. Wenn die Fördermenge unter 30–50 ml liegt, werden die Saugdrainagen entfernt.

Im Exzisionsareal eines Mammatumors liegen nach dem Eingriff Drainagen ohne Sog, um eine Verziehung der Brustkontur zu vermeiden. Grundsätzlich sollten an der Brust die Drainagen etwas länger liegen.

3.3.9 Fadenzug

Die Neuerungen beim Nahtmaterial haben auch hinsichtlich der Zeitspanne bis zum Fadenzug einen Fortschritt erbracht. Aufgrund der geringen Gewebereaktion, welche die Fäden und Klammern an der Haut bewirken, können diese deutlich früher bei gleicher Stabilität entfernt werden. Laparotomien bedürfen der Entfernung von Klammern und Fäden bei uns am 7. postoperativen Tag, nichtresorbierbare Fäden nach Laparoskopien werden am 5. Tag gezogen. Auch an der Mamma belassen wir die Nähte bis zum 7. postoperativen Tag.

3.3.10 Entlassung

Bei der Entlassung werden alle Patientinnen erneut untersucht zur Beurteilung im Bereich des operierten Areals. Wunden am Vaginalabschluss werden bei der Spekulumuntersuchung vorsichtig entfaltet und hinsichtlich der Wundheilung und Granulationsgewebebildung beurteilt. Der Scheidenabschluss wird zum Ausschluss infiltrativer Raumforderungen palpiert.

Mit der Patientin werden die Einzelheiten der Operation und deren Folgen erneut besprochen.

Histologische Ergebnisse sind in diesem Zusammenhang zu erklären. Die Patientin erhält Verhaltensmaßregeln. Neben allgemeiner körperlicher Schonung für einige Wochen muss einer Patientin, bei der eine Sekundärheilung des Scheidenabschlusses erfolgen soll, auf das Kohabitationsverbot für mindestens 6 Wochen hingewiesen werden. Erst der niedergelassene Frauenarzt kann nach Kontrolle des Scheidenabschlusses beurteilen, in wieweit Geschlechtsverkehr wieder aufgenommen werden kann. Das Gleiche gilt für den Portiokrater im Zustand nach Konisation. Hier muss die Patientin z. Z. der Ablösung des Wundschorfs im Koagulationskrater um den 12. postoperativen Tag über die Möglichkeit einer erneuten Nachblutung informiert werden.

Sollen poststationär weitere Behandlungsmaßnahmen, z. B. Bestrahlungen oder Chemotherapiesitzungen erfolgen, muss die Patientin über die Termine und den Organisationsablauf informiert werden. Außerdem werden Anschlussheilbehandlungen besprochen. Nach Möglichkeit sollen diese Termine bereits während des stationären Aufenthaltes festgelegt werden.

Die nachstehenden Tabellen zeigen das postoperative Management für Laparotomie, Mammaoperation und Laparoskopie (▶ Tabellen 3.2–3.4)

3.4 Postoperative Komplikationen

3.4.1 Nachblutung

Nachblutungen begegnen uns bei gynäkologischen Eingriffen meist als Blutung in den Bauchdecken nach Laparotomie oder Laparoskopie, Blutungen am Scheidenwundrand nach vaginaler oder abdominaler Hysterektomie, Blutungen aus dem Portiokonisationskrater sowie Blutungen in der Wundhöhle eines Mammatumors oder in der Axilla. Die lokalisierte Einblutung verursacht ein Hämatom.

Tabelle 3.2. Laparotomie -- postoperatives Management

	Operationstag	1. postop. Tag	2. postop. Tag	3. postop. Tag
Kreislaufüberwachung	Für 6 h stündlich, dann: 2-stündlich	3-mal täglich	3-mal täglich	2-mal täglich
Verbandskontrolle, -wechsel	Kontrolle	Entfernung einer Scheidentamponade	Entfernung der Drainagen	–
Infusionsprogramm	1000 ml Ringer, 1000 ml Glukose 5%, 500 ml Ringer + Analgetikum	1000 ml Ringer, 1000 ml Glukose 5%, 500 ml Ringer + Analgetikum	–	–
Kostaufbau	Nüchtern	Tee, Zwieback, Suppe	Schonkost	Leichte Vollkost, Wunschkost
Mobilisation	Keine	Am Bettrand aufstehen	Im Zimmer, zur Toilette	Voll
Heparin	Keines	2-mal 5000 IE (7500 IE)	Weiter	Weiter
Labor	Abends Blutbild	Blutbild, Elektrolyte	–	–
Sonstiges	Ausscheidungskontrolle	–	Abführmaßnahmen	–

Tabelle 3.3. Mammaoperation -- postoperatives Management

	Operationstag	1. postop. Tag	2. postop. Tag
Kreislaufüberwachung	Für 6 h stündlich, dann 2-stündlich	3-mal täglich	2-mal täglich
Verbandskontrolle	Druckverband	Wechsel	Entfernung von Druckverband und Drainagen
Infusionsprogramm	1000 ml Ringer, 1000 ml Glukose 5%, 500 ml Ringer + Analgetikum	–	–
Kostaufbau	Tee	Vollkost	Vollkost
Mobilisation	Keine	Voll	Krankengymnastik
Heparin	Keines	2-mal 5000 IE (7500)	Weiter
Labor	Evtl. Blutbild	Blutbild, Elektrolyte	–

Tabelle 3.4. Laparoskopie – postoperatives Management

	Operationstag	1. postop. Tag	2. postop. Tag
Kreislaufüberwachung	Für 6 h stündlich, dann 2-stündlich	3-mal täglich	3-mal täglich
Verbandskontrolle	Kontrolle	Kontrolle	Entfernung der Drainagen
Kostaufbau	Tee	Schonkost	Leichte Vollkost
Mobilisation	Am Bettrand	Voll	Voll
Heparin	Keines	2-mal 5000 IE (7500 IE)	Weiter
Labor	Evtl. Blutbild	Blutbild, Elektrolyte	–
Sonstiges	Ausscheidungskontrolle	–	–

Der Hinweis auf eine intraabdominelle Blutung ergibt sich durch das Blutvolumen in der Robinson-Drainage über die Zeit und aus klinischen Zeichen des Patienten. Zu achten ist auf die Kreislaufinstabilität des Patienten, auf eine Abwehrspannung der Bauchdecken. Die Laborparameter sind mit einer Latenz auffällig. Abhängig vom klinischen Ausmaß der vermuteten Blutung muss die Indikation zur Revision gestellt werden. Hierbei achtet man auf eine minuziöse Blutstillung und auf die Ausräumung bestehender Hämatome. Bei Blutungen an der Thoraxwand wird nach der Revision ein Kompressionsverband angelegt.

Zur Substitution des verlorenen Volumens werden zunächst kristalloide Volumenersatzmittel verwendet. Durch ihre fehlenden onkotischen Eigenschaften verweilen sie nur kurz intravasal. Bei Plasmaexpandern ist die Substitution anhaltender. Zum Einsatz kommen Hydroxyäthylstärke (HES) oder Dextrane. Die Halbwertzeit liegt bei ca. 8 h. Bei größeren Infusionsmengen von Plasmaersatzmitteln kann die Blutgerinnung sekundär gestört werden.

Abhängig vom Allgemeinzustand und dem aktuellen Hämoglobinwert werden Erythrozytenkonzentrate verabreicht. Als kritischer Wert ist ein Hb-Wert von 6 g/dl anzugeben. Zunächst werden 2 Erykonzentrate infundiert, die weitere Transfusion ist von der Klinik und den Laborbefunden abhängig.

Es erfolgt eine intensivmedizinische Überwachung, ggf. müssen Gerinnungsfaktoren substituiert werden.

3.4.2 Postoperative febrile Morbidität

In der postoperativen Phase tritt im Rahmen des Postaggressionsstoffwechsels meist an den ersten 2 postoperativen Tagen eine oft als „Resorptionsfieber" bezeichnete Temperaturerhöhung bis maximal 38° bei gut der Hälfte der Patienten auf. Dies ist nicht behandlungsbedürftig und limitiert sich selbst. Die Komplikation der postoperativen febrilen Morbidität liegt vor, wenn 2-mal im Mindstabstand von 4 h eine Temperatur über 38° gemessen wird, wobei von dieser Regel nach unserer Auffassung die ersten 24 postoperativen Stunden auszunehmen sind. Eine relevante Infektion liegt vor, wenn neben dem nachgewiesenen Fieber auch entsprechende serologische Entzündungsparameter und klinische Zeichen sichtbar sind.

Im Rahmen der klinischen Untersuchung überprüft man Pharynx, Lungen und Nieren. Insbesondere ist auch auf eine Nackensteifigkeit zu achten. Die Situation der Operationswunde ist zu kontrollieren, ebenso inspiziert man liegende Katheter und Braunülen. Bei intravaginalen Operationswunden achtet man auf den Lokalbefund im Rahmen einer Spiegeleinstellung. An den Mammae sind Mastitiszeichen auszuschließen. Als eine weitere Ursache postoperativer febriler Morbidität ist die tiefe Venenthrombose zu berücksichtigen.

Im Rahmen einer weiterführenden Untersuchung wird bei der Abdominalsonographie auf freie Flüssigkeit und suspekte Raumforderungen geachtet, die im Sinne eines Infiltrates zu deuten wären.

Bei der Laboruntersuchung überprüft man Blutbild und C-reaktives Protein. Der Urinstatus ist zu kontrollieren, ggf. wird eine Urinkultur veranlasst.

Bei septischen Temperaturen über 39,5 °C werden aerobe und anaerobe Blutkulturen entnommen. Für die weiterführende Diagnostik sind die Röntgenaufnahme des Thorax, die Nephrosonographie, die Lumbalpunktion und die computertomographische Untersuchung des Abdomens zu erwähnen.

Wird eine Ursache der Temperaturerhöhung gefunden, muss diese angemessen therapiert werden.

Der postoperative Harnwegsinfekt wird durch die klinischen Zeichen einer Dysurie und Polakisurie diagnostiziert. In aller Regel liegt ein Blasenkatheter. Die weiterführende Diagnostik ergibt sich aus dem Urinstatus, ggf. aus der Urinkultur.

Therapeutisch geben wir Cotrimoxazol oder Amoxicillin bzw. die Kombination aus Amoxicillin und Clavulansäure für 3 Tage.

Die Pyelonephritis äußert sich durch undulierend hohes Fieber und ein klopfschmerzhaftes Nierenlager. Therapeutisch geht man wie beim Harnwegsinfekt vor oder gibt Chinolone oder Cephalosporine für 14 Tage oral. Die Antibiotikatherapie sollte jeweils nach Anfertigung eines Antibiogramms erfolgen. Nach Therapieabschluss erfolgt eine Urinkontrolle.

Respiratorische Infekte sind manchmal aufgrund typischer Vorerkrankungen wie chronische Bronchitis und Asthma bronchiale wahrscheinlicher. Die Diagnose ergibt sich aus der Inspektion des dyspnoischen hustenden Patienten und der Auskultation sowie der Röntgenthoraxaufnahme. Das Sputum kann mikrobiologisch untersucht werden.

Therapeutisch ist es wichtig, den Patienten zu mobilisieren und Atemgymnastik zu treiben. Eingedickte Sekrete werden mit Sekretolytika verdünnt, bei manifestem Infekt eine antibiotische Therapie eingeleitet.

Die Phlebitis äußert sich durch Rötung, Schmerzen und Verhärtung im Bereich der Einstichstelle eines Venenkatheters. Diese Zeichen können aber auch fehlen. Bei derartigem Verdacht soll der Venenkatheter möglichst gewechselt werden, die Spitze eines zentralvenösen Zugangs kann bakteriell untersucht werden. Lokal behandelt man die Stelle durch Wärme und feuchte Kompressen. Nach Entfernung des Venenkatheters limitiert sich das Fieber meist selbst.

Die postoperative Wundinfektion äußert sich erst nach ca. 5 Tagen durch Fieber. Lokal finden sich eine Rötung, Verhärtung und Berührungsempfindlichkeit der Wunde, eitrige Sekretion liegt vor. Die serologischen Entzündungsparameter können noch unauffällig sein.

Im Falle der manifesten Wundinfektion ist der Abszess der Bauchdecke bis auf die Faszie zu öffnen und der Wundgrund zu spülen. Nachgewiesene Nekrosen werden abgetragen, ein bakterieller Wundabstrich wird angefertigt. In aller Regel ist keine systemische antibiotische Therapie erforderlich. Für die Spülung des Wundgrundes verwenden wir Wasserstoffperoxid 1–2% bzw. Betaisodona mehrfach täglich. Anschließend wird die Wunde trocken verbunden. Nach Erzielung sauberer Wundverhältnisse ist für die sonst sekundär heilende Laparotomienaht die Sekundärnaht zu diskutieren. Beim Wunderysipel wird der Lokalbefund mit Rivanolumschlägen und Kühlung behandelt, systemisch therapiert man konsequent mit Penicillinen.

Zur Diagnose der Wundheilungsstörung am Scheidenabschluss nach Hysterektomie dient die Spiegeleinstellung, ggf. werden bakteriologische Abstriche angefertigt. Die Laborparameter können auffällig sein. Die Therapie besteht in der Applikation lokaler Antiseptika und Antibiotika. Ein Scheidenstumpfabszess muss ggf. vaginal drainiert werden. Bei allen Manipulationen am Scheidenabschluss im Zustand nach Hysterektomie ist auf eine akzidentelle vaginale Bauchhöhleneröffnung zu achten.

Postoperative pelvine Abszesse äußern sich durch hohes Fieber, meist ab dem 5. postoperativen Tag. Die Blutsenkungsgeschwindigkeit ist maximal beschleunigt, es besteht eine deutliche Leukozytose. Weiterführend sind in dieser Situation der Palpationsbefund und klinische Zeichen eines Subileus. Zur apparativen Diagnostik werden die Abdominalsonographie sowie die Computertomographie/NMR eingesetzt. Zur Behandlung derartiger Komplikationen sind gut gewebegängige Antibiotika einzusetzen. In diesen Fällen bevorzugen wir Cephalosporine der 3. Generation, kombiniert mit Doxycyclin oder Chinolonen und zusätzlich mit Clindamyzin oder Gentamizin bzw. Metronidazol. Eine abschließende operative Sanierung ist, falls überhaupt, abhängig vom klinischen Ansprechen der Abszesse auf die konservative Therapie erst nach Abklingen der akuten Entzündung anzustreben. Gegebenenfalls ist dann die Relaparotomie indiziert. Hierbei müssen die Abszesse ausgeräumt und die Höhlen gespült werden.

Die maximale postoperative febrile Komplikation ist die Entwicklung einer Sepsis. Die in diesem Falle intensivpflichtigen Patienten werden zusammen mit den Intensivmedizinern betreut. Der operative Gynäkologe achtet insbesondere auf die lokal auslösenden Faktoren derartiger Komplikationen, d.h. in der Regel meist die vorher beschriebenen pelvinen Abszesse.

3.4.3 Postoperativer Ileus

Der postoperative Ileus äußert sich meist als paralytischer Ileus, der mechanische Ileus ist postoperativ seltener. Die Darmparalyse am 1. postoperativen Tag ist noch normal.

Prädestinierend für den postoperativen Ileus sind Eingriffe mit Eröffnung der Peritonealhöhle, ausgedehnte Darmmanipulationen mit entsprechend langer Operationsdauer, intraabdominale Infektionen sowie Elektrolytstörungen mit einer Kaliumdysbalance.

Diagnostisch hinweisend sind verminderte Darmgeräusche und ein gespanntes geblähtes Abdomen, kombiniert mit Übelkeit und Erbrechen. Weiterführend ist die

Abdomenleeraufnahme im Stehen oder in Seitenlage, wobei hier auf Spiegelbildungen und geblähte Darmschlingen geachtet wird. Man sollte daran denken, dass in der postoperativen Phase der Nachweis freier Luft bis zum 10. postoperativen Tag noch als normal anzusehen ist.

Die Therapie des Ileus besteht in symptomatischen Maßnahmen. Entsprechend den Laborwerten werden Flüssigkeit und Elektrolyte ausgeglichen bzw. substituiert. Die gespannte Bauchwand wird durch feuchte Wärme symptomatisch behandelt. Präventiv wirken ab dem 2. postoperativen Tag abführende Maßnahmen, z. B. Klysmen oder ein Hebe-Senk-Einlauf. Die Durchführung abführender Maßnahmen nach viszeralchirurgischen Eingriffen erfolgt nach Rücksprache mit dem Chirurgen. Darüber hinaus kann die Darmtätigkeit durch die Verabreichung parenteraler Peristaltika angeregt werden. Bewährt hat sich eine Infusion, bei der in 500 ml Glukose 5 % 2 Ampullen Metoclopramid, 2 Ampullen Pyridostigmin und 2 Ampullen Dexpanthenol gelöst sind. Alternativ kann eine Infusionslösung aus 500 ml NaCl 0,9 % mit 1 Ampulle Takus 40 µg gegeben werden.

Beim mechanischen Ileus ist ggf. eine operative Intervention zusammen mit dem Viszeralchirurgen zu diskutieren.

3.4.4 Tiefe Venenthrombose

Die tiefe Venenthrombose ist eine weitere schwerwiegende postoperative Komplikation. Sie äußert sich durch ein Schweregefühl des Beins mit Schmerzen, Rötung und Schwellung. Diese Schwellung führt zu einer Beinumfangszunahme, die oberflächlichen Venen sind prominent. Die Diagnosesicherung erfolgt durch Dopplersonographie und Phlebographie.

Bei Verdacht einer tiefen Beinvenenthrombose erhält die Patientin 5000 Einheiten Heparin i.v. als Bolus, anschließend erfolgt eine Vollheparinisierung des Blutes mit 1000 Einheiten/h über einen Perfusor. Die Perfusionsmenge wird anschließend anhand der Laborparameter angepasst, wobei die PTT-Zeit im Bereich des 2fachen Normalwertes liegen sollte. Nach Abschluss der Heparinbehandlung bei gesicherter tiefer Thrombose erfolgt eine 3- bis 6-monatige orale Antikoagulation mit Kumarinderivaten nach internistischem Konsil.

Im Rahmen dieser Antikoagulationsbehandlung der frischen tiefen Thrombose ist besonders auf postoperative Blutungen zu achten, die Laborparameter sind engmaschig zu kontrollieren. Eine Thrombolysetherapie wird nicht durchgeführt.

3.4.5 Lungenembolie

Die postoperative Lungenembolie äußert sich in ihrer fulminantesten Ausprägung mit schlagartigem Beginn oft unmittelbar postoperativ oder am Beginn der Mobilisierung der Patientin, ggf. bei pressorischen Akten (Defäkation). Die Patientin ist tachy- und dyspnoisch und äußert neben dem Beklemmungsgefühl einen ausgeprägten Thoraxschmerz. Die Inspiration ist verstärkt. Die Diagnose wird im Lungenperfusionsszintigramm in Kombination mit der Röntgenthoraxaufnahme oder einem Ventilationsszintigramm gestellt, beweisend ist eine Pulmonalisangiographie. Bei der Blutgasanalyse finden sich PaO_2 und $PaCO_2$ vermindert. Bei PaO_2-Werten über 80 mm Hg ist in der Regel eine schwere Lungenembolie ausgeschlossen. Das EKG kann auffällig verändert sein.

Die konservative Therapie entspricht den Maßnahmen bei der tiefen Venenthrombose. Bei absoluter Lebensgefahr muss das Nutzen-Risiko-Profil einer Thrombolysetherapie in Abhängigkeit von einer postoperativen Blutungsgefahr erwogen werden.

3.4.6 Serombildung

Die postoperative Serombildung in der Bauchdecke oder im Operationsareal des Thoraxwandeingriffs äußert sich als fluktuierende Schwellung, die ultrasonographisch verifiziert wird.

Die Therapie besteht in einer lokalen Ruhigstellung des Areals, soweit möglich, und in der Anlage einer Kompression. Gegebenenfalls muss das Serom mehrfach abpunktiert werden. Durch Instillation von Tetrazyklinen kann versucht werden, ein Verkleben der Seromhöhle zu induzieren, diese Maßnahme wird als schmerzhaft erlebt und erfordert eine suffiziente Analgesie.

3.4.7 Seltene Komplikationen

Seltene Komplikationen nach gynäkologischen Operationen stellen die vaginalen Fistelbildungen dar, die unter dem Bild einer Ureterscheidenfistel, einer Blasenscheidenfistel sowie einer rektovaginalen Fistel auftreten können. Diese Fisteln entstehen auf dem Boden einer unerkannten intraoperativen Läsion bzw. bei Nichteröffnung der entsprechenden Lumina der Hohlorgane auf dem Boden einer Nekrosefistel bei extremer Gewebeausdünnung.

Eine weitere seltene Komplikation, an die man dennoch denken sollte, stellt die nekrotisierende Fasziitis dar.

Klinikrelevante Aspekte der diagnostischen Pathologie

Regine Rieß

Außerhalb des Operationssaales – aber mitbestimmend einbezogen in das operative Prozedere – steht die „Klinische Pathologie".

Eine gute klinisch-pathologische Zusammenarbeit verlangt neben einer gemeinsamen Sprache Grundkenntnisse der jeweils einen Fachrichtung im Fachgebiet der anderen. Die neue Facharztweiterbildung Pathologie trägt dem Rechnung, jeder angehende Pathologe muss ein sog. klinisches Jahr absolvieren.

Der operativ tätige Gynäkologe erwartet von der diagnostischen Pathologie prä-, intra- und postoperativ durch „Gewebeuntersuchung" die Natur und das Ausmaß der Erkrankung zu bestimmen, die Erkrankung evtl. in gängige Klassifikationsschemata einzuordnen und – in Zukunft wohl vermehrt – prognostische und prädikative Indizes festzulegen.

Welche Untersuchungsmethoden stehen dem Pathologen dazu zur Verfügung?

4.1 Grundbegriffe pathologisch-anatomischer Untersuchungsmethoden und ihre klinikrelevanten Aspekte

Hier sind zu nennen:
- Makropathologie,
- histologische Untersuchung,
- Immunhistochemie,
- Elektronenmikroskopie,
- Molekularpathologie,
- intraoperative Schnellschnittdiagnostik,
- Zytologie.

4.1.1 Makropathologie

Die Gewebebeurteilung „mit bloßem Auge" ist der erste und entscheidende Schritt zur richtigen Diagnose. Die Gewebeproben werden systematisch gemessen und gewogen, beschrieben und so zugeschnitten, dass pathologisch veränderte und unveränderte Areale exakt erfasst werden können. Das Vorgehen orientiert sich dabei immer am untersuchten Organ und der jeweils speziellen klinischen Fragestellung.

Für eine exakte topographische Orientierung ist eine ausreichende Markierung des Präparates durch den Operateur Voraussetzung. Bei kompliziertem Situs erleichtert eine Skizze die Orientierung. Bewährt hat sich auch das Aufspannen von (Mamma-)exzisaten auf Platten mit Koordinatensystem. Beachtung sollten auch ganz einfache Überlegungen finden: Bei einer einzigen Fadenmarkierung ist häufig eine eindeutige topographische Zuordnung nicht möglich. Verschiedene Farben von Markierungsfäden müssen auch blutgetränkt zu unterscheiden sein.

Was am Operationssitus eindeutig und einfach zu lokalisieren ist, kann nach Entnahme und Fixation des Gewebes selbst dem Operateur topographische Schwierigkeiten bereiten.

Unterschiedliche Resektatränder kann der Pathologe am makroskopischen Präparat mit Gewebefarben markieren, die die anschließende chemische Bearbeitung des Gewebes überstehen und im histologischen Schnittpräparat sichtbar werden.

Wenn auch die Neugier eines Operateurs verständlich ist, so empfiehlt es sich nicht, Operationspräparate unmittelbar nach Entnahme einzuschneiden, das kompliziert die anschließende topographische Orientierung und die exakte Bestimmung des Tumorabstands vom Resektatrand.

Wird Gewebe formalinfixiert eingesandt, ist zu beachten, dass Formalin bei der Fixierung chemisch verbraucht wird und das Gewebe an Volumen zunimmt. Dies führt nicht selten zu dem unerfreulichen Erlebnis, dass zu große Operationspräparate nicht mehr aus zu kleinen Versandbehältnissen entnommen werden können. Zehn Teile Formalinlösung sollten etwa einem Teil Gewebe zugesetzt werden.

Von besonderer Bedeutung ist auch die makroskopische Bearbeitung von Lymphknotenresektaten. Ein verlässliches Lymphknotenstaging ist z. B. bei Mammakarzinom an weniger als 10–12 axillären Lymphknoten nicht möglich. Die Anzahl der erfassten Lymphknoten ist allerdings nicht nur vom Operateur zu verantworten, auch Können und Engagement der makropathologischen Präparation beeinflussen das Ergebnis. Fettgewebe muss dabei in millimeterdünnen Schnitten feinst lamelliert werden, so dass nicht nur tastbar vergrößerte, sondern auch winzige, gerade noch sichtbare Lymphknoten erfasst werden.

Grundsätzlich sollte jedes operativ entfernte Gewebe pathologisch-anatomisch untersucht werden!

Organresektate sollten dem lokalen Pathologen in toto übergeben werden, nie vom Operateur selbst geteilt und zur Untersuchung an verschiedene Institute versandt werden. Zum einen wird so eine exakte makropathologische Beurteilung des Gewebes unmöglich, zum zweiten kann – insbesondere bei Tumoren – eine manchmal beachtliche Heterogenität des Gewebes zu unterschiedlichen Diagnosen führen. Wenn Gewebe im Rahmen von Studien oder zur Diagnosesicherung und -überprüfung an Referenzpathologen versandt werden soll, so kann und darf dies nur durch den lokalen Pathologen nach einer Gesamtbeurteilung des Operationspräparates erfolgen.

Die makroskopische Bearbeitung, das sog. Zuschneiden eines Operationspräparates entbehrt zwar der Aura, die einen Schnellschnitt – und noch mehr den operativen Eingriff – umgibt, ihre korrekte Durchführung ist aber unbedingte Voraussetzung für eine nachfolgend korrekte histologische Diagnosestellung. Nur das erfahrene Auge kann diskrete pathologische Veränderungen von normalem Gewebe unterscheiden, jeder einmal makroskopisch übersehene Tumor ist für immer verloren – wie „anspruchsvoll" auch alle nachfolgenden Untersuchungsmethoden sein sollten.

Aus diesem Grund *sollte die Makropräparation – auch bei Anwendung moderner Bildübertragungssysteme im Rahmen der Telepathologie – immer in der Hand eines erfahrenen Pathologen bleiben!*

4.1.2 Histologische Untersuchung

Zur histopathologischen Untersuchung wird ausreichend und repräsentativ Material aus makroskopisch pathologisch verändertem und unverändertem Gewebe entnommen. Die Anzahl der Gewebeproben steht dabei in Relation zu dem Objekt/Organ als Ganzem und zu der zu erwartenden Diagnose. Bei Tumoren wird ein Schnitt/Block pro 1 cm Tumordicke empfohlen, da viele Tumoren sehr heterogen strukturiert und unterschiedlich differenziert sind und nur ausreichend viele Schnitte über eine repräsentative Erfassung des Tumors zur richtigen Diagnose führen.

Bei Tumoren wird prinzipiell Gewebe aus dem Tumorzentrum, dem Tumorrand, dem umgebenden Gewebe und den Resektaträndern entnommen. So lassen sich auch präneoplastische Läsionen erfassen und so lässt sich entscheiden, ob die Abtragung im Gesunden erfolgte.

Biopsien, Abrasionsmaterial, Portiokonisate und kleinere Exzisate werden in der Regel vollständig histologisch untersucht. Fadenmarkierte Portiokonisate werden in 4 Quadranten aufgeteilt und in lamellierenden „Tortenschnitten" restlos aufgearbeitet.

Der operativ tätige Arzt sollte beachten, dass die Gewebeentnahme in ausreichender Menge erfolgt (z.B. bei Strichabrasio!) und dass sich das Gewebe in gutem Erhaltungszustand befindet. Bei Elektrokonisation der Portio uteri treten z.B. artefizielle Zerstörungen des Gewebes auf. Außerdem sollte das Gewebe für den vermuteten Krankheitsprozess repräsentativ sein (kein sampling error).

Voraussetzung für eine lichtmikroskopische Untersuchung ist eine entsprechende Gewebevorbehandlung mit dem Ziel, das Gewebe unter Erhaltung seiner Struktur so zu konservieren und zu härten, dass Schnitte von sehr geringer Schichtdicke möglich werden. Dazu werden die repräsentativ entnommenen Gewebeproben nach Fixierung – üblicherweise in 4% gepuffertem Formalin – in einer aufsteigenden Alkoholreihe entwässert und in Paraffin eingebettet. Diese Gewebevorbehandlung erfolgt heutzutage nicht mehr per Hand, sondern wird von sog. Einbettautomaten übernommen.

Mit einem speziellen Präzisionsschneidegerät, einem sog. Mikrotom, lassen sich von dem Paraffinblock feinste, etwa 2–6 μm dünne Schnitte „hobeln" (▶ Abb. 4.1).

Nach dem Schneiden werden die Schnitte auf Glasobjektträger aufgezogen und gefärbt, da in ungefärbten Schnitten im Durchlichtmikroskop aufgrund der in der Regel gleichen optischen Dichte aller Strukturen kaum etwas erkannt werden kann. Phasenkontrast-, Dunkelfeld- und Interferenzmikroskopie spielen in der Routinediagnostik nur eine sehr untergeordnete Rolle. Routinemäßig wird die sog. HE-Färbung angewandt (HE = Hämatoxylin/Eosin) (▶ Abb. 4.2).

Zur differenzierten Darstellung bestimmter Zellen und Gewebe steht zusätzlich eine umfangreiche Palette verschiedenster Spezialfärbungen zur Verfügung.

Die Anzahl der pro Paraffinblock angefertigten Schnittstufen richtet sich nach untersuchtem Organ, Verdachtsdiagnose und klinischen Fragestellungen. Die Aufarbeitung von Portiokoni ergibt dabei z.B. meistens 40–50 Schnittstufen (▶ Abb. 4.3).

Von besonderer Bedeutung sind Stufenschnitte bei der Untersuchung von Lymphknoten. Die Detektionsrate von Metastasen hängt von der Lymphknotengröße, der Metastasengröße und der Anzahl der durchgeführten Schnitte ab.

Bei fixiert eingesandten Gewebeproben beträgt der minimale Zeitaufwand für die beschriebene technische Bearbeitung des Gewebes etwa 18–20 h, so dass im Regelfall die pathologische Diagnose frühestens einen Arbeitstag nach Eingang des Präparates gestellt werden kann. Bei unfixiert eingesandtem Gewebe ist diese Zeitdauer um die jeweilige Fixierungszeit zu verlängern, die bei größeren Operationspräparaten mindestens einen Tag beträgt.

Abb. 4.1. Paraffinblöcke mit eingebetteten Gewebeproben

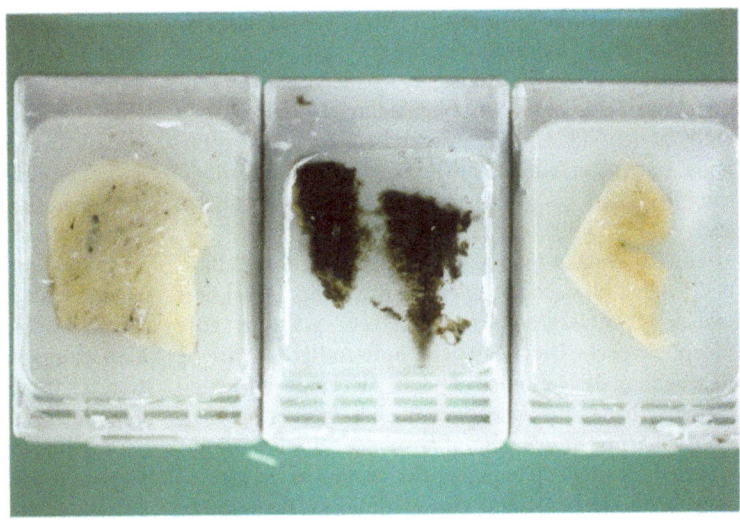

Abb. 4.2. Lichtmikroskopie: duktales invasives Mammakarzinom mit Hautinfiltration, intakte Epidermis am linken Bildrand, Hämatoxylin/Eosin-Färbung, Vergrößerung 200fach

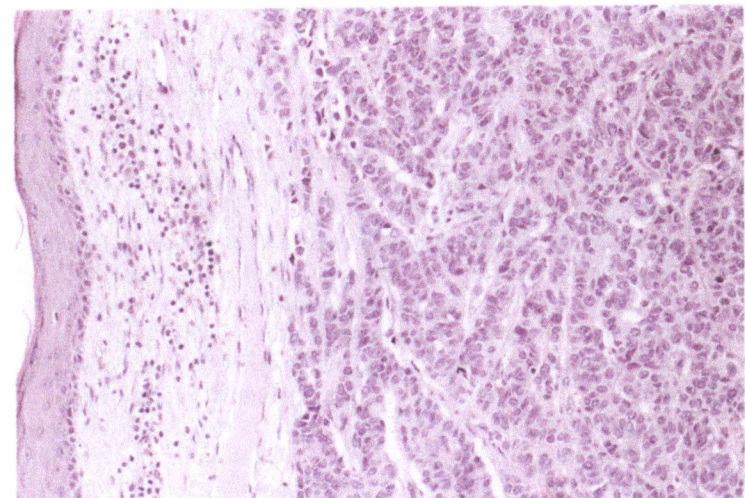

Abb. 4.3. 20 Objektträger mit gefärbten Stufenschnitten eines Portiokonus

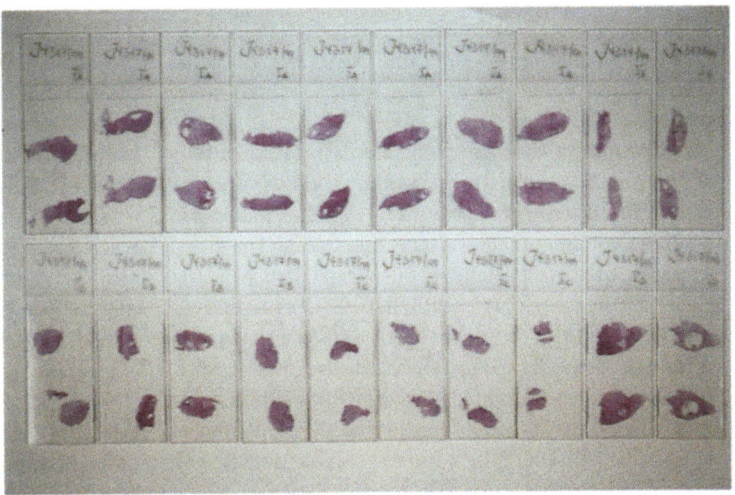

Bei sehr kleinen Biopsiepartikeln (<5 mm) und eiligen Befunden besteht die Möglichkeit einer sog. Schnelleinbettung, die das beschriebene Verfahren zeitlich abkürzt und deshalb nur bei kleinen Gewebeproben nicht zu deutlich schlechter interpretierbarer Morphologie führt. Bei einer Schnellfixierung/Schnelleinbettung liegt nach ca. 4-5 h ein gefärbtes Schnittpräparat vor.

Nur zu verständlich sind schnelle Diagnosestellungen für den klinischen Kollegen notwendig. Dabei darf jedoch nicht vergessen werden, dass qualitativ gute morphologische Diagnostik eine aufwendige technische Bearbeitung des Gewebes mit dem Ziel eines optimalen Gewebserhaltes zur Voraussetzung hat. *Mindestbearbeitungzeiten lassen sich nur auf Kosten der Qualität unterschreiten!* Auch die Erstellung der Diagnose am Mikroskop benötigt Zeit, denn Histopathologen sind „more than machines into which one can feed coloured slides at one end and expect quality controlled answers to pour out at the other" (Wright 1975).

Paraffinblöcke und Schnittpräparate können im Prinzip zeitlich unbegrenzt aufbewahrt werden. Limitierend sind nur Raumprobleme. Nach dem Positionspapier Qualitätssicherung in der Pathologie der Bundesärztekammer sind Pathologen gehalten, Schnittpräparate und Befunde mindestens 10 Jahre, Paraffinblöcke mindestens 3 Jahre zu archivieren.

So sind einmal gestellte Diagnosen jederzeit überprüfbar, zu verschiedenen Zeiten entnommene Gewebeproben eines Patienten lassen sich vergleichen und auch nach langer Archivierungszeit steht das Gewebe noch für neue Untersuchungsmethoden, z.B. neu entwickelte Antikörper in der Immunhistochemie, zur Verfügung.

Schnittpräparate und Paraffinblöcke können rund um die Welt versandt werden, um eine erste, zweite und dritte Meinung von Referenzpathologen einzuholen. Sammlungen von Schnittpräparaten eignen sich sehr gut zur Fortbildung und können im Rahmen von Ringversuchen zur Qualitätskontrolle weitergereicht werden. Lange vor der aktuellen Diskussion über Qualitätssicherung in der Medizin hat die „Internationale Akademie für Pathologie" gute und sehr gut besuchte Schnittseminare zur Fortbildung und Qualitätssicherung organisiert.

Unabdingbare Voraussetzung und in ihrer Bedeutung für eine gute Diagnostik nicht zu unterschätzen sind adäquate klinische Angaben. Klinische Kollegen halten das Ausfüllen von Begutachtungsanträgen häufig für einen sinnlosen, arbeitsschaffenden bürokratischen Akt. Die korrekte Angabe der wesentlichen klinischen Daten kann jedoch für die Zuverlässigkeit und Richtigkeit der pathologischen Diagnose gar nicht überschätzt werden. So kann z.B. die fehlende Information über eine stattgehabte Chemotherapie oder Bestrahlung einer Patientin zu einer Fehleinschätzung von Zellveränderung führen, die den Verdacht auf ein Malignom nahelegen. So ist eine differenzierte Diagnostik am Abrasionsmaterial ohne Kenntnis der Zyklusanamnese oder der Einnahme von Hormonpräparaten nicht möglich. So ist eine Klassifikation von Vaginalzysten ohne Kenntnis ihrer genauen Lokalisation nicht möglich.

Differenzierte klinische Angaben können auch die Treffsicherheit der Diagnostik erhöhen. Findet z.B. eine angegebene klinische Symptomatik nach Anfertigung von Standardschnitten und Standardfärbungen kein entsprechendes morphologisches Korrelat, so würden bei Kenntnis der Symptomatik zahlreiche weitere Spezialfärbungen zur gezielten Suche durchgeführt, bei Nichtkenntnis der Symptomatik die Untersuchungen beendet.

Begutachtungsanträge, die das Operationsmaterial begleiten, sollten neben Patientennamen und Geburtsdatum eine genaue Bezeichnung des Untersuchungsgutes, die wichtigsten klinischen Befunde und aktuelle klinische Untersuchungsergebnisse enthalten und Angaben über evtl. pathologisch-anatomische Voruntersuchungen machen. Klinisch-pathologische Konferenzen sind ein sehr gutes Forum zur Diskussion evtl. weiterer wichtiger organbezogener klinischer Angaben.

4.1.3 Immunhistochemie

Mit Einführung der Immunhistochemie haben sich die Horizonte und Möglichkeiten der morphologischen Gewebeuntersuchung ganz erheblich erweitert. Trotzdem sind immunhistochemische Methoden nur eine wichtige Ergänzung, nicht aber ein Ersatz der Lichtmikroskopie.

Als „Chemie auf morphologischer Ebene" vereinigt die Immunhistochemie Methoden der Biochemie und Immunologie mit denen der klassischen Histologie mit dem Ziel, Substanzen bzw. Antikörper im Gewebe nachzuweisen und diese gleichzeitig exakt zu lokalisieren. Der Nachweis von Proteinen erfolgt mittels einer Antigen-Antikörperreaktionen, der entstandene Antigen-Antikörperkomplex lässt sich nach Markierung mit verschiedenen Detektionssystemen für die lichtmikroskopische Untersuchung sichtbar machen. Die Detektion kann über fluoreszierende Verbindungen erfolgen (Immunfluoreszenz) oder mittels einer enzymatischen Reaktion (z.B. PAP-, APAAP-, ABC-Methode).

Durch die zunehmende Anwendung monoklonaler Antikörper stehen sehr spezifische Nachweismethoden zur Verfügung. Auch ist die Mehrzahl der heute kommerziell angebotenen Antikörper „paraffingängig", so dass die Beschränkung der Methode auf Gefriermaterial wegfällt.

Dies ist z.B. für die Bestimmung des Hormonrezeptorstatus (Östrogen- und Progesteronrezeptornachweis beim Mamma- oder Endometriumkarzinom) von besonderer Bedeutung.

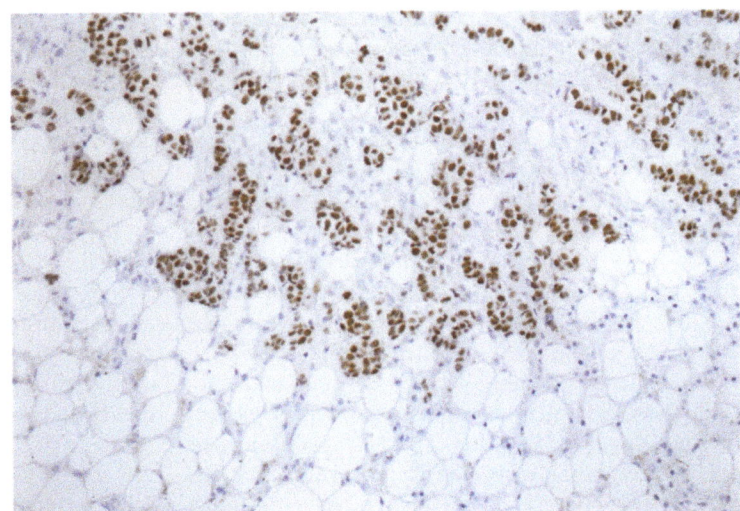

Abb. 4.4. Immunhistochemischer Östrogenrezeptornachweis im Mammakarzinom: kräftig positiv reagierende Karzinomzellkerne in der oberen Bildhälfte, nicht angefärbte Kerne im Fettgewebe der unteren Bildhälfte, Vergrößerung 200fach

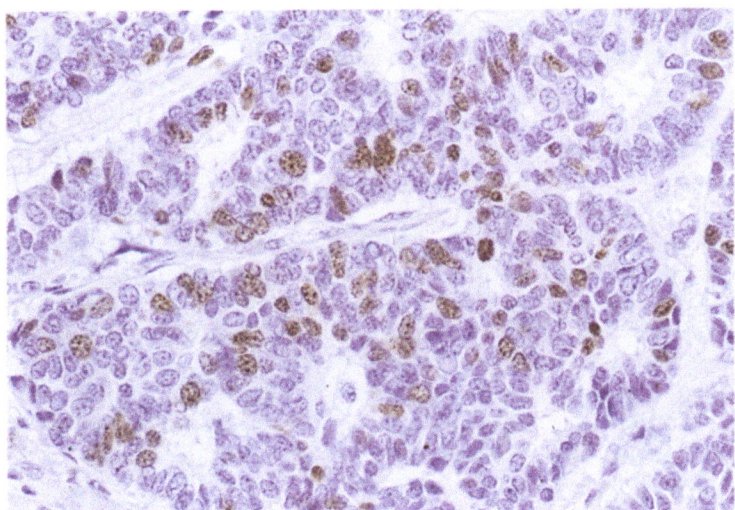

Abb. 4.5. Immunhistochemie: Expression des proliferationsassoziierten nukleären Antigens MIB-1 im invasiven duktalen Mammakarzinom, positive Kernreaktion, Vergrößerung 400fach

Als Nachweisverfahren der Steroidhormonrezeptoren stehen 2 Methoden zur Verfügung: Zum einen die biochemische Rezeptoranalyse am Frischgewebe mit dem Radioliganden Bindungsassay sowie die immunhistologische Detektion am Gefrier- oder Paraffinschnitt. Große Serienuntersuchungen haben ergeben, dass *die Ergebnisse dieser Methoden vergleichbar sind*, d. h. dass der Hormonrezeptorstatus zuverlässig am Paraffinmaterial ermittelt werden kann (▶ Abb. 4.4).

Das erleichtert und vereinfacht das Prozedere für den Operateur und den Pathologen, eine geplante Hormonrezeptorbestimmung erfordert keine gesonderte Behandlung des Operationsmaterials mehr, wie jede andere Gewebeprobe auch kann das Material bei Bedarf fixiert versandt werden.

Divergierende Befunde zwischen biochemischer und immunhistologischer Messmethode können auftreten: Die biochemische Methode weist zwar eine höhere Messgenauigkeit auf, die Analyse erfolgt aber „blind" aus einem Stückchen Tumor, das erfahrungsgemäß heterogen strukturiert sein kann und neben Tumorzellen auch Nekrosen, desmoplastisches Stroma und nicht neoplastische Komponenten wie ortsständiges Mamma- oder Fettgewebe enthalten kann. Die immunhistologische Untersuchung erfolgt „sehend" und bewertet die Rezeptorexpression in Bezug auf die exprimierende Zelle.

Bei diskrepanten Ergebnissen wird dem immunhistochemischen Befund ein höherer Rang zuerkannt. Für eine einheitliche semiquantitative Auswertung der Immunhistologie hat sich die Ermittlung eines immunreaktiven Scores nach Remmele und Stegner bewährt (Remmele u. Stegner 1987).

Der immunreaktive Score kann einen Wert von 0–12 annehmen, wobei die Abgrenzung rezeptorpositiver und -negativer Befunde bei 0–2 Punkten liegt. Maximalwert ist 12.

Breiten Einsatz findet die Immunhistologie auch zur unterstützenden Charakterisierung von Tumoren durch Antikörper, die für bestimmte Zell- bzw. Gewebetypen mehr oder minder spezifisch sind, z. B. Zytokeratine für epitheliale Zellen, Vimentin für mesenchymale Zellen und Desmin/Aktin für Muskelzellen. Bei Metastasen ermöglicht das Expressionsmuster bestimmter Antigene gewisse Rückschlüsse auf den Sitz des Primärtumors.

Zunehmende Bedeutung erfährt der immunhistologische Nachweis von proliferations- und zellzyklusassoziierten Antigenen (Ki-67 bzw. MIB-1). Die Bestimmung der Proliferationsaktivität eines Tumors kann ein Kriterium bei der Bewertung des Malignitätsgrades einer Neoplasie darstellen, allerdings nur ein Kriterium unter vielen! Bei verschiedenen gynäkologischen Tumoren besitzt die Proliferationsaktivität eines Tumors, wie z. B. auch die Bestimmung der DNA-Ploidie, eine gewisse prognostische Relevanz (▶ Abb. 4.5).

Durch den immunhistologischen Nachweis von Onkogenen und Tumorsupressorgenen ergeben sich weitere prognostische, diagnostische und in jüngster Zeit auch therapeutische Möglichkeiten. So steht z. B. ein monoklonaler Antikörper für die Therapie bestimmter Formen des Mammakarzinoms zur Verfügung, der gegen den HER-2-Rezeptor (erb-B2) auf der Tumoroberfläche gerichtet ist. Die Anwendung dieser Therapie setzt den immunhistologischen Nachweis einer HER-2-Überexpression voraus, die sich bei 25–30 % aller Mammakarzinompatientinnen findet. Diese Überexpression gilt auch als unabhängiger ungünstiger prognostischer Parameter (▶ Abb. 4.6).

4.1.4 Elektronenmikroskopie

In der Gynäkopathologie spielt die Elektronenmikroskopie keine wesentliche Rolle und wird in der Routinediagnostik nicht angewandt.

Ganz allgemein lässt sich konstatieren, dass die Beurteilung und die Interpretation morphologischer Veränderungen nicht immer mit zunehmender Vergrößerung leichter und richtiger werden.

4.1.5 Molekularpathologie

Molekularpathologische Methoden werden in der Pathologie zunehmend auch in der Routinediagnostik eingesetzt. Allem voran die sog. In-situ-Hybridisierung.

Die Methode der In-situ-Hybridisierung basiert auf der spezifischen Bindung einer markierten Nukleinsäureprobe an ihre komplementäre Nukleinsäuresequenz im Gewebe, die wiederum durch radioaktive und nichtradioaktive Detektionssysteme sichtbar gemacht werden kann. Mit dieser Technik können bestimmte DNA-Sequenzen auf Chromosomen lokalisiert werden. *In der diagnostischen (Gynäko-)pathologie wird die Methode hauptsächlich zum Nachweis von Virus DNA eingesetzt*, allem voran zum Nachweis humaner Papillomaviren in HPV-assoziierten Läsionen der Vulva und Zervix (▶ Abb. 4.7).

PCR (Polymerasekettenreaktion) und In-situ-PCR am Gewebe eignen sich ebenfalls zum Nachweis von Viren und Bakterien, haben bislang aber noch keinen wesentlichen Eingang in die gynäkopathologische Routinediagnostik gefunden.

4.1.6 Intraoperative Schnellschnittdiagnostik

Schnellschnitte, die intraoperativ eine Diagnose in ca. 7 min ermöglichen sollen, bedürfen einer anderen Gewebevorbehandlung als die konventionelle Histologie. Hier kommen Kältetechniken zur Anwendung.

Nativ entnommenes Gewebe wird in einem sog. Kryostaten tiefgefroren und geschnitten. Kryostate sind Instrumente, die ein von außen zu bedienendes Mikrotom in einer ebenfalls von außen einsehbaren Kühlkammer enthalten. Ein Härten und Schneidfähigmachen des Gewebes durch Gefrieren hat den Vorteil, dass längere Vorbehandlungen des Gewebes entfallen und so fertig gefärbte Schnittpräparate nach etwa 5 min vorliegen.

Die technische Durchführung eines Gefrierschnittes erfordert sehr geübtes und versiertes medizinisches Personal. Auch ist die morphologische Qualität von Gefrierschnitten deutlich schlechter als die von Paraffinschnitten, so dass auch an den diagnostisch tätigen Pathologen höhere Anforderungen gestellt werden. Schnellschnitte dürfen deshalb in der Regel nur von sehr erfahrenen Fachärzten begutachtet werden.

Trotzdem wird auch der kundigste Diagnostiker, und gerade dieser, dem Operateur gelegentlich mitteilen müssen, dass am Schnellschnitt eine definitive Diagnosestellung nicht möglich ist und die Entscheidung erst am Paraffinmaterial nach 1–2 Tagen gestellt werden kann. Es ist dann für den Operateur wichtig zu wissen, ob das intraoperativ entnommene Gewebe für eine Diagnosestellung am Paraffinmaterial ausreicht oder ob noch weitere Proben gewonnen werden sollten.

Die letzte Entscheidung, ob intraoperativ ein Schnellschnitt durchgeführt werden kann, muss immer in der Hand des Pathologen bleiben. Pathologen können und dürfen Schnellschnitte ablehnen, z. B. bei erheblicher Infektionsgefahr für das technische Personal, wenn z. B. Verdacht auf eine tuberkulöse Infektion der Patientin besteht.

Manchmal ist auch eine gewünschte Schnellschnittuntersuchung nach Erfahrung des Pathologen für die

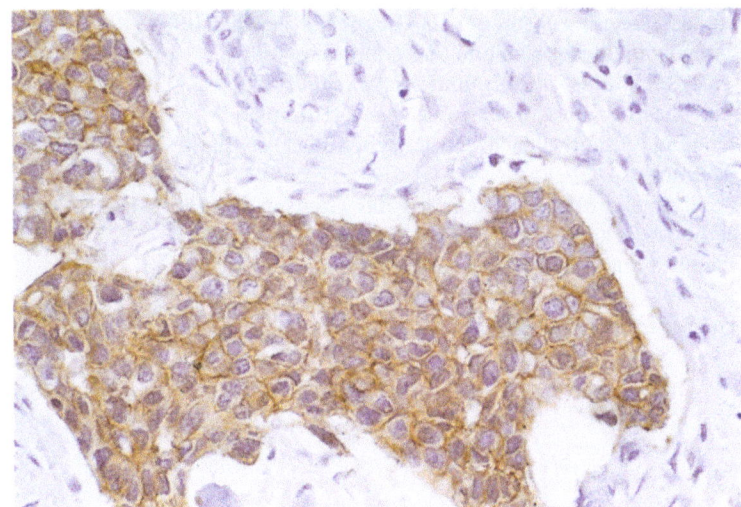

Abb. 4.6. Immunhistochemie: Expression von HER-2 im invasiven duktalen Mammakarzinom, feingranuläre Konturierung der Zellmembran, Vergrößerung 200fach

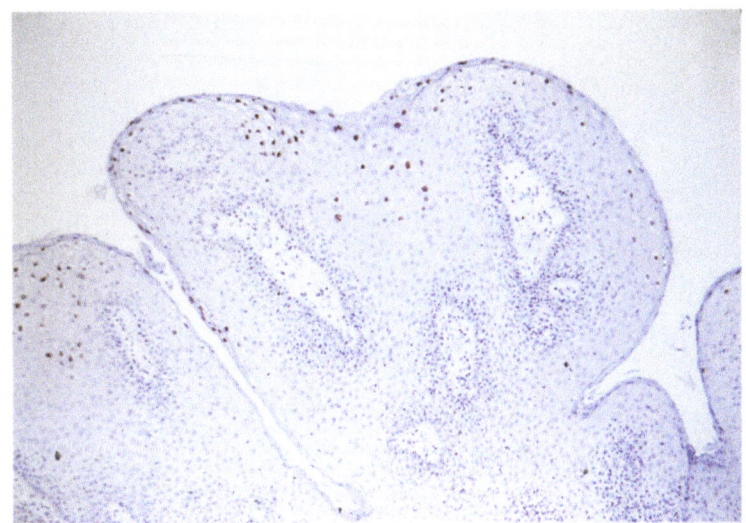

Abb. 4.7. In-situ-Hybridisierung: Condyloma accuminatum der Vulva, fingerförmige Epithelhyperplasie mit oberflächennahen Koilozyten, die die Expression von HPV 6/11 aufweisen, positive Kernreaktion, Vergrößerung 50fach

Diagnosesicherung ungeeignet. Das ist z. B. bei sehr kleinen Gewebeproben – sehr kleine Mammaexzisate, Abrasionsmaterial – der Fall. Bestimmte Gewebe sind in Schnellschnittechnik nicht oder nur sehr schwer zu bearbeiten. Knöchernes oder verkalktes Gewebe lässt sich nicht ohne vorangehende Entkalkung schneiden. Technisch sehr schwierig sind Gefrierschnitte von Fettgewebe. Dies hat besondere Bedeutung bei der Schnellschnittdiagnostik der Mamma.

Zur Qualitätssicherung werden Schnellschnittdiagnosen generell am Paraffinmaterial überprüft. Dazu wird das Gewebe wieder aufgetaut, nachfixiert und paraffineingebettet. Die dabei entstehenden Artefakte im Gewebe können auch die anschließende Diagnostik am Paraffinmaterial erschweren. Darüber hinaus ist zu beachten, dass durch den Schneidevorgang im Kryostaten und das anschließende „Umbetten" Gewebeverluste entstehen, die besonders bei kleinen Proben von erheblicher Bedeutung sein können.

Insgesamt bedeuten Schnellschnitte einen nicht unbeträchtlichen Arbeitsaufwand und sind nur indiziert, wenn ihre Ergebnisse unmittelbar intraoperative therapeutische Konsequenzen haben!

4.1.7 Zytologie

Last not least stellt die Zytopathologie ein mittlerweile in der Klinik etabliertes Diagnoseverfahren dar, das in der gynäkologischen Praxis vorwiegend zum Nachweis von Tumorzellen eingesetzt wird.

Die *Exfoliativ-Zytologie* gewinnt die Zellen mittels Direktabstrich vom zu untersuchenden Organ und wird

z. B. als Screening-Methode zur Diagnostik zervikaler Plattenepitheldysplasien und Malignome eingesetzt.

Die *Punktions- und Aspirationszytologie* findet z. B. beim Staging von Corpus- und Ovarkarzinomen Anwendung (Tumorzellnachweis in Aszites oder Peritonealspülung).

Bei einer profunden Kenntnis der Grenzen dieser Methode, die auch immer wieder eine Überprüfung der Diagnose durch eine histologische Untersuchung voraussetzt – besitzt die zytopathologische Diagnostik in erfahrenen Händen eine hohe Sicherheit.

Kleinere vaginale Operationen

5.1 Lagerung

Steinschnittlage steil (s. S. 42).

5.2 Instrumentarium

Kürettage-Set (s. S. 18).

5.3 Abrasio/Kürettage

Abrasio
- 1. Narkoseuntersuchung
- 2. Einstellen und Anhaken der Portio
- 3. Ausschabung der Zervix
- 4. Messung der Uterussondenlänge
- 5. Dilatation des Zervikalkanals
- 6. Ausschabung des Corpus uteri

Kürettage
- 1. Narkoseuntersuchung
- 2. Einstellen und Anhaken der Portio
- 3. Dilatation des Zervikalkanals bei Bedarf
- 4. Ausschabung des Corpus uteri

Die „Ausschabung" der Gebärmutter ist wohl der häufigste diagnostische und therapeutische Eingriff in unserem Fachgebiet, mit dem auch der Berufsanfänger zunächst konfrontiert wird.

Aus gynäkologischer Indikation wird die Abrasio vorgenommen, um Blutungsanomalien abzuklären, gelegentlich auch suspekte vaginalsonographische endometriale Strukturen einer histologischen Klärung zuzuführen. In therapeutischer Hinsicht kann insbesondere in der periklimakterischen Zeit oder bei anhaltenden Zyklusstörungen die Abrasio zur Abtragung hoch aufgebauter hyperplastischer endometrialer Wandschichten als therapeutischer Eingriff in Frage kommen.

Zur gezielten differentialdiagnostischen Klärung suspekter intrakavitärer Befunde bietet sich allerdings als diskreteres modernes Verfahren der Einsatz der Hysteroskopie an, der in unserem Lehrbuch unter den endoskopischen Verfahren beschrieben wird.

Unter dem französischen Terminus einer Kürettage wird im Allgemeinen die Abradierung des Uterus nach schwangerschaftsbedingten Veränderungen verstanden. Hierbei ist insbesondere an die Abortküretttage bzw. die postpartale Nachräumung bei Verdacht auf unvollständige Plazenta zu erwähnen.

Nun erfolgt in Narkose zunächst eine ausführliche bimanuelle Untersuchung zur Abgrenzung der Größe und Lage sowie Beweglichkeit der Gebärmutter und zur Beurteilung der Adnexe bzw. suspekter intrapelviner Raumforderungen. Diese Untersuchung wird bedarfsweise durch eine rektovaginale Palpation, z. B. zur Beurteilung der Parametrien, ergänzt. Die präoperative Erhebung eines Tastbefundes soll nicht nur die günstigen Untersuchungsbedingungen bei der analgesierten und relaxierten Patientin nutzen, sondern dient direkt der Bestimmung der Uterusflexion. Man unterscheidet anteflektierte, gestreckte und retroflektierte Situationen. Dies ist wichtig, um bei der Ausschabung das Risiko einer Perforation zu minimieren.

Man setzt nun das mit einem Gewicht beschwerte hintere Blatt ein, ein vorderes Breisky-Blatt drängt die Scheidenwand zurück, die Portio vaginalis uteri kommt zur Darstellung (▶ Abb. 5.1).

Die Portio wird mit 2 Kugelzangen angehakt, die paramedian im Bereich der vorderen Muttermundlippe greifen (▶ Abb. 5.2).

Dadurch wird der Uterus gestreckt. Jetzt erfolgt die Ausschabung der Zervix mit einer kleinen, scharfen Kürette (▶ Abb. 5.3).

Mit der Uterussonde wird vorsichtig die Länge des Uterus bestimmt. Die Uterussonde wird durch den Zervikalkanal nach kranial vorgeschoben, bis sie auf Widerstand trifft (▶ Abb. 5.4).

Zur Abrasio aus gynäkologischer Indikation verwendet man scharfe Küretten verschiedener Größe. Zur Applikation der Küretten ins Cavum uteri ist in der Regel jetzt eine Dilatation des Zervikalkanals mit Hegar-Dilatationsstiften bis zu 7–8 mm nötig (▶ Abb. 5.5).

Nach Dilatation des Zervikalkanals wird mit der Kürette in systematischer Reihenfolge das Cavum uteri ausgeschabt (▶ Abb. 5.6).

Kapitel 5 · Kleinere vaginale Operationen

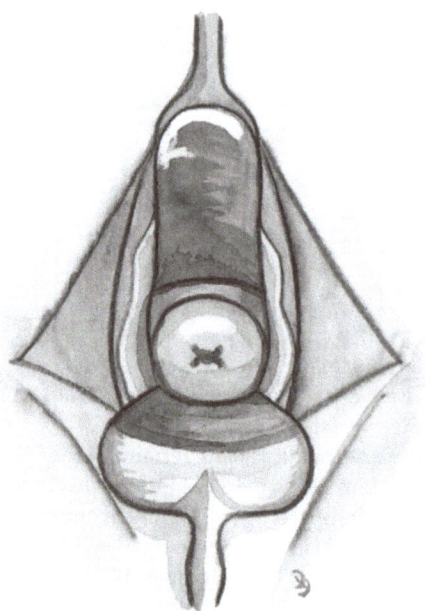

Abb. 5.1. Darstellung der Portio

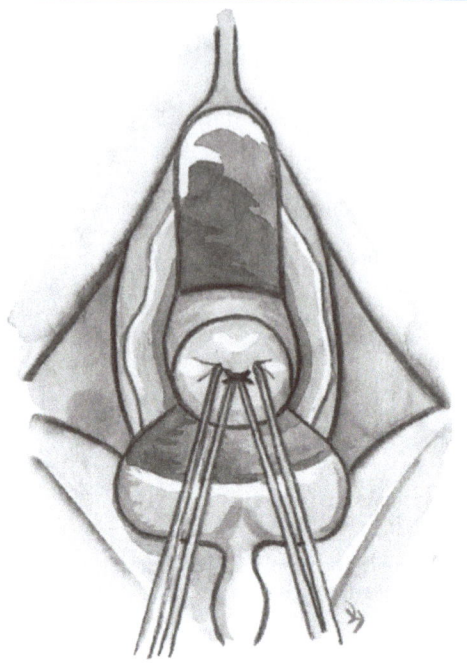

Abb. 5.2. Anhaken der vorderen Muttermundlippe

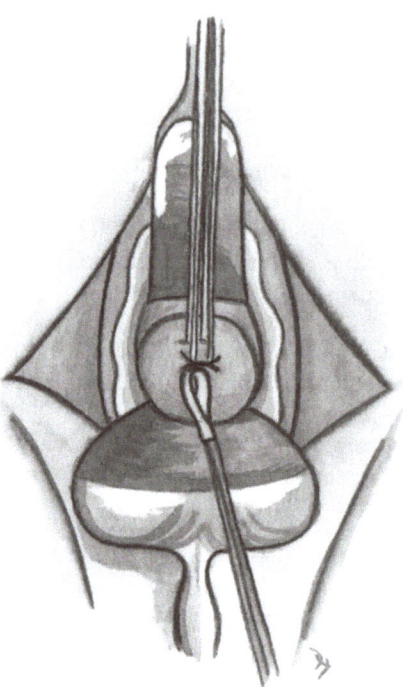

Abb. 5.3. Ausschabung der Cervix uteri

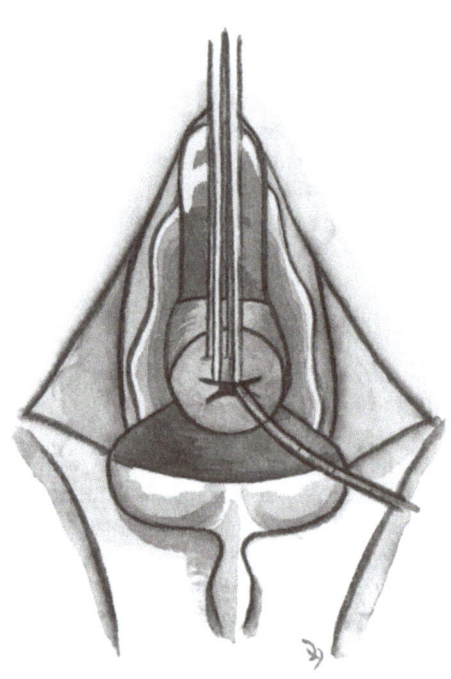

Abb. 5.4. Sondierung des Uterus

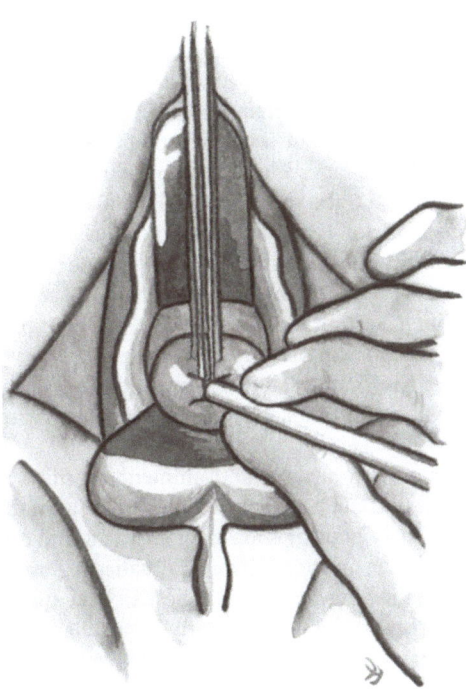

Abb. 5.5. Dilatation des Zervikalkanals

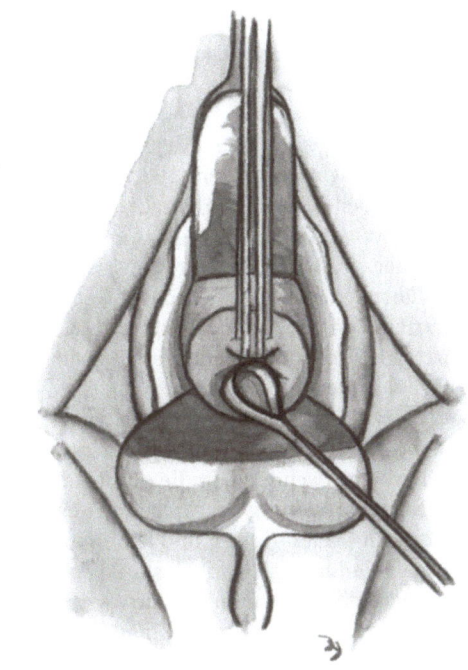

Abb. 5.6. Ausschabung des Corpus uteri

Unter einer fraktionierten Ausschabung versteht man eine getrennte Ausschabung von Zervix und Corpus uteri. Dies wird unter der Vorstellung durchgeführt, bei suspekten malignen Veränderungen des Uterus zwischen einem Befall der Zervix und des Corpus uteri unterscheiden zu können. Bekanntermaßen ist dieses antiquierte Verfahren der fraktionierten Abrasio aufgrund einer hohen positiven und negativen Fehlerquote wohl kaum geeignet, insbesondere im Falle des Endometriumkarzinoms, zwischen einem ausschließlichen Befall des Corpus uteri sowie einem Übergreifen des Karzinombefalls auf die Zervix uteri insbesondere in Zweifelsfällen sicher zu unterscheiden. Besser eignet sich hierzu die bereits erwähnte endoskopische Methode der Hysteroskopie. Wir nehmen deshalb von der sog. fraktionierten Abrasio Abstand. Der Hinweis auf schwerwiegende therapeutische Konsequenzen im Falle eines im Abradat nachgewiesenen Zervixbefalls des Endometriumkarzinoms kann nicht greifen, da in aller Regel bei diesem älteren, mit mehreren internistischen Risiken und Adipositas belasteten Patientenkollektiv wohl kaum eine Ausweitung der Indikation zur radikalen Hysterektomie nach Wertheim gefunden wird. Solche Überlegungen sind zu theoretisch und gehen an der Wirklichkeit einer sachgerechten und risikominimierten Behandlung des uns anvertrauten Patientenkollektivs vorbei. In all den Fällen, in denen bei jüngeren Patientinnen ein zweifelhafter Befund erhoben wird, muss man für eine exakte Operationsvorplanung, die dann auch die Möglichkeit einer erweiterten Hysterektomie

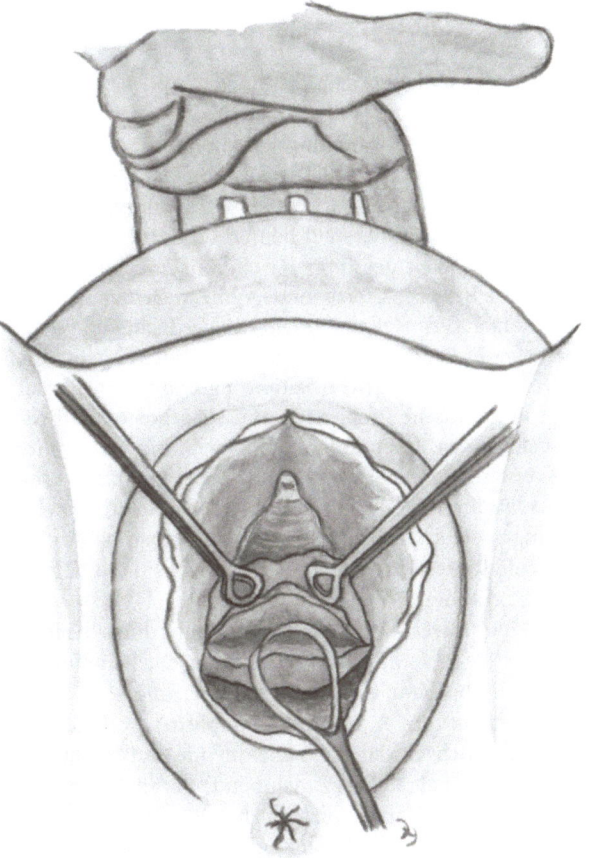

Abb. 5.7. Postpartale Kürettage

einschließt, sicherlich auf modernere Verfahren wie die Hysteroskopie mit gezielter Biopsie zurückgreifen.

Am Ende des Eingriffs sollen speziell die Tubenwinkel mit einer kleineren scharfen Kürette abradiert werden.

Die Abortkürettage geschieht mit größeren stumpfen Küretten, hierbei wird nach dem gleichen Prinzip die Innenwandung der Gebärmutter abradiert.

Durch schwangerschaftsbedingte Gewebeauflockerungen besteht ein höheres Perforationsrisiko, das bei der Durchführung des Eingriffs bedacht werden sollte. Intraoperativ geben wir zur Tonisierung des Uterus bei Abortkürettagen bereits während des Eingriffs Syntometrin als Bolusinjektion.

Besondere Vorsicht ist bei der unmittelbar postpartal erfolgenden Kürettage zur Entfernung plazentarer Reste geboten. Hierbei verwendet man die größten stumpfen Küretten. Nach Tonisierung des Uterus mit einer Methergin-Oxytozin-Dauerinfusion und abdominalem Gegenhalten des Fundus uteri mit der linken Hand des Operateurs wird die Kavuminnenfläche vorsichtig abradiert. Bei der postpartalen Kürettage fasst man die Muttermundränder mit flachen, breiten atraumatischen Klemmen, die von der Assistenz während der Ausschabung unter Zug gehalten werden (▶ Abb. 5.7).

5.3.1 Behandlungskomplikationen

Die häufigste Behandlungskomplikation der Abrasio bzw. Kürettage stellt die Perforation der Gebärmutter dar. Im typischen Fall erfolgt diese transmuskulär intraperitoneal. Der Operateur bemerkt dies meist durch eine Möglichkeit des immer weiteren Vorschiebens der Kürette bzw. der Uterussonde, ohne auf einen Gewebewiderstand zu stoßen. Besteht der Verdacht auf ein derartiges Ereignis, soll der Abrasionsversuch abgebrochen werden. Die Patientin erhält intraoperativ eine einmalige antibiotische Prophylaxe und wird postoperativ zur frühzeitigen Erkennung möglicher Blutungen in ihren Kreislaufparametern überwacht. Meist bleibt das Ereignis kurzfristig folgenlos, d. h. es tritt keine größere Blutung auf. Auch die Komplikation einer postoperativ sich manifestierenden Peritonitis nach Abrasio mit Perforation ist selten.

Eine schwere Komplikation stellt allerdings die intraoperative Perforation des Corpus uteri ins Parametrium dar. Hierbei kann es zu einer parametranen Läsion von Seitenästen des A.-uterina-Gefäßplexus kommen, die sich klinisch entweder als zunehmende Blutung aus dem Zervikalkanal oder als zunehmende parametrane parakolpane Raumforderung äußern. In solchen Fällen sind die Patientinnen im Rahmen der postoperativen Überwachung rechtzeitig einer definitiven Intervention zuzuführen. Um den Blutungsherd im Parametrium zu beseitigen, wird es zumeist nötig sein, den Uterus auf abdominalem Wege zu exstirpieren.

Bei unmittelbar postpartal erfolgenden Kürettagen zur Entfernung vermeintlicher Plazentaanteile stößt man gelegentlich auf fester sitzende Gewebeinfiltrationen im Sinne einer Placenta accreta/increta. Trotz der intravenösen Gabe von Uterotonika und einer sorgfältig durchgeführten Kürettage ist die verstärkte postpartale transuterine Blutung nicht zu stoppen. Auch bei intramuraler oder intrakavitärer Anwendung von Prostaglandinen kommt in diesen Fällen die Blutung nicht zum Stillstand. In diesen Fällen ist rechtzeitig vor Eintritt der Kreislaufdestabilisierung und einer Verlustkoagulopathie die Indikation zur Uterusexstirpation zu stellen.

Bei der Perforation im Zusammenhang mit Abortkürettagen und bei postpartalen Eingriffen wird die Patientin ebenso intensiv kreislaufüberwacht und erhält eine einmalige intraoperative antibiotische Prophylaxe. Eine Gefährdung der Patientin besteht bei eingetretener Kreislaufinstabilität bzw. nicht beherrschbarer Blutung. Dies zwingt zu schnellem und effektivem Handeln.

5.4 Konisation

▶ 1. Einstellen der Portio
▶ 2. Jodprobe
▶ 3. Seitliches Anhaken der Portio
▶ 4. Infiltration der Portio zur Vasokonstriktion
▶ 5. Ausschneidung des Portiokonus
▶ 6. Ausschabung der Restportio
▶ 7. Sondierung des Uterus
▶ 8. Dilatation des inneren Muttermundes
▶ 9. Ausschabung des Corpus uteri
▶ 10. Elektrokoagulation des Wundkraters

Ein weiterer kleinerer Genitaleingriff ist die Konisation zur histologischen Überprüfung suspekter Zervixbefunde. Wir führen die Konisation nach vorheriger Markierung suspekter Areale der Ektozervix durch die Schiller-Jodprobe durch. Dabei wird mit einem Tupfer Jod-Kaliumjodid-Lösung (Lugol) auf die Portio aufgebracht. Die in den Plattenepithelzellen der oberflächlichen Portioschichten eingelagerten Glykogenmoleküle binden das angebotene Jod und verfärben sich daraufhin dunkelbraun. Trophisch gestörte Zellverbände lagern weniger oder gar kein Glykogen ein und färben sich entsprechend geringer, so dass suspekte Areale jodhell oder jodnegativ erscheinen. Die jodnegativen Areale sind besonders sorgfältig durch Lupenvergrößerung (Kolposkopie) zu observieren, suspekte Veränderungen sollten gezielt mit einer Biopsiezange überprüft werden. Besteht der Verdacht eines klinischen Zervixkarzinoms mit ulzerösen oder exophytischen Prozessen an der Por-

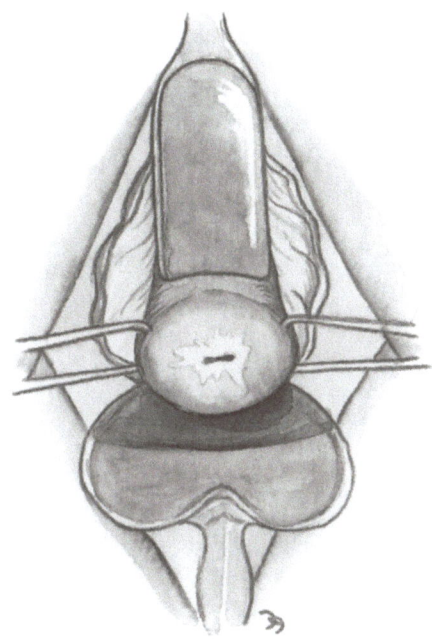

Abb. 5.8. Darstellung des jodnegativen Areals an der Portio

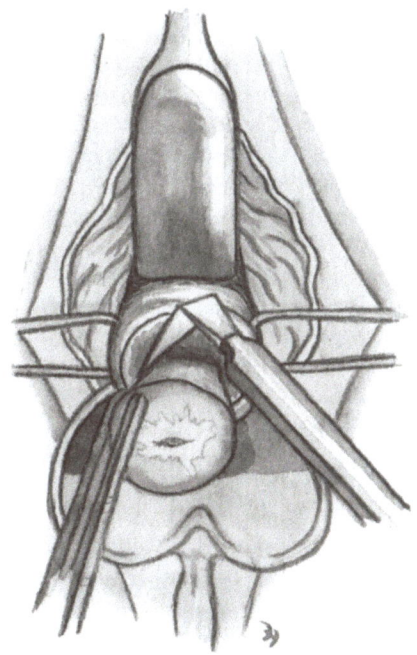

Abb. 5.9. Ausschneiden des Portiokonus

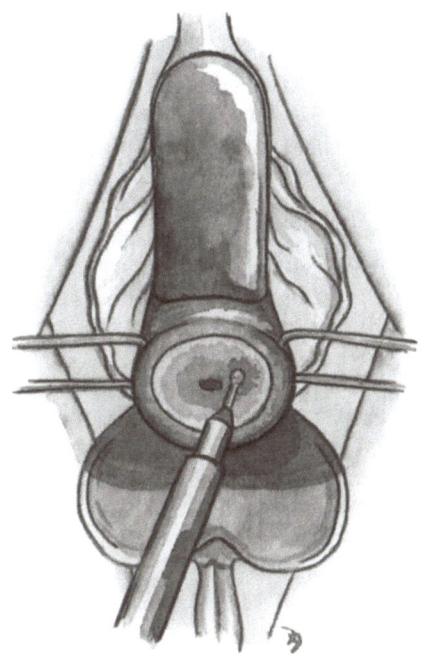

Abb. 5.10. Koagulation des Wundkraters

tio, sind diese durch Biopsie und nicht durch Konisation zu klären.

Die Konisation ist die Methode der Gewebeentnahme, die am sichersten zwischen den Vorstufen eines klinischen Karzinoms und einem Mikrokarzinom die Abgrenzung erlaubt. Abhängig vom Lebensalter der Patientinnen wird je nach Lage der Transformationszone zwischen glandulärem Zylinderepithel und Plattenepithel der Cervix uteri in der Prämenopause ein niedriger flacher Konus und in der Postmenopause ein hoher spitzer Konus gewählt. In beiden Fällen müssen alle jodnegativen Areale der Portiooberfläche eingeschlossen sein. Durch das Hochwandern der Zylinderepithel-/Plattenepithelgrenze mit Versiegen der ovariellen Steroidproduktion muss die Form des Konus angepasst werden.

Nach Desinfektion und Katheterisierung der Harnblase erfolgt die ausführliche Narkoseuntersuchung. Hierbei werden die Größe, Form und Mobilität des Uterus beurteilt, die Adnexregionen bzw. pelvine Raumforderungen werden beschrieben. Der Zustand des Parametriums wird mit der rektovaginalen Palpation überprüft.

Mit einem Selbsthaltespekulum nach Scherback und 3 Breisky-Spekula werden die Vagina entfaltet und die Portio vaginalis uteri eingestellt. In dieser Phase führen wir die Schiller-Jodprobe durch. Die Portio wird nun beidseits lateral bei 3 Uhr und 9 Uhr mit Kugelzangen außerhalb des jodnegativen Areals angehakt und von den beiden Assistenten unter Zug gehalten (▶ Abb. 5.8).

Die Konisation führen wir als scharfe Messerkonisation mit einem hierfür gewinkelt gefertigten Messer durch. Vor der Exzision des Konus wird als Vasokonstriktor Suprarenin (Epinephrin 1:1000) in einer Verdünnung 1:100 mit einer dicklumigen Kanüle bei 12, 3, 6 und 9 Uhr in das Portiomassiv injiziert. Mit dieser Lösung kann eine effektive Vasokontriktion zur Reduktion der Blutungsbereitschaft durchgeführt werden.

Nach Einwirken des Vasokonstriktors wird nun der Konus mit dem Konisationsmesser heraus modelliert. Dies geschieht am besten durch kräftige beherzte Bewegungen des Konisationsmessers in der rechten Hand des Operateurs, zur Unterstützung kann der Operateur mit einer chirurgischen Pinzette in der linken Hand den zu entfernenden Exzisionsrand des Konus anspannen (▶ Abb. 5.9).

Die Einlage eines zusätzlichen Konisationsstiftes in den Zervikalkanal hat sich nicht bewährt. Nach Exzision des Kegels' sieht man die durch den Vasokonstriktor blasse Wundfläche. Das Präparat wird zur exakten histologischen Beurteilung z. B. bei 12 Uhr mit einem Faden markiert.

An die Konisation schließt sich wie beschreiben eine Abrasio der Restzervix und des Corpus uteri an. Zur Blutstillung gehen wir ausschließlich elektrochirurgisch vor. Mit einer Kugelelektrode wird der Konisationskrater ausgiebig verschorft (▶ Abb. 5.10).

Vor der Anlage von verschließenden Nähten, sog. Sturmdorf-Nähten, warnen wir ausdrücklich, da diese auch die weitere Metaphylaxe erschweren und zu einer unphysiologischen Einstülpung der Wundränder führen. Am Ende des Eingriffs werden der verschorfte Konisationskrater mit PVP-Salbe (Betaisodona) abgedeckt und die Scheide tamponiert. Durch die vaginale Tamponade kommt es zu einer urethralen Einengung, ein transurethraler Katheter wird für 24 h, zeitgleich mit der vaginalen Tamponade, angelegt.

Bei diesem Verfahren ist postoperativ insbesondere darauf zu achten, dass zwischen dem 5. und 10. Tag die koagulierten Wundschorfe abgestoßen werden, so dass erneut mit dem Auftreten von Blutungen gerechnet werden muss. Der Wundkrater heilt narbenfrei ab, eine neue Portio vaginalis uteri rekonstruiert sich.

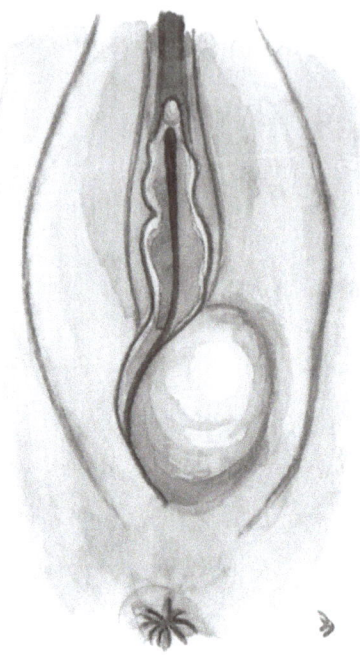

Abb. 5.11. Pralle Retentionszyste

5.5 Marsupialisation der Bartholin-Pseudozyste

▶ 1. Stichinzision am medialen Zystenrand
▶ 2. Abstrichentnahme
▶ 3. Spreizung der Inzision
▶ 4. Austastung der Pseudozyste
▶ 5. Säumen des Zystenrands mit dem Hautrand
▶ 6. Drainageneinlage

Als weiterer kleinerer gynäkologischer Eingriff begegnet dem Anfänger die Inzision, Drainage und Marsupialisation des Bartholin-Pseudoabszesses.

Durch Infektion der Bartholin-Drüse entsteht in den lateralen hinteren Bereichen des Introitus vaginae, in typischer Weise beide Labien vorwölbend, eine extrem druckdolente, pralle Raumforderung, dem Bartholin-Pseudoabszess entsprechend (▶ Abb. 5.11).

In einigen Fällen ist das floride Geschehen bereits beseitigt, so dass sich eine indolente Bartholin-Pseudozyste präsentiert. Zur wirksamen Verhinderung von Rezidiven bzw. einem Wiederauffüllen aus restlichen Zystengängen hat es sich bewährt, den Zystenbalg mit seinem Rand am Ausführungsgang in den Introitus zu marsupialisieren.

Zwischen Zeigefinger und Daumen der linken Hand des Operateurs hält dieser die pralle Zyste nach medial dem Introitus vaginae entgegen und legt von Seiten des Introitus vaginae am medialen Rand mit dem Skalpell eine Stichinzision an (▶ Abb. 5.12).

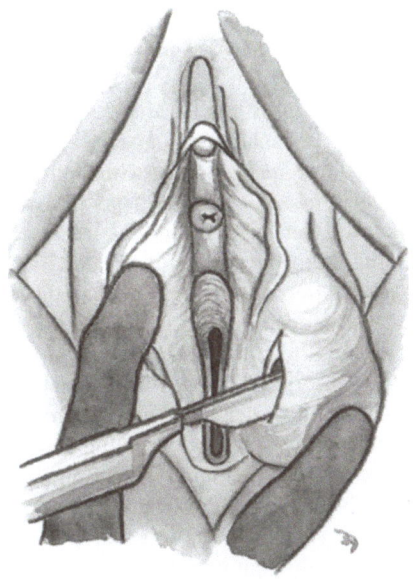

Abb. 5.12. Mediale Stichinzision

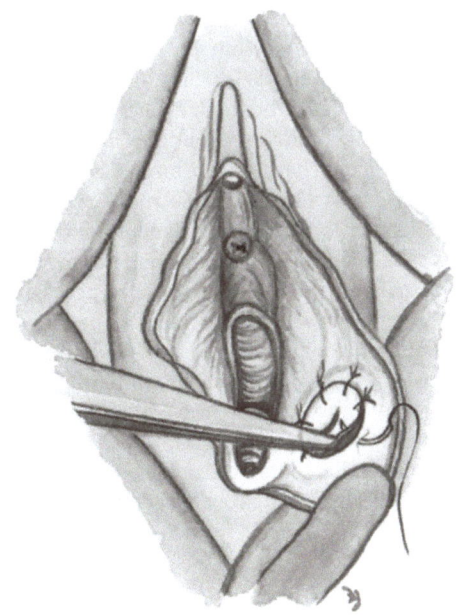

Abb. 5.13. Säumen des Zystenrandes mit dem Hautrand

Im Rahmen der infektiösen Pseudozyste entleert sich reichlich Pus, von dem ein mikrobiologischer Abstrich entnommen wird. Bei ausschließlichen Retentionszysten entleert sich die Flüssigkeit. In beiden Fällen kollabiert der Zystenbalg. Die Inzision wird nun mit der Präparierschere, die geschlossen eingeführt und in der Höhle eröffnet wird, stumpf erweitert und anschließend digital ausgetastet, um etwaige Septen zu durchtrennen. Durch diese breite Öffnung der Inzisionswunde hat man nun Zugang zum Boden des Zystenbalgs. Das Prinzip der Marsupialisation besteht darin, den Rand dieses Zystenbalgs mit dem Hautrand durch Einzelknopfnähte (Vicryl 2-0 SH) zu säumen (▶ Abb. 5.13).

Im Falle entzündlicher, florider Pseudozysten legen wir in die Wundhöhle postoperativ eine Lasche zur Drainage ein.

Das Ausschälen von nichtentzündlichen Bartholin-Pseudozysten aus der Umgebung hat sich nicht bewährt, wir raten von diesem Verfahren ab.

5.6 Lasertherapie an der Vulva

Der Frauenarzt sieht sich häufig mit therapiebedürftigen Hautveränderungen der Vulva konfrontiert, die aufgrund der topographischen Verhältnisse einer subtilen Oberflächenbehandlung bedürfen. Für dieses Indikationsspektrum eignet sich der Einsatz der Lasertechnik in ganz besonderem Maße, da hierbei unter Schonung der darunterliegenden Strukturen gezielt bestimmte Hautschichten abgetragen werden können.

Zum besseren Verständnis, worauf es beim Operieren mit dem Laser ankommt, sei an dieser Stelle ein kurzer Ausflug in physikalisch-technische Aspekte dieses Verfahrens erlaubt.

5.6.1 Physikalische Grundlagen

LASER steht für „Light Amplification by Stimulated Emission of Radiation" (Lichtverstärkung durch stimulierte Strahlungsemission). In einem laseraktiven Medium, das einem Strahlungsfeld ausgesetzt wird, entsteht durch Freisetzung von Photonen eine verstärkte elektromagnetische Welle mit gleicher Ausbreitungsrichtung, Schwingungsebene und Frequenz wie das bestehende Strahlungsfeld.

In praktische Anwendung umgesetzt bedeutet dies, dass in einem laseraktiven Material durch Energiezufuhr elektromagnetische Wellen erzeugt werden, die in einem Resonator selektiv (d.h. nur in einer Ausbreitungsrichtung) verstärkt und als Laserstrahl emittiert werden. Dadurch hat Laserlicht 2 besondere Eigenschaften im Gegensatz zum natürlichen Licht: es ist monochromatisch = einfarbig (bei Reinheit des Lasermediums), d.h. die Wellenlänge liegt in einem sehr engen

Bereich, und es ist kohärent = gebündelt, d. h. die elektromagnetischen Wellen verlaufen parallel. Somit können sie durch optische Linsen punktgenau fokussiert werden, so dass eine hohe Energiedichte erreicht wird.

Die Wellenlänge und damit die Farbe des Laserlichtes hängt vom verwendeten Lasermedium, ab. In medizinischen Lasergeräten kommen Argon, Kohlendioxyd, Neodym oder seltener Erbium zum Einsatz. Das Licht des Argonlasers liegt im grünen Spektralbereich (Wellenlänge 0,5 µm), das des CO_2-Lasers weit im Infrarotbereich (Wellenlänge 10,6 µm), der Neodym-YAG-Laser hingegen kann Licht unterschiedlicher Wellenlänge erzeugen, die beste Leistungsausbeute liegt bei 1,06 µm.

Die Anwendung von Lasergeräten in der Medizin beruht in erster Linie auf der thermischen Wirkung des Laserlichtes, die direkt von der Absorption im Gewebe abhängt. Je stärker die Absorption in einer Gewebeschicht ist, desto ausgeprägter ist die oberflächliche Erwärmung des Gewebes und um so geringer ist die Tiefenwirkung. Die Absorption des Lichtes nimmt mit seiner Wellenlänge zu, das Licht des CO_2-Lasers wird bereits in den oberflächlichen Gewebeschichten vollständig absorbiert, der Neodym-YAG-Laser zeichnet sich durch seine ausgeprägte Tiefenwirkung aus. Der Argonlaser, der in unserem Fachbereich kaum eingesetzt wird, nimmt eine Sonderstellung durch eine besondere Absorptionseigenschaft des grünen Lichtes ein, das im Gewebewasser kaum absorbiert wird, jedoch sehr stark in Hämoglobin, so dass er sich besonders zur Koagulation von Blutgefäßen eignet, ohne die darüberliegenden Gewebeschichten zu zerstören.

Durch die oberflächlich sehr starke Wärmewirkung ohne nennenswerte Tiefenwirkung eignet sich der CO_2-Laser sehr gut zum Schneiden von Gewebe oder Abtragen (Verdampfen) oberflächlicher Gewebeschichten, der Neodym-YAG-Laser jedoch zur tiefen Koagulation oder Destruktion von Gewebe. Die Ablenkung des Laserstrahls und somit die Zuführung zum Operationsgebiet erfolgt beim langwelligen Licht des CO_2-Lasers über mehrere Spiegel in einem gelenkigen Spiegelarm, beim Neodym-YAG-Laser ist die Lichtleitung auch wesentlich vorteilhafter über flexible Glasfasern möglich. Über diese ummantelten Glasfasern (Fiberoptiken) kann das Licht direkt oder über eine aufgesetzte Saphirspitze im Kontaktverfahren auch zum Schneiden von Gewebe eingesetzt werden, mit vornehmlicher Anwendung in Hohlorganen.

5.6.2 Laservaporisation von Condylomata accuminata

Zu Beginn des Eingriffs wird die gesamte Vulva einschließlich der Perianalregion genauestens auf kleinste spitze Kondylome inspiziert. Anschließend erfolgt die Spiegeleinstellung zur genauen Inspektion von Portiooberfläche und der Vaginalwände. Zur besseren Sichtbarmachung kann die Haut mit 3%iger Essigsäurelösung abgetupft werden. Dadurch quellen die oberflächlichen, teils blumenkohlartig wuchernden spitzen Kondylome auf und erhalten eine weißliche Oberfläche.

Das CO_2-Lasergerät wird nun betriebsbereit gemacht, man wählt in der Regel einen kontinuierlichen Bestrahlungsmodus mit einer Leistung von 6–8 W. Mit dem Handstück wird nun unter Beachtung des roten Indikatorstrahls die richtige Entfernung gewählt – der Laserstrahl sollte leicht defokussiert sein.

Zunächst werden ein oder mehrere spitze Kondylome zur histologischen Untersuchung reseziert. Makroskopisch suspekte Areale müssen ebenfalls biopsiert werden.

Die Hautläsionen werden nun in systematischer Reihenfolge verdampft, so dass auch die gesamte Tiefe der Epithelschicht sowie ein 1–2 mm breiter Randsaum mitgenommen wird. Das Korium der Haut bleibt erhalten, so dass auf diese Weise keine Blutung auftritt und die Wundheilung ohne Narbenbildung erfolgt. Eine zu tiefe Vaporisation führt zu Narbenbildung nach Abheilung, eine zu oberflächliche dagegen birgt das Risiko eines Weiterwachsens des Kondyloms. An der Scheidenhaut, die von nichtverhornendem Plattenepithel bedeckt ist, kann es sehr leicht bei zu tiefer Vaporisation zu intraoperativ unangenehmen Blutungen kommen. Vor allem bei schwangeren Patientinnen ist dies zu bedenken. Unter Umständen ist dann eine Laserkoagulation, die mit einer Leistung von 5 W versucht werden sollte, nicht mehr erfolgreich, so dass man bevorzugt eine Umstechung durchführt (Vicryl 2-0 SH).

Am Ende des Eingriffs werden die behandelten Areale der Vulva mit Sofratüllgaze abgedeckt.

5.6.3 Behandlung von vulvären intraepithelialen Neoplasien

Zunehmend häufiger werden dysplastische Veränderungen der Vulva, die noch auf das Epithel begrenzt sind, diagnostiziert. Als echte Karzinomvorstufen, wie es das Carcinoma in situ oder der Morbus Bowen sind, bedürfen sie einer stadiengerechten Therapie, die in einer vollständigen Abtragung des Epithels in dem betroffenen Areal besteht. Der dafür geprägte Fachterminus ist „Skinning vulvectomy". Hierfür eignet sich die Laserchirurgie wie sonst keine Methode.

Um flächige Vaporisationen gleichmäßig durchführen zu können, ist für herkömmliche CO_2-Lasergeräte ein zusätzliches elektronisch gesteuertes Modul zur Ablenkung des Laserstrahls erforderlich. In einer für das Auge nicht wahrnehmbaren hohen Geschwindigkeit wird der fokussierte Laserstrahl gleichmäßig über eine Fläche mit einem Durchmeser von mehreren Millimetern geführt, so dass hier eine einheitliche Vaporisationstiefe entsteht.

Zu Beginn des Eingriffs wird der Collins-Test durchgeführt, d. h. die Vulva wird mit Toluidinblaulösung abgetupft und anschließend mit Essigsäure abgewaschen, danach trockengetupft. Dysplastische Epithelareale färben sich blau an. Durch multiple Biopsien muss im Vorfeld bereits eine invasive Komponente ausgeschlossen worden sein.

Nun wird der Laser auf kontinuierlichen Bestrahlungsmodus bei einer Leistung von 8–10 W im Spezialmodus für flächige Vaporisation programmiert.

Alle blau angefärbten Areale werden mit einem Sicherheitssaum unter Mitnahme der gesamten Epithelschicht oberflächlich vaporisiert. Mit langsamen, gleichmäßigen Bewegungen muss man auf eine homogene Behandlung der gesamten Fläche achten. Auch in diesem Falle heilt die Wunde ohne Narbenbildung ab.

Am Ende des Eingriffs applizieren wir Sofratüllgaze auf die Wundflächen. Zur weiteren Abheilung werden unterstützend Sitzbäder mit Tannolact sowie die lokale Applikation von östrogenhaltiger Creme verordnet.

Abdominale Operationen

Die abdominalen gynäkologischen Operationen werden von 2 typischen Zugangswegen ausgeführt, vom suprasymphysären Faszienquerschnitt nach Pfannenstiel und vom medianen Unterbauchlängsschnitt.

Der letztere Zugangsweg ist als das typische Verfahren für alle „großen" abdominalen Eingriffe anzusprechen. Hierzu zählen die onkologischen Eingriffe mit optimaler Darstellung des gesamten kleinen Beckens und zur Austastung der Beckenwand. Darüber hinaus sind auch begleitende allgemeinchirurgische Techniken am Darm sowie die Darstellung des Retroperitoneums nur von diesem Zugang optimal zu bewältigen.

Für den – in jüngerer Zeit geringer werdenden – Anteil gynäkologischer abdominaler Eingriffe, die nicht die maximalen Expositionsverhältnisse des kleinen Beckens wie für onkologische Eingriffe erfordern, bleibt als typischer Zugangsweg der suprasymphysäre Faszienquerschnitt nach Pfannenstiel. Dieser Zugangsweg ist auch der Laparotomieweg zur Sectio caesarea.

6.1 Lagerung, Desinfektion, Abdeckung

Steinschnittlage flach (s. S. 41).

6.2 Instrumentarium

Abdominal-Set (s. S. 18).

6.3 Medianer Unterbauchlängsschnitt

- 1. Hautschnitt mit Spaltung des Subkutangewebes
- 2. Kraniale Inzision der Bauchwandfaszie
- 3. Stumpfe Trennung der Rektusbäuche
- 4. Inzision des Peritoneums
- 5. Allschichtige Erweiterung nach kranial bis zum oberen Wundwinkel
- 6. Schichtweise Erweiterung nach distal bis zur Symphyse bzw. zum Blasenscheitel
- 7. Einbringung des Bauchdeckenrahmens

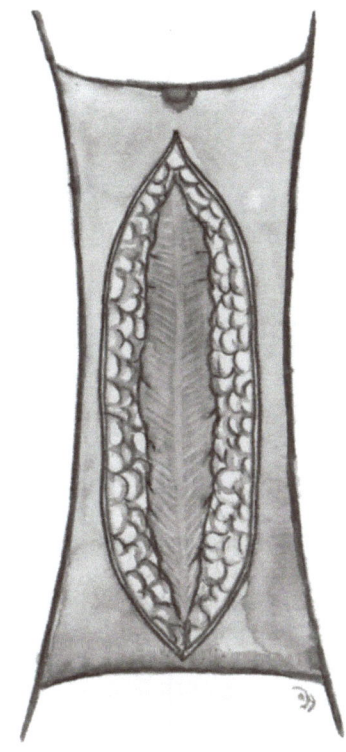

Abb. 6.1. Hautschnitt, Freilegung der Bauchwandfaszie

Die Hautinzision erfolgt zwischen der Symphyse und dem Unterrand der Fossa umbilicalis durch Schnittführung mit dem Skalpell Nr. 21. Zur Anlage der Inzision wird der Bauch des Skalpells senkrecht an der Haut aufgesetzt und zügig, unter Berücksichtigung der Dicke der Bauchwand, eine Inzision vorgenommen, so dass danach das subkutane Fettgewebe klafft.

Für die weitere Eröffnung des subkutanen Fettgewebes spreizt der Operateur mit dem Daumen und Zeigefinger seiner linken Hand von kaudal nach kranial aufsteigend die Schnittränder und vervollständigt mit dem Skalpell die Durchtrennung des Fettgewebes bis auf das Niveau der oberflächlichen Bauchwandfaszie (▶ Abb. 6.1).

Dabei auftretende Blutansammlungen aus Subkutangefäßen, die gelegentlich die Übersicht behindern, wer-

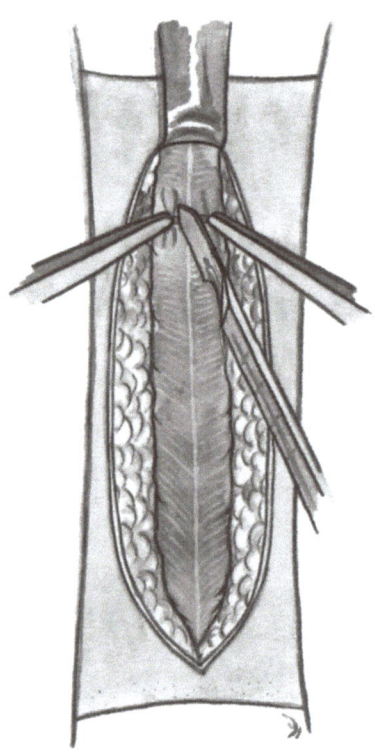

Abb. 6.2. Inzision der Bauchwandfaszie

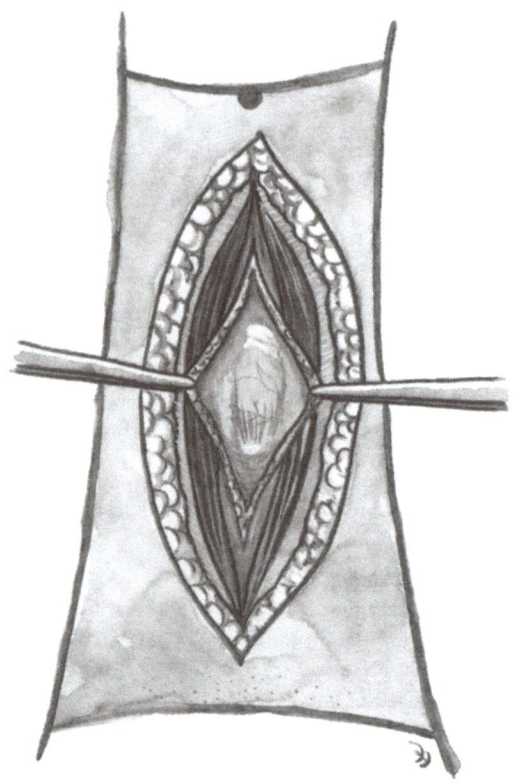

Abb. 6.3. Darstellung des Peritoneums

den durch kurzes breitflächiges Auflegen eines Bauchtuches mittlerer Größe beseitigt.

Ist der gesamte Bereich des Subkutangewebes in der erwünschten Schnittlänge eröffnet, so erfolgt nun die Blutstillung im Subkutangewebe und im angrenzenden subepidermalen Bereich. Hierzu übernimmt der gegenüber dem Operateur, also rechts stehende 1. Assistent, 2 chirurgische Pinzetten und spannt abschnittsweise den auf seiner Seite bzw. den auf der Seite des Operateurs gelegenen Anteil der Bauchwunde an. Der Operateur beseitigt Blutansammlungen mit dem Bauchtuch und koaguliert unter optimaler Sicht systematisch Blutungen aus kleineren und mittleren Gefäßen mit der chirurgischen Koagulationspinzette. Die Applikation des monopolaren Stroms erfolgt mit dem Kauter durch den 2. Assistenten, der zwischen den Beinen der Patientin positioniert ist.

Nach ausreichender Blutstillung im Subkutanbereich erfolgt nun die Eröffnung der oberflächlichen Bauchwandfaszie.

Hierzu fassen der Operateur und der 1. Assistent mit 2 chirurgischen Pinzetten knapp unter dem oberen Wundwinkel der Längslaparotomie das Faszienblatt und heben es an. Der Operateur inzidiert zwischen den Pinzetten mit dem Skalpell, worauf die subfasziale Muskulatur, d. h. die Mm. recti abdominis sichtbar werden (▶ Abb. 6.2).

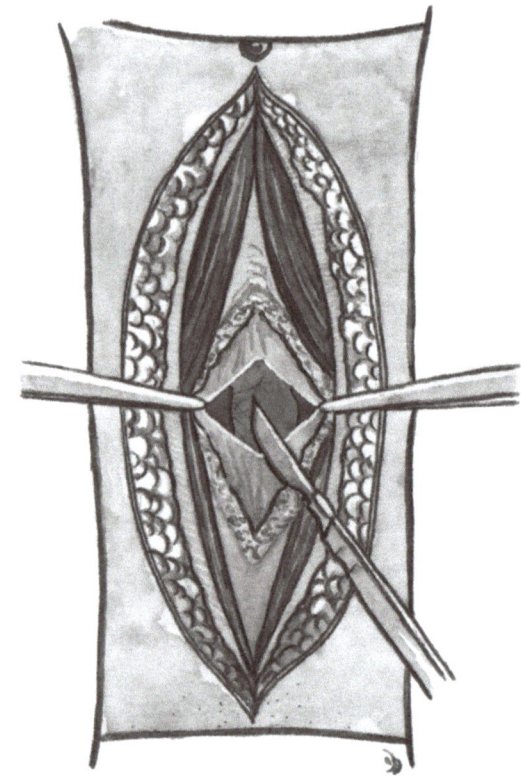

Abb. 6.4. Scharfe Eröffnung des Peritoneums unter Sicht

Nach der Identifikation der Mittellinie werden in diesem Bereich die beiden Rektusmuskeln etwas auseinander gedrängt, so dass das präperitoneale Gewebe mit dem parietalen Peritoneum zur Ansicht kommt. Nachdem diese Struktur ebenso durch den Operateur und den 1. Assistenten mit einer chirurgischen Pinzette vorsichtig angehoben wird, erfolgt die Inzision mit dem Skalpell oder vorsichtiger mit der Präparierschere (▶ Abb. 6.3 u. 6.4).

Insbesondere im Zustand nach vorausgegangenen Laparotomien muss mit Adhäsionen an der ventralen Bauchwand gerechnet werden, so dass die Eröffnung des parietalen Peritoneums gezielter und behutsamer durch die Präparierschere erfolgen sollte.

Ist die Bauchhöhle eröffnet, wird die Inzision vorsichtig unter visueller Kontrolle erweitert, so dass der Zeigefinger des Operateurs von der linken Seite sowie der Zeigefinger des 1. Assistenten von der rechten Seite Eingang finden. Nach Austastung der Umgebung zum Ausschluss von größeren Adhäsionen wird zunächst der kurze kraniale Abschnitt der Inzision über die eingelegten Zeigefinger angespannt, ein Roux-Haken im oberen Wundwinkel hält das Subkutangewebe zurück. Mit der geraden Präparierschere wird die Peritonealinzision unter gleichzeitiger Trennung des präperitonealen Gewebes und der oberflächlichen Bauchwandfaszie erweitert (▶ Abb. 6.5).

Nach Drehung der Zeigefinger von Operateur und 1. Assistenten nach kaudal wird auch dieser Abschnitt – der längere – der Bauchwandinzision angespannt und nach Ausschluss von Adhäsionen der kaudale Teil der Wunde eröffnet. Dies geschieht wiederum mit der geraden Schere. Für den kaudalen Abschnitt der Wunde wird zunächst die oberflächliche Faszienschicht getrennt. In ihrem distalen Anteil stößt man auf die Mm. pyramidales.

Nach Trennung der beiden Rektusbäuche erfolgt die Komplettierung der Peritonealinzision bis zum kaudalen Punkt der Wunde am oberen Symphysenrand bzw. bis zum Blasenscheitel, zum maximalen Raumgewinn (▶ Abb. 6.6).

Mit der flach eingelegten rechten Hand des Operateurs und des 1. Assistenten wird nun auf beiden Seiten die Bauchwand vorsichtig ausgetastet und nach Ausschluss von Adhäsionen bzw. adhärenten Darmschlingen der Bauchdeckenrahmen eingesetzt. Im Falle einer Relaparotomie über einen bereits vorher angelegten medianen Unterbauchlängsschnitt müssen die Mm. recti ggf. mit der geraden Präparierschere scharf durchtrennt werden. Ein breitflächiges Keloid der Bauchhaut in diesem Bereich wird ausgeschnitten.

Bei der Komplettierung der Peritonealinzision nach kaudal ist am tiefsten Punkt der Inzision der Übergang des parietalen Peritoneums in die kranialen Ausläufer der Harnblase zu erwarten. In diesem Areal verdichtet sich das präperitoneale Gewebe und wird gefäßreicher –

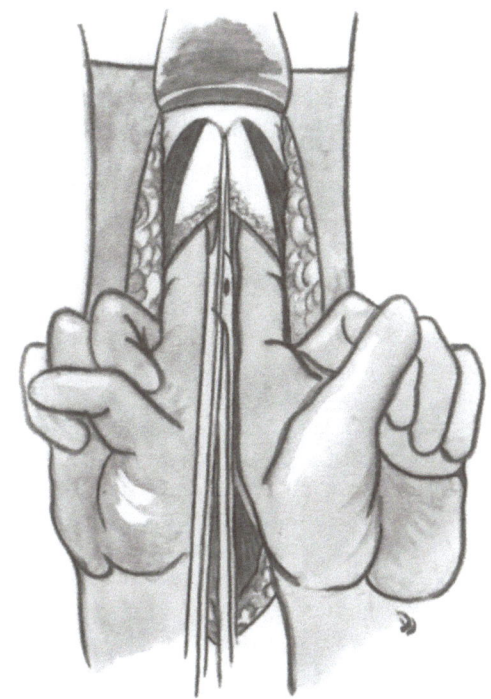

Abb. 6.5. Erweiterung der Bauchdeckenöffnung nach umbilikal

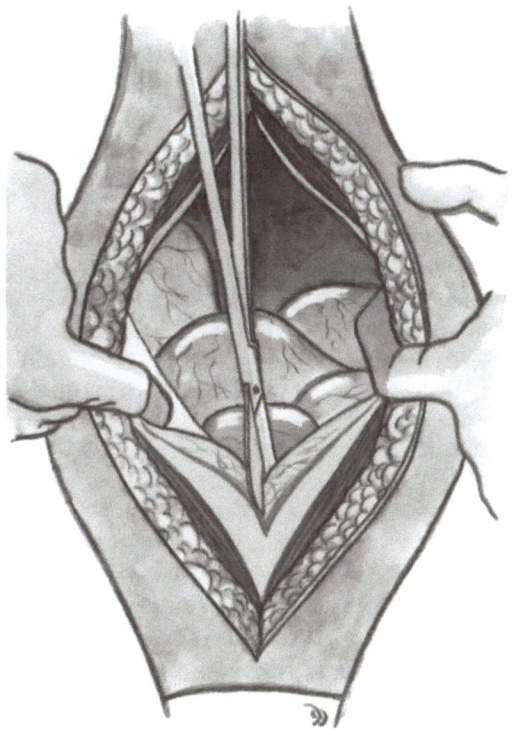

Abb. 6.6. Schichtweise Erweiterung der Bauchdeckenöffnung nach kaudal

ein Zeichen, dass man sich der Harnblase nähert und die Peritonealinzision zu ihrem Ende kommt.

Gelegentlich sieht man recht deutlich im Bereich der Mittellinie am parietalen Peritoneum die Struktur des Lig. umbilicale mediale, des obliterierten Urachus, der von zarten Begleitgefäßen ist. Diese Struktur erleichtert die Orientierung zur Mittellinie.

Zur Optimierung der Expositionsverhältnisse im kleinen Becken setzen wir nach dem medianen Unterbauchlängsschnitt einen runden Bauchdeckenrahmen ein, an dem 4 variabel gestaltete Branchen – in Abhängigkeit von der Bauchwanddicke der Patientin – eingehängt werden können.

Zunächst werden die seitlichen Blätter auf der Seite des Operateurs links und des 1. Assistenten rechts eingebracht und vorgespannt. Dann wird das kaudale Blatt des Bauchdeckenrahmens – das Blasenblatt – eingespannt. Anschließend tastet der Operateur die Beckenhöhle aus und reponiert vorfallende Darmschlingen und das Rektosigmoid nach dorsokranial. Durch leichtes Kippen des Rahmens nach ventrokaudal wird der Raum für die Rückwärtsverlagerung des Darmes erweitert. Der rückwärts verlagerte Darm wird mit der flachen linken Hand des Operateurs fixiert, mit der rechten Hand werden zur permanenten Zurückhaltung feuchte körperwarme Bauchtücher eingebracht. Anschließend wird der Rahmen wieder auf die Horizontale abgesenkt und das steil gestellte obere Blatt des Bauchdeckenrahmens oben fixiert.

Diese Manipulation gilt unter der Bedingung, dass der Douglas-Raum frei darzustellen ist. Sind durch vorausgegangene Eingriffe oder entzündliche Veränderungen größere Adhäsionen der beteiligten Organstrukturen vorhanden, müssen diese je nach Zugänglichkeit zunächst scharf abpräpariert werden.

Zum Abschluss des gesamten Manövers, je nach gewünschter Exposition des Situs, werden die einzelnen Branchen erneut nachreguliert. Im Falle breitflächiger Adhäsionen umgebender Organstrukturen, wie z. B. der Darmwand oder des Omentum majus zur vorderen seitlichen Bauchwand, raten wir zur scharfen Adhäsiolyse mit der Präparierschere unter ständiger visueller Kontrolle. Zur Optimierung der abschnittsweisen Zugänglichkeit erweist es sich als vorteilhaft, einzelne Abschnitte der Längslaparotomie im Bereich der oberflächlichen Bauchwandfaszie mit Mikulicz-Klemmen zu elevieren, um das entsprechende Areal der scharfen Adhäsiolyse besser zugänglich zu machen. Zum gleichen Zweck kann auch eine Seite eines Roux-Hakens in die Peritonealkante eingesetzt werden, um ein entsprechendes Areal anzuspannen.

Im Bereich der gynäkologisch-onkologischen Chirurgie, insbesondere bei der operativen Therapie des Ovarialkarzinoms, ist ein Zugang zum Mittel- und Oberbauch im Rahmen der Omentektomie nötig. Hierbei kann die mediane Unterbauchlängslaparotomie unter Linksumgehung des Nabels bis zum Processus xyphoideus erweitert werden.

Zunächst wird mit dem Skalpell semizirkulär der Nabel im Bereich der Haut durchtrennt und anschließend diese Inzisionsfigur bis zum gewünschten Punkt nach kranial fortgeführt. Unter Anhebung der Bauchdecke durch die Zeigefinger des Operateurs von links und des 1. Assistenten von rechts wird diese stark eleviert und dann in der vorgeschnittenen Inzisionsfigur die restliche Bauchwand bis zu dem gewünschten Punkt nach kranial schichtweise mit der Messerelektrode durchtrennt. Bei dieser Inzision mit der Messerelektrode nach kranial wird unter Sicht von kaudal auf die Innenfläche der vorderen Bauchwand vorgegangen.

6.3.1 Verschluss des medianen Unterbauchlängsschnitts

- 1. Peritoneum, fortlaufend (Vicryl 1 CT1)
- 2. Bauchwandfaszie, Einzelknopfnähte (Vicryl 1 CT1) oder Averette-Naht (fortlaufende durchgreifende Peritoneum-/Fasziennaht) (Vicryl 1 V-40 Schlinge)
- 3. Subkutannaht (Vicryl 2-0)
- 4. Hautklammerung

Der Verschluss des medianen Unterbauchlängsschnitts erfolgt entweder in Schichten oder in einer Mehrschichttechnik nach Averette.

Bei der letzteren Methode wird mit einer Spezialnadel, in der eine Fadenschlinge befestigt ist, der kraniale Rand der Inzisionswunde im Bereich der oberflächlichen Bauchwandfaszie und des parietalen Peritoneums auf beiden Seiten durchstochen. Anschließend gleitet die Nadelspitze durch die anhängende Schlinge, wodurch der kraniale Stichpunkt fest fixiert und hochgezogen wird. Anschließend werden in fortlaufender Technik jeweils auf jeder Seite die oberflächliche Bauchwandfaszie und das parietale Peritoneum gefasst. Nachdem die fortlaufende Fadenschlinge den unteren Pol der Wunde erreicht hat, wird die Schlinge eröffnet. Es erfolgt ein letzter Stich mit dem nun einläufigen Faden, während das 2., freie Ende unter Zug gehalten wird. Anschließend wird das freie Ende mit dem korrespondierenden Ende nach Abschneiden der Nadel fest verknotet. Diese überaus zeitsparende Technik stellt unseren Erachtens einen effektiven und wirksamen Bauchdeckenverschluss des medianen Unterbauchlängsschnitts dar. Anschließend wird das Subkutangewebe durch Einzelnähte (Vicryl 2-0) mit traumatischer Nadel-Faden-Kombination adaptiert. Die Bauchhaut klammern wir in aller Regel.

Als Alternative bietet sich der schichtweise Verschluss der Bauchdecken an. Zunächst wird mit einem Faden (Vicryl 0) in einer fortlaufenden Naht das parietale Peritoneum, beginnend am oberen Wundwinkel, nach kaudal verschlossen. Es erfolgt anschließend eine Einzelknopfnaht (Vicryl 1 CT1) der oberflächlichen Bauchwandfaszie, die Mm. recti adaptieren wir nicht. Mit traumatischen Einzelnähten (Vicryl 2-0) wird das Subkutangewebe adaptiert. Sowohl beim schichtweisen Bauchdeckenverschluss als auch bei der Technik nach Averette drainieren wir das Subkutangewebe nur im Bereich adipöser Bauchdecken. Die Haut wird wiederum geklammert. Im Regelfall legen wir beim medianen Unterbauchlängsschnitt beim schichtweisen Bauchdeckenverschluss keine subfasziale Drainage ein, bei der Nahttechnik nach Averette erübrigt sich dies.

6.4 Suprasymphysärer Faszienquerschnitt nach Pfannenstiel

- 1. Hautschnitt
- 2. Paramediane Faszieninzision
- 3. Laterale Unterminierung der Faszie
- 4. Faszienquerschnitt
- 5. Kaudale und kraniale Abpräparation des Rektusmuskels
- 6. Kranial stumpfe Trennung der Rektusbäuche
- 7. Inzision des Peritoneums
- 8. Erweiterung nach kranial
- 9. Schichtweise Erweiterung nach kaudal
- 10. Einbringung des Bauchdeckenrahmens

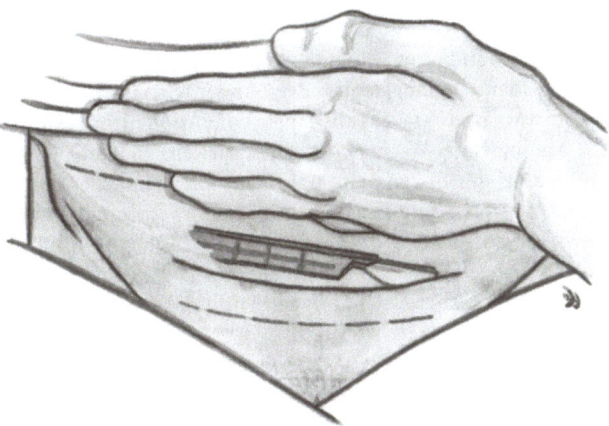

Abb. 6.7. Hautinzision parallel zu den Hautspaltlinien

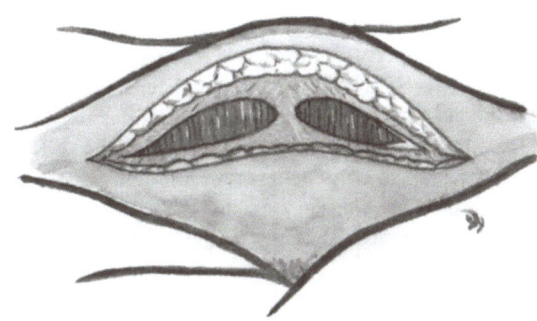

Abb. 6.8. Paramediane Inzision der Bauchwandfaszie

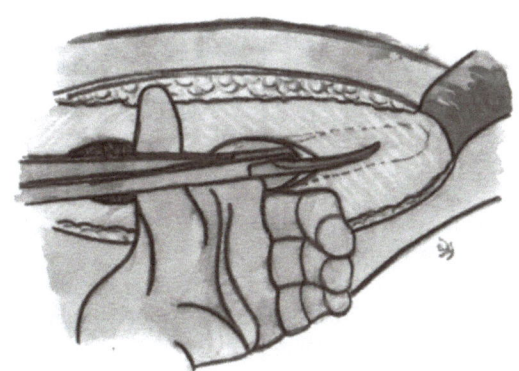

Abb. 6.9. Spaltung der Faszie nach lateral

Die Hautinzision für den suprasymphysären Faszienquerschnitt erfolgt quer, knapp über der Mons-pubis-Grenze. Entsprechend den Spaltlinien der Haut kann diese Inzision leicht bogenförmig mit der Konkavität nach kranial angelegt werden. Je höher die Inzision angesetzt wird, desto größer ist der Raumgewinn. Im Extremfall entsteht ein interiliakaler Querschnitt.

Zur Hautinzision spannt der Operateur den kranialen Abschnitt der Hautwunde mit der flach aufgelegten linken Hand nach kranial an und führt mit dem Bauch des Skalpells Nr. 21, senkrecht aufgesetzt, die Hautinzision durch (▶ Abb. 6.7).

Unter Nachspannen der Inzision wird mit dem Skalpell die Durchtrennung des subkutanen Fettgewebes bis auf die oberflächliche Bauchwandfaszie komplettiert. Auftretende Blutansammlungen aus kleineren bis mittelgroßen subkutanen Gefäßen werden durch Andrücken eines trockenen Bauchtuches beseitigt.

Im Falle einer abdominalen Schnittentbindung, besonders auch aus dringlicher- oder Notfallindikation, verzichten wir nach dieser Phase auf eine Blutstillung im Bereich des Subkutangewebes und operieren mit dem Ziel der zügigen Entwicklung des Kindes weiter.

Bei gynäkologischen Eingriffen erfolgt nun die Blutstillung im Subkutangewebe. Hierzu erhält der 1. Assistent 2 chirurgische Pinzetten und spannt abschnittsweise den kranialen und kaudalen Teil der Bauchwunde an. Der Operateur tupft mit einem mittelgroßen trockenen Bauchtuch und koaguliert gezielt kleinere und mittlere Gefäße mit der chirurgischen Koagulationspinzette. Der zwischen den Beinen der Patientin stehende 2. Assistent appliziert den Strom mit dem Elektrokauter.

Es erfolgt nun eine paramediane Inzision der dargestellten Bauchwandfaszie mit dem Skalpell, die schließlich in der Mittellinie verbunden wird (▶ Abb. 6.8).

Nach Einsetzen eines Roux-Hakens in den rechten seitlichen Wundwinkel unterminiert der Zeigefinger des

Operateurs die Schicht zwischen der oberflächlichen Bauchwandfaszie und den darunter liegenden Mm. recti. Über dem eingelegten Zeigefinger wird leicht bogenförmig nach kranial ansteigend die Aponeurose durchtrennt. Nach Wechsel des Roux-Hakens in den Wundwinkel der linken Seite wird auch hier zunächst durch den rechten Zeigefinger des Operateurs stumpf die Aponeurose von den darunter liegenden Bauchwandmuskeln abgetrennt und anschließend die Inzision mit der Präparierschere leicht bogenförmig nach lateral ansteigend erweitert (▶ Abb. 6.9).

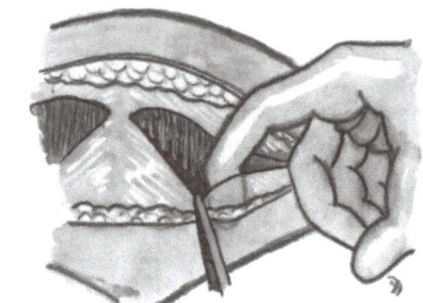

Abb. 6.10. Stumpfe Abpräparation des Rektusmuskels

Es erfolgt nun die Abpräparation des kaudalen Faszienlappens. Hierzu wird dieser paramedian mit 2 Kocher-Klemmen von der linken Hand des Operateurs gefasst. Unter kräftigem Zug nach ventral lassen sich zunächst die seitlichen Anteile der Bauchwandmuskulatur mit dem Zeigefinger abstreifen, die mittleren Bereiche und die Linea alba werden schließlich mit der Präparierschere durchtrennt (▶ Abb. 6.10 u. 6.12).

Nach dem Wechsel der Kocher-Klemmen auf die paramedianen Anteile des kranialen Randes der Faszieneinzision wird diese wiederum durch die linke Hand des Operateurs kräftig eleviert und mit dem Zeigefinger der rechten Hand werden zunächst die seitlichen Anteile der Bauchwandmuskulatur stumpf abgetrennt. Hierbei kommen in aller Regel mehrere Rami perforantes aus den vorderen Bauchwandmuskeln zur Darstellung, die gezielt elektrokoaguliert werden können. Die fest haftende Schicht des Fasziengewebes in der Mittellinie, also am medialen Rand der Rektusscheide, wird wiederum scharf mit der Präparierschere durchtrennt (▶ Abb. 6.11).

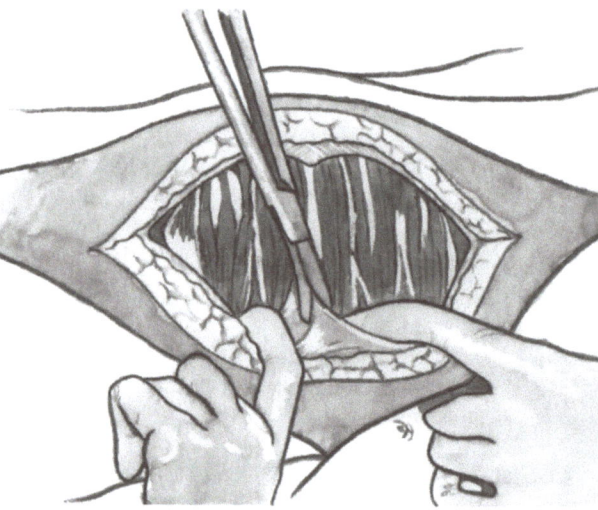

Abb. 6.11. Abpräparation der Faszie nach kaudal

Zur Eröffnung des parietalen Peritoneums drängt man nun stumpf mit dem Zeigefinger die Mm. recti auseinander. Operateur und 1. Assistent fassen mit chirurgischen Pinzetten das darunter liegende präperitoneale Gewebe und heben es vorsichtig an. Die Inzision erfolgt nun am kranialen Wundwinkel mit der Präparierschere oder dem Skalpell.

Insbesondere im Zustand nach vorausgegangenen abdominalen Eingriffen ist mit Adhäsionen anliegender Eingeweidestrukturen zu rechnen, so dass wir die Eröffnung des parietalen Peritoneums mit der Präparierschere bevorzugen.

In die Bauchwandlücke gehen nun anschließend der Zeigefinger des Operateurs und des 1. Assistenten ein und tasten die anliegenden Ränder aus. Ein Roux-Haken im oberen Wundwinkel drängt diesen nach kranial ab, so dass die Peritonealinzision mit der geraden Präparierschere nach kranial erweitert werden kann (▶ Abb. 6.13).

Nach Einsetzen des Roux-Hakens nach kaudal und Anheben des kaudalen Bereichs der Peritonealinzision wird auch dieses Areal mit der geraden Präparierschere gespalten, wobei zuerst die Mm. recti, bzw. im kaudalen Abschnitt die Mm. pyramidales durchtrennt werden.

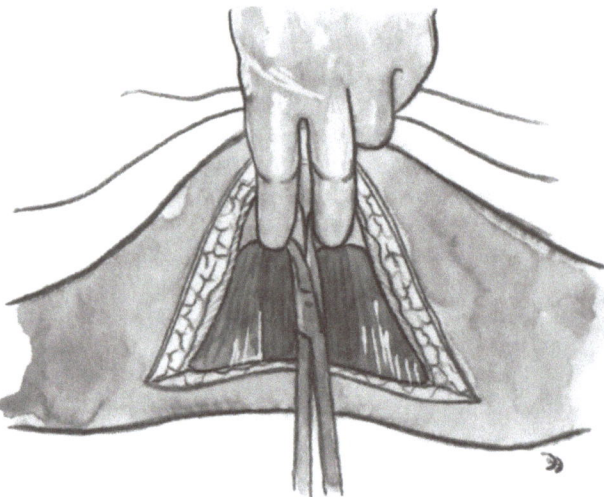

Abb. 6.12. Scharfe Durchtrennung der Faszie in der Mittellinie nach umbilikal

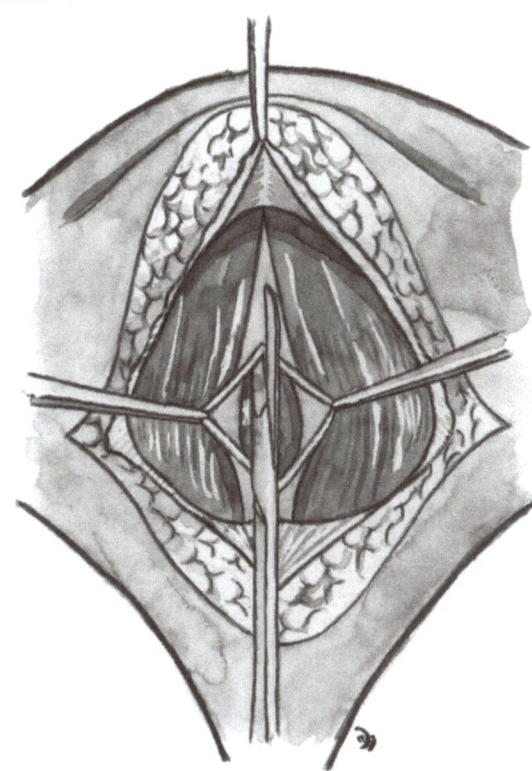

Abb. 6.13. Inzision des Peritoneums zwischen den Rektusbäuchen unter Sicht

Anschließend erfolgt die Durchtrennung des präperitonealen Gewebes. Im untersten Wundwinkel findet man sich bei zunehmender Gewebsverdichtung mit auftretenden Gefäßen in der Nähe des Blasenscheitels, so dass hier die Inzision zum Ende kommt.

Nach weiterer Austastung der Bauchhöhle und ggf. scharfer Distanzierung anliegender Adhäsionen kann ein Bauchdeckenrahmen eingesetzt werden.

Im Fall der abdominalen Schnittentbindung bevorzugen wir Wundhaken nach Fritsch. Diese haben sich auch bei kleineren abdominalen gynäkologischen Eingriffen bewährt, alternativ kommen ein kleinerer Bauchdeckenrahmen, ein Bauchdeckenhalter nach Collin bzw. nach Balfour zum Einsatz.

6.4.1 Verschluss des suprasymphysären Faszienquerschnitts

▶ 1. Peritoneum, fortlaufend (Vicryl 1 CT1)
▶ 2. Faszienecknaht (Vicryl 1 CT1)
▶ 3. Fortlaufend Fasziennaht (Vicryl 1 CT1)
▶ 4. Subkutannaht (Vicryl 2-0)
▶ 5. Hautverschluss (Klammern oder Intrakutannaht: Prolene 3-0 PS-2)

Für den Verschluss des Pfannenstiel-Querschnitts wird zunächst der Wundrand des parietalen Peritoneums jeweils seitlich und am kaudalen Pol mit 3 Mikulicz-Klemmen dargestellt. Anschließend erfolgt vom kranialen zum kaudalen Pol eine fortlaufende Naht des parietalen Peritoneums mit atraumatischer Naht (Vicryl 1 CT1).

Die Mm. recti werden in der Regel nicht adaptiert. Nach Darstellung der seitlichen Wundwinkel rechts und links mit 2 Roux-Haken wird eine Faszienecknaht (Vicryl 1) angelegt. Die restliche Faszie wird durch eine fortlaufende Naht (Vicryl 1) verschlossen. Abhängig von lokalen Wundverhältnissen wird der subfasziale Raum ggf. über eine Redondrainage versorgt.

In Abhängigkeit von der Entwicklung des subkutanen Fettgewebes werden einzelne Adaptationen mit einem Faden (Vicryl 2-0) und einer in der Größe angepassten Öhrnadel durchgeführt. Die Haut wird geklammert oder mit einer Intrakutannaht (Prolene 3-0 PS-2) versorgt.

6.5 Abdominale Hysterektomie mit/ohne Adnexe

▶ 1. Anhaken des Uterus, Fassen des Ovars
▶ 2. Darstellung des Ureters am medialen Peritonealblatt des Lig. infundibulopelvicum
▶ 3. Absetzen des Lig. infundibulopelvicum
▶ 4. Spaltung des Peritoneums in Richtung Lig. rotundum
▶ 5. Absetzen des Lig. rotundum
▶ 6. Paramediane Inzision des Blasenperitoneums
▶ 7. Quere Erweiterung der Inzision und Abpräparation der Blase
▶ 8. Absetzen des uterinen Gefäßbundels beidseits
▶ 9. Schrittweises Absetzen des Parametriums über Klemmen
▶ 10. Eröffnung der Scheide
▶ 11. Absetzen der Uterus
▶ 12. Scheidensaumnähte
▶ 13. Verschluß der Scheide
▶ 14. Einlage einer Robinson-Drainage

Im Folgenden beschreiben wir detailliert unsere Technik der abdominalen Uterusexstirpation als prinzipielle Basis abdominaler chirurgischer Eingriffe. Wir gehen in der Beschreibung dabei von einem „typischen" Situs aus. In der operativen Praxis stößt man immer wieder im Zusammenhang mit den eigentlich operativ zu behandelnden Grunderkrankungen oder mit vorausgegangenen operativen Eingriffen bzw. nach entzündlichen Veränderungen im Peritonealraum auf weitreichende Situsänderungen durch Adhäsionen, Organverlagerungen oder Organvergrößerungen. Hierbei gilt der prinzipielle Grundsatz: zunächst – nach Eröffnung der Bauchhöhle im Rahmen der Exposition des Genitalsitus – einen *atypischen Situs* durch Präparieren unter Be-

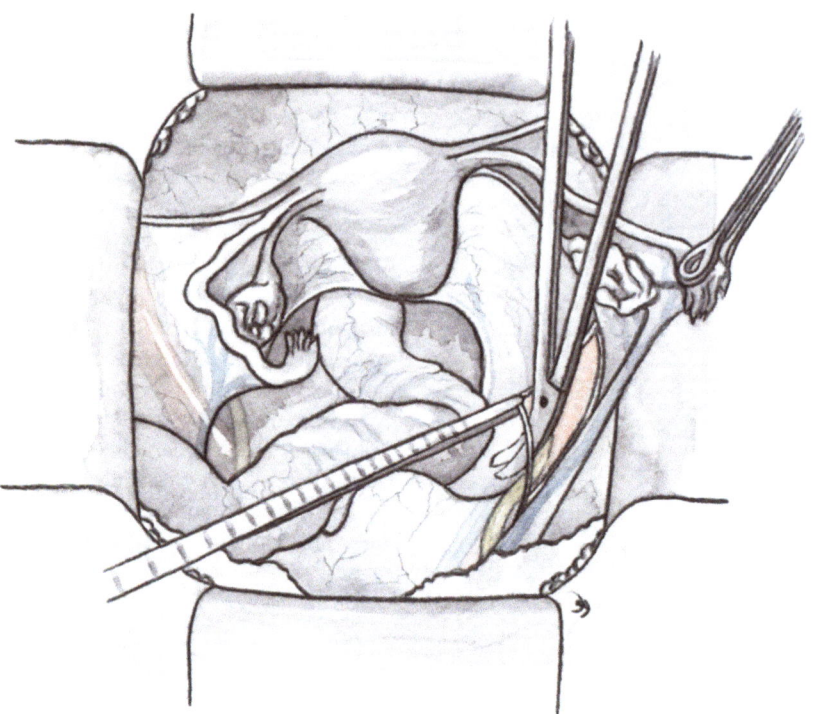

Abb. 6.14. Darstellung des Ureters am medialen Peritonealblatt

rücksichtigung der anatomischen Strukturen weitestgehend in einen *typischen Situs* zu verwandeln. Von dieser Situation ausgehend wird dann die abdominale Hysterektomie durchgeführt.

Nach Eröffnung der Bauchhöhle geben wir grundsätzlich die chirurgischen Pinzetten ab, mit der traumatisierenden Pinzette dieser Art sollten die zarten intraperitonealen Strukturen, insbesondere die Darmserosa, keinesfalls gefasst werden.

Ein wesentliches Prinzip ist, den Genitalsitus darzustellen und gleichzeitig die zu präparierenden Strukturen unter Spannung zu setzen. Dazu wird der Fundus uteri zunächst mit 2 Kugelzangen angehakt und unter Spannung gesetzt. Diese Kugelzangen werden durch den 2. Assistenten übernommen.

Die Hysterektomie unter Mitnahme der Adnexe beginnt auf der dem Operateur gegenüberliegenden rechten Seite. Die Adnexe werden mit einer Ovarialfasszange eleviert und dadurch das Lig. infundibulopelvicum angespannt. Der 1. Assistent hält die Ovarialfasszange. Vor dem Absetzen der Gefäßversorgung des rechten Ovars am Lig. infundibulopelvicum muss der Ureter zweifelsfrei identifiziert bzw. dargestellt werden. Zunächst inspiziert man unterhalb des angespannten Peritonealblattes des Lig. infundibulopelvicum die seitliche Beckenwand. In nicht allzu seltenen Fällen ist dann der Ureter mit seiner typischen wurmförmigen Peristaltik deutlich zu erkennen. Gelingt dies nicht, so empfehlen wir in jedem Fall vor Absetzen des Lig. infundibulopel-

vicum den Ureter darzustellen. Mit der anatomischen Pinzette und der Präparierschere fasst der Operateur das Peritonealblatt knapp unterhalb des Lig. infundibulopelvicum, spannt es an und legt eine kleine Inzision an. Unmittelbar nach Anlage dieses Schnittes klafft das Peritonealblatt etwas und das darunter liegende subperitoneale Bindegewebe kann mit dem Rücken der Präparierschere etwas vom Peritonealblatt distanziert werden. Unter visueller Kontrolle wird diese Peritonealinzision mit der Präparierschere nach ventrokaudal erweitert, so dass der Operateur nun mit der anatomischen Pinzette in der linken Hand das mediale Peritonealblatt darstellt (▶ Abb. 6.14).

Der Ureter findet sich am medialen Peritonealblatt in eine ureterale typische Gefäßscheide eingeschlungen und kann unter leicht abschiebenden Bewegungen mit der geschlossenen Präparierschere etwas mobilisiert, dadurch besser dargestellt und auch deutlich vom Lig. infundibulopelvicum distanziert werden.

Im folgenden Schritt können nun in sicherer Distanz zum Ureter die Gefäße des Lig. infundibulopelvicum (Lig. suspensorium ovarii) abgesetzt werden. Dazu hebt der Operateur mit der anatomischen Pinzette das eigentliche Ligament straff nach kranial an, spannt es somit, und unterminiert das Band mit einer spitzen Klemme nach Overholt (▶ Abb. 6.15).

In den so gebildeten Kanal werden 2 Overholt-Klemmen eingelegt und zwischen den Klemmen wird mit der Präparierschere das Band durchtrennt (▶ Abb. 6.16).

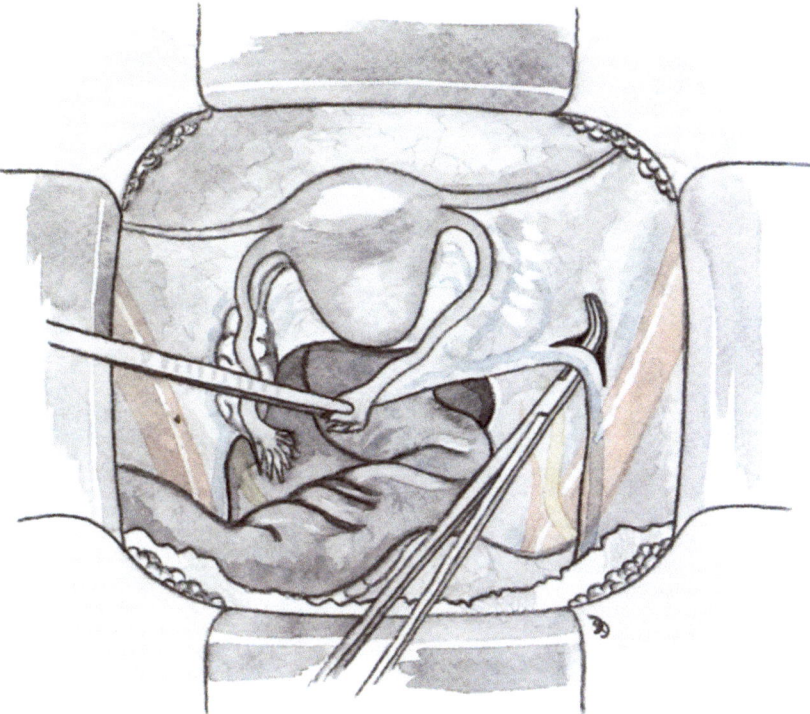

Abb. 6.15. Unterminierung des Lig. infundibulopelvicum

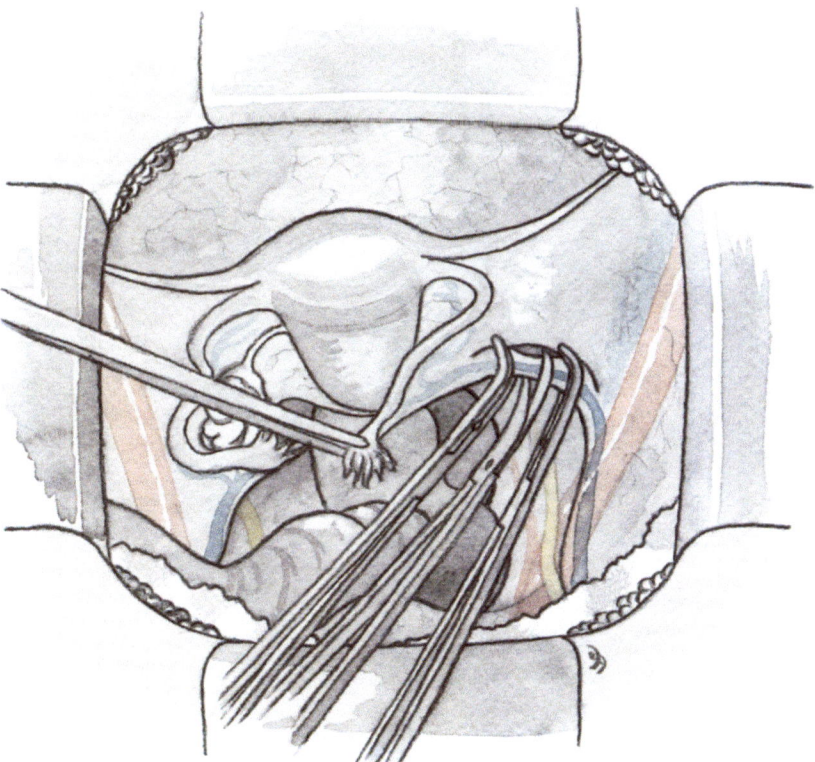

Abb. 6.16. Absetzen des Lig. infundibulopelvicum

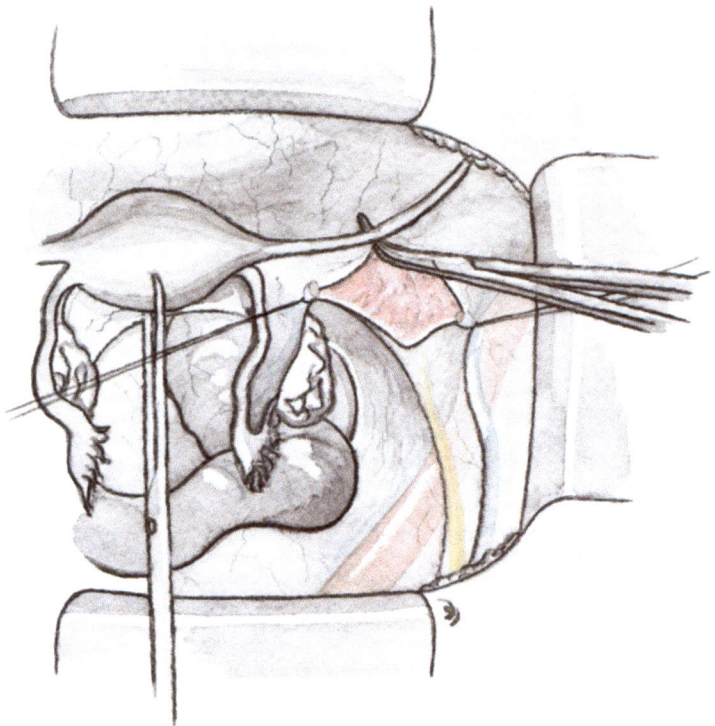

Abb. 6.17. Unterminierung des Lig. rotundum

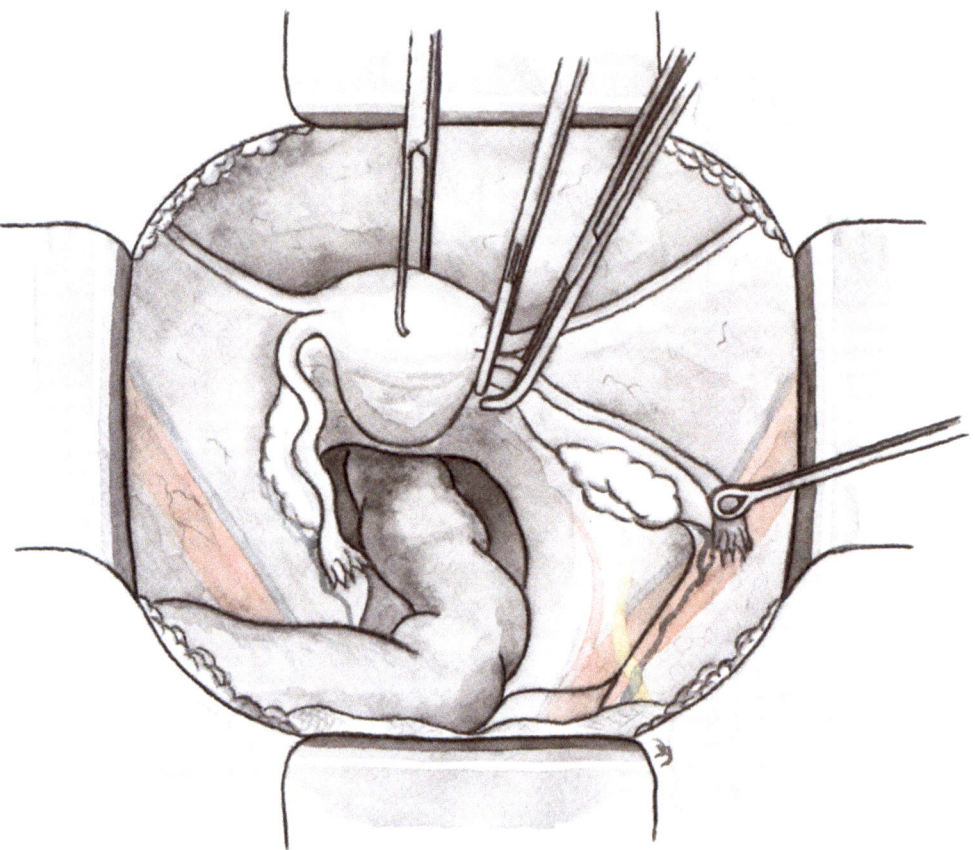

Abb. 6.18. Absetzen der rechten Adnexe vom Uterus

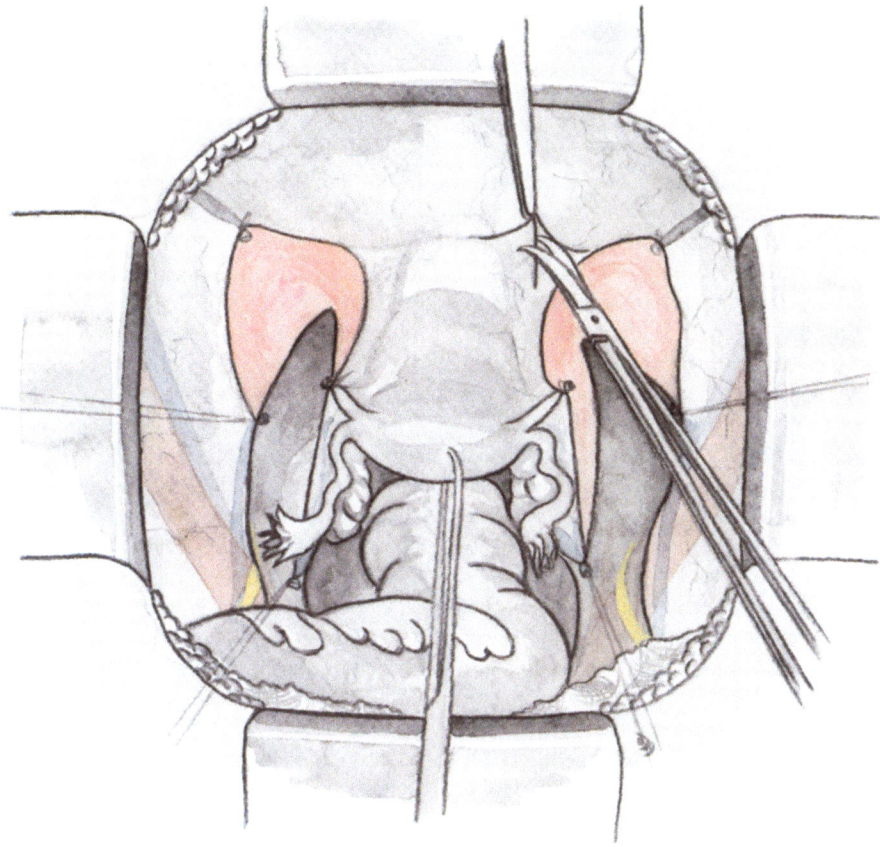

Abb. 6.19. Inzision des Blasenperitoneums

Die Overholt-Klemmen werden durch Ligaturen (Vicryl 0) ersetzt. Der proximale Abschnitt des Bandes enthält den Stumpf der A. ovarica und wird erneut gesichert. Dazu wird der Stumpf an den zunächst lang gelassenen Fäden etwas eleviert und die Krümmung einer Ligaturklemme nach Kantrowitz knapp hinter der vorhergehenden Ligatur auf das Ligament platziert. Die Klemme nach Kantrowitz wird ebenso durch eine Ligatur (Vicryl 0) ersetzt.

Zwischen dem abgesetzten Lig. suspensorium ovarii und dem durch die Elevation des Uterus an den Kugelzangen angespannten Lig. rotundum (Lig. teres uteri) ist die kraniale Begrenzung des Lig. latum durch den Peritonealüberzug angespannt. Dieser Peritonealüberzug kann durch einige Scherenschläge mit der Präparierschere bis hin zum Lig. rotundum durchtrennt werden. Nun erfolgt das Absetzen des Lig. rotundum über 2 Overholt-Klemmen, nachdem zuvor der zu durchtrennende Bandbereich mittels Overholt-Klemme unterminiert wurde (▶ Abb. 6.17). Die Klemmen werden ebenso durch Ligaturen (Vicryl 0) ersetzt.

Für die Absetzung der linken Adnexe ist neben einer einwandfreien Identifikation bzw. Darstellung des Ureters auch die Nähe des Colon sigmoideum zu beachten. Nicht allzu selten finden sich Verwachsungen zwischen dem Colon, den linken Adnexen und dem hinteren Blatt des Lig. latum, die wir unter visueller Kontrolle scharf abpräparieren. Nach ausreichender Distanzierung des Darmes und Kontrolle des Ureterverlaufs werden das linke Lig. infundibulopelvicum und das linke Lig. rotundum nach dem auf der rechten Seite angegebenen Prinzip über Overholt-Klemmen abgesetzt.

Für die sicherlich seltenen Fälle einer abdominalen Uterusexstirpation unter Belassung der Adnexe müssen diese vom Uterus unter Erhalt ihrer Gefäßversorgung distanziert werden.

Dazu setzen wir an die seitlichen Uteruskanten 2 Kocher-Ochsner-Klemmen (lang, scharf), die den uterinen Tubenanteil, das Lig. ovarii proprium und das Lig. rotundum erfassen. Durch Setzen einer Parametrienklemme mit ihrer Konkavität zum Uterus hin werden Tube und Lig. ovarii proprium gefasst (▶ Abb. 6.18).

Das Gewebe medial der Klemme wird mit einer kräftigen Schere durchtrennt und die Klemme durch eine Umstechung (Vicryl 0) ersetzt. Es ist darauf zu achten, dass diese atraumatische Umstechung exakt die Klemmenspitze fasst. In einem 2. Schritt wird ebenso durch Setzen einer Parametrienklemme mit ihrer Konkavität nach medial zum Uterus hin das Lig. rotundum abgeklemmt und nach Durchtrennen mit der kräftigen Schere über eine atraumatische Umstechung (Vicryl 0 CT2) ersetzt. Die an den Uterusseitenkanten angelegten geraden Kocher-Ochsner-Klemmen verhindern den Blutrückfluss aus der A. uterina in die durchtrennten Ovarika- und Tubenäste beidseits.

Im nächsten Schritt ist die Harnblase zu mobilisieren. Durch kräftigen Zug nach kranial und dorsal an den Kugelzangen wird der Peritonealüberzug an Blase und angrenzendem Lig. latum deutlich sichtbar gemacht. Die Peritonealinzision erfolgt nun paramedian etwas unterhalb des Lig. rotundum, indem hier ein gefäßfreier Abschnitt der Peritonealbedeckung mit der anatomischen Pinzette angehoben wird und dieser Bereich mit der Präparierschere zur Inzision gelangt (▶ Abb. 6.19).

Bei der vorsichtigen Eröffnung dieses Areals stößt man auf eine gefäßfreie, von zartem subperitonealem Bindegewebe (web) durchzogene Schicht, die anschließend bis zum Lig. rotundum erweitert wird. Die Erweiterung nach medial erreicht knapp die Mittellinie. Die gleiche Inzision wird nun paramedian auf der linken Seite angelegt. Nachdem auch die linke Inzision erweitert ist, bleibt in der Mitte ein fest haftender Teil zwischen Blase und Uterus bzw. Zervixvorderwand bestehen, der als Septum supravaginale angesprochen wird. Zuletzt wird auch dieses Septum mit der Präparierschere unter Anspannen durch die anatomische Pinzette in der linken Hand des Operateurs durchtrennt. Die Konvexität der Präparierschere weist hierbei zur Blase hin. Damit liegt nun auf dem gesamten Bereich der Uterus- bzw. Zervixvorderwand das lockere vesikozervikale Bindegewebe frei. Durch weiteres Anheben und Anspannen dieser Gewebeschicht mit der anatomischen Pinzette werden weitere Fasern schrittweise durchtrennt, zunächst nur bis zur Höhe der gewünschten Absetzung der A. uterina. In der richtigen Schicht gelingt es, mit einem Breisky-Spekulum mittlerer bis schmaler Blattbreite die Harnblase stumpf zurückzudrängen und mit der Präparierschere weitere Fasern des vesikozervikalen Bindegewebes zu durchtrennen. Diese Präparation gelingt zart unter besonderer Beachtung der allgemeinen Richtlinie, dass darzustellende und zu durchtrennende Gewebsstrukturen unter stetiger Anspannung zu halten sind.

Eine allzu weite Abpräparation der Harnblase nach kaudal nehmen wir in diesem Abschnitt nicht vor. Eine weitere Abpräparation geschieht erst nach partieller Mobilisation des Uterus und Umstechung beider Aa. uterinae. Dies hat den Vorteil, dass man durch zu weit gehende Blasenpräparation zu Beginn des Eingriffs unkontrollierte Blutungen aus den reichlich vorhandenen Kollateralen vermeidet. Zum Abschluss dieser Phase drängt ein breites Breisky-Spekulum, in der Mittellinie im vesikozervikalen Raum eingesetzt, die Harnblase straff nach hinten, auf diese Weise kommt die weißlich schimmernde Zervixfaszie mühelos zur Darstellung.

Der Uterus ist nun soweit seitlich und ventral freigelegt, dass die aufsteigenden Uterinagefäßbündel zu beiden Seiten seiner Kante versorgt werden können.

Man vergewissert sich erneut, dass auch der Douglas-Raum und die Ligg. sacrouterina im dorsalen Bereich frei sind und kann nun mit dem Absetzen der A. uterina über Parametrienklemmen beginnen. Mit dem Absetzen der Aa. uterinae zu beiden Seiten beginnt auch die Absetzung des Uterus aus den Parametrien. Die 1. Klemme fasst den kranialen Teil derselben. Die Uterinagefäße werden mit einer Parametrienklemme etwa in Höhe des Os internum cervicis uteri gefasst. Die Klemme weist mit ihrer Konkavität nach medial und wird so angesetzt, dass der distale Teil ihrer Krümmung nahezu senkrecht zu den Uteringefäßen verläuft (▶ Abb. 6.20).

Außerdem soll die Klemme, die im halb geöffneten Zustand zunächst mit der rechten Hand des Operateurs auf der rechten Seite platziert wird, so angesetzt werden, dass sie an der Seitenkante des Uterus knapp nach lateral gleitet und beim Schließen keine freie seitliche Gewebebrücke im Uterinabereich zum Uterus bestehen bleibt. Hierdurch versichert man sich, dass der gesamte Gefäßbaum einer Seite gefasst wird. Um das Anlegen einer sperrigen Gegenklemme vor Durchtrennung der 1. Parametrienklemme zu vermeiden, setzen wir sogleich auf der kontralateralen Seite, also links, in gleicher Höhe die korrespondierende Klemme. Mit der kräftigen Schere wird das Gewebe über der Klemme bis knapp zur Spitze durchtrennt und die Klemme durch eine Umstechung (Vicyl 0 CT2) ersetzt. Auch hier achtet man darauf, dass die Umstechung knapp die Klemmenspitze fasst. Alternativ kann der Stumpf doppelt eingestochen werden, wobei der 1. Stich knapp unterhalb der Klemmenspitze und der 2. nach Führung des Fadens lateral der Klemme etwa in der Mitte der Klemmenlänge erfolgt. Beim Knüpfen dieses Fadens wird der Gewebsstumpf automatisch doppelt ligiert.

Die weitere Absetzung des Parametriums geschieht nun ebenfalls über Parametrienklemmen, die prinzipiell für die einfache extrafasziale Hysterektomie immer weiter medial, d. h. zur Uteruskante hin als die vorhergehenden Klemmen anzusetzen sind. Gleichzeitig sollen diese Klemmen den seitlichen und kaudalen Teil des Parametriums abtrennen, so dass ihre Platzierungsrichtung sich aus einer Senkrechtstellung bei der 1. Uterinaklemme zu einer Parallelstellung der Klemmenspitze in Höhe des seitlichen Scheidengewölbes wandelt (▶ Abb. 6.21).

Als wesentliche Voraussetzung muss hierzu ggf. erneut nach Anspannen mit dem Breisky-Spekulum und der anatomischen Pinzette die Blase weiter mobilisiert werden. Sind die entsprechenden Gewebeareale frei, so hält ein paravesikal eingesetztes Breisky-Blatt die Ausläufer des Lig. vesicouterinum nach lateral zurück und die Parametrienklemme wird eingesetzt. Durch Beachtung dieser Prinzipien wird bei der schrittweisen Abset-

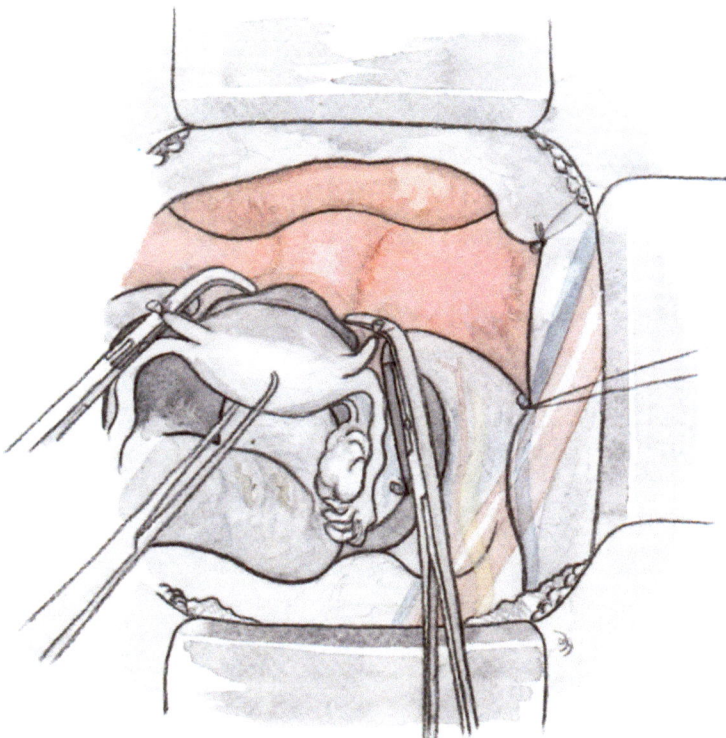

Abb. 6.20. Absetzen der A. uterina

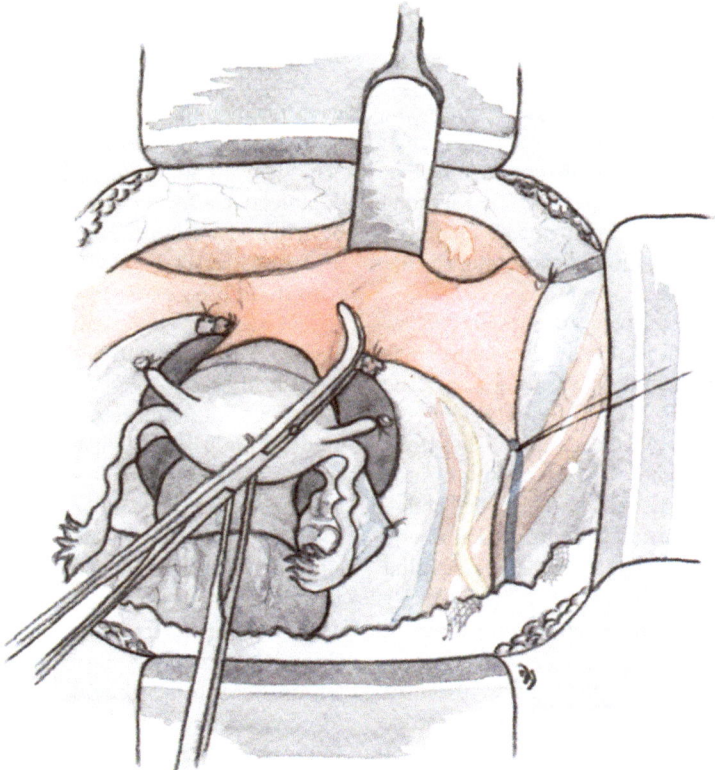

Abb. 6.21. Absetzen der Parametrien

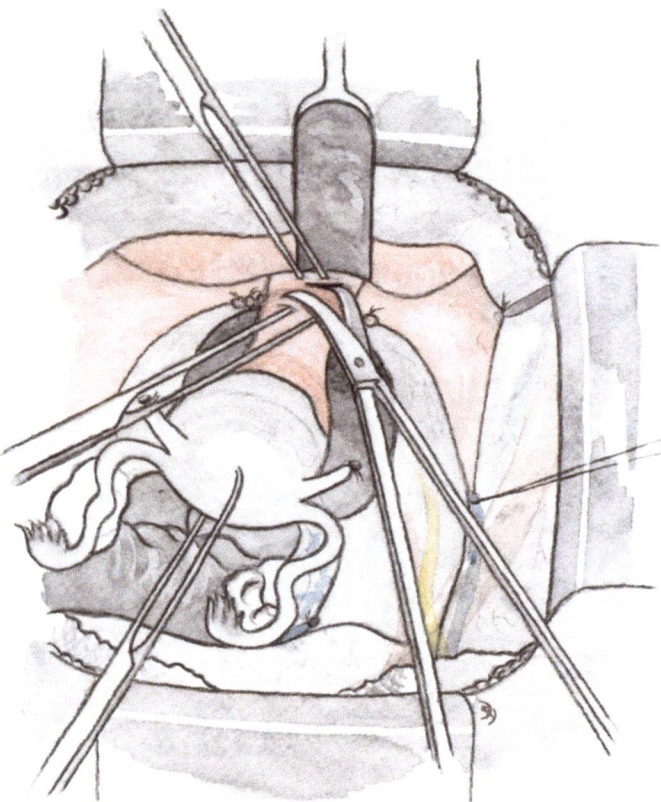

Abb. 6.22. Eröffnung der Scheidenvorderwand

zung des Parametriums der Ureter prinzipiell weiter nach lateral in seinem blasennahen Anteil verlagert.

Bei kräftig ausgebildeten Sakrouterinligamenten werden diese getrennt vom übrigen Parametrium ebenso über Parametrienklemmen abgesetzt. Die Klemmen zur Versorgung der Sakrouterinligamente liegen uterusnah und mit ihrer Klemmenspitze leicht schräg zu einer Vertikalen durch die Vagina.

Diese schrittweise Absetzung des Uterus aus den Parametrien in Einzelschritten vermeidet allzu üppige Massenligaturen und ermöglicht eine organnahe Skelettierung.

Vor dem Absetzen des Uterus aus dem Scheidengewölbe wird nun die erreichte Präparierposition durch Palpation zwischen dem Daumen und dem Zeigefinger des Operateurs geprüft. Die Ausdehnung der Parametriumresektion ist optimal erreicht, wenn bei dieser Palpation das Abgleiten des Daumens von der Zervixvorderwand in das vordere Scheidengewölbe deutlich gefühlt werden kann.

Zur Eröffnung der Scheide setzen wir nun in den zuvor getasteten Bereich im Bereich der Scheidenvorderwand 2 Kugelzangen und spannen dieses Areal aus. Mit der kräftigen gebogenen Schere wird die Scheidenvorderwand durchtrennt (▶ Abb. 6.22).

Anschließend führen wir aus dieser Inzisionslinie nach rechts und links eine Parametrienklemme in das Scheidengewölbe ein und durchtrennen das weitere Scheidenrohr auf dieser Klemme (▶ Abb. 6.23).

Zuletzt bleibt ein Bereich der Scheidenhinterwand bestehen, der ebenso über ein oder 2 vorher platzierte und geschlossene Parametrienklemmen durchtrennt wird (▶ Abb. 6.24).

Die Anzahl der einzuführenden Klemmen ist auch von den lokalen Gewebeverhältnissen abhängig (▶ Abb. 6.25).

Bei der Entnahme des Uteruspräparates hängt dieses an den Funduskugelzangen, ggf. mit den seitlichen Kocher-Ochsner-Klemmen armiert, und an der kranialen Kugelzange im Bereich der Scheidenvorderwand.

Nach Zurückhalten der Blase durch ein median eingesetztes Breisky-Spekulum wird die kaudale Kugelzange der vorderen Scheidenwand durch eine Scheidensaumnaht ersetzt. Hierzu wird eine Einzelknopfnaht (Vicryl 0 CT2) U-förmig eingesetzt, so dass der Knoten im Bereich des Scheidenlumens zu liegen kommt. Also beginnt die Stichrichtung der atraumatischen Naht vom Scheidenlumen nach außen und schließlich von außen, d. h. dem vesikovaginalen Bereich ins Scheidenlumen zurück. Die Kugelzange wird anschließend ent-

6.5 · Abdominale Hysterektomie mit/ohne Adnexe

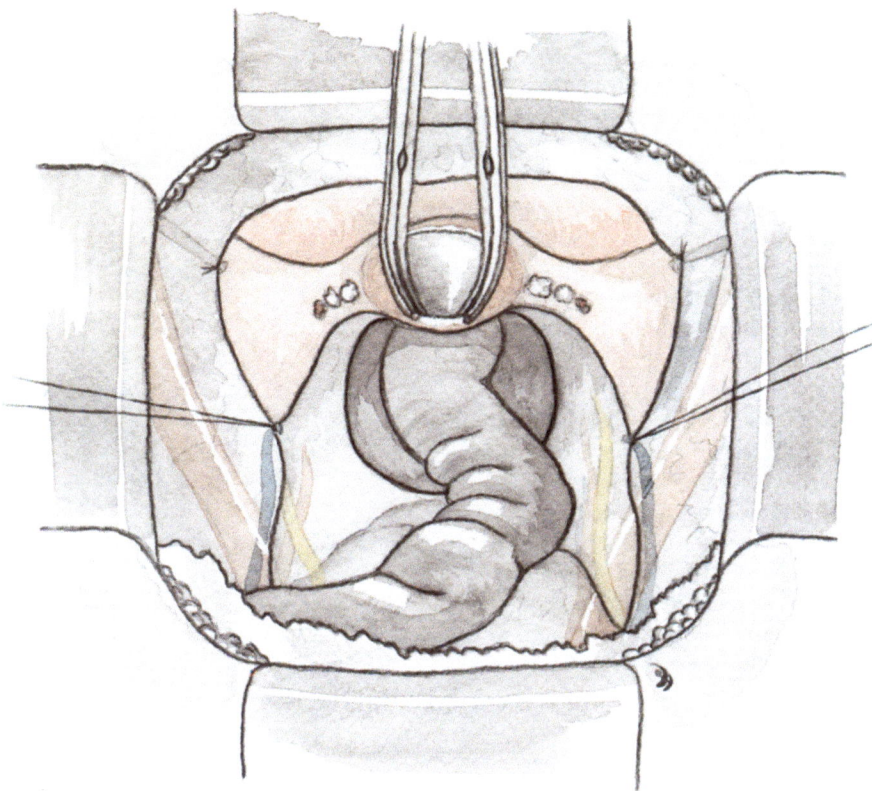

Abb. 6.23. Absetzen des Uterus

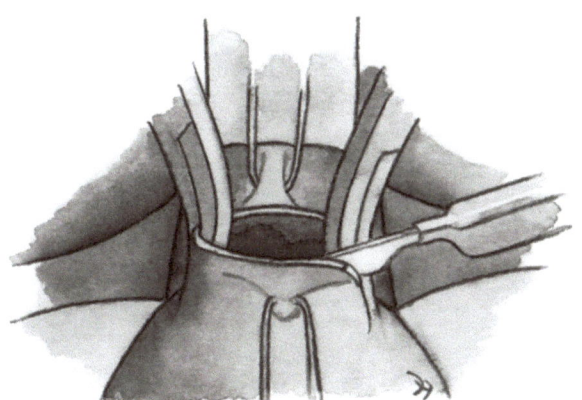

Abb. 6.24. Absetzen des seitlichen Scheidengewölbes

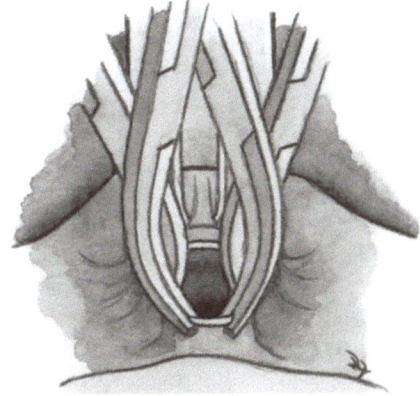

Abb. 6.25. Absetzen des hinteren Scheidengewölbes

fernt und die lang gelassenen Fäden der U-Nähte mit einer Kocher-Klemme armiert. Durch diese Art der Technik der Scheidensaumnaht werden auch die restlichen Parametrienklemmen des Scheidenrandes ersetzt (▶ Abb. 6.26).

Das beschriebene Verfahren hat den Vorteil, dass in der Tat keine freien unversorgten Scheidenecken verbleiben, die gelegentlich zu unangenehmen postoperativen Nachblutungen prädisponieren. Verbleiben nach Ersetzen aller Parametrienklemmen weitere Strecken freien Scheidenrandes, so werden diese je nach lokalen den Verhältnissen ebenso durch U-förmige Scheidensaumnähte versorgt (▶ Abb. 6.27).

Schließlich wird die Scheide durch atraumatische Einzelnähte (Vicryl 0 CT2) verschlossen. Je nach Breite des Scheidenrohres sind hierzu 2–3 Einzelnähte oder Z-Nähte nötig (lateral-paramedian-median) (▶ Abb. 6.28).

Mit einem trockenen Bauchtuch mittlerer Größe werden vorhandene Blutansammlungen abgetrocknet und sämtliche Absetzungsstümpfe und Ligaturen revidiert. Auf eine Peritonealisierung des Wundgebietes wird jetzt verzichtet.

Da bei der Absetzung des Uterus die Scheide eröffnet wird, besteht von diesem Zeitpunkt an eine prinzipiell nicht zu vermeidende Kontamination des abdominopelvinen Wundgebietes. Aus diesem Grunde führen wir bei der abdominalen Uterusexstirpation mit Verschluss der Scheide eine antibiotische Prophylaxe (z. B. einmalige intraoperative Gabe eines Breitspektrumcephalosporins) durch.

Vor dem Verschluss der Bauchdecke wird die abdominopelvine Wundhöhle über eine Robinson-Drainage versorgt. Unter Sicht auf den zu perforierenden Bauchdeckenanteil wird eine spitze Overholt-Klemme von innen durch die Bauchdecken und die Bauchwandfaszie bis unter die Haut gestochen und von außen mit dem Skalpell dieser Kanal knapp eröffnet. Die Overholt-Klemme fasst dann das perforierte Ende des Drainageschlauches und zieht diesen durch die Bauchdecke nach innen. Er wird auf dem Scheidenstumpf platziert. Der Drainageschlauch wird mit einer Einzelnaht an der Bauchdeckenhaut befestigt. Diese Drainage dient zur kurzfristigen operativen Blutungskontrolle und wird spätestens nach 24 h entfernt. Es ist nicht Sinn dieser Drainage, seröses Reizexsudat kontinuierlich über mehrere Tage abzuleiten. Der Bauchdeckenverschluss ist an vorbezeichneter Stelle beschrieben.

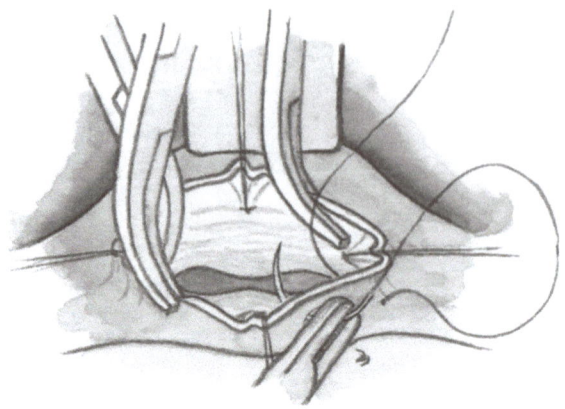

Abb. 6.26. Ersatz der Parametrienklemmen durch Scheidensaumnähte

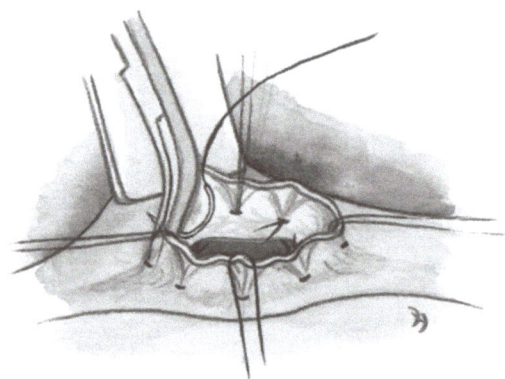

Abb. 6.27. Säumung des Scheidenwundrandes

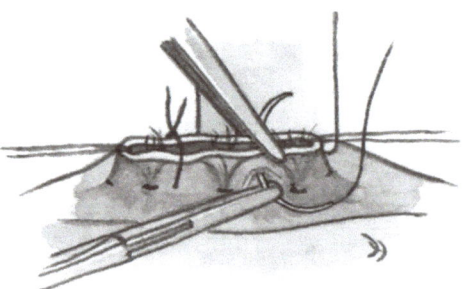

Abb. 6.28. Verschluss der Scheide

6.6 Abdominale Adnexeingriffe

- Salpingotomie
- Salpingektomie
- Ovarialbiopsie/Ovarteilresektion
- Zystenausschälung
- Ovarektomie
- Zystostomie
- Zystenfensterung
- Zystenexstirpation
- Adnektomie

Die Adnexeingriffe bei nichtmalignen Indikationen werden meist laparoskopisch durchgeführt. Die Indikation zur Operation am offenen Abdomen ergibt sich allerdings zum einen bei pelviskopischen Komplikationen. Hier sind vor allem Blutungen und fragliche intestinale Läsionen zu erwähnen. Zum anderen finden sich endoskopische Befunde, die aus technischen Gründen ein zu hohes Operationsrisiko bergen, wobei hier vor allem an breitbasig aufsitzende Myome bzw. flächige Adhäsionen größeren Ausmaßes zu denken ist. Schließlich wird man bei Laparotomien aus anderer Indikation gelegentlich auf Adnexbefunde stoßen, die dann zeitgleich versorgt werden müssen. Bei einer gewissen Anzahl von Fällen werden sich auch makroskopisch suspekte Formationen finden, die einen verantwortungsbewussten Operateur von einer laparoskopischen Operation Abstand nehmen lassen. In diesen Fällen sollten Eingriffe an den Adnexen besser per laparotomiam operiert werden.

In der Regel handelt es sich um jüngere Patientinnen mit nicht abgeschlossenem Familienbild, so dass grundsätzlich gilt, möglichst organschonend vorzugehen.

Ebenso wie im Rahmen der Laparoskopie unterscheiden wir bei den abdominalen Operationen an den Adnexen folgende grundsätzliche Eingriffe:

Bei der *Salpingotomie* wird eine antimesosalpingeale Inzision mit der elektrischen Nadel angelegt (▶ Abb. 6.29).

Dieses Operationsverfahren dient bei entsprechendem Sitz einer ektopen Gravidität zur Extraktion des Konzeptus. Eine Hydrosalpinx kann auf diese Weise eröffnet werden, bei einer Pyosalpinx entleert sich putrides Material, von dem zusätzlich ein mikrobiologischer Abstrich entnommen wird. In diesem Zusammenhang ist darauf hinzuweisen, dass man bei entsprechenden Hinweisen auf ein inflammatorisches Geschehen es vermeiden sollte, in die floride Entzündung hineinzuoperieren, der sanierende Eingriff ist im entzündungsfreien Intervall anzustreben. Bei der Operation der ektopen Gravidität wird der Konzeptus extrahiert bzw. instrumentell entfernt. Größere Blutungsquellen sollen identi-

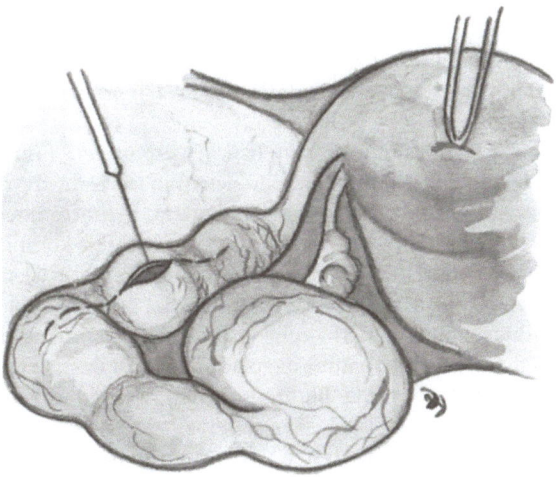

Abb. 6.29. Antimesosalpingeale Inzision der Tube

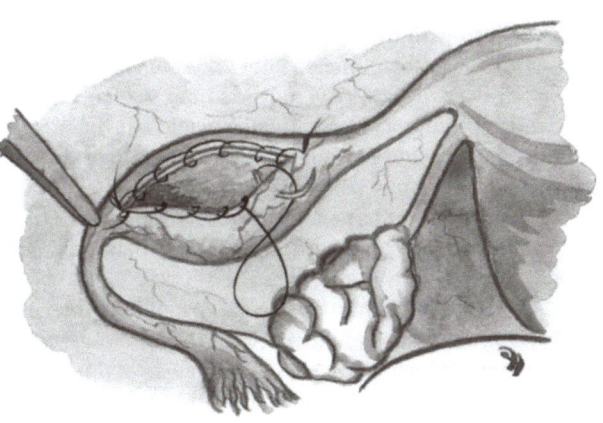

Abb. 6.30. Fortlaufende Saumnaht des Tubenwundrandes

fiziert und zart umstochen werden. Bestehen Zweifel an der kompletten Extraktion des Schwangerschaftsimplantates hat es sich bewährt, eine hyperosmolare Glukoselösung in das Implantationsbett zu injizieren.

Bei Blutungen aus dem Tubenwundrand kann dieser fortlaufend gesäumt werden (mit PDS II 6-0 RB-1) (▶ Abb. 6.30).

Unter einer *Salpingektomie* verstehen wir das Absetzen der Tube. Hierbei wird die Tube von der Mesosalpinx und vom Uterus über Overholt-Klemmem abgesetzt (▶ Abb. 6.31).

Der Ersatz der Klemmen erfolgt entweder durch Ligatur (Vicryl 2-0) oder Durchstechungen (Vicryl 2-0 SH).

Zartere Gewebebündel, nach deren Durchtrennung die Klemmenspitze frei ist, werden ligiert.

Massivere Gewebeanteile, bei denen die Klemmenspitze am Resektionsrand endet, werden knapp an der Klemmenspitze umstochen, zur Sicherung des Stumpfes kann diese Durchstechung doppelt ausgeführt werden.

Entsprechend geht man bei der *Ovarektomie*, der alleinigen Entfernung des Eierstocks, mit Overholt-Klemmen vor, nach medial wird das Lig. ovarii proprium abgeklemmt.

Bei *Ovarteilresektionen* bzw. *Ovarbiopsien* führen wir zur Blutstillung eine parenchymatöse Naht durch (▶ Abb. 6.32). Diese ist eine fortlaufend geführte überwendliche Naht, die flächig Gewebsschichten komprimiert, dadurch Räume verkleinert und zu einer wirksamen Hämostase führt. Als Nahtmaterial im Bereich der Adnexe mit Organerhaltung wählen wir atraumatische Nähte (Vicryl 2-0). Auf Koagulationen wird weitgehend verzichtet. Einzelne Blutungsquellen werden umstochen.

Pseudoperitonealzysten, Hydatiden und Funktionszustände des Ovars werden mit einer Kanüle punktiert, der Zysteninhalt zytologisch untersucht (*Zystostomie*). Zur histologischen Beurteilung wird ein Teil des Zystenbalgs entnommen. Verzichtet man auf die Zystenexstirpation, so wird die Zyste gedeckelt, der Deckel kommt zur histologischen Untersuchung (*Zystenfensterung*).

Bei der *Zystenexstirpation* wird der Zystenbalg aus der Umgebung ausgeschält. Hier geht man behutsam mit anatomischer Pinzette und Präparierschere vor, um schichtgerecht unter Erhaltung der Wandung einer Tumorkapsel zu entfernendes Gewebe zu gewinnen. Der ovarielle Wundgrund wird mit parenchymatösen Nähten versorgt (▶ Abb. 6.33).

In der Regel erweist es sich als vorteilhaft, unter Erhaltung der Zyste diese aus der Umgebung herauszupräparieren. Manchmal, insbesondere auch bei endometriotischen Zysten, sind diese allerdings mit der Umgebung ausgedehnt verwachsen und können nur schwer mobilisiert werden. Dann erweist es sich gelegentlich als übersichtlicher und technisch weniger gefährlich, die Zyste zunächst zu eröffnen, zu entleeren, und dann nach Raumverkleinerung den Zystenbalg sozusagen von innen her zur Umgebung zu distanzieren.

Insbesondere bei endometriotischen Zysten unter Erhaltung des Uterus findet man nach Resektion der tumorösen Anteile flächige Blutungen aus Verwachsungssträngen der Zyste zur Umgebung. Es erweist sich manchmal als aussichtslos, diese Blutungen durch Umstechungen zu versorgen. Die Nähte schneiden ein und die Blutungsquelle wird verbreitert. In dieser besonderen Situation hat sich die Applikation von Titanclips verschiedener Größe bewährt. Vor der Applikation dieser Clips ist erneut die Distanzierung des Ureters zu beachten.

Bei der *Adnektomie* werden die gesamten Adnexe abgesetzt, das Lig. infundibulopelvicum wird über 2 Overholt-Klemmen durchtrennt, nachdem man sich vorher vom Verlauf des Ureters überzeugt bzw. ihn bei seinem Eintritt ins kleine Becken dargestellt hat. Tube und Lig. ovarii proprium werden vom Uterus über eine kräftige Klemme abgesetzt und durch eine atraumatische

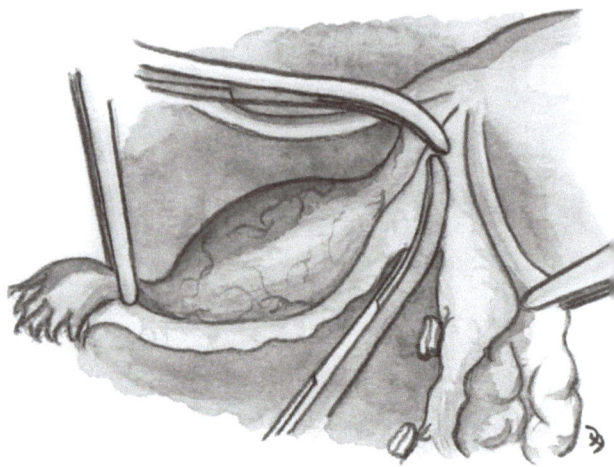

Abb. 6.31. Salpingektomie

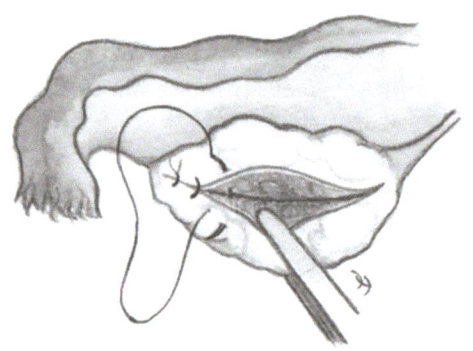

Abb. 6.32. Parenchymatöse Ovarialnaht

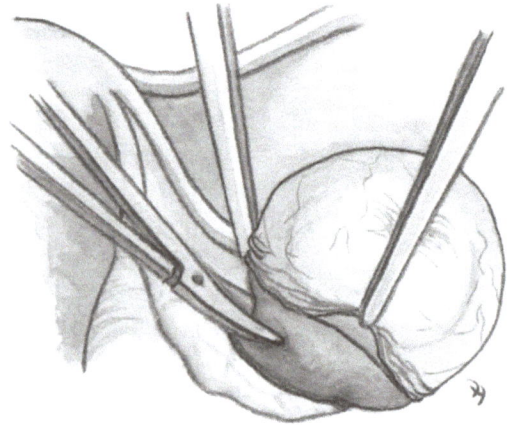

Abb. 6.33. Präparation einer Ovarialzyste

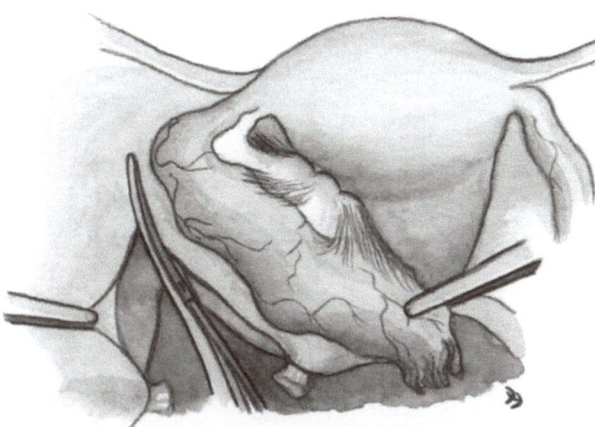

Abb. 6.34. Adnektomie

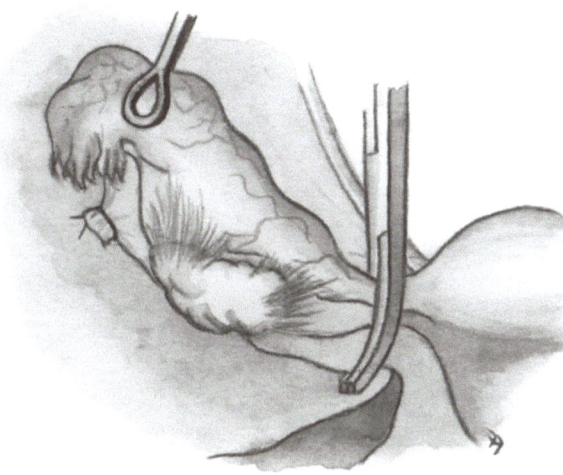

Abb. 6.35. Absetzen der Adnexe vom Uterus

Umstechung (Vicryl 0 CT2) versorgt (▶ Abb. 6.34 u. 6.35).

Insbesondere bei ausgedehnten Verwachsungen oder größeren endometriotischen Veränderungen, die nicht nur die eigentlichen Adnexe, sondern auch das anliegende viszerale Peritonealblatt, und in Folge einer entzündlichen Begleitreaktion auch darunterliegendes subperitoneales Gewebe erfasst haben, ist es nötig, den Ureter möglichst in seinem ganzen Verlauf darzustellen, auch um ihn im Rahmen dieser Darstellung vor den eigentlich resezierenden Maßnahmen aus dem Operationsgebiet herauszupräparieren (Ureterolyse).

Der 1. Schritt zum Aufsuchen des Ureters ist bei der abdominalen Uterusexstirpation beschrieben. Sein weitergehender Verlauf bis zum Uterinatunnel und bis zur Einmündung in die Harnblase wird aus didaktischen Gründen in Zusammenhang mit der erweiterten Hysterektomie (Wertheim-Operation) dargestellt. Zusammenfassend lässt sich für abdominale Adnexeingriffe feststellen, dass es prinzipiell gilt, im Rahmen von präparatorischen Vorbereitungsschritten den untypischen Situs wieder zu einem typischen zu machen, dies kann oft sehr schwierig sein, insbesondere bei der Endometriose ergeben sich aufgrund der vielen Variationen der klinischen Manifestation auch veränderte Verhältnisse der Topographie, so dass eine exakte Präparation und Darstellung des Ureters nötig werden kann. Aufgrund der erwähnten Vielgestaltigkeit bei der Endometriose können alle oben genannten Verfahren für die Endometrioseresektion und Endometriomentfernung zum Einsatz kommen. Es gilt der Satz, dass alle präparierenden und resezierenden Schritte immer unter Sicht in der Schicht erfolgen.

Man beachte auch, regelmäßig alle suspekten Areale bioptisch einer histologischen Klärung zuzuführen.

6.7 Alternative Techniken zur Versorgung der Wundfläche bei der abdominalen Hysterektomie

Das eingangs beschriebene Verfahren der abdominalen Uterusexstirpation mit Verschluss der Scheide führt zwangsläufig zu einer Verkürzung des kranialen Abschnitts derselben um den Anteil, den der Länge nach die Portio vaginalis uteri darstellt.

Eine elegante Methode, die Länge der Scheide zur Gänze zu erhalten, wenn nicht sogar etwas zu verlängern, stellt die Bildung eines Peritonealdoms dar. Wir haben vor allem auch von diesem Verfahren in der Vergangenheit mit Erfolg Gebrauch gemacht. Nach Anlage der Scheidensaumnähte bleibt die Scheide offen. Zur Trennung des Vaginallumens vom freien pelvin-abdominalen Raum wird über den offenen Scheidenstumpf ein Peritonealdom angelegt. Dies erfolgt in der Weise, wie es dem Verfahren der früher üblichen Peritonisierung entspricht, dass das Blasenperitoneum mit dem

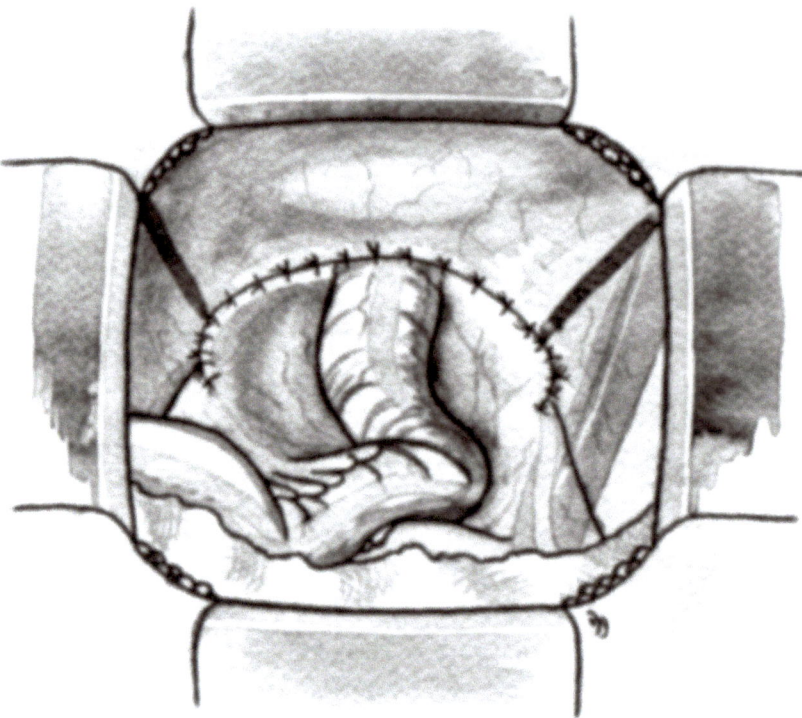

Abb. 6.36. Bildung eines Peritonealdoms über dem offenen Scheidenstumpf

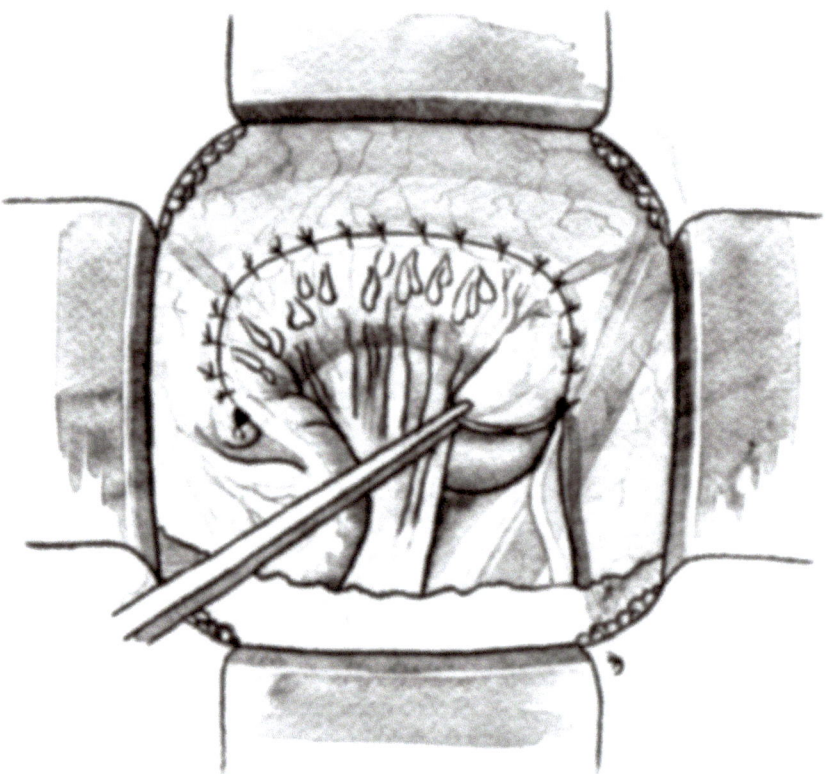

Abb. 6.37. Blasen-Sigma-Dach

anliegenden Douglas-Peritoneum durch Einzelnähte (Vicryl Stärke 2-0) vereinigt wird (▶ Abb. 6.36).

Geht man folgendermaßen vor, so heilt der Scheidenstumpf sekundär aus, im Vergleich zur primären Wundheilung nach primärem Scheidenverschluss. Etwas unangenehmer ist die prolongierte postoperative unangenehme Sekretion des Scheidenwundrandes. Allerdings wächst schließlich Scheidenepithel in Richtung auf den Peritonealdom vor und führt zu einem neuen, der ursprünglichen Länge entsprechenden Scheidenabschluss, der auch nicht durch verschließende Nähte eingeengt ist.

Im Sinne einer Deszensusprophylaxe nach abdominaler Uterusexstirpation haben wir nach Richter zeitweise von der Bildung eines sog. Blasensigmadaches Gebrauch gemacht. Bei diesem Verfahren wird das Blasenperitoneum zusätzlich nicht nur mit dem Douglas-Peritoneum und dem Peritoneum vereinigt, sondern eine weitere Nahtreihe verbindet Blasenperitoneum (Einzelnähte) mit dem Peritonealüberzug des Colon sigmoideum (▶ Abb. 6.37).

Auf diese Weise wird der Douglas-Raum aus der Bauchhöhle komplett ausgeschaltet. Diese Form kann als hohe Peritonisierung angesprochen werden. Der Effekt entspricht der Operation nach Moschkowitz zur kompletten Ausschaltung des Douglas-Raumes.

6.8 Intraoperative Darm- und Blasenläsionen

Der gynäkologische Operateur sollte mit der unmittelbaren intraoperativen Versorgung frischer kleinerer Darm- und Blasenläsionen vertraut sein.

Trotz sorgfältigster, an den anatomischen Strukturen orientierter Präparationstechnik ist es nicht immer zu vermeiden, dass angrenzende Eingeweide dennoch lädiert werden. Erkennt man dies sofort und lässt sich die Läsion begrenzt halten, so sollte sie vom gynäkologischen Operateur unmittelbar versorgt werden.

Bei größeren Läsionen oder technischen Schwierigkeiten, die eine weitere Präparation bzw. ein weiteres Fortführen der Operation erschweren, ziehen wir konsiliarisch den Viszeralchirurgen, bzw. in seltenen Fällen auch den Urologen zu.

Die Blasenverletzung begegnet uns in der operativen Gynäkologie sowohl bei der abdominalen als auch bei der vaginalen Hysterektomie. Bei nicht schichtgerechter Präparation und unübersichtlichen Verhältnissen kommt es zur akzidentellen Eröffnung der Harnblase, die Mukosa wird sichtbar.

Die Blasenverletzung muss vor allem dicht verschlossen werden. Wir verwenden eine 2-schichtige Naht. Die 1. Nahtreihe (Vicryl 2-0 SH) vereinigt in Einzelnähten Mukosa und Submukosa. Eine 2. Nahtreihe, ebenfalls in Einzelknopftechnik ausgeführt, verbindet Muskularis und Adventitia und entlastet die darunterliegende Naht.

Insbesondere auch im Rahmen ausgedehnter Präparationen bei der Chirurgie des Ovarialkarzinoms steht man manchmal vor der Situation, eine Blasenteilresektion am Blasendach durchführen zu müssen. Ist der resezierte Bereich mit den verbleibenden Wundrändern, die gut durchblutet und außerhalb eines Tumorareals liegen sollten, ausreichend mobilisierbar, kann mit der gleichen Nahttechnik das Areal abgedichtet werden.

Bei Blasenläsionen drainieren wir häufig 2-fach. Neben dem transurethralen Katheter wird am Ende des Eingriffs eine suprapubische Harnableitung angelegt.

Für die suprapubische Harnableitung wird die Blase nach der Naht über den transurethralen Katheter mit ca. 250 ml Kochsalzlösung aufgefüllt. Nach Anlage einer knappen Hautinzision unmittelbar suprasymphysär mit dem Skalpell wird die breite scharfe Führungshülse für die suprapubische Harnableitung unter Sicht zunächst durch die Bauchdecken eingestochen und anschließend in die Blasenvorderwand, möglichst in einem Areal ausreichend entfernt von der versorgten Läsion. Anschließend wird über diese Hülse der Drainageschlauch der suprapubischen Harnableitung eingeführt. Die Führungshülse wird zurückgezogen und der Katheterschlauch durch eine Einzelnaht an der vorderen Bauchwand befestigt. Intraoperativ erhält die Patientin eine antibiotische Prophylaxe (z. B. Cephalosporine). Die doppelte Drainage der Harnblase sorgt dafür, dass in den unmittelbaren postoperativen Tagen das genähte Organ nicht überdehnt wird, zusätzlich kann die Blase über den suprapubischen Katheter angespült werden, um restliche Blutkoagel zu beseitigen (Verhinderung der Blasentamponade).

Die intraoperative Darmverletzung versorgen wir lediglich bei kleinsten Lumeneröffnungen selbst, für deren Verschluss keine weiteren präparatorischen Akte nötig sind. Die Prognose einer frisch versorgten Dünndarmverletzung ist unproblematisch. Wir führen mit atraumatischen Vicryleinzelnähten der Stärke 4-0 im Abstand von etwa 3–4 mm Einzelnähte durch, die transmural extramukös verlaufen.

Bei der Dickdarmverletzung gehen wir gleichermaßen vor, insbesondere bei der letzteren führt der Austritt von Stuhl zu einer regelhaften Kontamination des Operationsgebietes, so dass eine antibiotische Prophylaxe obligat ist.

Abschließend wollen wir darauf hinweisen, dass diese Maßnahmen insbesondere am Darm nur bei kleinsten Verletzungen in Frage kommen. Im Zweifel holt man sich die Beurteilung durch den Viszeralchirurgen und vermeidet eine unkritische Übernähung, die u. U. zu peritonitischen Komplikationen führt. In unklaren Fällen schafft die fachgerecht durchgeführte Teilresektion durch den chirurgischen Konsiliarius bessere Voraussetzungen.

6.9 Chirurgie des Endometriumkarzinoms

- 1. Atraumatisches Fassen des Uterus unter Abklemmung der Adnexe, Fassen des Ovars
- 2. Darstellung des Ureters am medialen Peritonealblatt des Lig. infundibulopelvicum
- 3. Absetzen des Lig. infundibulopelvicum
- 4. Spaltung des Peritoneums in Richtung Lig. rotundum
- 5. Absetzen des Lig. rotundum weit lateral
- 6. Paramediane Inzision des Blasenperitoneums
- 7. Abpräparation der Harnblase
- 8. Absetzen des uterinen Gefäßbündels beidseits
- 9. Schrittweises Absetzen des Parametriums
- 10. Eröffnung des Spatium rectovaginale
- 11. Absetzen des kranialen Parakolpiums
- 12. Eröffnung der Scheide
- 13. Absetzen des Uterus
- 14. Scheidensaumnähte
- 15. Verschluss der Scheide
- 16. Einlage einer Robinson-Drainage

Bei der Chirurgie des Endometriumkarzinoms sind besondere Voraussetzungen zu beachten, die im Sinne einer möglichst atraumatischen Handhabung des Operationspräparates zu verstehen sind.

Alle intraoperativen Manipulationen am Uterus werden durch seitlich angelegte gerade lang-scharfe Kocher-Ochsner-Klemmen durchgeführt, die die Tubenabgänge fassen. Das eigentliche Anfassen des Corpus uteri mit Kugelzangen soll hier vermieden werden. Die Ansicht, durch präoperative Naht des äußeren Muttermundes eine intraoperative Tumorzelldissemination in die Scheide zu verhindern, lehnen wir als zu mechanistisch ab.

Ein weiterer technischer Punkt ist die Resektion einer adäquaten Scheidenmanschette am Uterus. Diese Scheidenmanschette soll in einer Länge von 2–3 cm den Bereich der Scheidengewölbe erfassen, der die Portio vaginalis uteri bis zu ihrem distalen Ende umgibt. Diese Präparation wird erst möglich, wenn im Rahmen der abdominalen Uterusexstirpation vor dem Absetzen der Parametrien der rektovaginale Raum eröffnet wird.

Die Präparation des rektovaginalen Raumes erfolgt nach initialer Abpräparation der Harnblase und Absetzen der Aa. uterinae zu beiden Seiten über Klemmen.

Durch Anspannung des Rektums mit dem Stieltupfer durch den 1. Assistenten wird das viszerale Peritoneum des Douglas-Raums eleviert. Der Operateur spaltet nun in der Mittellinie diese Peritonealfalte, indem er sie mit der anatomischen Pinzette anhebt und mit der Präparierschere eröffnet (▶ Abb. 6.38).

Liegt die Inzision im richtigen Niveau, weicht das darunterliegende subperitoneale web-Gewebe etwas zurück und der rektovaginale Raum kann mit spreizenden Bewegungen der Präparierschere atraumatisch eröffnet

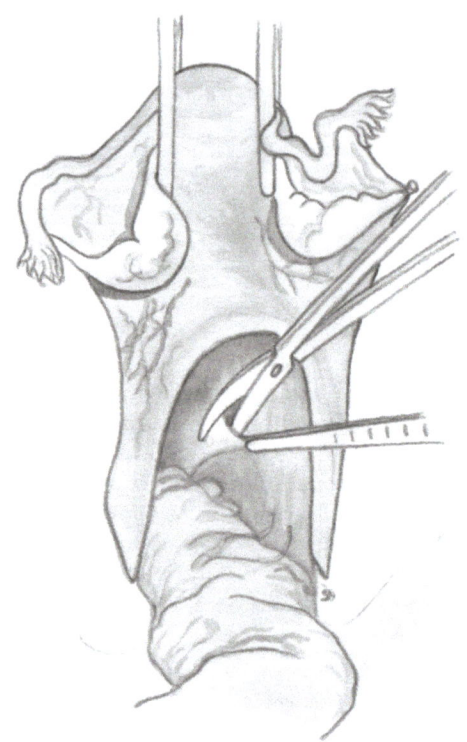

Abb. 6.38. Eröffnung des Spatium rectovaginale

werden. Das Manöver wird erleichtert durch Zug des Uterus in Blasenrichtung. Anschließend dringt der Operateur, mit dem ausgestreckten Zeigefinger und Mittelfinger an der Hinterwand des Uterus entlanggleitend, nach kaudal in den eröffneten Raum und weitet mit sanften massierenden Bewegungen dieses Areal weiter aus (▶ Abb. 6.39).

Auf diese Weise gelangt man an der Scheidenrückwand deutlich unterhalb der Portio vaginalis uteri und distanziert das Rektum nach dorsal. Schließlich werden durch diese Aufweitung des Spatium rectovaginale beide Sakrouterinligamente deutlich dargestellt. Unangenehme Sickerblutungen, die gelegentlich im Spatium rectovaginale auftreten, werden durch Einlage eines länglichen heißen Bauchtuches (Schauta-Streifen) komprimiert.

Erst diese vorbereitende Präparation ermöglicht es nun, beim Absetzen des Parametriums über Parametrienklemmen schrittweise nach isolierter Durchtrennung der Sakrouterinligamente über Klemmen sowohl im vorderen als auch hinteren Parametrium uterusnah bzw. scheidennah so weit nach kaudal zu präparieren, dass die zu resezierende Scheidenmanschette das gewünschte Ausmaß erreicht. In Korrespondenz zum Ausmaß der kaudalen Präparation im Spatium rectovaginale wird schrittweise die Präparation im Spatium vesicovaginale nach kaudal vervollständigt.

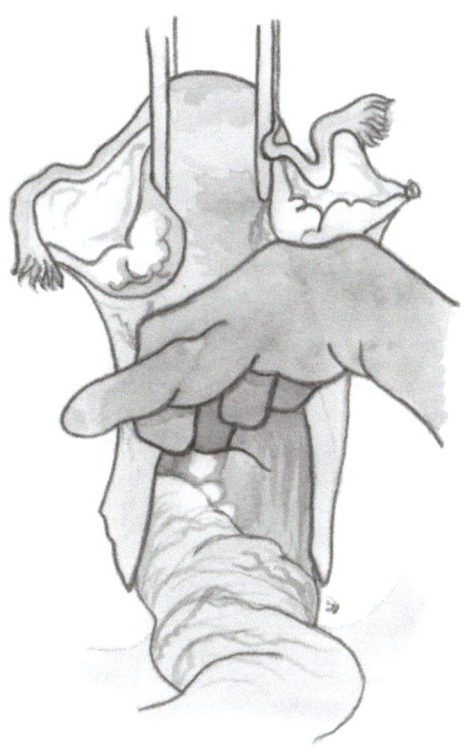

Abb. 6.39. Distanzierung des Rektums

Insbesondere bei der Resektion einer Scheidenmanschette erweist es sich als sinnvoll, den Scheidenstumpf lediglich zu säumen, anschließend offen zu lassen und das Vaginallumen zur Beckenhöhle hin über einen Peritonealdom zu verschließen. Hierdurch wird ganz besonders einer relevanten Verkürzung des oberen Scheidenabschnitts und einer Verengung desselben vorgebeugt.

Im Rahmen dieser technischen Hinweise zur Operation des Endometriumkarzinoms gehen wir nicht auf die Indikationsstellung zur Lymphonodektomie ein.

Nicht unerwähnt bleiben soll aber eine zurückhaltende Indikationsstellung insbesondere in den Fällen eines Endometriumkarzinoms im Stadium FIGO II mit Befall der Cervix uteri. Ein Kollektiv älterer Patientinnen mit multiplen internistischen Risiken (Diabetes, Hypertonus, Adipositas) ist nach unserer Auffassung nicht einer erweiterten Hysterektomie mit Resektion des Parametriums zuzuführen. Das hohe postoperative Risiko rechtfertigt die Erweiterung des Eingriffes in diesen Fällen nicht immer. Eine technisch einwandfrei durchgeführte Hysterektomie wie beschrieben unter Mitnahme einer Scheidenmanschette sowie in Abhängigkeit von histologischen Risikofaktoren, die Indikationsstellung zu einer separaten pelvinen Lymphonodektomie, leisten als suffiziente Therapie des Endometriumkarzinoms das gleiche.

6.10 Chirurgie des Ovarialkarzinoms

Bei der primären Chirurgie des Ovarialkarzinoms begegnen uns verschiedene Sachverhalte, die einer besonderen Würdigung auch unter technischen Aspekten bedürfen.

Die in der Regel als Zufallsbefunde entdeckten Ovarialkarzinome im Stadium FIGO I A–C werden in einem 1. Akt zur Resektion des inneren Genitale nach den beschriebenen Regeln der abdominalen Uterusexstirpation operiert.

In den fortgeschrittenen Stadien II–IV begegnen uns nicht selten ausgedehnte tumoröse Prozesse im kleinen Becken, bei denen die Organgrenzen überschritten sind. In diesen Fällen lässt sich auch nicht durch schrittweise Präparation und Adhäsiolyse das Prinzip der Herstellung eines typischen Situs aus einem atypischen Situs verwirklichen, sondern eine makroskopisch tumorfreie Resektion des ausgedehnten pelvinen Befundes wird durch ein besonderes Resektionsverfahren möglich, das mit dem Namen Hudson verbunden ist.

▶ 1. Austastung des Abdomens
▶ 2. Peritonealinzision über der A. iliaca externa
▶ 3. Absetzung des Lig. rotundum
▶ 4. Darstellung des Ureters
▶ 5. Absetzen des Lig. infundibulopelvicum
▶ 6. Ureterolyse
▶ 7. Ligatur der A. uterina
▶ 8. Eröffnung des Spatium vesicouterinum
▶ 9. Abpräparation des Rektosigmoids
▶ 10. Absetzen des Konglomerattumors von der Scheide
▶ 11. Verschluss der Scheide
▶ 12. Einlage einer Robinson-Drainage

Primäres Behandlungsziel einer operativen Therapie des Ovarialkarzinoms ist die Zytoreduktion, also die möglichst vollständige Entfernung allen tumorösen Gewebes (Debulking).

Die unmittelbar nach Eröffnung der Bauchdecken mittels Längslaparotomie erfolgende Austastung verschafft Klarheit, inwieweit ein resezierender Eingriff, mit dem Ziel postoperative Resttumoren <1–2 cm Größe zu erreichen, möglich ist (▶ Abb. 6.40).

Dies entscheidet sich im Wesentlichen an der Situation des Mittel- und Oberbauches, insbesondere auch im Bereich der Tumorimplantate subphrenisch. Erscheint dies möglich, so soll eine zytoreduktive Operation intendiert werden. Eine ausgedehnte verbackene Tumormasse im kleinen Becken bei sonst günstigen Verhältnissen im Mittel- und Oberbauch stellt jedenfalls noch keine Kontraindikation dar, den Eingriff zu beginnen. Mit der beschriebenen extraperitonealen Vorgehensweise nach Hudson kann auch ein infiltrierender Unterbauchkonglomerattumor entfernt werden. Primäres

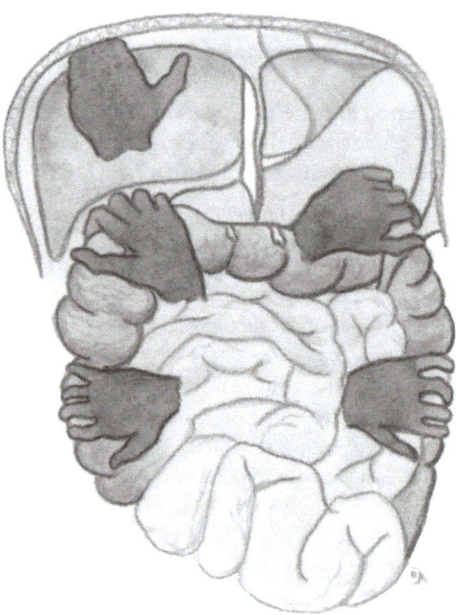

Abb. 6.40. Austastung des Abdomens

Ziel ist, das Tumorkonglomeratpaket des inneren Genitales quasi en bloc wie in einem Sack ausgekleidet mit der Peritonealbedeckung zu resezieren. Hierzu erfolgt eine Peritonealinzision im Bereich der Beckenwandgefäße, d. h. lateral über der A. iliaca externa (▶ Abb. 6.41).

Im nächsten Schritt wird von dieser Inzision aus mit Pinzette und Präparierschere das Peritonealblatt weiterhin abgelöst, zunächst nach kaudal bis zum Ansatz des Lig. rotundum. Über Overholt-Klemmen wird dann beckenwandnah das Lig. rotundum isoliert und durchtrennt.

Wie bei der Uterusexstirpation beschrieben, wird nun im subperitonealen Bindegewebebereich an der Beckenwand der Ureter aufgesucht und dargestellt. Dies geschieht mit Pinzette und Präparierschere, wobei die geschlossene Schere leicht schiebende Bewegungen im subperitonealen Bindegewebe und am medialen Blatt des Lig. latum vollführt. Ist der Ureter zweifelsfrei dargestellt, wird über Overholt-Klemmen der Bereich der Ovarikagefäßbündel (Lig. infundibulopelvicum) isoliert und durchtrennt (▶ Abb. 6.42). Der Stumpf der A ovarica wird über eine Kantrowitz-Ligaturklemme gesichert (Vicryl 0).

Im nächsten Schritt wird nun eine weitgehende Ureterolyse durchgeführt, um das Tumorkonglomeratpaket von der seitlichen Beckenwand ablösen zu können. Da-

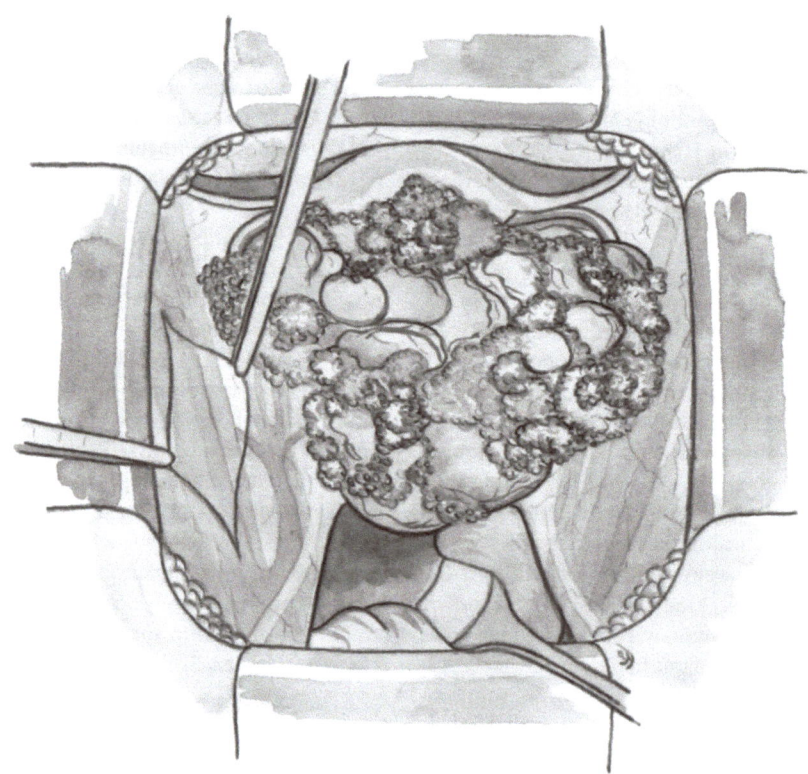

Abb. 6.41. Peritonealinzision über der A. iliaca externa

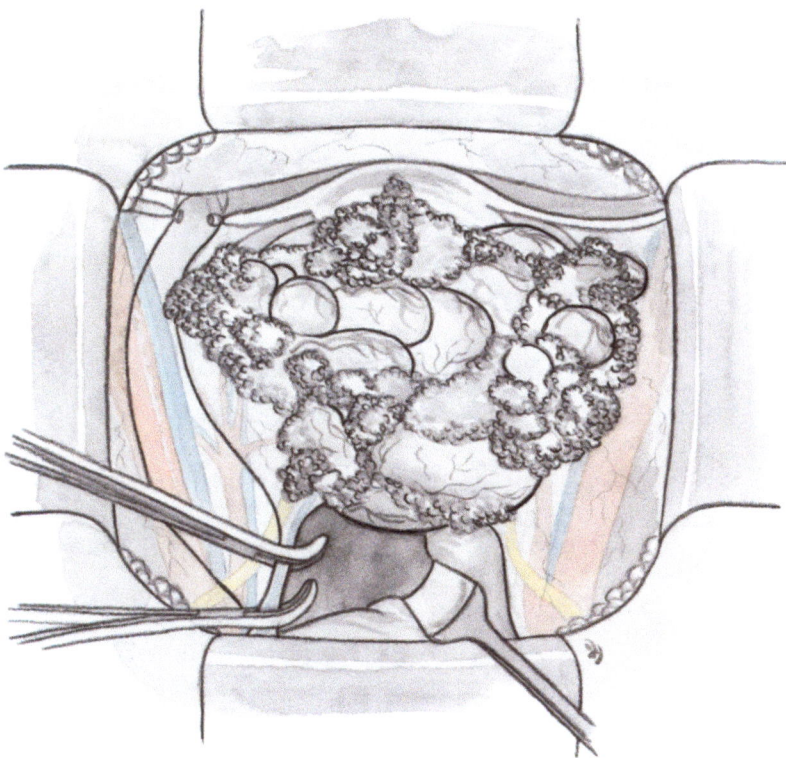

Abb. 6.42. Ligatur des Lig. infundibulopelvicum

zu wird der Ureter erneut identifiziert und vom 1. Assistenten mit einem Stieltupfer angespannt. Anschließend trennt der Operateur teils scharf, teils mit stumpfen Schiebebewegungen der Präparierschere (in der linken Hand die anatomische Pinzette) den Ureter aus dem subperitonealen Bindegewebe so weit heraus, dass die Konglomerattumormasse der Adnexe mobilisiert werden kann. Diese Mobilisation verfolgt das Ziel, die Tumorkonglomerate nach medial zum Uterus hin zu verlagern. Selbst in Fällen eines fortgeschrittenen Ovarialkarzinoms sieht man den Ureter selten durch Tumorinfiltration direkt verwachsen. Mit der Präparation des Ureters nach dem gezeigten Verfahren werden gleichsam wie im 1. Akt zur pelvinen Lymphonodektomie die Beckenwandgefäße dargestellt. Auf diese Weise gelangt man über die Iliakabifurkation auch zum Abgang der A. uterina. Dieses Gefäß ist – nachdem bereits die Ovarikagefäße ligiert sind – die Hauptblutversorgung der karzinomatösen Tumormasse und wird nun über zarte Overholt-Klemmen durchtrennt und ligiert (Vicryl 0) (▶ Abb. 6.43).

Der proximale, also der A.-iliaca-nahe Gefäßstumpf wird zusätzlich über eine Kantrowitz-Klemme gesichert (Vicryl 0). Die bisher erfolgte Versorgung der Uterinagefäße erlaubt nun ein weiteres vorsichtiges Mobilisieren der Tumormasse nach medial. Analoges Vorgehen auf der kontralateralen Seite.

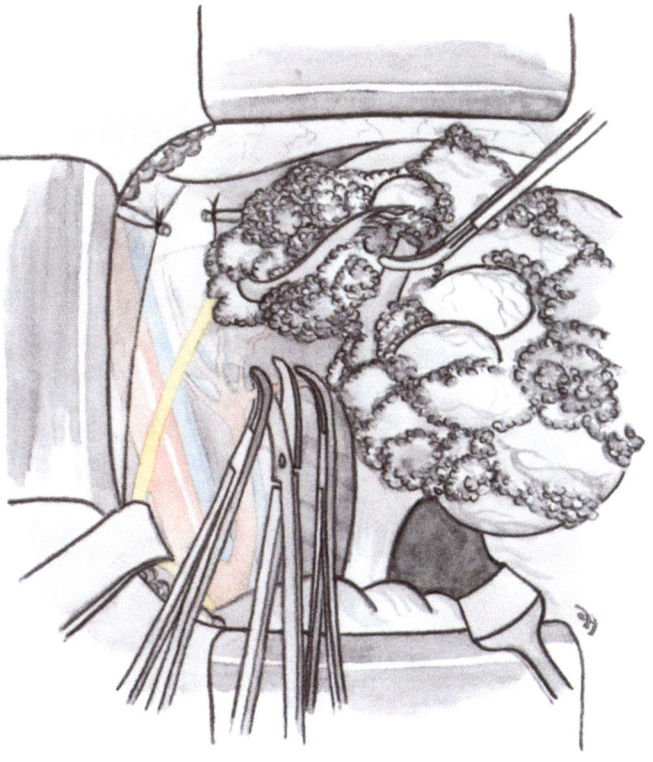

Abb. 6.43. Darstellung der A. uterina

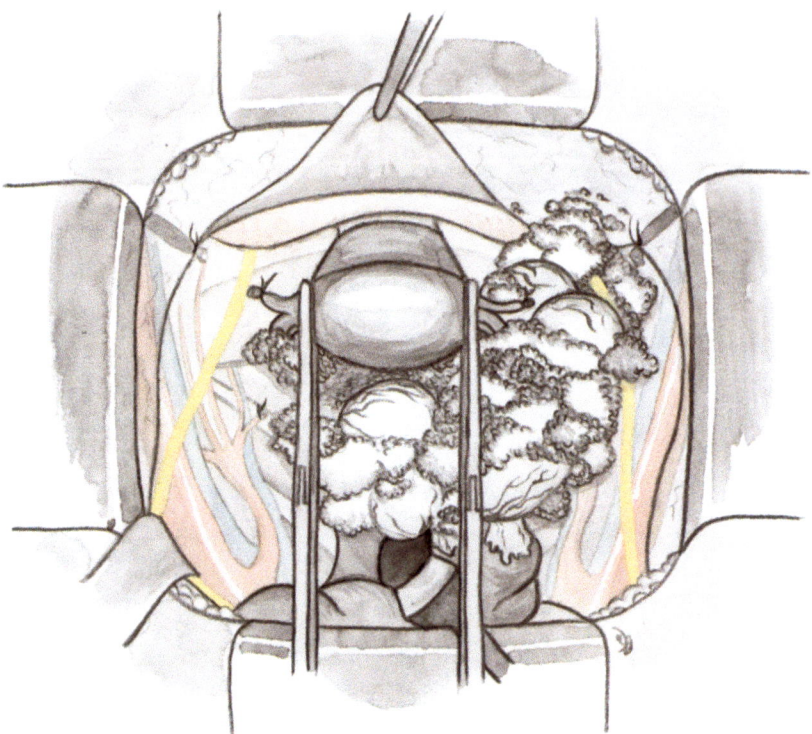

Abb. 6.44. Abpräparation der Harnblase

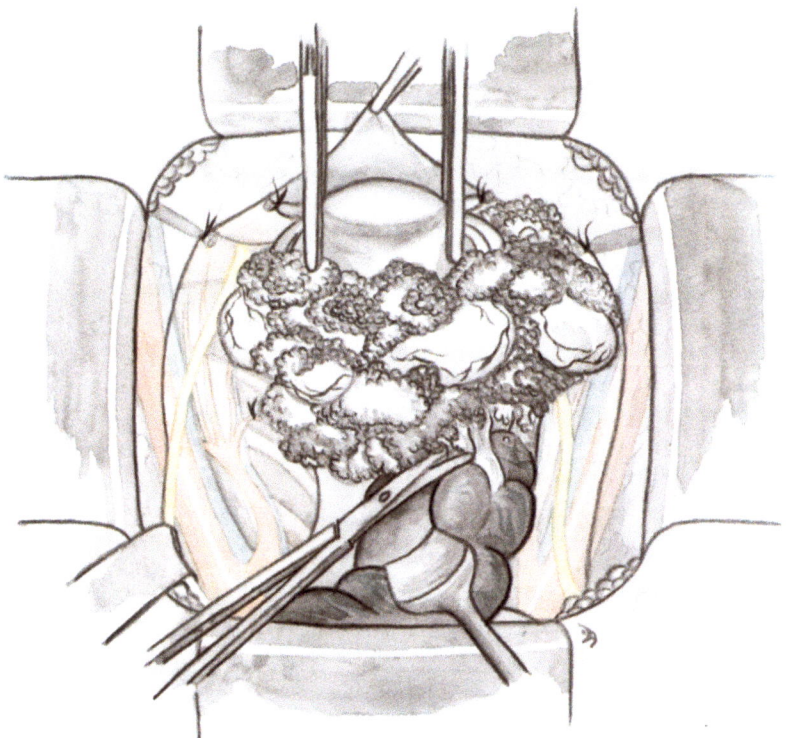

Abb. 6.45. Distanzierung des Rektosigmoids

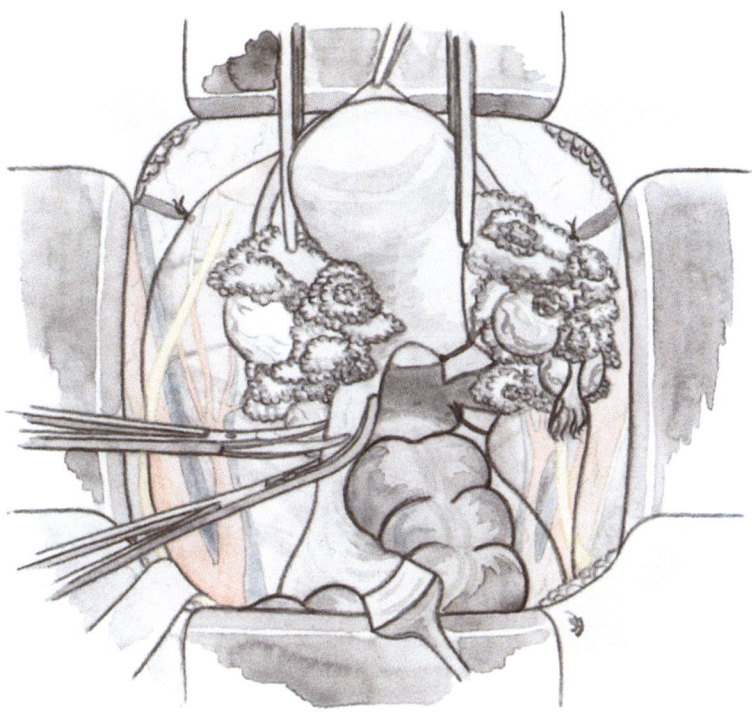

Abb. 6.46. Absetzen der Sakrouterinligamente

In einem letzten Schritt werden nun das Spatium vesicouterinum eröffnet und die Tumormasse weiter mobilisiert. An dieser Stelle findet sich häufig ein Übergriff der Tumormasse oder einzelne Absiedelungen im Bereich des Blasenperitoneums. Diese Herde werden möglichst in das zentrale Resektionspaket mit einbezogen. Je nach Ausdehnung der Tumormasse im kleinen Becken kann an dieser Stelle auch eine Blasenteilresektion mit dem urologischen Konsiliarius notwendig werden (▶ Abb. 6.44).

In einem letzten Schritt zur Mobilisierung des zentralen Organtumorpaketes werden die Verhältnisse zwischen dem Rektosigmoid und der Hinterwand des Genitale geprüft. Anhaftende Adhäsionen werden scharf von der Hinterwand und der Tumormasse abpräpariert (▶ Abb. 6.45).

Für den besonderen Fall einer ausgedehnten Tumorinfiltration in das anliegende Rektosigmoid hinein wird auch hier in Verbindung mit dem viszeralchirurgischen Konsiliarius geklärt, inwieweit ein Teil des Rektosigmoids mit und an der Tumormasse reseziert werden sollte.

Nach Distanzierung des Rektosigmoids kann die Tumormasse auch weiter aus dem Douglas-Raum mit dem dazugehörigen Peritoneum abgelöst werden. Die restliche Absetzung des Präparates geschieht über Parametriumklemmen, die durch kräftige Umstechungen (Vicryl 0) versorgt werden (▶ Abb. 6.46).

Schließlich hängt der Uterus mit den Adnextumoren nur noch am oberen Scheidenabschnitt, der nach dem bei der abdominalen Hysterektomie geübten Verfahren eröffnet und ebenso über Parametrienklemmen abgesetzt wird (▶ Abb. 6.47).

Nach Resektion des Organpaketes findet sich nun eine verhältnismäßig große extraperitoneale Wundfläche, die auch diffuse Sickerblutungen aufweist. Nach ausgiebiger Spülung der Beckenhöhle mit physiologischer Kochsalzlösung werden auf die Wundflächen trockene Tücher aufgebracht und komprimiert. Nach mehrminütiger Kompression werden die Tücher entfernt, jetzt können einzelne Blutungsherde gezielt ligiert bzw. koaguliert oder über Clips versorgt werden.

Die Scheide wird durch mehrere Einzelnähte (Vicryl 0 CT2) verschlossen. Die pelvine Wundfläche wird zur postoperativen Blutungskontrolle in den folgenden 24 h über eine Robinson-Drainage, die an der seitlichen Bauchwand ausgeleitet wird, versorgt. In Anbetracht der großen extraperitonealen Wundfläche führen wir eine intraoperative antibiotische Prophylaxe (z. B. Cephalosporine) durch.

Eine Peritonealisierung der Wundfläche erfolgt nicht, dies ist in den meisten Fällen ohnehin kaum zu bewerkstelligen, da mit dem angegebenen Verfahren weitflächige Resektionen des viszeralen und parietalen Peritoneums im Becken verbunden sind.

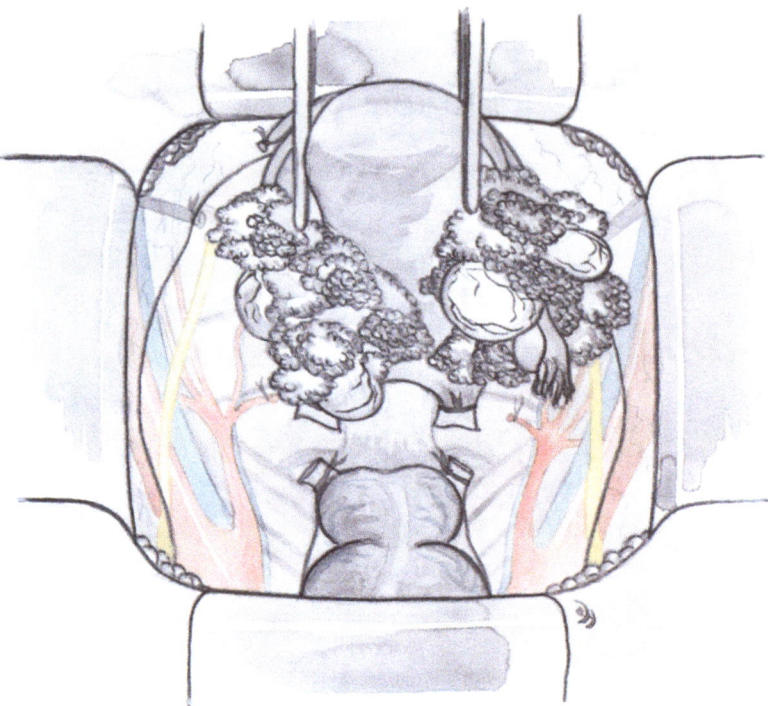

Abb. 6.47. Mobilisation des Tumorkonglomerates

Wenn nach der geschilderten Methode einer extraperitonealen en-bloc-Resektion des inneren Genitale im weiteren Peritonealraum lediglich versprengte Tumorinseln bis maximal 1–2 cm Größe verbleiben, so ist es angezeigt, den primär zytoreduktiven Eingriff zur Komplettierung mit der Omentektomie und Appendektomie zu beenden.

Wir wollen aber nicht versäumen erneut darauf hinzuweisen, dass das geschilderte Resektionsverfahren des inneren Genitale als lokale Debulking-Maßnahme mit den auch oft damit verbundenen Komplikationen nicht indiziert ist, wenn die weiteren Tumorabsiedelungen im Mittel- und Oberbauch ein Ausmaß erreicht haben, dass eine primäre Zytoreduktion mit Implantatgrößen von maximal 1–2 cm nicht möglich ist.

6.10.1 Omentektomie (Netzresektion)

▸ 1. Exploration der Absetzungsebenen
▸ 2. Absetzen über Overholt-Klemmen

Die Resektion des Omentum majus ist ein integraler Bestandteil der primären chirurgischen Therapie des Ovarialkarzinoms. Zur optimalen Durchführung setzt das Verfahren einen medianen Unterbauchlängsschnitt voraus, der unter Umgehung des Nabels nach kranial bis zum Processus xyphoideus erweitert werden muss, um das Ziel einer infragastrischen Resektion zu erreichen.

Im Falle fortgeschrittener Ovarialkarzinome ist das Netz in der Regel mit Tumorknoten durchwachsen. Bei sorgfältiger Exploration insbesondere der Netzansatzränder im Bereich des Colon transversum und der großen Kurvatur des Magens findet sich dennoch meist eine Resektionsebene. Die Netzresektion in diesen Fällen versucht die Tumorlast zu reduzieren (zytoreduktive Intention).

In den Fällen früher Ovarialkarzinome kommt der Netzresektion in erster Linie eine Bedeutung im Rahmen des Staging zu. Frühzeitig findet man bei mikroskopischer Untersuchung des Omentum auch in vermeintlich auf das kleine Becken begrenzten Stadien eine mikroskopische Dissemination, die die Stadieneinteilung wesentlich ändert.

In besonders fortgeschrittenen Fällen finden sich allerdings am Omentum ausgesprochen delikate anatomische Situationen: Das eigentliche Omentum ist zu einer derben, mit vulnerablen Tumorknoten durchsetzten Masse geschrumpft, die eine sichere chirurgische Resektion an den Absetzungsrändern des Colon transversum bzw. der großen Kurvatur des Magens nicht möglich erscheinen lässt. Diese Befunde sind inoperabel. In der Regel sind sie kombiniert mit ausgedehnten intraperitonealen Tumormanifestationen, so dass ein chirurgisches Vorgehen mit deutlicher Gefährdung der Patientin als nicht sinnvoll erscheint.

Insgesamt ist zu fordern, dass für die Beurteilung der Ausdehnung des primären Eingriffs beim fortgeschrittenen Ovarialkarzinom das Gesamtbild der Patientin

6.10 · Chirurgie des Ovarialkarzinoms

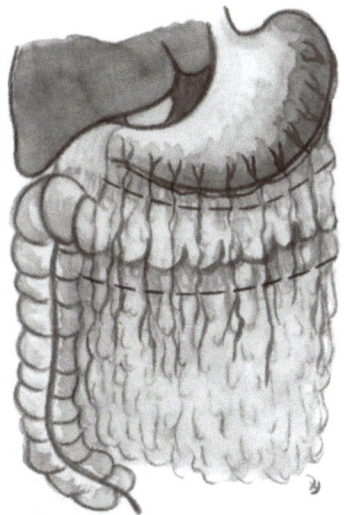

Abb. 6.48. Infragastrische/infrakolische Absetzungsebene

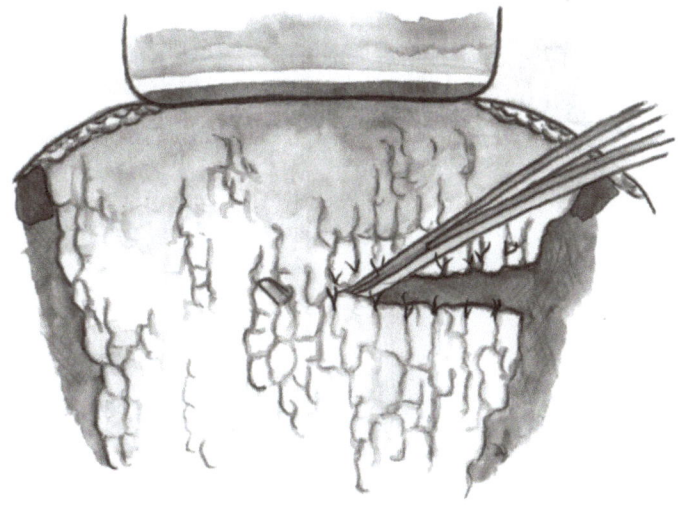

Abb. 6.49. Perforation des Omentum mittels Overholt-Klemme

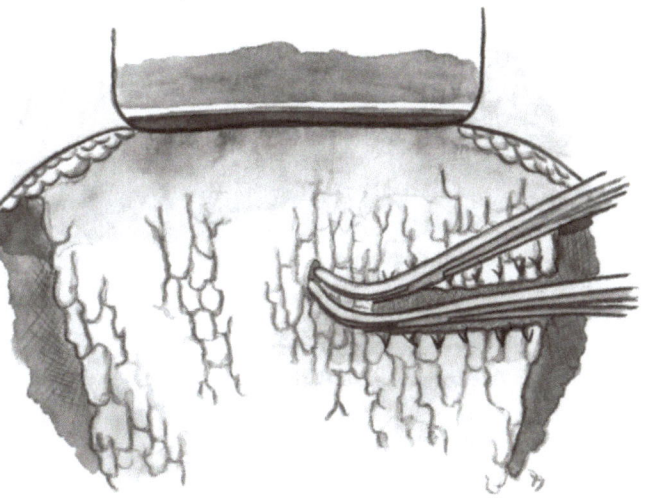

Abb. 6.50. Absetzen über Overholt-Klemme

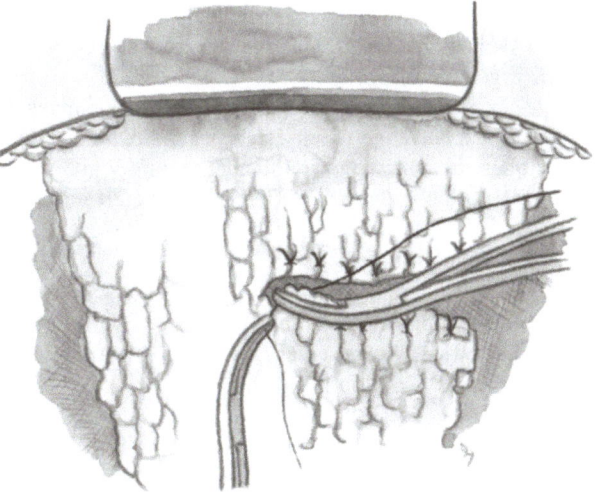

Abb. 6.51. Ersatz der Overholt-Klemme durch Ligatur

für eine kritische Indikationsstellung ausreichend gewürdigt wird. Neben Alter, internistischen Begleiterkrankungen, Zumutbarkeit u. U. aggressiverer Folgetherapien und der Prognoseabschätzung müssen der Umfang der notwendigen Resektionen und deren Komplikationsträchtigkeit kritisch bedacht werden. Ein zu sehr auf die Kunst des lokal machbaren zentrierter Furor operativus, der nicht in ein Gesamtbehandlungskonzept der Erkrankung unter Berücksichtigung der auch iatrogen bedingten Folgeerscheinungen für die Patientin passt, ist mit aller Entschiedenheit abzulehnen. Für die eigentliche Resektion des Omentum majus werden 2 Resektionsebenen angegeben. Bei der infrakolischen Omentektomie wird das große Netz am Querkolon abgetragen. Bei der suprakolischen/infragastrischen Technik erfolgt die Abtragung des Netzes an der großen Kurvatur des Magens (▶ Abb. 6.48).

Nach ausreichender Mobilisierung des Netzes wird dieses auf einem untergelegten Bauchtuch gelagert und mit relativ langstreckigen spitzen Overholt-Klemmen schrittweise von der Seite her abgetragen. Die Overholt-Klemmen werden ligiert (Vicryl 0). Hierbei achtet man darauf, dass keine freie Gewebebrücke des Omentum in der Resektionsebene verbleibt (▶ Abb. 6.49–6.51).

Für eine optimale Exposition zur Resektion des Netzes wird es gelegentlich notwendig, eine weitergehende Mobilisation des Eingeweidepaketes durchzuführen. Diese Mobilisation zur Exposition der abzusetzenden Omentumebene übergeben wir dem Viszeralchirurgen.

Nach Kontrolle der Absetzungsstümpfe wird zur postoperativen Blutungskontrolle für 24 h in Höhe der Absetzungsebene des Netzes, d.h. also in den Mittelbauch, eine Robinson-Drainage eingelegt und an der seitlichen Bauchwand herausgeleitet. Auch dieser Drain wird spätestens nach 24 h entfernt. Wir weisen darauf hin, dass diese Drainagen nicht zur Ableitung von postoperativem Reizexsudat dienen.

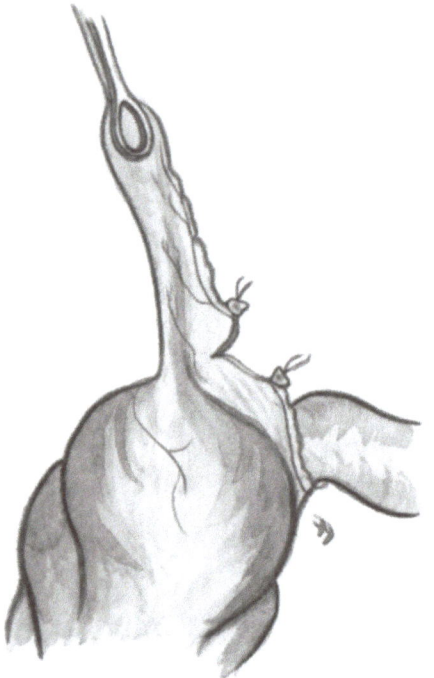

Abb. 6.52. Absetzen des Mesenteriolums mit der A. appendicularis

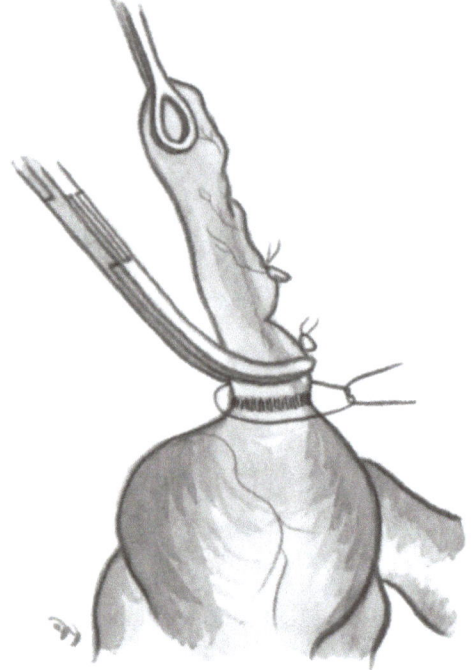

Abb. 6.53. Appendixbasisligatur

6.10.2 Appendektomie

- 1. Fassen der Appendix
- 2. Absetzen des Mesenteriolums
- 3. Quetschfurche und Basisligatur
- 4. Abtragung der Appendix
- 5. Tabaksbeutelnaht

Lediglich im Rahmen der Chirurgie des fortgeschrittenen Ovarialkarzinoms führen wir eine Appendektomie durch. Wir praktizieren den Eingriff selbst, wenn lediglich die Appendix entfernt wird, begleitende Resektionen des ileozökalen Übergangs werden vom Viszeralchirurgen versorgt.

Für die Appendektomie wird die Appendix zunächst aufgesucht und angespannt. Das sich anbietende Mesenteriolum mit der darin verlaufenden A. und V. appendicularis wird über Overholt-Klemmen reseziert und mit Ligaturen (Vicryl 0) versorgt (▶ Abb. 6.52).

Gelegentlich finden sich anastomosierende Gefäße, so dass man darauf achtet, all diese Strukturen bei der Durchtrennung des Mesenteriolums über Overholt mit zu fassen. Nach Anlage einer Quetschfurche an der Basis der Appendix mittels Péan-Klemme wird eine basisnahe Ligatur (Vicryl 0) durchgeführt (▶ Abb. 6.53).

Etwas distal der Basisligatur setzen wir eine weitere Klemme auf die Appendix und tragen den Wurmfortsatz mit dem Skalpell zwischen Klemme und Basisligatur ab (▶ Abb. 6.54).

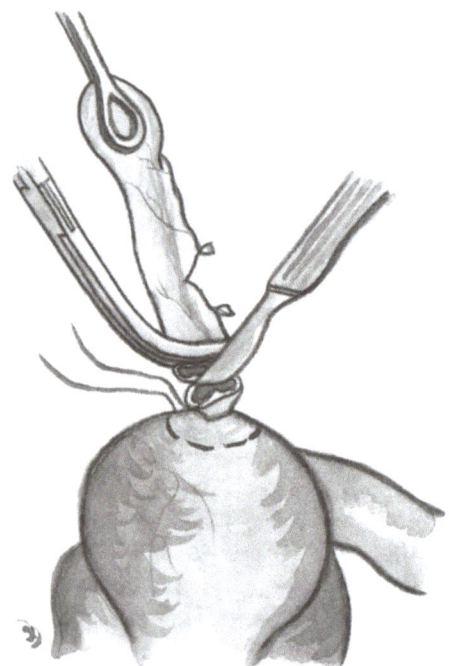

Abb. 6.54. Absetzen der Appendix und Anlage der Tabaksbeutelnaht

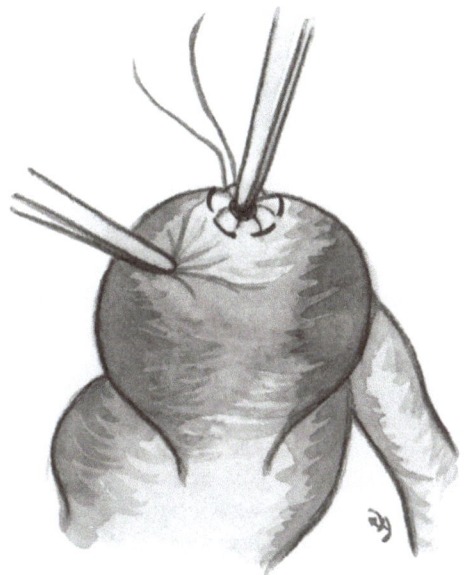

Abb. 6.55. Versenken des Appendixstumpfes

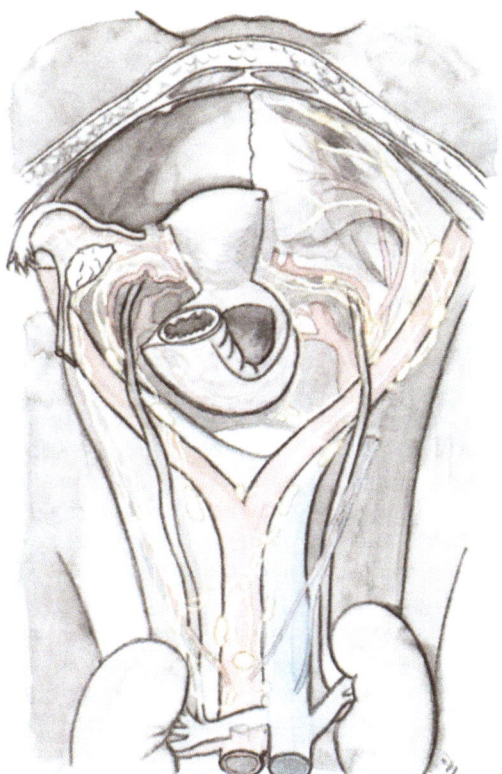

Abb. 6.56. Pelvine und paraaortale Lymphknoten

Der verbleibende Appendixstumpf wird durch eine Tabaksbeutelnaht, die vor dem Abtragen der Appendix um die Basisligatur gelegt wurde, eingestülpt (▶ Abb. 6.55).

Die Einstülpung wird durch eine darüber gelegte atraumatische Z-Naht (Vicryl 2-0 SH plus) gesichert.

6.10.3 Besondere Situationen in der Chirurgie des Ovarialkarzinoms

Für die Darstellung der pelvinen und paraaortalen Lymphonodektomie im Rahmen der chirurgischen Therapie der Frühstadien des Ovarialkarzinoms zur exakten Stadieneinteilung verweisen wir auf die Ausführungen unter dem eigenen Punkt Lymphonodektomien.

Insbesondere in den Frühstadien, die noch keine auffälligen intraperitonealen Ausbreitungen zeigen, fällt mit der subtilen Bewertung einer retroperitonealen Metastasierung in die pelvinen und paraaortalen Lymphknoten die Entscheidung, ob der Fall nicht doch einem Stadium FIGO III C und damit einer insgesamt ungünstigeren Prognosegruppe zuzuordnen ist. In diesem Fall kommt der Lymphonodektomie eine besondere Bedeutung zu. Durch die Drainagewege im Bereich des Ovarikabündels, die direkt in den retroperitonealen Raum ziehen, sollten in diesen Fällen auch besonders die paraaortalen Lymphknoten Beachtung finden. Bezüglich der Indikationsstellung zur Ausdehnung der Lymphonodektomie verweisen wir auf die entsprechenden onkologischen Lehrbücher. Der Befall der Lymphbahnen bei malignen Ovarialtumoren findet frühzeitig über das Lig. latum in die pelvinen und über die Infundibula in die paraaortalen Lymphknoten statt. Allerdings werden meist zuerst die pelvinen und dann die paraaortalen Regionen befallen (▶ Abb. 6.56).

Unter dem Begriff der Interventionslaparotomie werden Ereignisse zusammengefasst, die einer primären vernünftigen zytoreduktiven Operation nicht zugänglich waren. Hierzu gehören ausgedehnte Tumorabsiedelungen, die außerhalb der technischen Operabilität liegen, aber auch Eingriffe, bei denen nach unserer Auffassung zwischen dem Ausmaß der chirurgischen Intervention und den internistisch-anästhesiologischen Gegebenheiten abgewogen werden muss. Stellen diese für die Patientin ein zu hohes Risiko dar, muss in Anbetracht der ohnehin ungünstigen Prognose eine kritische Indikationsstellung deutlich angemahnt werden. Diese Fälle werden beim diagnostischen Ersteingriff in der Regel nur histologisch gesichert, das Ausmaß der Tumorausbreitung wird genau beschrieben, ggf. photodokumentiert.

Es hat sich bei uns in einigen Fällen bewährt, in besonders kritischen Situationen, bei denen schon durch die Vorbedingungen seitens der Patientin, d. h. ihrem reduzierten Allgemeinzustand, eine allzu große Operation nicht möglich ist, eine Bestandsaufnahme im Rahmen einer diagnostischen Laparoskopie (Technik der offenen Laparoskopie) durchzuführen. Ohne die Patientin aufzugeben, wird dann eine Induktionschemotherapie im Sinne eines neoadjuvanten Konzeptes angestrebt. Es muss darauf hingewiesen werden, dass dies sicher nicht die primäre Therapie der Wahl darstellt, doch in nicht allzu seltenen Fällen genau dieses Vorgehen zunächst die einzige therapeutische Option bleibt. Für die Induktionschemotherapie werden im Rahmen der Onkologie verschiedene Schemata angegeben.

Der Begriff der Second-look-Laparotomie beim Ovarialkarzinom muss in diesem Zusammenhang noch besonders erwähnt werden. Unter Second-look-Laparotomie werden Eingriffe in diagnostischer Absicht bezeichnet, die nach Abschluss einer Primärbehandlung inklusive Chemotherapie durchgeführt werden, um das Ziel einer klinischen Vollremission histopathologisch zu verifizieren. In einem modernen Behandlungskonzept des Ovarialkarzinoms muss das Verfahren in Frage gestellt werden.

Bei klinischer Vollremission und dennoch persistierendem Resttumor ist bisher nicht gesichert, ob eine Weiterführung der Chemotherapie wirksam ist. Der Stellenwert einer Second-line-Chemotherapie in dieser Situation ist ebenso fraglich, da in der Regel eine platinhaltige Kombinationstherapie vorausging. Die evtl. mögliche Entfernung aufgefundener Tumorreste (Tumorpersistenz) bringt keinen Vorteil für die Überlebenszeit. Der letzte Punkt ist auch deutlich von der Beschreibung der Interventionslaparotomie abzugrenzen. Außerdem ist bekannt, dass Fälle von Second-look-Eingriffen mit histopathologisch klassifizierten Vollremissionen dennoch in den folgenden Jahren ein Tumorrezidiv entwickelten. So bleibt als Bewertung dieser invasivsten Maßnahme einer Therapieevaluation nur ihre Bedeutung in Studiendesigns.

Palliative Eingriffe in der Chirurgie des Ovarialkarzinoms sind in der Regel bei Ileussituationen nötig. Diese fallen in das chirurgische Fachgebiet. Trotz infauster Prognose ist bei einer progredienten Ileussymptomatik ein entsprechender palliativer Eingriff zur Darmentlastung nicht immer zu vermeiden.

Als einzige gynäkologische Palliativmaßnahme invasiver Art wird beim progredienten Ovarialkarzinom eine ultraschallgesteuerte Aszitespunktion vorgenommen.

6.11 Erweiterte Hysterektomie (Radikaloperation nach Wertheim)

▶ 1. Fassen des Uterus und der Adnexe
▶ 2. Darstellung des Ureters am medialen Peritonealblatt des Lig. infundibulopelvicum
▶ 3. Absetzen des Lig. infundibulopelvicum
▶ 4. Absetzen des Lig. rotundum
▶ 5. Präparation des Ureters bis zum Eintritt in den Ureterkanal
▶ 6. Eröffnung des Spatium rectovaginale
▶ 7. Abpräparation der Harnblase
▶ 8. Eröffnung des Ureterdaches
▶ 9. Durchtrennung des Lig. vesicouterinum
▶ 10. Mobilisierung des Ureters nach lateral
▶ 11. Darstellung der paravesikalen Gruben nach Latzko
▶ 12. Darstellung der pararektalen Gruben
▶ 13. Absetzen der Ligg. sacrouterina
▶ 14. Absetzen des seitlichen Parametriums
▶ 15. Absetzen das Parakolpiums
▶ 16. Absetzen des Uterus mit Parametrium von der Scheide
▶ 17. Scheidensaumnaht
▶ 18. Scheidenverschluss oder Anlage eines Peritonealdoms
▶ 19. Einlage einer Robinson-Drainage

Die erweiterte abdominale Operationstechnik, die zuerst 1898 von Wertheim in Wien angegeben wurde, stellt einen zentralen Eingriff im Rahmen der operativen Gynäkologie dar. Das handwerklich technische Verständnis für das erweiterte Operationsverfahren mit dem Ziel einer Resektion des Parametriums und Parakolpiums bildet die Basis eines vertieften Verständnisses für die pelvine Anatomie. Für das radikale Operationsverfahren wurden im Lauf der Jahre verschiedene Modifikationen angegeben, wobei wir hier in diesem Rahmen vor allem die Namen von Heinrich von Peham, Isidor Amreich, Karl Günther Ober und Joe Meigs erwähnen wollen.

Für die operative Therapie des Zervixkarzinoms der Stadien I B–II A besteht der Gesamteingriff in einer Lymphonodektomie und einer Resektion des zentralen Organpaketes, d.h. des Uterus mit dem Parametrium/Parakolpium. Für unsere Darstellung trennen wir aus didaktischen Gründen in die Abschnitte der erweiterten Hysterektomie, der pelvinen Lymphonodektomie und der paraaortalen Lymphonodektomie.

Die einzelnen Beschreiber des Eingriffs stellen zum Teil die Lymphonodektomie der erweiterten Hysterektomie voran, in der Originalmethode Wertheim wurde nur die erweiterte Hysterektomie durchgeführt. Nach Meigs wird der Eingriff durch die pelvine Lymphonodektomie ergänzt. Die dabei bedingten Vor- bzw. Nachteile in der Sicht der jeweiligen Autoren sind nach unserer Auffassung allesamt nachvollziehbar, jedoch eigentlich marginal, da der wesentliche Punkt einer an der Anato-

6.11 · Erweiterte Hysterektomie (Radialoperation nach Wertheim)

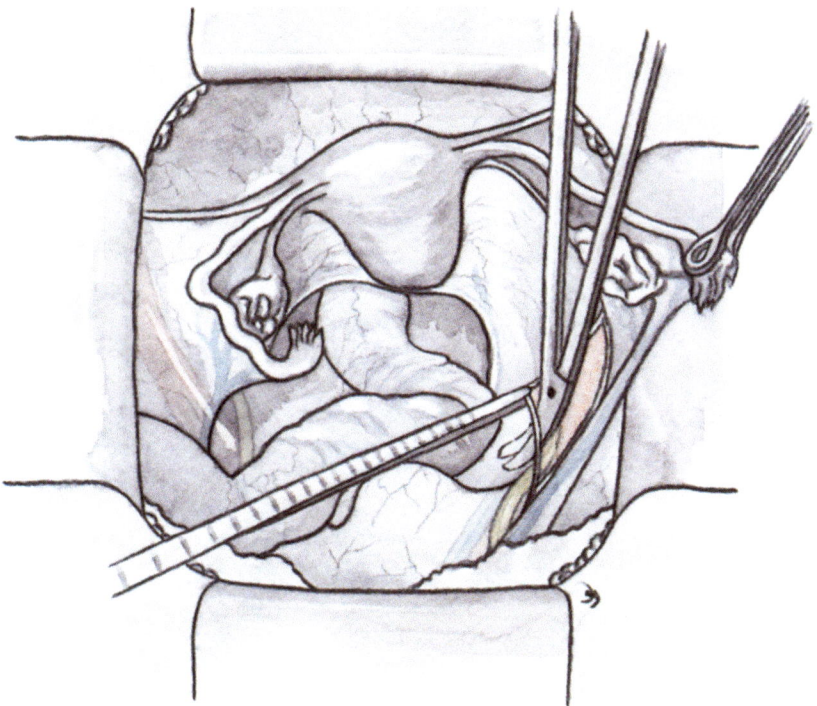

Abb. 6.57. Ureterdarstellung am medialen Peritonealblatt

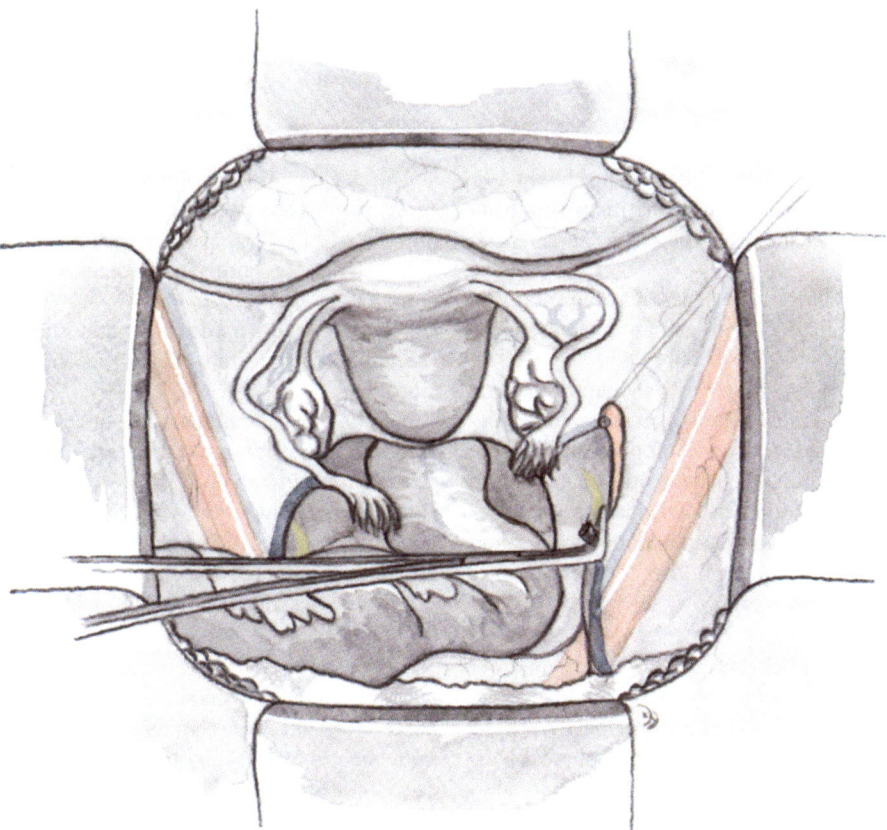

Abb. 6.58. Sicherungsligatur nach Absetzen des Lig. infundibulopelvicum

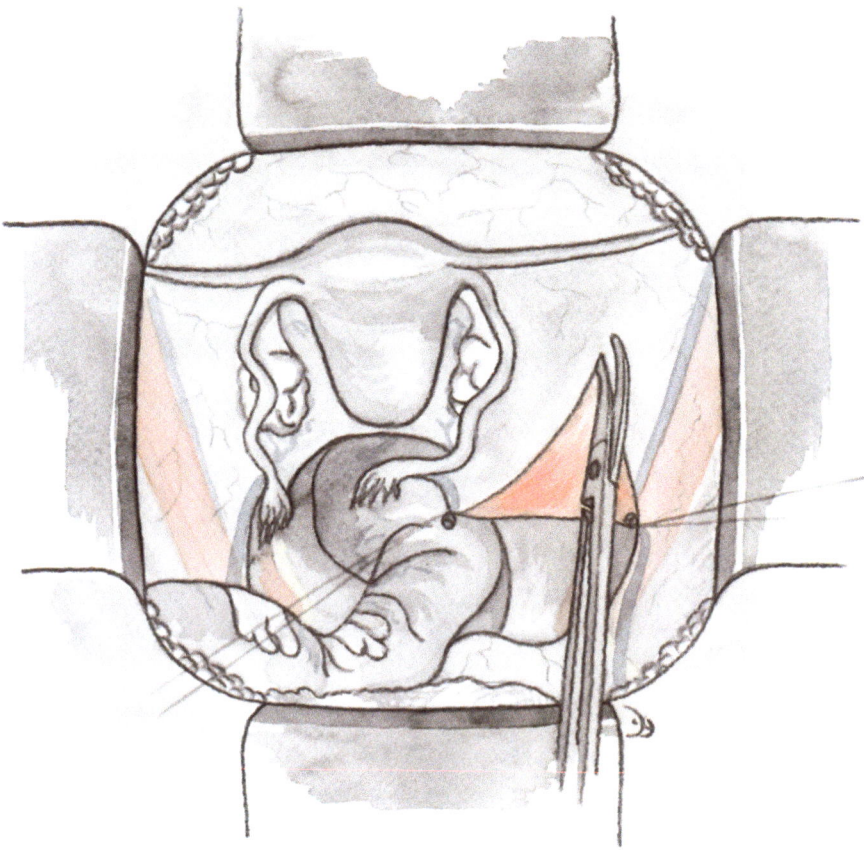

Abb. 6.59. Spalten des vorderen Peritonealblattes in Richtung auf das Lig. rotundum

mie orientierten Operationstechnik bestehen bleibt. Wir führen die Wertheim-Operation nach einem Verfahren durch, das von Kurt Richter und Volker Terruhn angegeben wurde.

Als Zugang bei der erweiterten Krebsoperation verwenden wir ausschließlich den medianen Unterbauchlängsschnitt.

Nach optimaler Exposition des pelvinen Situs werden die rechten Adnexe mit einer Ovarialfasszange eleviert und dadurch das Lig. infundibulopelvicum und die Mesosalpinx angespannt. Es erfolgt nun eine Inzision des Peritoneums der seitlichen Beckenwand, wozu der Operateur mit der anatomischen Pinzette in der linken Hand dieses anspannt und mit der Präparierschere knapp inzidiert (▶ Abb. 6.57).

Die Lücke wird mit der Präparierschere erweitert und anschließend an der seitlichen Beckenwand der Ureter aufgesucht. Nach seiner zweifelsfreien Identifikation wird das Lig. infundibulopelvicum über Overholt-Klemmen durchtrennt und die Stümpfe ligiert (Vicryl 0). Der proximale Stumpf des Lig. infundibulopelvicum mit der A. ovarica und Begleitgefäßen wird über eine Kantrowitz-Ligaturklemme gesichert (Vicryl 0) (▶ Abb. 6.58).

Durch Zug am Uterus durch den 2. Assistenten nach ventral und etwas nach links spannt sich das Lig. rotundum an. Mit der Präparierschere wird die Peritonealbedeckung des Lig. latum nach vorne zum Lig. rotundum gespalten (▶ Abb. 6.59).

Anschließend wird das Lig. rotundum über Overholt-Klemmen durchtrennt (Ligaturen Vicryl 0) (▶ Abb. 6.60).

Für den Fall der Belassung der Adnexe, was beim Plattenepithelkarzinom der Cervix uteri und einer jüngeren Patientin möglich ist, werden die Adnexe über eine Parametrienklemme vom Uterus abgesetzt (Durchstechung Vicryl 0 CT2). Auf der uterinen Seite verhindert eine Kocher-Klemme nach Durchtrennen des Adnexabgangs den Blutrückfluss über die A. uterina (▶ Abb. 6.61).

Unter Anspannen des medialen Blattes des Lig. latum wird nun der Ureter in seinem pelvinen Verlauf weiter dargestellt. Dazu bewährt es sich, dass der 1. Assistent mittels eines Stieltupfers und eines Breisky-Spekulums den Ureter unter Spannung setzt. Nur die angespannte Struktur lässt sich nun vom Operateur mittels der Präparierschere weiter darstellen, wobei darauf zu achten ist, dass die zarte periureterale Gefäßarchitektur erhal-

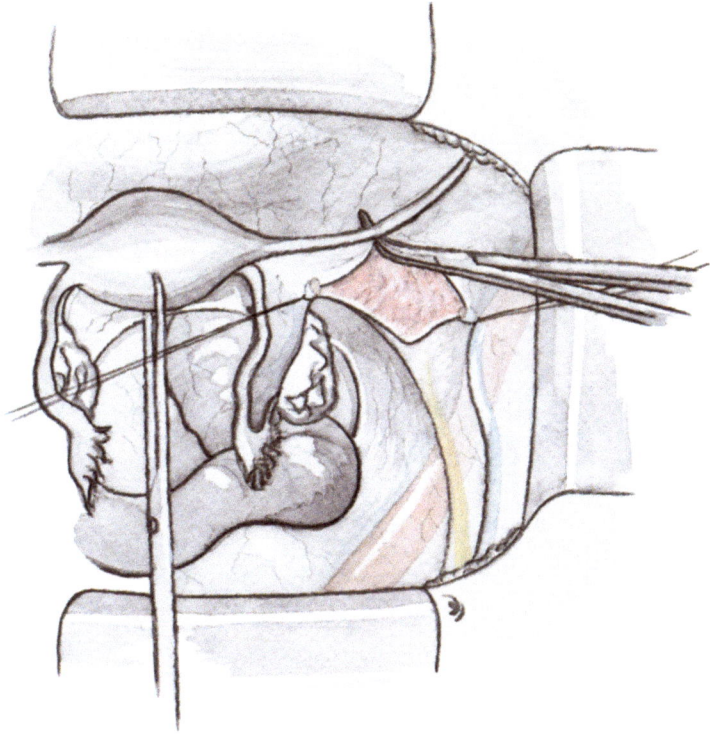

Abb. 6.60. Absetzen des Lig. rotundum

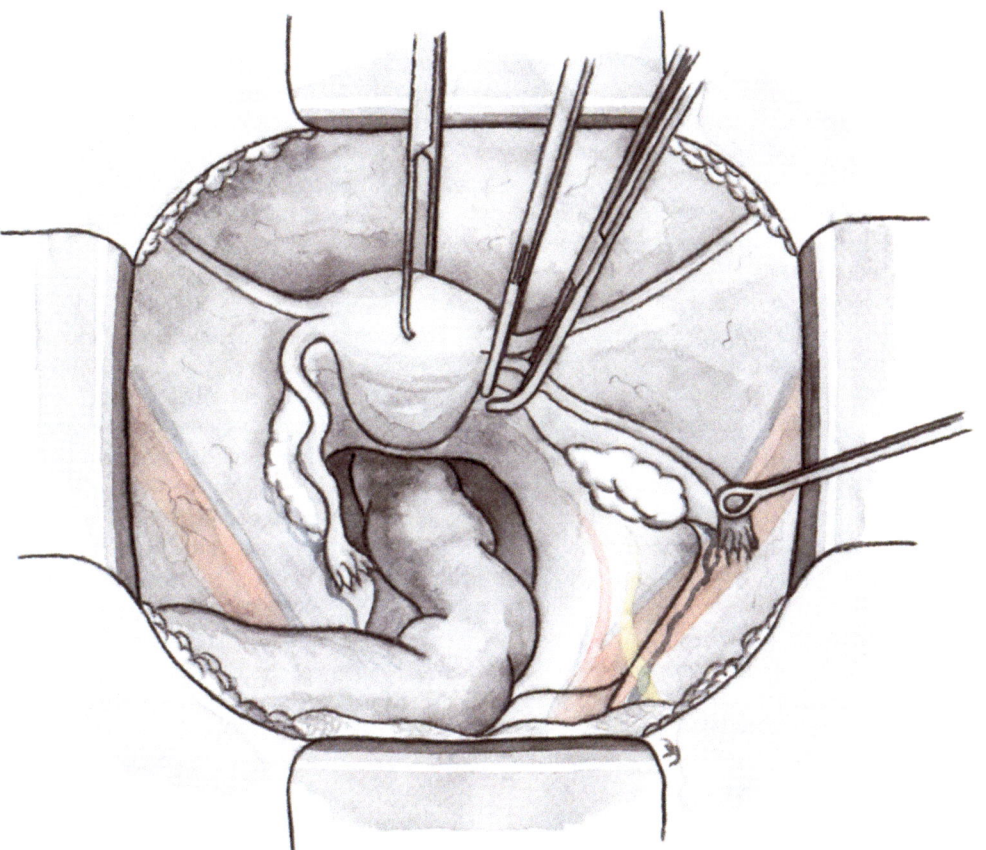

Abb. 6.61. Absetzen der Adnexe vom Uterus

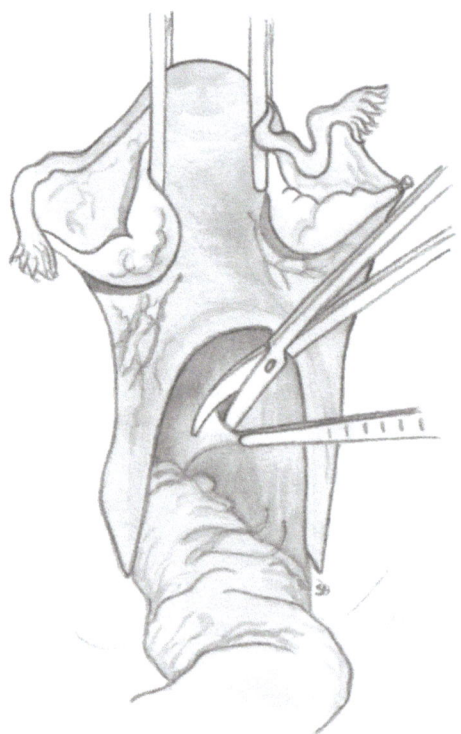
Abb. 6.62. Eröffnung des Spatium rectovaginale

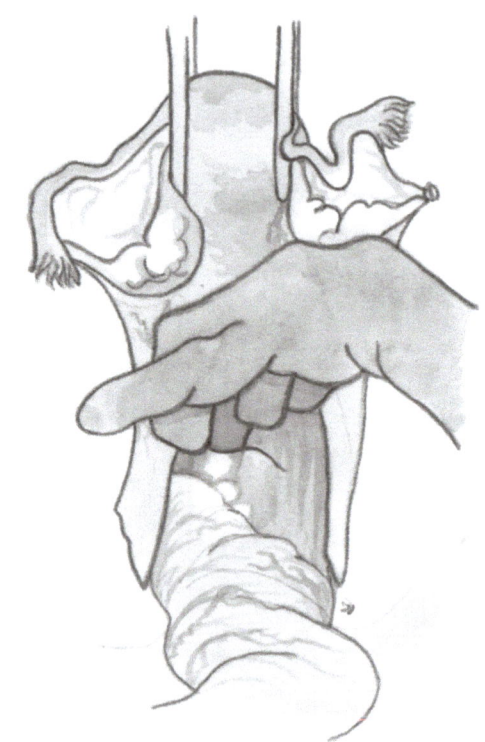
Abb. 6.63. Stumpfe Distanzierung des Rektosigmoids

ten bleibt. Die Präparation des pelvinen Verlaufs geschieht nun auf der rechten Seite bis zum Eindringen des Ureters in den sog. Ureterkanal, d. h. die Unterkreuzung mit der ipsilateralen A. uterina.

Auf der linken Seite erfolgen die Präparation und das Absetzen der Adnexe bzw. das Absetzen der Adnexe vom Uterus und das Absetzen des Lig. rotundum in der beschriebenen Weise. Ebenso wird hier der Ureter unter beständigem und wechselndem Anspannen durch den 1. Assistenten vom Operateur mittels Präparierschere und anatomischer Pinzette in seinem Bett vorsichtig mobilisiert, unter Erhalt seiner zarten adventitiellen Gefäßarchitektur.

Wenn die abgesetzten Adnexe im Situs stören, setzen wir sie entweder vom Uterus über eine Klemme ab (Durchstechung Vicryl 0 CT2), oder fixieren sie an den Kugelzangen, mit denen der Uterus während des Eingriffs eleviert und dirigiert wird.

In dieser 1. Phase endet die Ureterpräparation auf beiden Seiten vor dem Eintritt des Ureters in seinen Kanal.

Im nächsten Operationsschritt wird nun das Spatium rectovaginale eröffnet. Hierzu setzt der 1. Assistent mit dem Stieltupfer das Rektum unter Spannung, so dass sich aus dem Douglas-Peritoneum eine Falte bildet. Der Operateur spaltet mit der Präparierschere unter Anspannung mit der anatomischen Pinzette das Peritoneum exakt in der Medianen zwischen den beiden Sakrouterinligamenten (▶ Abb. 6.62).

Nach Eröffnen des Peritonealüberzugs gelangt man in der richtigen Schicht mühelos in einen avaskulären, von web-Gewebe durchzogenen Raum des Spatium rectovaginale, der in der Regel mühelos vom Operateur mit dem Zeigefinger und Mittelfinger der rechten Hand erweitert werden kann (▶ Abb. 6.63).

Eine alternative Präparationsmöglichkeit dieses Raumes nach kaudal bietet sich unter Zuhilfenahme eines Breisky-Spekulums und eines gebogenen Stieltupfers. Dieser Schritt führt zu einer großräumigen Distanzierung des Rektums von der hinteren Scheidenwand, gleichzeitig werden von medial her die Ränder der Ligg. sacrouterina zu beiden Seiten deutlich dargestellt.

Die mediane Peritonealinzision im Douglas-Raum wird zuletzt mit der Präparierschere nach lateral gespalten, um in den Bereich der Peritonealinzision der seitlichen Beckenwand vorzustoßen. Hierbei beachtet man sorgfältig die Lage des Ureters (▶ Abb. 6.64).

Nach Eröffnen des Spatium rectovaginale wird dieses mittels eines heißen Schauta-Streifens komprimiert.

Bei der Abpräparation des Rektums in dieser Phase des Eingriffs ist es wichtig, das Rektum sehr weitgehend seitlich von den Ligg. sacrouterina abzulösen. Diese weitgehende Ablösung ist ein wesentlicher Teil der späteren Gewinnung eines ausreichend breiten Parametri-

6.11 · Erweiterte Hysterektomie (Radialoperation nach Wertheim)

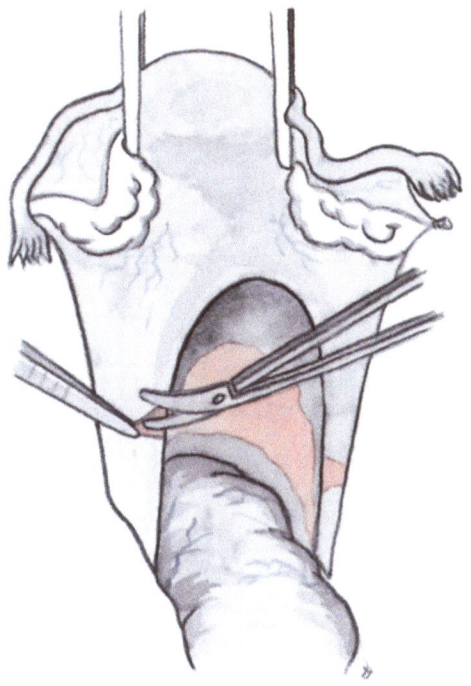

Abb. 6.64. Erweiterung der Perizonealinzision nach lateral

ums. Kleinere Blutungen in Rektumnähe werden über atraumatische Umstechungen (Vicryl 2-0 SH plus) versorgt.

Im nächsten Schritt erfolgt die Abpräparation der Harnblase von der Uterus-, Zervix- und Scheidenvorderwand. Hierzu legen wir eine paramediane Inzision des Blasenperitoneums an (▶ Abb. 6.65).

Nach Anspannen der Peritonealbedeckung in diesem Bereich und Inzision mit der Präparierschere klafft paravesikal ein avaskulärer, ebenso von web-Gewebe durchzogener Raum. Die Peritonealinzision wird nach medial erweitert und nach lateral zum Anschluss an den Absetzungsrand des Lig. rotundum.

Zuletzt durchtrennen wir den in der Medianlinie verbleibenden Steg des Peritonealüberzugs, der von der Harnblase auf die Uterusvorderwand zieht.

In dem eröffneten paramedianen Anteil unter dem Blasenperitoneum präsentiert sich nun die paravesikale Grube, die vorsichtig mit anatomischer Pinzette und Präparierschere unter Schonung der Gefäße nach kaudal erweitert wird (▶ Abb. 6.66). Die paravesikalen Gruben werden auch als Latzko-Gruben bezeichnet.

Im nächsten Schritt erfolgt nun die Präparation des Ureters im Ureterkanal. Bisher wurde der Ureter bis zum

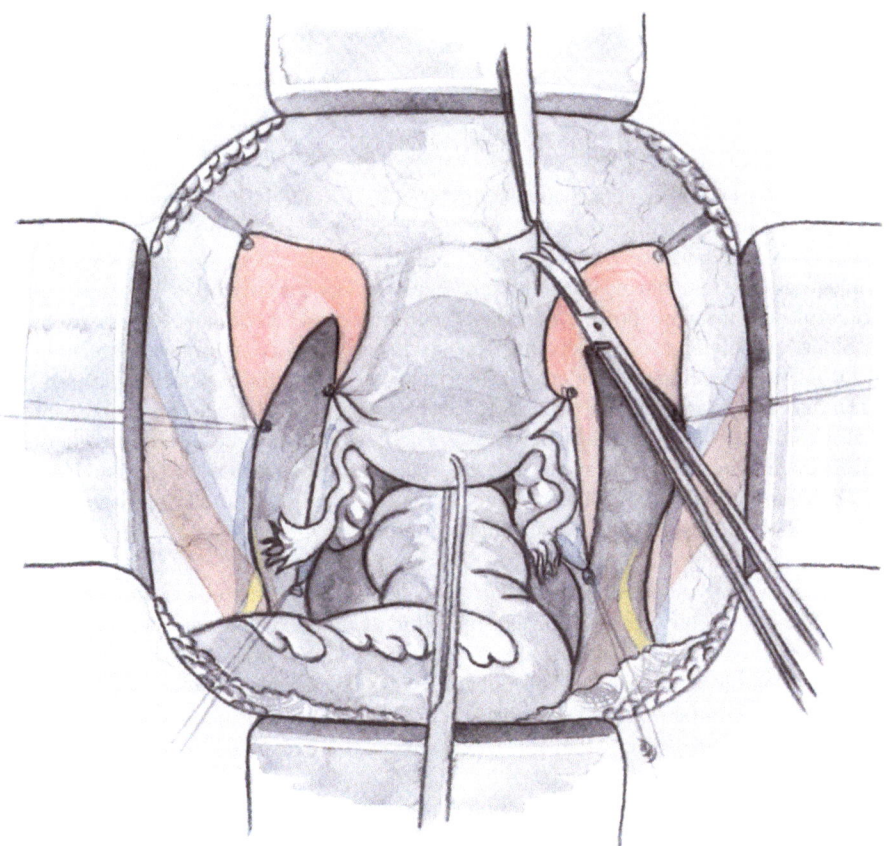

Abb. 6.65. Inzision des Blasenperitoneums

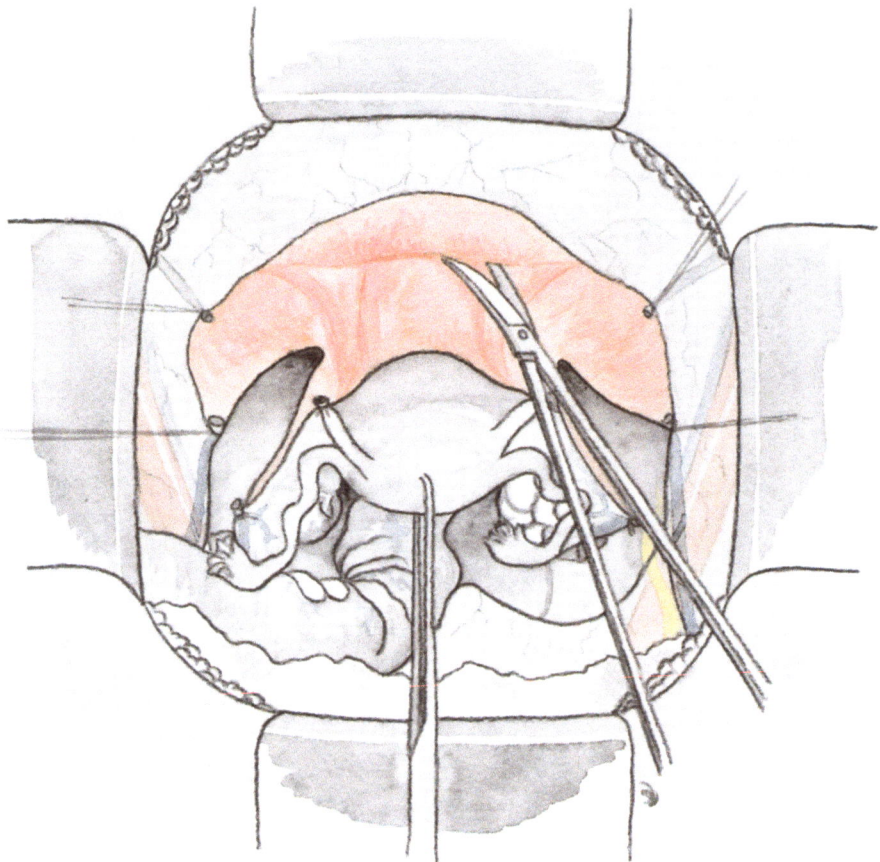

Abb. 6.66. Abpräparation der Harnblase

Eintritt in diesen Kanal freigelegt. Er verschwindet im Ureterkanal und zieht von dort unter dem Lig. vesicouterinum schräg seitlich in die Harnblase. Das Prinzip der jetzigen Operationsphase besteht darin, ihn aus dem Ureterkanal herauszulösen, um ihn dann – ausgelöst und mobilisiert – zur abschließenden Absetzung des Parametriums deutlich lateralisieren zu können.

Das Dach des Ureterkanals wird von den Uteringefäßen und begleitendem Bindegewebe gebildet. Der Ureter wird vom 1. Assistenten nun mittels eines Stieltupfers unter elastische Spannung gesetzt. Anschließend werden die Uteringefäße des Dachs des Ureterkanals über zarte Overholt-Klemmen durchtrennt.

Im Einzelnen gehen wir so vor, dass nach Anspannung des Ureters und kräftiger Elevation des Uterus zur Gegenseite und etwas nach ventral mit der geschlossenen spitzen Overholt-Klemme der Ureter knapp über seiner oberen Zirkumferenz umfahren wird. Mit spreizenden Klemmenbewegungen wird relativ nah am Ureter der Kanal erweitert. Anschließend wird die geschlossene Klemme durch den Kanal geführt und vorsichtig gespreizt (▶ Abb. 6.67).

Über 2 darauf eingeführten zarten Overholt-Klemmen wird das Kanaldach mit den Uteringefäßen durchtrennt. Die Overholt-Klemmen werden durch Ligaturen (Vicryl 0) ersetzt. Die seitlichen Uteruskanten werden durch gerade Klemmen nach Kocher-Ochsner kräftig gefasst. Der beschriebene Vorgang bringt nun eine Eröffnung des Ureterkanals. Als Alternativmethode bietet sich statt der Verwendung von Overholts die Durchtrennung des Kanaldaches nach Ligaturen über zarte Deschamps-Unterbindungsnadeln an. Insbesondere im Bereich der Uterusgefäßüberkreuzung ist darauf zu achten, dass die Unterbindungen bzw. Overholt-Klemmen das gesamte Gefäßband erfassen, andernfalls resultieren in dieser Operationsphase verstärkte Blutungen aus anastomosierenden Gefäßen im Lig. cardinale.

Die weitere Darstellung des Ureters bis zu seinem Eintritt in die Harnblase erfordert nun das Durchtrennen des Lig. vesicouterinum. Hier geht man ebenfalls wieder mit der gleichen beschriebenen Technik mittels Overholt-Klemmen oder Deschamps vor. Die Verlaufsstrecke des Ureters unter dem Lig. vesicouterinum lässt sich gut präparieren, indem der Uterus zur Gegenseite und etwas nach dorsal gezogen wird, ein Breisky-Spekulum drängt die abpräparierte Harnblase nach kaudal. Die Overholt-Klemmen zur Absetzung des Lig. vesicouterinum werden unter Beachtung des Harnleiterverlaufs

6.11 · Erweiterte Hysterektomie (Radialoperation nach Wertheim)

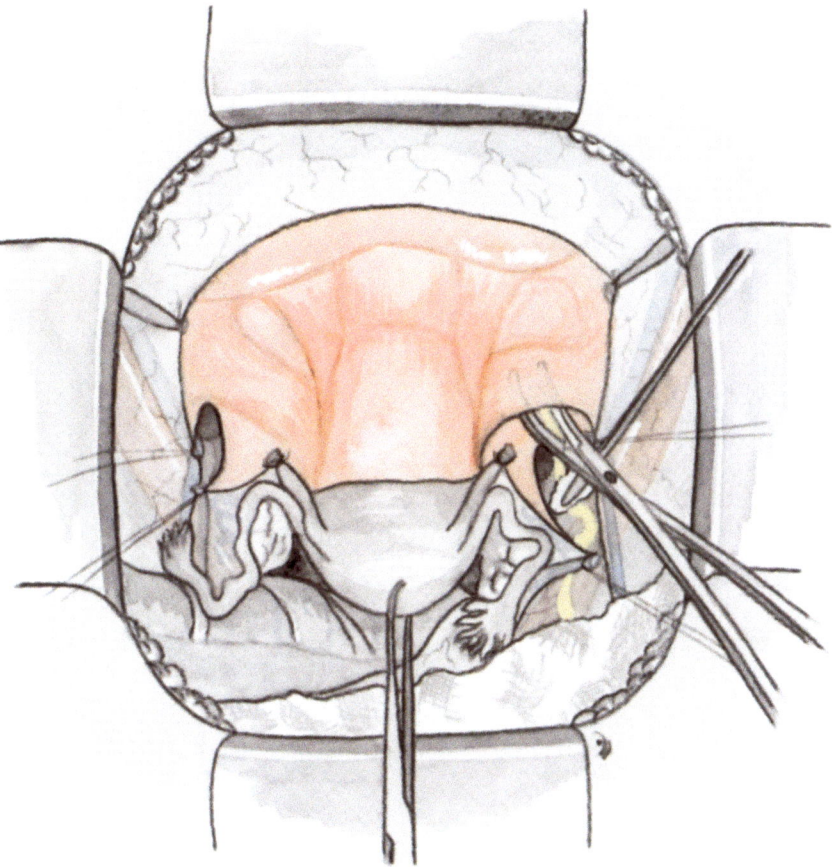

Abb. 6.67. Darstellung des Ureterdaches mit Overholt-Klemme

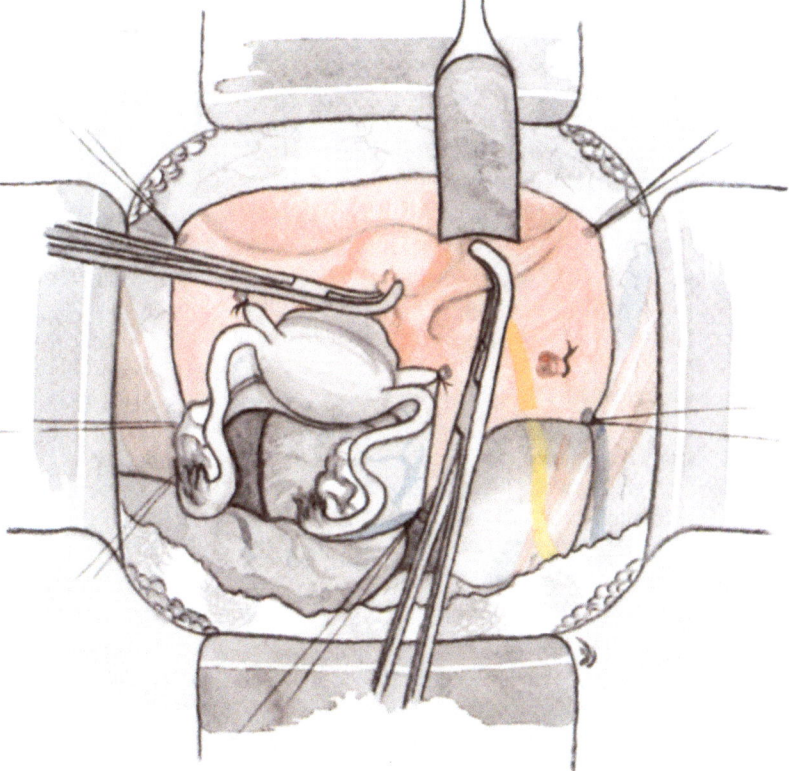

Abb. 6.68. Absetzen des Blasenpfeilers

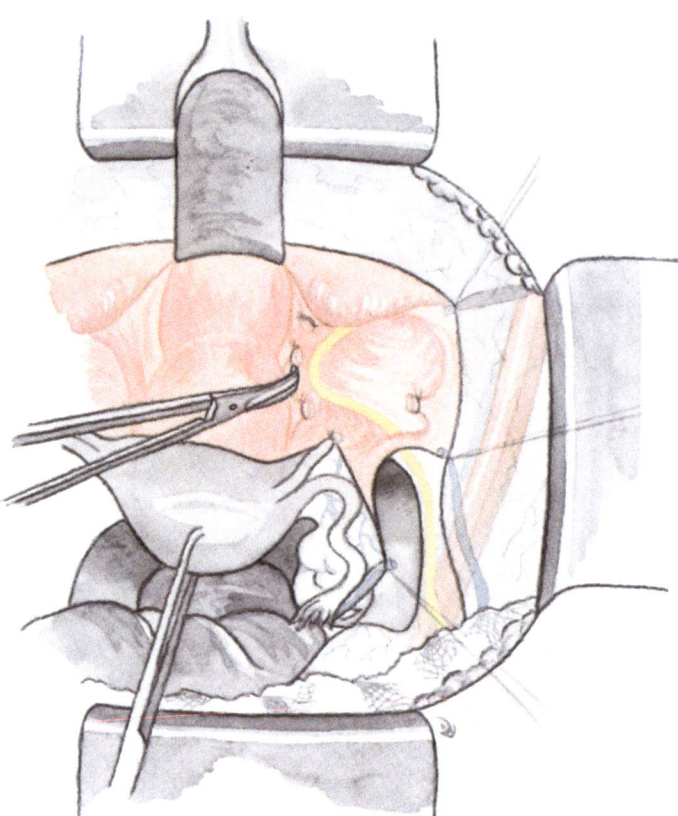

Abb. 6.69. Darstellung des Ureterknies

zervixnah angelegt. Das exakte Platzieren der Klemmen zur Durchtrennung des Lig. vesicouterinum ist von besonderer Wichtigkeit (▶ Abb. 6.68).

In diesem Bereich bestehen ausgedehnte venöse Anastomosen. Bei Verletzungen im Vesikouterinligament treten dann leicht unangenehme Blutungen auf, weil die sog. Blasenpfeiler nicht komplet ausgeklemmt waren.

Am Ende dieser Operationsphase soll der Harnleiter jetzt in seinem ganzen Verlauf bis zur Einmündung der Blase sichtbar sein. Durch Zug am Uterus nach kranial und zur Gegenseite erkennt man nun auch das typische Ureterknie, hier ist der Harnleiter noch auf seiner Unterlage fixiert (▶ Abb. 6.69).

Er kann nun hier mit einer leicht streifenden Bewegung mit der Konvexität der Präparierschere weiter nach lateral mobilisiert werden. Auf daruntergelegene venöse Plexus ist erneut zu achten. Restliche Faserzüge, die ebenso dem Lig. vesicouterinum zuzuordnen sind, werden ebenso über Overholt durchtrennt.

Mit dem jetzt erreichten Ziel einer Mobilisation des Ureters kann dieser für die Absetzung des Parametriums mittels Breisky-Spekulum nach lateral weggehalten werden, so dass die kräftigen Parametriumklemmen ausreichend parametranes Gewebe fassen können, d.h. Gewebe aus dem Lig. cardinale und dem Lig. sacrouterinum.

Die vollkommene Auslösung des Ureters darf nicht zu extrem erfolgen, zur Vermeidung postoperativer Ureternekrosefisteln empfiehlt es sich, insbesondere das periadventitielle Gefäßsystem des Ureters zu schonen und ihn nicht völlig aus dieser Umgebung zu denudieren.

Vor der Absetzung des Parametriums werden zunächst die an das zu resezierende Parametrium angrenzenden Räume weiter dargestellt.

Die ventrale Begrenzung des Parametrium, d.h. des Lig. cardinale, ergibt sich durch die Vertiefung der paravesikalen Grube nach Latzko, die unter Zuhilfenahme eines Breisky-Spekulums mit dem Präpariertupfer vorsichtig erweitert wird. Die Latzko-Grube wird nach kaudal durch den Beckenboden begrenzt, medial grenzt die Blase an, lateral die Beckenwand, die dorsale Begrenzung ist als seitliches Parametrium anzusprechen, der tiefere Anteil ist das Parakolpium, der höher gelegene das eigentliche Parametrium.

Der hintere Anteil des Parametriums wird deutlich, indem man im nächsten Operationsschritt lateral der Sakrouterinligamente stumpf nach kaudal präpariert und somit die Sakrouterinligamente von den ventralen Anteilen des Parametriums trennt. Der Ureter wird hierbei mit Breisky-Spekula nach lateral abgedrängt.

6.11 · Erweiterte Hysterektomie (Radialoperation nach Wertheim)

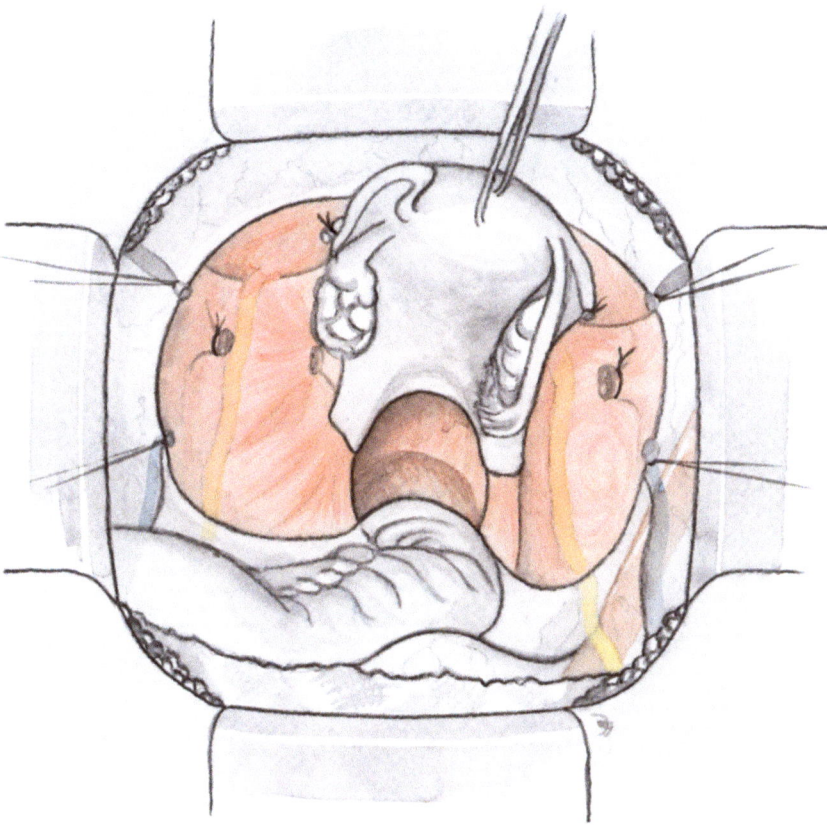

Abb. 6.70. Vollständige Mobilisation des Ureters

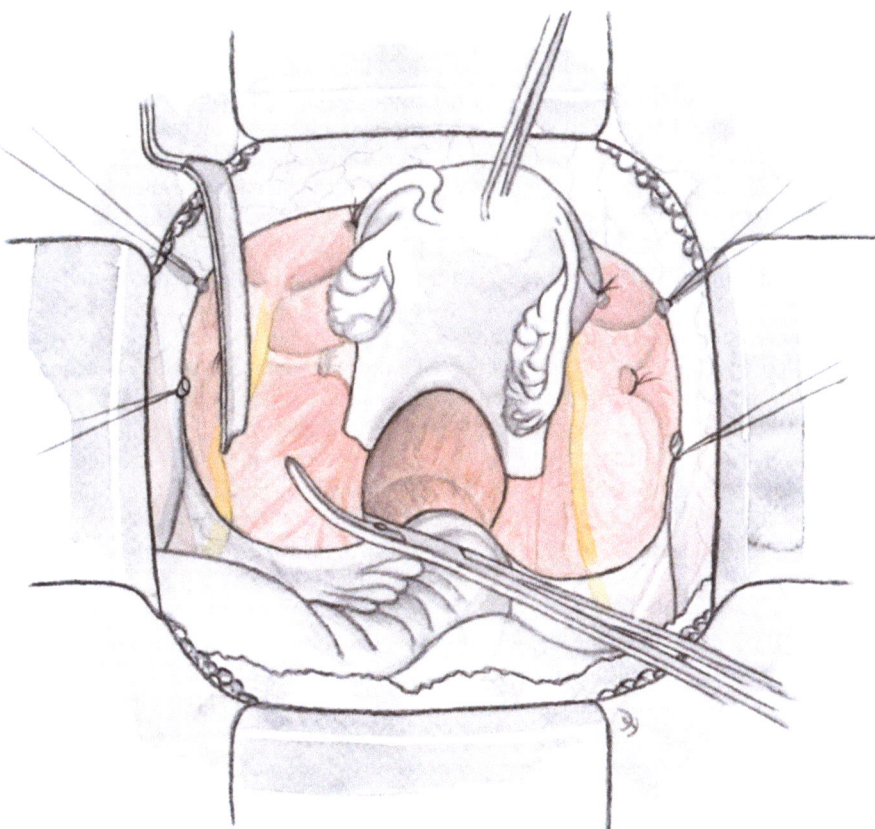

Abb. 6.71. Absetzen des Lig. sacrouterinum

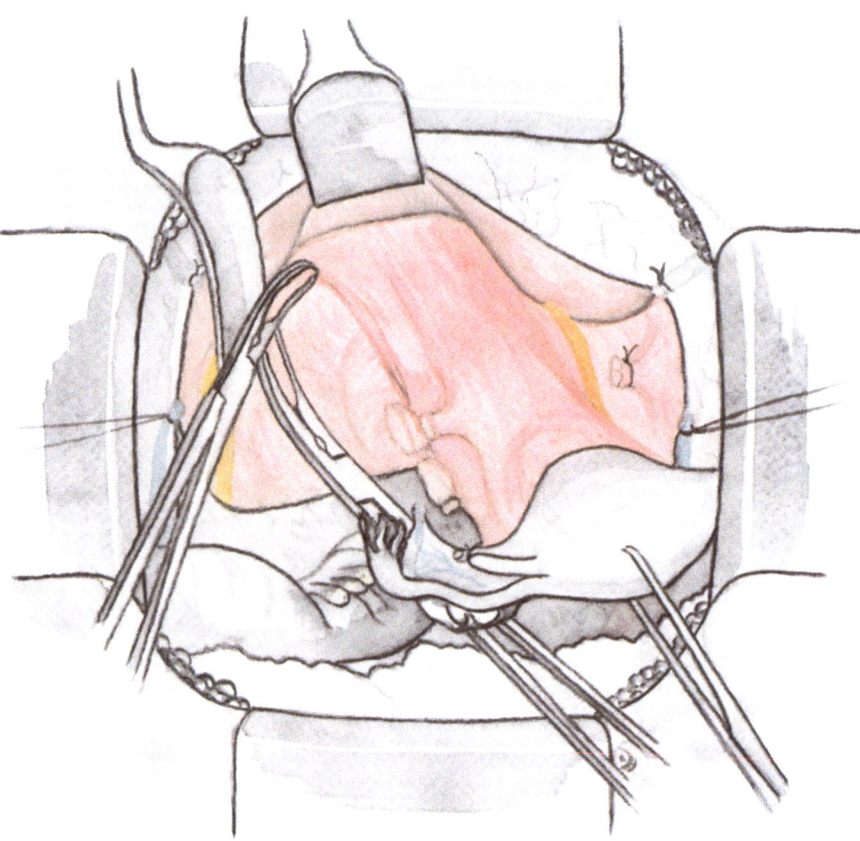

Abb. 6.72. Absetzen der Parametrien

Mit den zuletzt geschilderten Maßnahmen ist der präparatorische Teil der erweiterten Hysterektomie abgeschlossen. Das zu entfernende Präparat ist soweit aus der Umgebung isoliert, dass es nun aus der Umgebung, d.h. von der Beckenwand, über kräftige Parametrienklemmen abgesetzt werden kann. Diese kräftigen Klemmen sind nötig, die dichten Fasergeflechte des Bindegewebegrundstocks des kleinen Beckens sicher zu fassen (▶ Abb. 6.70).

Wir beginnen die Absetzung an den Ligg. sacrouterina zu beiden Seiten. Diese werden über kräftige Parametrienklemmen beckenwandnahe, d.h. rektumnahe gefasst, durchtrennt, und durch eine atraumatische Umstechung (Vicryl 0 CT2) versorgt (▶ Abb. 6.71).

Die lateralen Anteile des Parametriums, d.h. das Lig. cardinale und das Parakolpium werden abgesetzt, indem der Ureter mit Breisky-Spekula weit nach lateral gedrängt wird.

Gleichzeitig hält ein weiteres Breisky-Spekulum in der Latzko-Grube die Harnblase nach ventral von der Klemme fern (▶ Abb. 6.72).

Es ist darauf zu achten, dass beim Absetzen des seitlichen Parametriums/Parakolpiums gelegentlich Blutungen aus anastomosierenden viszeralen Ästen der Iliaka-externa-Gefäße auftreten. Auch beim kaudalen Absetzen des Parakolpiums besteht eine Blutungsgefahr durch Gefäße des Plexus vaginalis. Wir achten darauf, die Klemmen exakt zu platzieren. Die Klemmen werden durch atraumatische Umstechungen (Vicryl 0 CT2) versorgt. Sind alle parametranen Klemmen umstochen, so eleviert die Kugelzange nun den Uterus mit den Adnexen und dem resezierten Parametrium und Parakolpium inklusive beider Sakrouterinligamente. Der Uterus selbst „hängt" nur noch an der Vagina.

Wie bei der abdominalen Hysterektomie beschrieben, drängt nun ein Breisky-Spekulum die Harnblase weit nach kaudal zurück (▶ Abb. 6.73–6.76).

Zwei Kugelzangen fassen die vordere Scheidenwand in Höhe des gewünschten Absetzungsrandes. Zwischen den Kugelzangen wird mit der kräftigen Präparierschere inzidiert. In die Öffnung werden nun zur rechten und linken Seite mit der Spitze nach dorsal weisend Parametriumklemmen eingeführt und über den Klemmen die Scheide mit der kräftigen Schere durchtrennt. Die verbleibende dorsale vaginale Zirkumferenz wird ebenso über ein oder 2 – je nach Vaginallumenverhältnissen – eingesetzten Paraklemmen durchtrennt (▶ Abb. 6.77).

Die Klemmen werden durch kräftige atraumatische Nähte (Vicryl 0 CT2) im Sinne einer Scheidensaumnaht ersetzt.

6.11 · Erweiterte Hysterektomie (Radialoperation nach Wertheim)

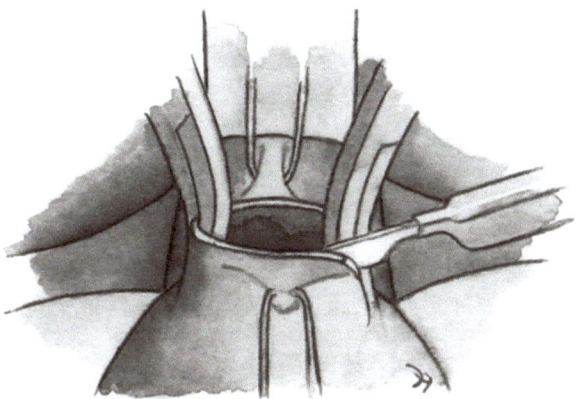

Abb. 6.73. Absetzen des seitlichen Scheidengewölbes

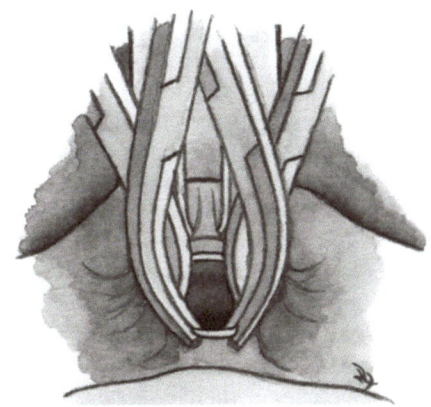

Abb. 6.74. Absetzen von Uterus und Parametrien

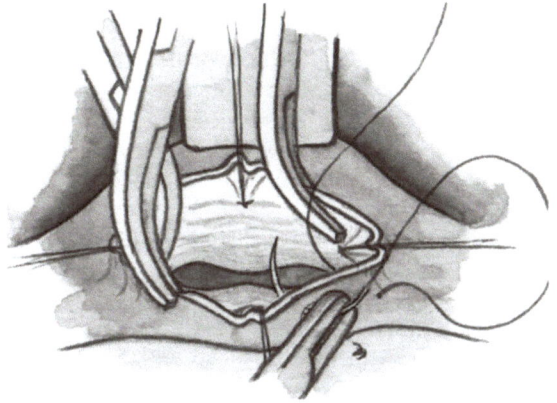

Abb. 6.75. Scheidensaumnaht

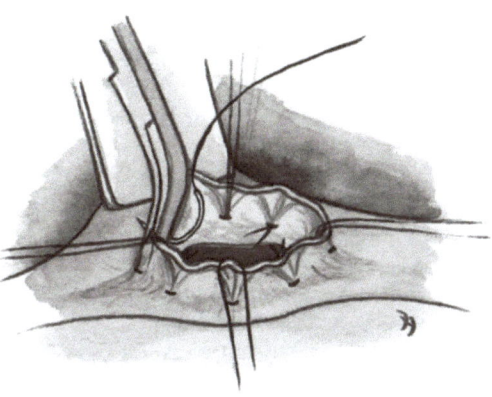

Abb. 6.76. Zirkulär gesäumter Scheidenwundrand

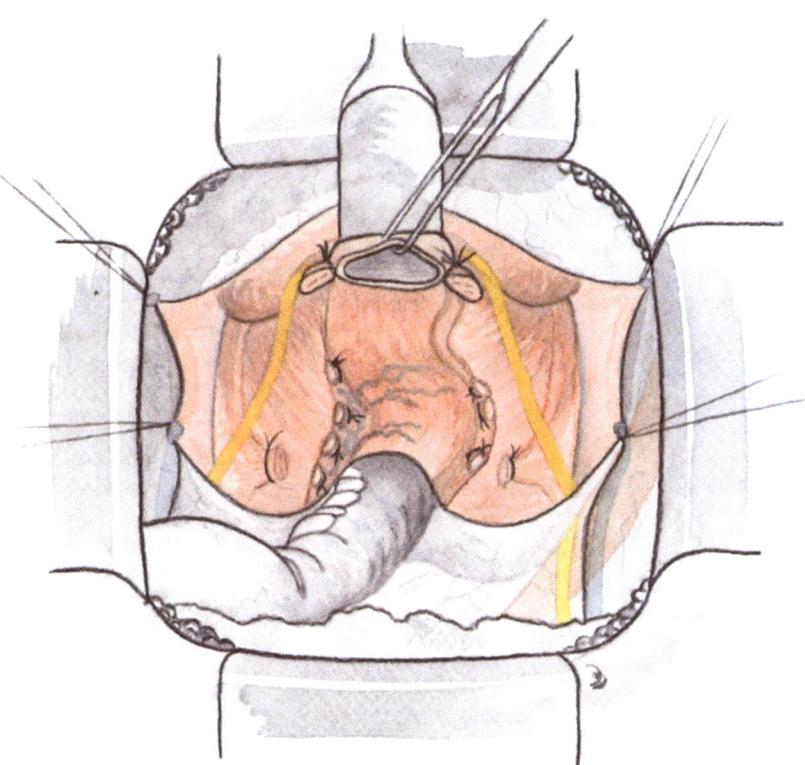

Abb. 6.77. Absetzen des Organpaketes von der Scheide

Hierbei wird eine U-förmige Stichrichtung für jede Klemme gewählt, wobei zunächst vom Vaginallumen nach parakolpan ausgestochen wird, der Bogen des „U" im Bereich des Parakolpiums liegt und dann aus dem Parakolpium ins Vaginallumen zurückgestochen wird. Die Nähte werden geknotet und an Kocher-Klemmen armiert. Man achtet darauf, dass die gesamte vaginale Zirkumferenz „Stoß auf Stoß" gesäumt wird. Ebenso versorgt eine derart beschriebene Saumnaht den Bereich der vorderen Vaginalwand, in dem die kaudale Kugelzange zum Absetzen des Präparates platziert war.

Das Ausmaß der vaginalen Resektion kann in besonderen Fällen präoperativ durch Anlage einer intravaginalen Naht nach Darstellung des Scheidenlumens erleichtert werden. In aller Regel ist die Entfernung einer 2–3 cm großen Scheidenmanschette ausreichend. Gerade diese Entfernung der Scheidenmanschette führt zu einer relevanten Verkürzung und Einengung des kranialen Scheidenabschnittes, wenn die Scheide anschließend verschlossen wird, was durch ca. 4 atraumatische Einzelnähte (Vicryl 0 CT2) geschehen kann. Hierzu werden die Vorder- und Hinterwand in Einzelnaht- oder Z-Technik vereinigt, zuvor werden die Fäden der Scheidensaumnähte abgeschnitten. Als funktionell hochwertige Alternative bietet sich hier der bereits im Abschnitt Endometriumkarzinom erwähnte Verschluss der Beckenhöhle durch Anlage eines Peritonealdoms über dem offenen gesäumten Scheidenstumpf an. Dieser Peritonealdom wächst mit Scheidenepithel aus und führt zu einer Erhaltung der funktionellen Scheidenlänge. Durch Einlage trockener Bauchtücher und Kompression werden größere Blutansammlungen beseitigt, einzelne Blutungen teils durch Elektrokoagulation oder zarte Umstechungen (Vicry 3-0 SH) versorgt. Wird die Scheide verschlossen, so verzichten wir auf eine Peritonisierung des Wundgebietes.

Der Raum des präparierten Spatium rectovaginale wird durch adaptierende atraumatische Einzelknopfnähte (Vicryl 2-0 SH) verschlossen, indem der dorsale Peritonealrand an der Scheidenhinterwand fixiert wird.

In Anbetracht der großen Wundfläche wird eine perioperative Antibiotikaprophylaxe durchgeführt.

6.12 Pelvine Lymphonodektomie

▶ 1. Anspannen des Lig.-rotundum-Stumpfes
▶ 2. Erweiterung der Peritonealinzision auf dem M. iliopsoas
▶ 3. Eröffnen der Scheide des Iliaka-externa-Gefäßbündels
▶ 4. Abpräparation der Iliaka-externa-Lymphknoten
▶ 5. Darstellung der Iliaka-communis-Bifurkation
▶ 6. Abpräparation der Iliaka-communis-Lymphknoten
▶ 7. Eröffnung der Fossa obturatoria
▶ 8. Darstellung des N. obturatorius
▶ 9. Abpräparation der Obturatoria-Lymphknoten
▶ 10. Darstellung der A. iliaca interna bis zum Lig. umbilicale laterale
▶ 11. Abpräparation der Iliaka-interna-Lymphknoten

Die Lymphonodektomie der regionären Lymphabflussgebiete gynäkologischer Malignome hat eine besondere Bedeutung sowohl in diagnostischer Hinsicht für die Stadieneinteilung, als auch in kurativer Hinsicht zur Reduktion makroskopisch fassbarer Tumormanifestationen.

Im Rahmen der Primärtherapie des Zervixkarzinoms ist neben der erweiterten Hysterektomie, d.h. einer Hysterektomie unter Mitnahme des Parametriums/Parakolpiums, eine ausgedehnte pelvine Lymphonodektomie in den Stadien I B–II A Standard (▶ Abb. 6.78).

Die Durchführung der pelvinen Lymphonodektomie nach Entfernen des zentralen Organpaketes ist mit dem Vorteil besserer räumlicher Verhältnisse verbunden. Im umgekehrten Fall ist allerdings nach durchgeführter primärer Lymphonodektomie mit Darstellung sämtlicher Leitstrukturen der Beckenwand das Absetzen der Uterinagefäße lateral des Ureterdaches in Höhe des Abgangs aus der A. iliaca interna erleichtert.

6.12.1 Technische Hinweise zur pelvinen Lymphonodektomie

Der integrale Bestandteil der pelvinen Lymphonodektomie ist die Darstellung sämtlicher Gefäß-Nerven-Leitstrukturen der seitlichen Beckenwand. Daher muss zu Beginn des Eingriffs das subperitoneale Gewebe der Beckenwand freigelegt werden. Die Inzision im Bereich des parietalen Peritoneums erfolgt über dem Stumpf des Lig. rotundum.

Wir fassen den Stumpf des Lig. rotundum mit einer Mikulicz-Klemme und lassen diese durch den 2. Assistenten elevieren. Der Operateur erweitert mit anatomischer Pinzette und Präparierschere diese peritoneale Inzision nach kaudal und nach kranial über den Wulst des M. iliopsoas. Unter elastischem Zug am Peritonealrand weicht das daruntergelegene web-Bindegewebe der seit-

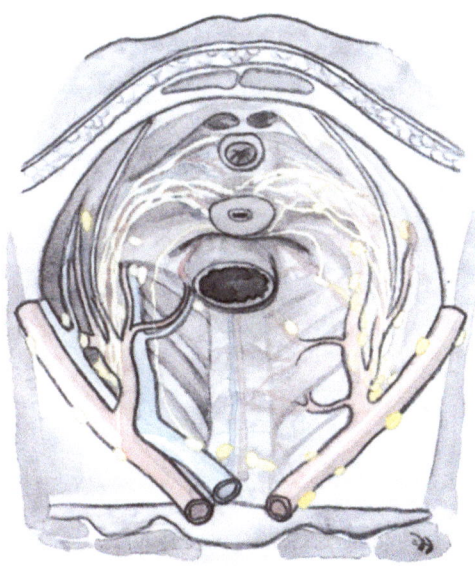

Abb. 6.78. Pelvine Lymphknoten

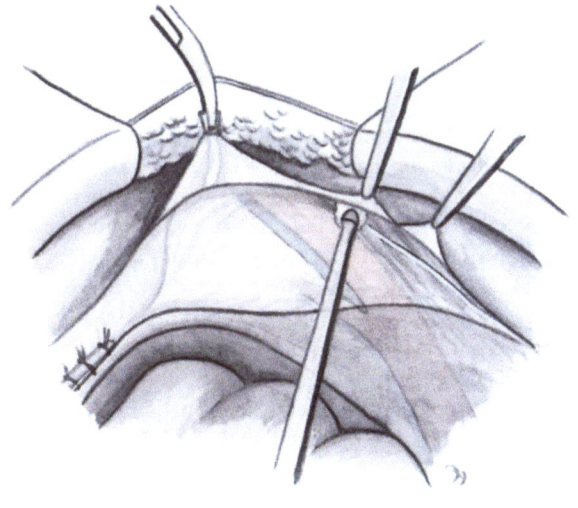

Abb. 6.79. Darstellung des beckenwandnahen web-Gewebes

lichen Beckenwand zurück, der peritoneale Rand kann atraumatisch weiter inzidiert werden (▶ Abb. 6.79).

Nach Distanzierung des peritonealen Wundrandes beginnt die subtile Präparation im subperitonealen Bindegewebe. Diese Präparation gewinnt das zu exstirpierende Lymphknotengewebe, indem dieses als den Gefäßstrukturen auflagerndes Netzwerk entfernt wird. Auf diese Weise werden die Gefäßbänder denudiert und kommen deutlich zur Ansicht.

Zunächst präpariert man das netzige Gewebe auf der A. iliaca externa frei. Die Arterienwand ist muskeldick, das Verletzungsrisiko ist im Vergleich zur Venenwand deutlich geringer. Beim Entfernen des zugehörigen Gewebes über der A. iliaca externa findet sich lateral von dieser, auf dem Wulst des M. psoas gelegen, der N. genitofemoralis. Mit der anatomischen Pinzette lässt sich vorsichtig die Gefäßscheide der A. iliaca externa fassen und mit der Präparierschere eröffnen (▶ Abb. 6.80).

Durch elastischen Zug an diesem Gewebe wird dieses angespannt und kann von der Arterienwand abpräpariert werden.

Bei diesen Präparationsschritten auftretende kleinere Blutungen werden entweder elektrokoaguliert, mit Clip versorgt, oder im Falle größerer makroskopisch identifizierbarer Gefäße auch über zarte Overholt-Klemmen ligiert.

Die Präparation entlang der A. iliaca externa erfolgt nach kaudal bis zum Übergang in die Femoralisarterie, d. h. in den Femoraliskanal. Die der Iliaka-externa-Lymphknotengruppe zugehörigen distalsten Lymphknoten werden nach Rosenmüller gesondert benannt. Im Bereich des Übertritts der A. iliaca externa durch den Femoraliskanal finden sich deutlichere arterielle und venöse Geflechte. In dieser Gegend ist besonders auf

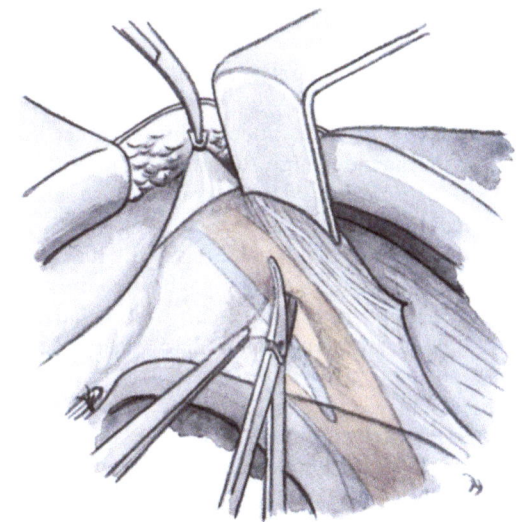

Abb. 6.80. Inzision der Iliaka-externa-Gefäßscheide

akzidentelle Gefäßläsionen, die zu unangenehmen Blutungen führen können, zu achten. Es hat sich bei uns bewährt, die kaudale Begrenzung des abzusetzenden Gewebepaketes durch eine Overholt-Klemme zu definieren und diese dann mit einer Ligatur (Vicryl 2-0) zu versorgen.

Die komplette Freilegung der A. iliaca externa führt nun schrittweise zur Darstellung der etwas medial und darunter gelegenen V. iliaca externa. Bei der Abpräparation anhaftenden Lymphdrüsenfettgewebes von der Venenwand ist ganz besonders deren deutliche Verletzbarkeit zu beachten, eine subtile Präparationstechnik ist außerordentlich wichtig.

Die weitere Präparation verfolgt nun das Gewebe über der A. iliaca externa nach kranial, so dass schließlich die Verzweigung der A. iliaca communis zur Darstellung kommt. Im Rahmen einer pelvinen Lymphonodektomie legen wir einen Abschnitt von ca. 2 cm über der Iliakabifurkation nach kranial hin frei und entfernen dort anhaftendes Lymphdrüsenfettgewebe. Die Präparation wird erleichtert, indem man den von uns bevorzugten runden Bauchdeckenrahmen so kippt, dass sich die bei der Lymphonodektomie zu bearbeitende Seite der Bauchdecke anhebt. Dadurch spannen sich die peritonealen Ränder an und die Präparation wird erleichtert. Des Weiteren hat sich bewährt, unter die laterale Schnittkante des Peritoneums neben dem Lig. rotundum ein kurzes, breites, stark gewinkeltes Blatt einzusetzen, mit dem der 1. Assistent durch elastisches Anspannen das zugehörige Präparationsareal optimiert.

Durch intermittierende Kompression mittels eines trockenen mittelgroßen Bauchtuches werden einzelne Blutansammlungen rasch beseitigt, kleinere Sickerblutungen sistieren, dies erleichtert deutlich die Übersicht.

Nachdem nun bisher die Lymphknoten der Iliaka-externa- und Iliaka-communis-Gruppe entfernt wurden, wird im nächsten Präparationsschritt die Fossa obturatoria freigelegt.

Die Fossa obturatoria findet sich medial des Iliaka-externa-Gefäßbandes und lateral des Internagefäßbandes. Zur Eröffnung der Obturatoriusloge wird das Dach derselben angespannt, indem, vom 1. Assistenten geführt, ein breites Blatt nach Breisky die Iliaka-externa-Gefäße straff nach lateral weghält. Der untere Rand dieses Blattes wird so eingestellt, dass gerade noch ein Teil der Zirkumferenz der V. iliaca externa sichtbar ist.

Mit der anatomischen Pinzette in der linken Hand spannt der Operateur knapp neben dem unteren Ende des so eingesetzten Breisky-Blattes das subperitoneale Bindegewebe an und setzt mit der Präparierschere eine Inzision, die sich anschließend mit spreizenden Bewegungen stumpf erweitern lässt. Die Obturatoriusloge ist eröffnet (▶ Abb. 6.81).

Das nächste präparatorische Ziel ist die Darstellung des N. obturatorius, der in der Tiefe etwa in der Mitte die Loge durchzieht. Die Darstellung des Nerven mit dem Präpariertupfer erfolgt vor der Exstirpation des obturatorischen Lymphknotenpaketes. Bei weiterer vorsichtiger Tiefenpräparation nähert man sich schließlich dem Beckenboden. In dessen Tiefe finden sich in aller Regel ausgedehnte Venenplexus im Zusammenhang mit den obturatorischen Gefäßen. In diesem Bereich wird die stumpfe Präparation nach der Tiefe hin nicht weitergeführt.

Unter visueller Kontrolle des N. obturatorius kann nun das in aller Regel sehr reichliche Lymphdrüsenfettpaket der Fossa obturatoria entfernt werden. Gelegentlich wird an der kranialen Begrenzung der Obturatoria-

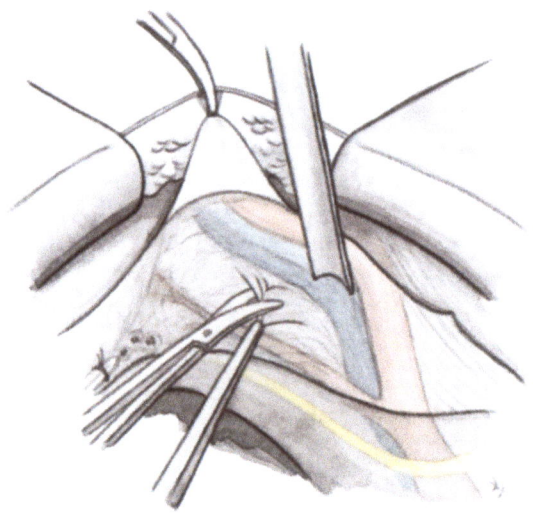

Abb. 6.81. Eröffnung der Obturatoriusloge unterhalb der V. iliaca externa

gruppe in der Bifurkation der Iliakagefäße die sog. interilische Lymphknotengruppe beschrieben.

Die Verletzung des Gefäßplexus in der Tiefe der Fossa obturatoria kann den weiteren Operationsfortschritt entscheidend verzögern. Vor einer ungezielten Elektrokoagulation oder Umstechung in der Tiefe warnen wir. Ein arterielles Gefäß kann unter visueller Kontrolle geclipt werden, venöse Sickerblutungen aus anastomosierenden Gefäßen werden durch Kompression über einige Minuten versorgt.

Der letzte Präparationsschritt der pelvinen Lymphonodektomie schließt die Lymphknoten um das Iliakainterna-Gefäßband ein.

Mit anatomischer Pinzette und langer zarter Präparierschere befreit man die A. iliaca interna aus ihrer Gefäßscheide, wobei man schließlich auch den Abgang der A. uterina findet. Nach Abgabe weiterer Blasenästchen geht der Verlauf der A. iliaca interna schließlich in das Lig. umbilicale laterale über (▶ Abb. 6.82).

Führt man die Lymphonodektomie vor der Entfernung des zentralen Organpaketes aus, so wird an dieser Stelle die A. uterina nach ihrem Abgang aus der A. iliaca interna über Overholt-Klemme doppelt ligiert (Vicryl 2-0).

Zur eindeutigen Orientierung vergewissere man sich des Verlaufs des Ureters. Dieser findet sich weiter medial der A. iliaca interna, dem medialen bzw. hinteren Blatt der Peritonealinzision angelagert.

Weiteres der A. iliaca interna zuzuordnendes Lymphknotenfettgewebe liegt entlang des Lig. umbilicale laterale und wird ebenso reseziert.

Am Ende dieses nun für die 1. Seite beschriebenen Präparationsschrittes sind folgende Gefäß-Nerven-Leitstrukturen der seitlichen Beckenwand von lateral nach medial deutlich zu erkennen:

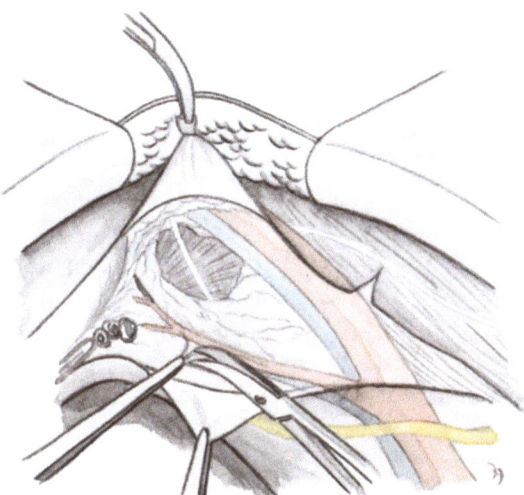

Abb. 6.82. Präparation der A. iliaca interna mit Einblick in die Fossa obturatoria

- N. genitofemoralis,
- M. iliopsoas,
- Iliaka-externa-Gefäßband,
- N. obturatorius,
- Iliaka-interna-Gefäßband,
- Ureter.

Am Ende der Präparation legen wir einen heißen Schauta-Streifen in die Fossa obturatoria.

Zur Präparation der kontralateralen Seite wechselt auch der Operateur die Seite.

Im Rahmen einer erweiterten Hysterektomie unter Mitnahme des Uterus, beider Parametrien und einer bilateralen pelvinen Lymphonodektomie legen wir am Ende des Eingriffs jeweils eine Robinson-Drainage in die Fossa obturatoria. Die Robinson-Drainge wird an der seitlichen Bauchwand ausgeleitet. Die Scheide selbst wird verschlossen.

6.13 Paraaortale Lymphonodektomie

▶ 1. Inzision des Peritoneums auf der A. iliaca communis
▶ 2. Freilegung des Retroperitonealraums
▶ 3. Kaudales Absetzen des Lymphknotenpaketes
▶ 4. Präparation des Lymphknotenpaketes nach kranial
▶ 5. Darstellung der kreuzenden Ovarikagefäße
▶ 6. Darstellung der inferioren Mesenterialgefäße
▶ 7. Kraniale Absetzung des Lymphknotenpaketes am unteren Nierenpol
▶ 8. Einlage einer Robinson-Drainage

Die paraaortale Lymphonodektomie verfolgt das Ziel, den pelvinen Lymphknoten nachgeschaltete Lymphdrüsenstationen zu untersuchen und im Falle eines primä-

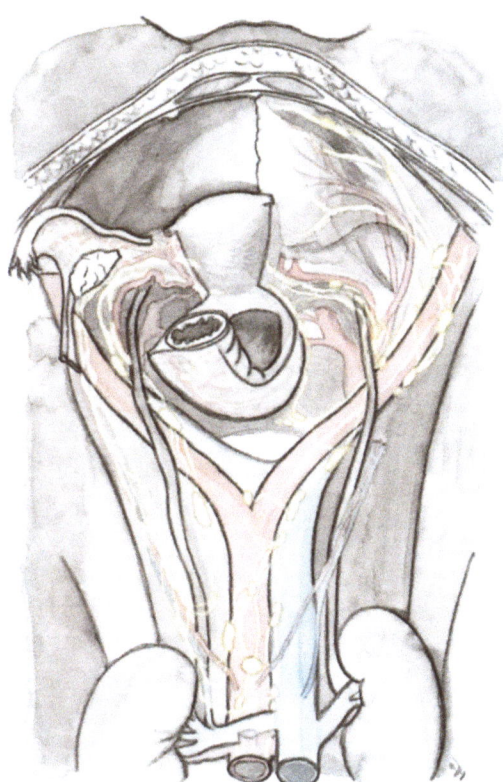

Abb. 6.83. Paraaortale Lymphknoten

ren Abflusses über das Ovarikastromgebiet auch ein direktes regionäres Lymphabstromgebiet anzugehen. Insbesondere in den Frühstadien des Ovarialkarzinoms kommt diesem Verfahren zur exakten Stadieneinteilung eine Bedeutung zu, auf die exakte Indikationsstellung soll im Rahmen dieser technischen Hinweise nicht eingegangen werden (▶ Abb. 6.83).

Eine optimierte Exposition der Paraaortalregion ergibt sich nur durch Erweiterung des medianen Unterbauchlängsschnitts nach kranial, unter Linksumgehung des Nabels.

Vor Beginn der Präparation sind die Darmschlingen erneut abzustopfen und das obere Blatt des Bauchdeckenrahmens nachzukorrigieren. Unter optimalen Expositionsbedingungen soll nun an der dorsalen Peritonealwand unter dem Peritonealüberzug deutlich die Aortenbifurkation zu erkennen sein.

Der Zugang ins retroperitoneale Operationsgebiet beginnt mit einer Peritonealinzision über der rechten A. iliaca communis knapp unterhalb der Bifurkation. Etwas weiter lateral und kaudal davon findet sich der rechte Ureter, die Iliakagefäße überkreuzend (▶ Abb. 6.84).

Die Peritonealinzision wird nun auf der A. iliaca communis rechts unter beständigem Anspannen des Peritonealblattes mit der anatomischen Pinzette nach kranial

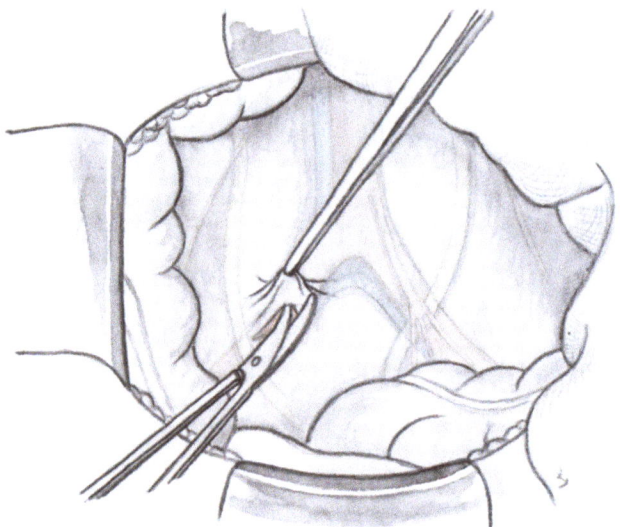

Abb. 6.84. Peritonealinzision über der A. iliaca communis dextra

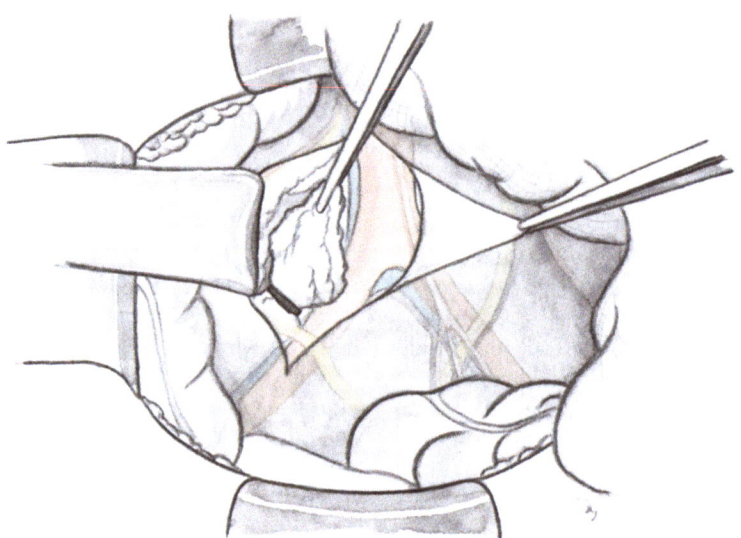

Abb. 6.85. Kaudale Absetzung des Lymphknotenpaketes über Clips

über den Aortenbifurkationsbereich auf der Aorta bis in Höhe des Abgangs der A. mesenterica inferior weitergeführt. Die A. mesenterica inferior verlässt als distaler Eingeweidestamm die Vorderfläche der Aorta abdominalis. Der laterale Rand dieser Peritonealinzision wird mit der anatomischen Pinzette unter Spannung gesetzt und etwas nach lateral abpräpariert, so dass ein Haken nach Roux mit seiner breiten Seite diesen Rand und hinter ihm den Ureter seitlich weghalten kann. Es besteht nun Aufsicht auf die rechten paraaortalen Lymphknoten, sie werden unterlagert vom rechten Psoasmuskel. Das zugehörige Lymphknotenfettgewebe wird mit der anatomischen Pinzette angespannt und zunächst über Clips kaudal im Bereich der A. iliaca communis abgesetzt (▶ Abb. 6.85).

Durch zahlreiche bestehende anastomosierende Gefäße hat es sich als zweckmäßig erwiesen, beim Absetzen des Lymphdrüsenfettpaketes mit mittelgroßen Clips zu arbeiten. Der Lymphdrüsenfettgewebelappen ist nun kaudal abgelöst und kann im Zuge der weiteren Präparation schrittweise nach kranial gestielt werden, wobei wir für jeden einzelnen größeren Absetzungsschritt präventiv Clips anlegen. Insbesondere in der Nähe der etwas seitlich und hinter der Aorta abdominalis liegenden V. cava inferior kommt es leicht zu Rupturen kleinerer Gefäße, die auch in die V. cava münden können. Manch-

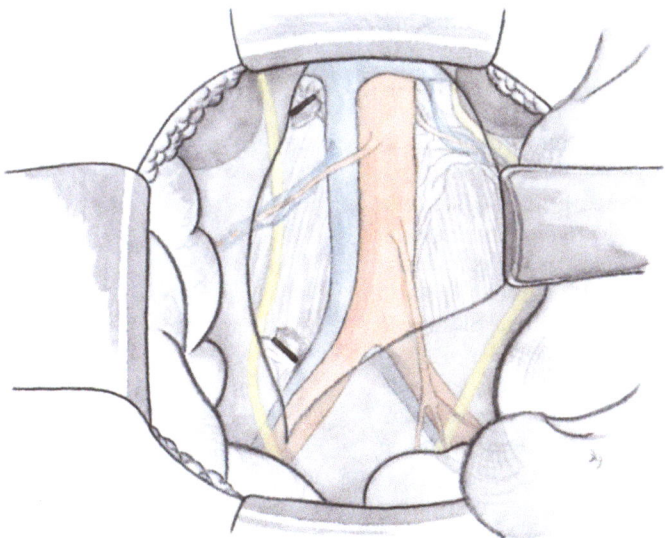

Abb. 6.86. Präparation der kranialen Absetzungsebene

mal erweist es sich als nötig, einen akzidentell entstehenden Defekt der V. cava mit einer atraumatischen, nichtresorbierbaren Gefäßnaht (Prolene 4-0) durch die Gefäßchirurgie im Hause zu versorgen. Im Rahmen der weiteren Präparation gelangt man nun auf der rechten Seite nach kranial schließlich in die Gegend des unteren Nierenpols. Da der eingesetzte Roux-Haken vor dem lateralen Rand der Peritonealinzision sowohl den Ureter als auch die Ovarikagefäße weghält, kreuzen bei fortschreitender Präparation nach kranial die Ovarikagefäße von lateral nach medial. Der venöse Plexus der V. ovarica mündet in die V. cava, die rechte Ovarikaarterie entspringt der Vorderfläche der Aorta abdominalis. Auch bei der kranialen Absetzung des Lymphdrüsenfettgewebepaketes setzen wir präventiv größere Clips zur Reduzierung unerwünschter Blutungen aus zahlreichen anastomosierenden Gefäßen.

Für die Lymphonodektomie im Paraaortalraum der linken Seite wird der mediale Rand der zuvor angelegten Peritonealinzision mit der anatomischen Pinzette angespannt und vorsichtig mit der Präparierschere nach lateral mobilisiert. Die Gefäßscheide der A. iliaca communis links wird freipräpariert und über mittelgroße Clips der kaudale Punkt des linken Lymphdrüsenfettgewebes freigelegt. Der linke Rand der etwas abpräparierten Peritonealinzision wird zu diesem Zweck durch einen Roux-Haken unter Spannung gesetzt. Hinter diesem verlaufen der linke Ureter und die linken Ovarikagefäße. Durch die kaudale Absetzung des Lymphpaketes auf der linken Seite und die weitere Abpräparation kommt die Oberfläche des linken Psoasmuskels zur Darstellung. Bei der weiteren Präparation nach kranial kommt nun der Verlauf der A. mesenterica inferior aus der Vorderfläche der Aorta nach lateral zur Darstellung.

Die Präparation erreicht ihren kranialen Abschluss bei Erreichen des unteren Nierenpols der linken Seite. Hinter dem lateralen Peritonealrand ziehen die linken Ovarikagefäße nach medial. Die linke A. ovarica entspringt der Vorderseitenfläche der Aorta, die rechte V. ovarica zieht parallel vorbei in den Unterrand der linken V. renalis (▶ Abb. 6.86).

Über große Clips wird das Lymphdrüsenfettgewebepaket auch kranial abgesetzt.

Wie bereits betont, hat es sich bei uns bewährt, für alle Absetzungsmanöver des Lymphdrüsenfettgewebepaketes im Paraaortalraum präventiv mit mittleren und großen Clips zu arbeiten. Erfahrungsgemäß bestehen ausgedehnte Geflechte mittlerer und kleinerer Gefäße in diesem Areal, so dass eine nachfolgende Blutstillung einzelner Gefäße nach Durchtrennung von Gewebebrücken gelegentlich auf größere Schwierigkeiten stößt.

Nach Abschluss der Lymphonodektomie wird das Präparationsgebiet durch trockene Bauchtücher komprimiert, um größere Blutansammlungen zu vermeiden. Der Retroperitonealraum wird auch in Höhe des paraaortalen Präparationsgebietes nicht verschlossen. Eine in Höhe des Mittelbauchs, im Bereich der vorderen Bauchwand ausgeleitete Robinson-Drainage dient zur Blutungskontrolle dieses Areals und wird spätestens nach 48 h entfernt. Eine antibiotische Prophylaxe führen wir immer durch.

Die genaue Kenntnis des Präparationsvorgangs und der anatomischen Strukturen bei der pelvinen und paraaortalen Lymphonodektomie sind für den angehenden Facharzt und für speziell operativ Interessierte von herausragender Bedeutung, erschließen sie doch die anatomische Grundstruktur der Gefäßversorgung des inneren Genitale.

Aus präparatorischer Hinsicht ergeben sich zwischen einer pelvinen und paraaortalen Lymphonodektomie einige wesentliche Unterschiede. Während bei der Präparation der pelvinen Lymphknoten das zu resezierende Gewebe angespannt und durchtrennt wird und in aller Regel eine nachfolgende gezielte Blutstillung durch Elektrokoagulation oder Ligaturen erfolgt, sollte man bei der paraaortalen Lymphonodektomie darauf achten, vor dem Durchtrennen von Gewebebrücken grundsätzlich präventiv mit mittleren und mittelgroßen Clips zu arbeiten. Treten dennoch unvorhergesehene Blutungen aus vielfach anastomosierenden venösen oder arteriellen Gefäßästchen, insbesondere in der Retroaortalregion auf, zieht man frühzeitig den Gefäßchirurgen hinzu.

Eine paraaortale Lymphonodektomie an Kliniken ohne gefäßchirurgische Präsenz halten wir für unangemessen. Die Behandlung solcher Patienten und damit die Behandlung der entsprechenden onkologischen Erkrankungen sollte Kliniken mit entsprechender Infrastruktur vorbehalten bleiben. Es liegt in der besonderen Verantwortung auch des gynäkologischen Chirurgen, durch gezielte handwerkliche und technische Prävention Risiken im Sinne seiner Organisationspflicht zu minimieren. Die technische Brillianz des einzelnen Operateurs vermag keinesfalls die Infrastruktur einer interdisziplinären Klinik der Maximalversorgung zu ersetzen. Sind solche Voraussetzungen nicht gegeben, liegt die ärztliche Kunst der Indikationsstellung zu einem Eingriff nicht nur in der Wahl eines bestimmten Verfahrens, sondern auch in der Auswahl einer optimierten Klinikeinrichtung.

Vaginale Hysterektomie

Die nach einem ausgeklügelten technischen Prinzip oder Ritual durchgeführte vaginale Hysterektomie darf man zu Recht als eine „Perle der gynäkologischen Chirurgie" bezeichnen.

Die Pflege der vaginalen Operationstechnik muss auch für die Zukunft eine besondere Aufgabe der gynäkologischen Chirurgie sein. Einer vielfach verbreiteten Restriktion ihrer Indikationsstellung zugunsten abdominaler oder gar endoskopischer Eingriffe zur Uterusexstirpation kann nur durch ein subtile Unterweisung in den Prinzipien dieses Verfahrens entgegenwirkt werden (Teichmann 1998).

Es ist eine Aufgabe in unserem Fachgebiet für operative Verfahren, den natürlich vorgegebenen Weg transvaginal zu nutzen. Eine derart risikoarme und wenig belastende Technik in den Händen des Geschulten ist jeder Art anderer Manipulationen überlegen. Insbesondere lehnen wir das Ausufern endoskopischer Operationstechnik unter dem Fehltitel „minimal-invasiv" ab, das zum Ziel hat, durch multiple, auch erweiterte abdominale Einstiche Präparationsakte dem Vernehmen nach unter besserer Kontrolle durchführen zu wollen, um schließlich ein zerstückeltes Präparat durch einen künstlich gebildeten, zu engen Kanal zu bergen. Das zweifellos Gute an der endoskopischen Operationstechnik wurde durch solche, an der Wirklichkeit vorbeiziehenden Verfahren in den Augen des erfahrenen gynäkologischen Chirurgen definitiv zunichte gemacht.

Die vaginale Hysterektomie ist die Via regia zur Entfernung der Gebärmutter bei nicht malignen Indikationen. Die Pflege ihrer Technik haben wir von Kurt Richter und Volker Terruhn übernommen, die das von Peham-Amreich beschriebene Verfahren nach unserer Auffassung zur höchsten Vollendung geführt haben.

Wir beschreiben die vaginale Hysterektomie als einen streng orthodoxen, nach definitiven Regeln durchzuführenden Eingriff. Diese stehen in Übereinstimmung mit der Erfahrung, dass das sowohl aus didaktischen, als auch aus präparatorischen Gründen vorgegebene Arbeiten nach diesen Richtlinien in keiner Phase des Eingriffs zur Unübersichtlichkeit führt und verbünden sich mit der Grundannahme jedes chirurgischen Handelns „aus einem atypischen Situs einen typischen herzustellen" zu einem optimalen Gelingen zum Wohle der Patientin.

Um den besonderen didaktischen Prinzipien gerecht zu werden, soll diese zentrale Operation sehr minutiös beschrieben sein.

Ein wesentlicher erster Schritt ist die Vorbereitung und Lagerung der Patientin. Die optimale Positionierung in Steinschnittstellage, mit Vorragen des Gesäßes der Patientin über die Kante des Tisches, so dass ein selbsthaltendes hinteres Blatt frei auspendeln kann, ist eine wesentliche Voraussetzung. Durch die von uns angegebenen Schlaufenbeinhalter nach Römer gelingt eine optimale Flexion und Abduktion im Hüftgelenk, so dass die Assistenten eingepasst zu beiden Seiten des Operateurs mit den Beinen der Patientin im Hintergrund positioniert werden können. Der 1. Assistent erhält für zusätzliche hilfeleistende Maßnahmen ein eigenes Instrumententischchen. Er steht auf der rechten Seite der Patientin, der 2. Assistent wird links positioniert.

Ein weiterer wesentlicher Punkt zur Lagerung und Exposition des vaginalen Situs ist die Einstellung des Tisches. In ihrer Monographie über die gynäkologische Chirurgie des Beckenbodens haben Richter et al. dies eindrücklich beschrieben. Die Tischhöhe in Übereinstimmung mit der Augen- und Arbeitshöhe des Operateurs ist wesentlich: Der Vergleich des suboptimal eingestellten Tisches mit dem mit elevierten Händen in Kopfhöhe arbeitenden Operateur gleichsam einer Krake, ist ein allzu treffendes Beispiel der Hilflosigkeit gewisser Operateure.

Gerade mit optimaler Exposition des Situs geschieht das, was wenig Erfahrene den vaginalen Methoden kaum zuschreiben wollen: jeder Abschnitt der Operation geschieht unter visueller Kontrolle unter optimaler Anspannung der zu präparierenden Strukturen.

Obligat erfolgt vor dem Eingriff in Narkose die definitive bimanuelle Untersuchung zur Beurteilung des inneren Genitale und der Adnexe sowie der Mobilität des Uterus. Anschließend werden Scheide und Vulva desinfiziert, die Harnblase über einen Einmalkatheter entleert.

Ein wesentliches Prinzip der vaginalen Chirurgie besteht in dem Erkennen einer statischen Funktion der Assistenten. Diese sind gleich „Baukränen" für Haltearbeiten einzusetzen, um eine gewünschte Darstellung des Situs unter optimalen Spannungs- und Expositionsverhältnissen zu fixieren. Ein mehr oder minder aktives „Mitoperieren" durch die Assistenten, d. h. Abschneiden von Fäden, unterstützende Präparierschritte etc. hat definitiv zu unterbleiben, da dies die Symmetrie und die Übersicht des Operationsablaufes gerade in der vaginalen Chirurgie nachhaltig stört.

Das nach Peham-Amreich beschriebene Verfahren bedarf keiner Infiltration zu präparierender Schichten mit Vasokonstriktoren, wie gelegentlich beschrieben, desgleichen ist eine Elektrokauterisation nicht nötig. Alle solchen Hilfsmittel sind bei orthodoxem, wir nennen es auch rituellem Vorgehen, wirklich vermeidbar. Der Eingriff gelingt zum harmonischen Ritual.

7.1 Lagerung

Steinschnittlage steil (s. S. 42).

7.2 Instrumentarium

Vaginal-Set (s. S. 17).

7.3 Technische Durchführung der vaginalen Hysterektomie

▶ 1. Zirkumzision der Portio vaginalis uteri
▶ 2. Präparation des Spatium vesicocervicale
▶ 3. Eröffnung des Douglas-Raumes
▶ 4. Säumen der hinteren Kolpozöliotomie
▶ 5. Absetzung der Ligg. sacrouterina und cardinalia
▶ 6. Eröffnung der Plica vesicouterina
▶ 7. Absetzen des Uterus von den Adnexen
▶ 8. Vaginale Adnektomie
▶ 9. Anlage der seitlichen Scheidensaumnähte zur Versorgung des Wundrandes
▶ 10. Hohe Peritonisierung

Die hintere Scheidenwand wird durch ein Selbsthaltespekulum nach Scherback mit flachem Blatt durch die Schwerkraft nach dorsal gedrängt. Die Scheide wird mit 3 Breisky-Spekula durch die Assistenten entfaltet, die Portio kommt optimal zur Darstellung.

Mit Anlage je einer Kugelzange in der Mitte der vorderen und hinteren Muttermundlippe wird die Portio kräftig gefasst und nach kaudal gezogen. Schon in dieser Phase wird durch das Deszensionsvermögen der Portio in Relation zur Scheidenhöhe klar, inwieweit ein vorbestehender Deszensus den Eingriff erleichtert.

Zur Anlage der Zirkumzision der Portio vaginalis uteri benutzt man das Skalpell Nr. 21. In mittlerer Höhe wird durch das Scheidenepithel eine kräftige und

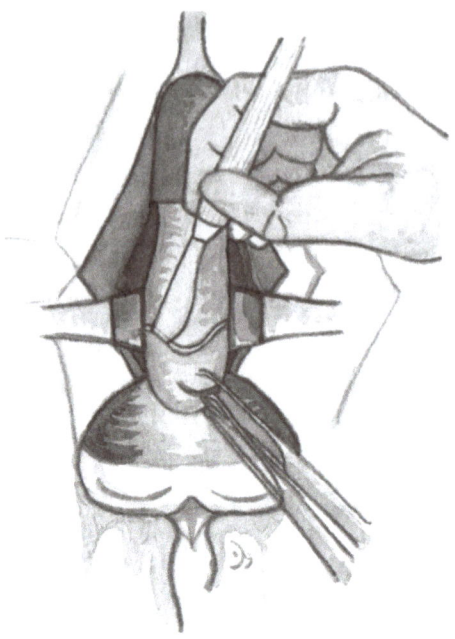

Abb. 7.1. Zirkumzision der Portio vaginalis uteri

dennoch nicht zu tiefe zirkuläre – oder nach Peham-Amreich fischmaulförmige – Inzision durchgeführt (▶ Abb. 7.1).

Für dieses Manöver positionieren die Kugelzangen die Portio in die gewünschte Stellung. Diese Umschneidung darf nicht zu weit kaudal plaziert sein, so dass der Einstieg ins Spatium vesicouterinum zu schwer fällt, aber auch zu hoch darf man die Inzision nicht anlegen, um insbesondere im Bereich der Scheidenvorderwand nicht in die Blasenmuskularis einzubrechen. Vor der Anlage einer Inzision kann man die optimale Stelle durch den Zeigefinger orten. Während die linke Hand des Operateurs die Kugelzangen nach kaudal und dorsal führt, tastet der Zeigefinger seiner rechten Hand den Übergang des Scheidenepithels von einer Pars fixa im distalen Teil der Portio vaginalis uteri zu einer Pars mobilis im oberen Abschnitt, in diesem Areal beginnt das Spatium vesicovaginale. Die Höhe dieses Übergangs eines fixierten zum beweglichen Teil des Scheidenepithels markiert die Inzisionslinie. Führt man die Inzision bei kräftigem elastischem Zug an den Kugelzangen mit der linken Hand durch deutlichen Messerdruck der rechten Hand des Operateurs durch, so klafft die Schnittwunde deutlich, man befindet sich in der richtigen Ebene (▶ Abb. 7.2).

Nach Anlage der Zirkumzision werden die Kugelzangen zur besseren Fixierung im Portiomassiv umgesetzt. Beide Kugelzangen werden entfernt und sowohl die vordere als auch hintere Muttermundlinie unterhalb der Umschneidungsfigur kräftig paramedian in die Portio eingesetzt.

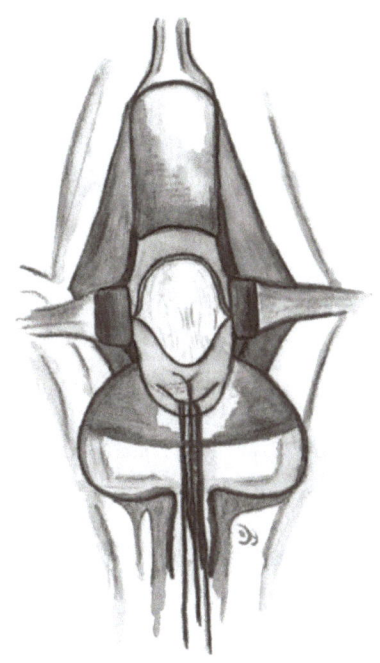

Abb. 7.2. Präparation des Spatium vesicouterinum

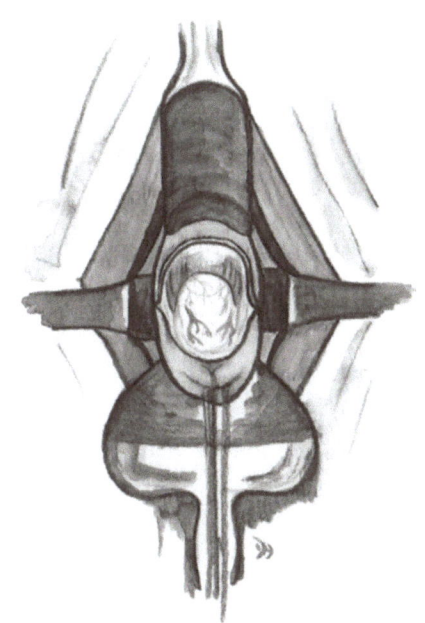

Abb. 7.3. Präparation der Harnblase

Der 2. Assistent hält das seiner Seite zugehörige Breisky-Blatt zur Entfaltung des seitlichen Scheidengewölbes und führt nun mit seiner linken Hand den Uterus an den Portiokugelzangen nach kaudal und dorsal. Der 1. Assistent entfaltet mit beiden Breisky-Blättern die ventrale und seiner Seite zugehörige Scheidenwand. Nach erneuter Anspannung der zu präparierenden Strukturen wird nun das Spatium vesicocervicale dargestellt. Hierzu nimmt der Operateur in die linke Hand die chirurgische Pinzette und eleviert die Mitte der vorderen Zirkumzision kräftig nach ventral. Die darunterliegenden Bindegewebefasern spannen sich an. Mit der Präparierschere in der rechten Hand, die Schere steilgestellt in Richtung auf das Portiomassiv und die Scherenkrümmung mit ihrer Konvexität nach kranial zur Blase hin, wird mit einzelnen Inzisionsbewegungen der Bereich des Spatium vesicovaginale präpariert. Durch Zug an der chirurgischen Pinzette nach ventral ist mühelos das Areal gefunden, in dem die Scheidenhaut der Zervixvorderwand beweglich aufsitzt und die Bindegewebefasern des Septum supravaginale durchtrennt werden können. Diese lockere Faserschicht wird nur in ihrem medianen Bereich präpariert, anschließend setzt der Operateur das vordere Breisky-Spekulum in diese Schicht ein und kann damit in der Regel die restlichen Fasern sanft zurückdrängen und die Zervixvorderwand bis zur Höhe der Plica vesicouterina darstellen (▶ Abb. 7.3).

Die Portio vaginalis uteri wird an den Kugelzangen vom 1. Assistenten nach kaudal und ventral geführt, die hintere Zirkumferenz der Zirkumzision kommt zur Darstellung (▶ Abb. 7.4).

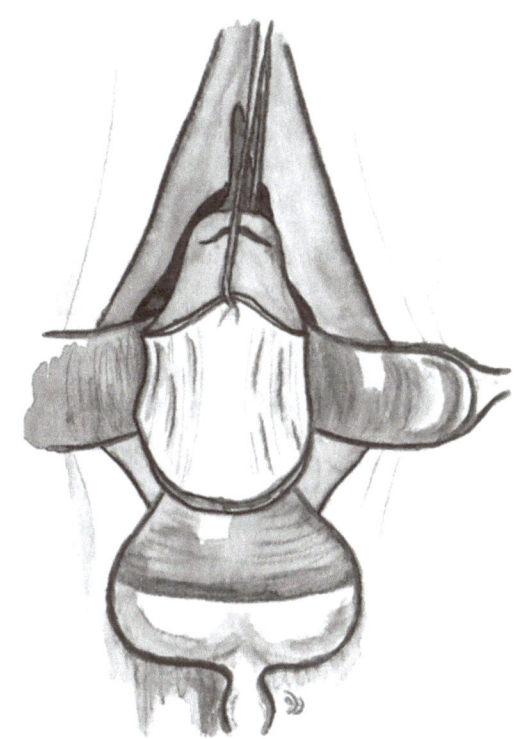

Abb. 7.4. Dorsale Zirkumzision der Portio vaginalis uteri

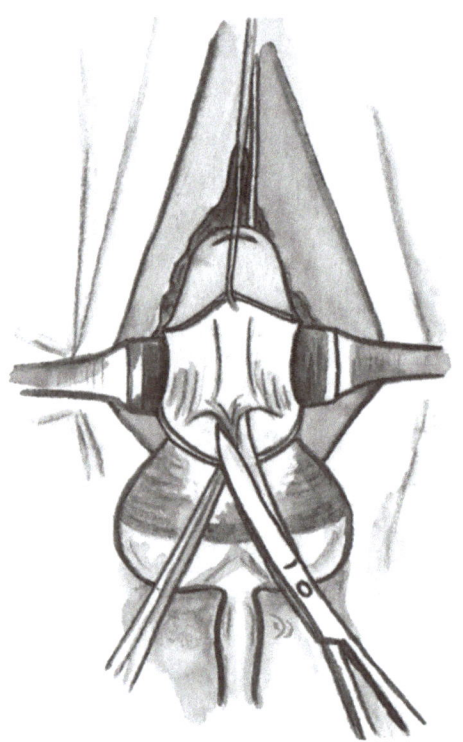

Abb. 7.5. Eröffnung des Douglas-Raumes

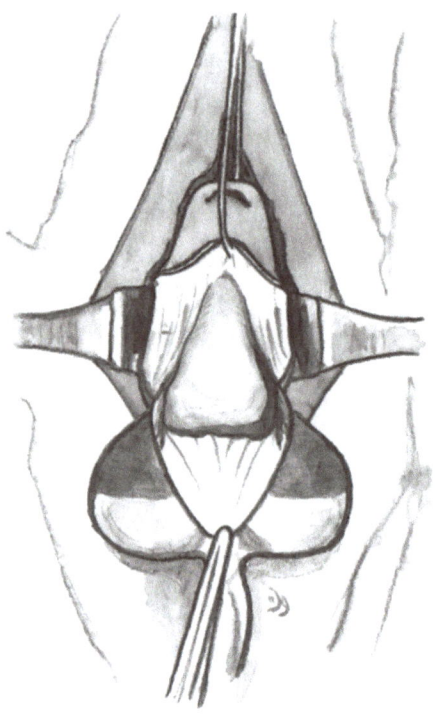

Abb. 7.6. Hintere Kolpozöliotomie

Mit der chirurgischen Pinzette in der linken und der Präparierschere in der rechten Hand wird nun das Scheidenepithel mit der halb geöffneten Präparierschere – ihre Konvexität rektumwärts weisend – etwas weiter nach distal von der Inzisionslinie abgeschoben. Unter Nachspannen mit der chirurgischen Pinzette stellt sich nun deutlich in der Medianen eine Falte zwischen Zervixhinterwand und Scheidenwundrand dar (▶ Abb. 7.5).

Diese Falte wird durch eine beherzte Inzision mit der Präparierschere – Konkavität nach ventral – eröffnet, der Douglas-Raum kommt zur Darstellung (▶ Abb. 7.6).

Einen wesentlichen Schritt sehen wir nun in der Anlage von Scheidensaumnähten, die das Douglas-Peritoneum an den Scheidenwundrand fixieren. Hierzu legen wir in der Regel 3 Einzelnähte (Vicryl 0 CT2), die median und paramedian rechts und links die entsprechende Fixation zwischen Peritoneum und Scheidenwand herstellen (▶ Abb. 7.7).

Diese Fäden bleiben lang und werden mit einer Péan-Klemme armiert. Die Péan-Klemme liegt über dem hinteren Selbsthaltespekulum. Damit ist der Einstieg in die Peritonealhöhle durch Nähte definiert und kann durch weitere Manipulationen weder arrodiert werden, was zu unangenehmen Blutungen führt, noch verliert man in kritischen Situationen, z. B. bei der Morcellierung großer Uteri, die Übersicht über die Lageverhältnisse.

Vor dem Absetzen des Uterus über die Parametrienklemmen führt nun der 2. Assistent die Kugelzangen

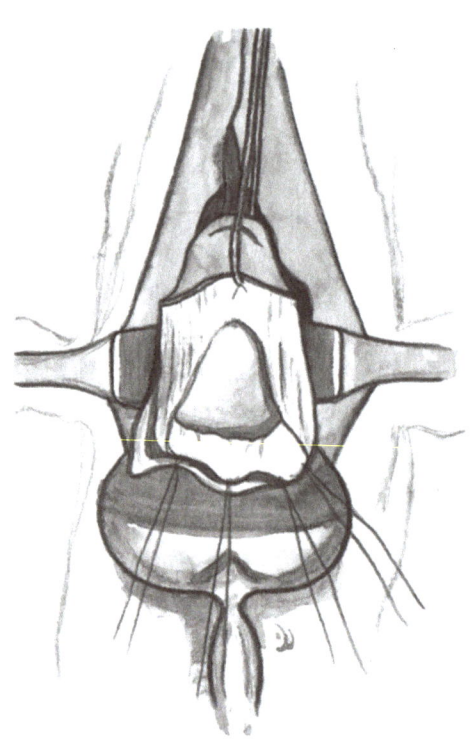

Abb. 7.7. Dorsale Scheidensaumnähte

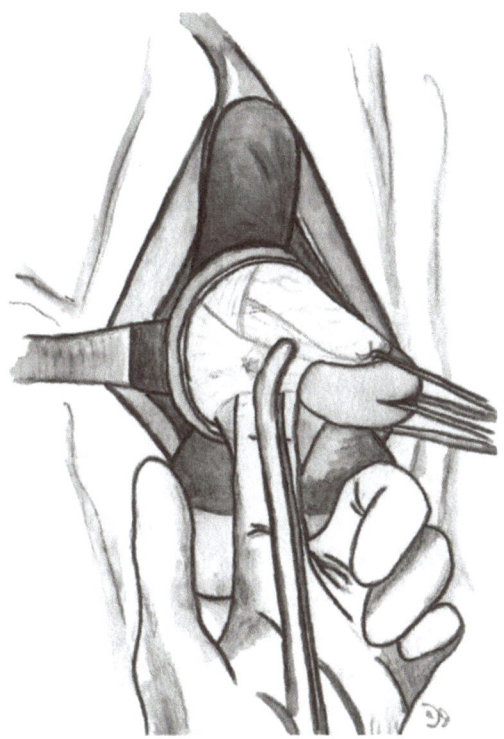

Abb. 7.8. Absetzen des rechten Lig. sacrouterinum

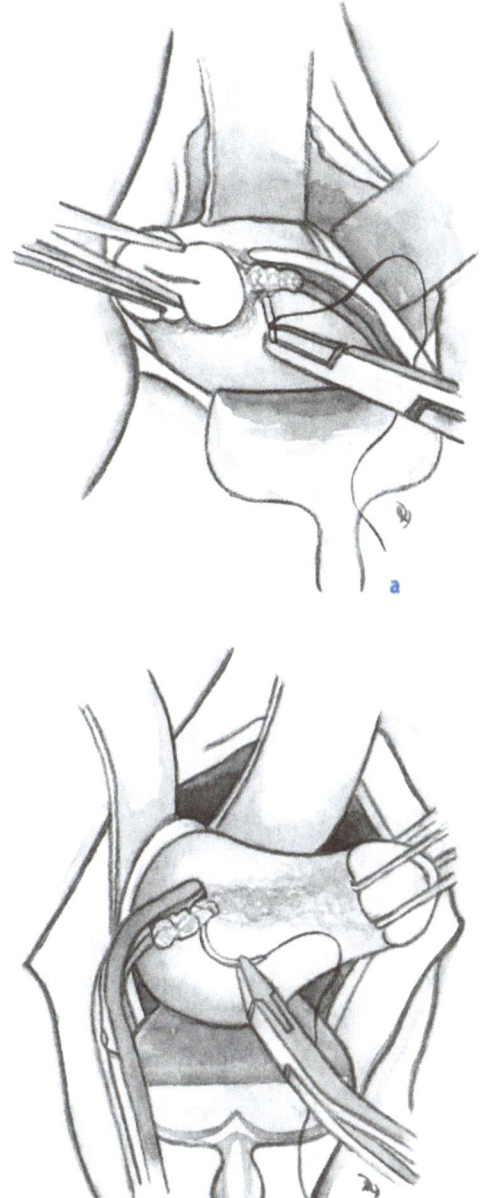

Abb. 7.9. Alternative Umstechung der Parametrienklemme am a linken und b rechten Lig. sacrouterinum nach Ammon

nach kaudal und dorsal, so dass erneut das Spatium vesicouterinum zur Darstellung kommt. Das vordere Breisky-Blatt drängt im Spatium vesicouterinum die Blase nach kranial, die seitlichen Ränder, die hinter dem Breisky-Blatt bogenförmig zum Uterus vordringen, sind als das vesikouterine Ligament anzusprechen. Der Operateur inzidiert dieses zart und oberflächlich mit dem Skalpell und rollt darauf einen Stieltupfer sacht ab, so dass dieses Gewebeelement weiter nach kranial zurückweicht. Dadurch wird der Ureter, der in den höheren Abschnitten dieses Bandes verläuft, aus dem Operationsgebiet behutsam distanziert. Meist sieht man nun auch den Strang der Uterinagefäße sich bereits als Kontur abzeichnen.

Im nächsten Schritt beginnt das Absetzen des Uterus vom Lig. cardinale (den Parametrien) über kräftige Parametranklemmen. Dieses Absetzen geschieht in dorsoventraler Richtung, prinzipiell beginnend mit den Sakrouterinligamenten und endend an den ventralen Ausläufern des Parametriums hin zur Plica vesicouterina.

Die 1. kräftige Klemme wird durch die hintere Peritoneallücke offen eingebracht, ihre hintere Branche lädt das linke Lig. sacrouterinum kräftig auf, die vordere Branche gleitet seitlich an der Zervixwand ab, die Klemme wird geschlossen. Vor dem Einsetzen der Klemmen kann sich der Operateur erneut durch Palpation über die hintere Peritoneallücke mit dem ausgestreckten Mittelfinger davon überzeugen, dass die Hinterwand des Uterus und die Sakrouterinligamente frei von anliegenden Strukturen und Verwachsungen sind (▶ Abb. 7.8).

Das Gewebe in der Klemme wird anschließend mit einer kräftigen gebogenen Schere durchtrennt, die Klemme durch eine atraumatische Umstechung (Vicryl 0 CT2) ersetzt. Bei engen Verhältnissen bewährte es sich, die Nadel rückwärts steil einzuspannen und die Stichrichtung von innen nach außen zu führen (▶ Abb. 7.9).

Der Faden bleibt lang und wird mit einer Kocher-Klemme armiert (▶ Abb. 7.10).

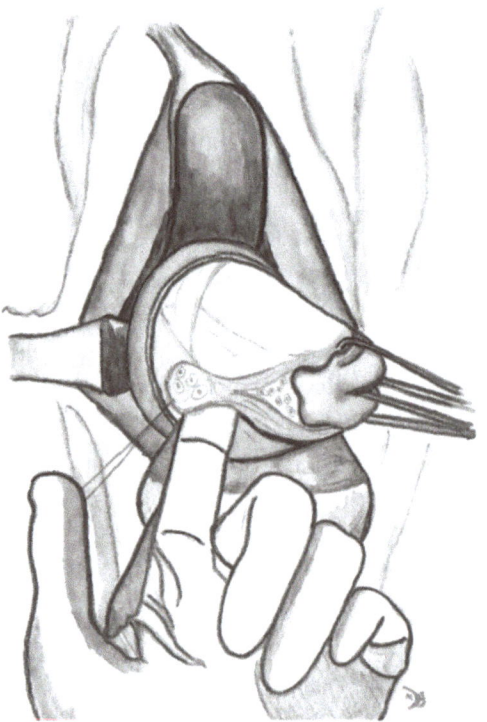

Abb. 7.10. Darstellen des rechten Lig. cardinale

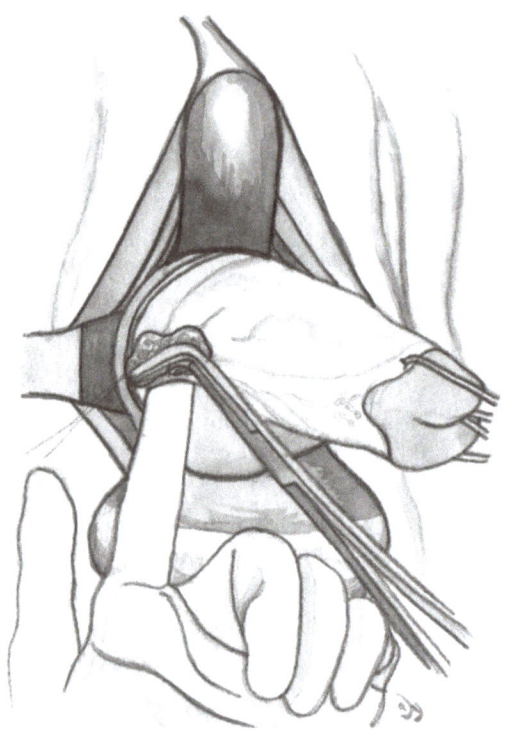

Abb. 7.11. Sicherung des Uterinastumpfes

Die weiteren Absetzungsschritte führen wir nun abwechselnd auf der rechten und linken Seite durch.

Nach Absetzen des Sakrouterinligaments zur rechten Seite der Patientin wird die nächste Klemme auf der linken Seite eingebracht. Diese Klemme fasst nun das restliche parametrane Gewebe des Lig. cardinale. Die Klemme kommt aus einer, ursprünglich beim Anlegen der Sakrouterinklemme schrägen Position, zum Portiomassiv, in eine immer mehr dem rechten Winkel angenäherte Lage zu demselben. Erneut wird das Gewebe über der Klemme durchschnitten, durch eine atraumatische Umstechung (Vicryl 0 CT2) versorgt und der Faden in einer ipsilateralen Kocher-Klemme armiert.

Diese Schritte sind mehrere Male zu wiederholen, so dass schließlich der Bereich der A. uterina über Klemmen abgesetzt wird.

Der Umstechungsfaden der A.-uterina-Klemme wird in einer gesonderten Kocher-Klemme armiert. Dieser Bereich wird anschließend durch eine Ligaturklemme nach Kantrowitz, (Ligatur Vicryl 0) zusätzlich gesichert (▶ Abb. 7.11).

Die Sicherungsligatur wird abgeschnitten. Die Anzahl der Schritte zur Absetzung des Parametriums sind Funktionen der Uterusgröße sowie auch der Zervixlänge, was insbesondere bei einer Elongatio colli uteri mehrere Einzelschritte notwendig macht.

Mit der letzten parametranen Klemme werden in der Regel die restlichen uterusnahen Fasern des Lig. vesico-uterinum abgesetzt, gelegentlich fasst diese Klemme schon einen Teil der Peritonealduplikatur der Plica vesicouterina, so dass sich diese von lateral selbst eröffnet. Ansonsten kann man gegen Ende der parametranen Absetzung mit einem Breisky-Spekulum die Plica vesicouterina erneut darstellen. Mit der anatomischen Pinzette in der linken Hand fasst der Operateur das Peritoneum, eine halbmondförmige Struktur dieser Duplikatur wird deutlich sichtbar. Mit der Präparierschere wird dieses Blatt eröffnet, die vordere Kolpozöliotomie (vordere Peritoneallücke) liegt frei (▶ Abb. 7.12). In die Lücke wird ein Breisky-Spekulum eingesetzt.

Im nächsten Schritt wird der Uterus abgesetzt, er ist jetzt nur noch über die Adnexe und das Lig. rotundum fixiert. Das Breisky-Spekulum in der vorderen Peritonealinzision wird belassen, der Uterus durch den 1. Assistenten an den Portiokugelzangen aber nach ventral geführt, so dass die hintere Peritoneallücke zur Darstellung kommt. Der 2. Assistent spannt die Scheidensaumnaht durch Zug an der Péan-Klemme an. Der Operateur setzt nun Kugelzangen an die Hinterwand des Fundus uteri. Die Kugelzange luxiert das Corpus uteri durch die hintere Peritonealinzision, das hintere Blatt dient als Hypomochlion (▶ Abb. 7.13).

Je nach Größe des Präparats sind hierzu mehrere Schritte nötig, die Kugelzangen werden hierbei immer weiter in Richtung Funduskuppe an der Uterushinterwand eingesetzt, vor Einsetzen einer weiteren Kugelzan-

7.3 · Technische Durchführung der vaginalen Hysterektomie

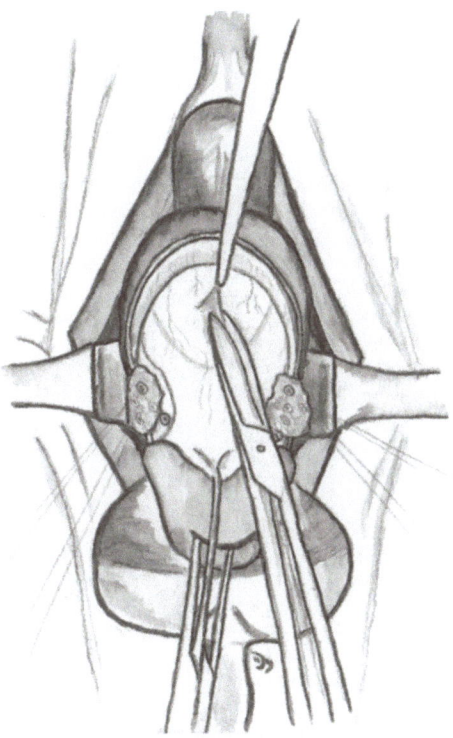

Abb. 7.12. Eröffnung der Plica vesicouterina

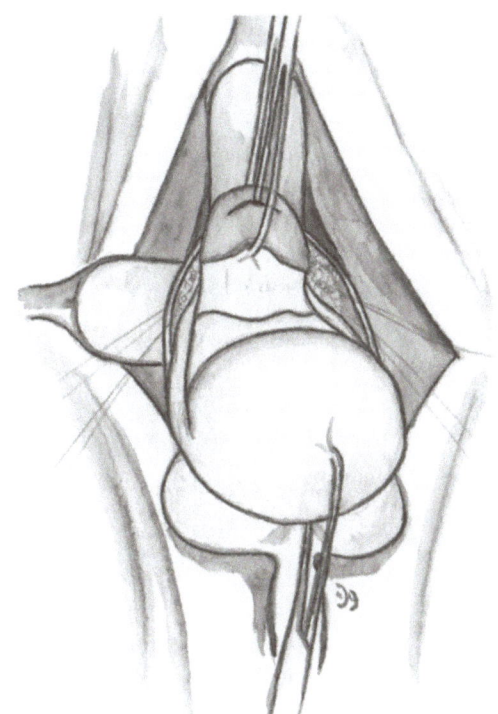

Abb. 7.13. Luxation des Fundus uteri durch die hintere Peritoneallücke

ge wird die zuvor gesetzte unter Spannung gehalten, um den Raumgewinn zu fixieren. Zuletzt werden die Kugelzangen aus der Hinterwand seitlich an den Adnexabgang umgesetzt. Die Kuppe des Fundus uteri ist durch die hintere Kolpozöliotomie „geboren". Der Uterus selbst wird nun durch das Quartett der beiden Kugelzangen im Portiomassiv und der beiden seitlichen Kugelzangen an den Adnexabgängen dirigiert.

Das Absetzen des Uterus von den Adnexen beginnen wir auf der linken Seite. Hierzu führt der 1. Assistent, links vom Operateur stehend, den Uterus an den Kugelzangen kräftig zu seiner Seite. Eine geöffnete Parametrienklemme wird über den Adnexabgang eingeführt, die vordere Peritoneallücke wird durch Zug am vorderen Breisky-Blatt durch den 1. Assistenten erweitert. Bei massiveren Gewebebrücken des Adnexabgangs setzen wir in dieser Region 2 Parametranklemmen hintereinander, die beide von dorsal eingeführt werden. Die Konkavität der Klemmen blickt nach medial.

Durch Schwenken des Uterus auf die Gegenseite – Zug am Uterus durch den 2. Assistenten – wird der rechte Adnexabgang ebenso eingestellt und ebenso über Parametrienklemmen, die hintereinander gleichsinnig eingeführt werden, abgesetzt (▶ Abb. 7.14).

Das definitive Absetzen erfolgt durch kräftige Schnitte mit der gebogenen Schere medial der eingesetzten Klemmen an den Adnexabgängen. Die Klemmen an den Adnexabgängen werden durch kräftige atraumatische

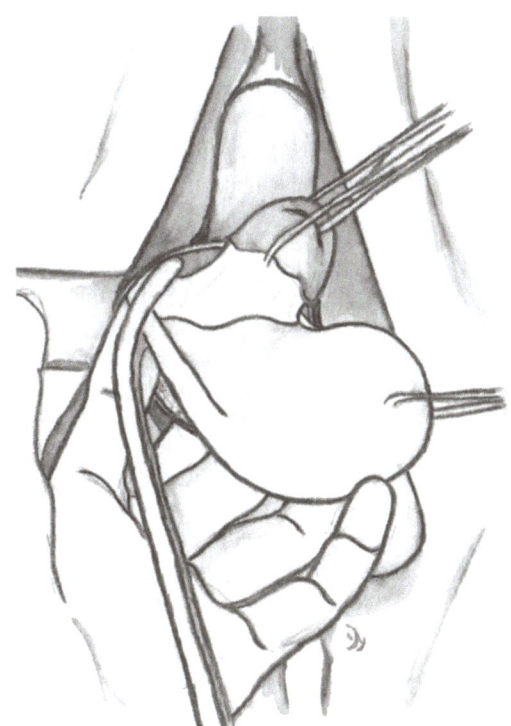

Abb. 7.14. Absetzen des Uterus vom rechten Adnexabgang

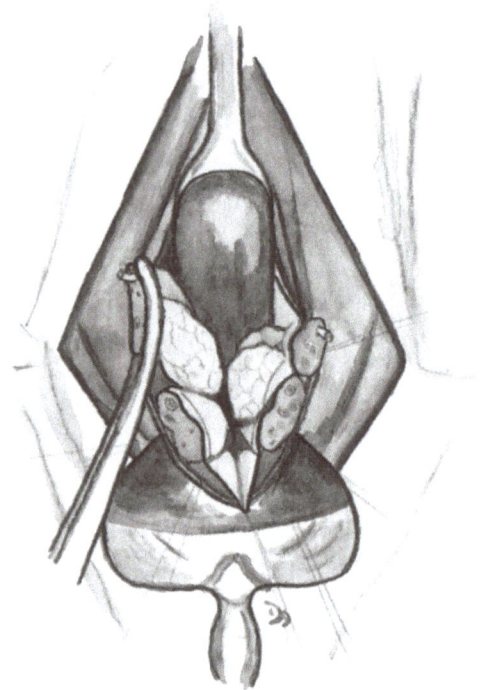

Abb. 7.15. Darstellen der Adnexstümpfe nach Absetzen des Uterus

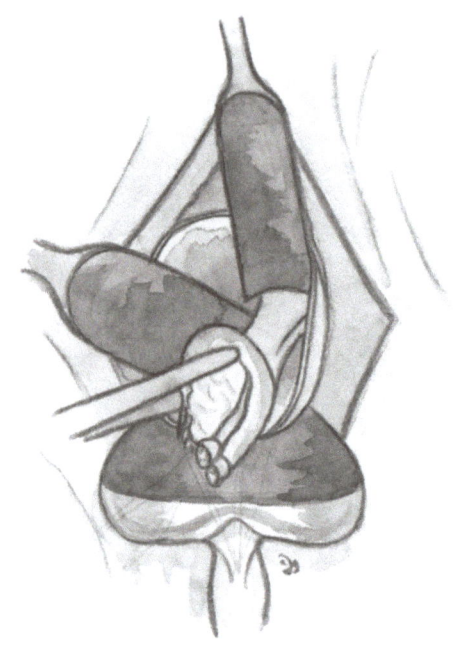

Abb. 7.16. Medialisieren der linken Adnexe

Durchstechungen (Vicryl 0 CT2) ersetzt. Die 1. von dorsal eingeführte Klemme markiert den Adnexabgang, die 2. gleichsinnig ventral folgende markiert den Abgang des Lig. rotundum. Die Umstechungsfäden beider Absetzungsstümpfe werden mit Mikulicz-Klemmen armiert und bleiben lang (▶ Abb. 7.15).

Zur symmetrischen Positionierung aller langen Fäden werden die Absetzungsfäden der Adnexe in der ipsilateralen Leiste abgelegt.

Sollen bei der postmenopausalen Patientin die Adnexe mitexstirpiert werden, werden zu diesem Manöver zunächst die ipsilateralen Fäden der Adnexabgänge aus der Leiste entnommen und durch Zug nach kaudal die entsprechenden Strukturen gefühlvoll angespannt. Durch die ventrale Peritonealinzision wird ein langes, großes Breisky-Blatt eingeführt. Auf diesem Breisky-Blatt werden mehrere, den anatomischen Verhältnissen erforderliche Schauta-Tücher in die Leibeshöhle eingebracht und der Darm auf diese Weise reponiert, so dass der ipsilaterale Adnexabgang optimal zur Darstellung kommt. Das große Breisky-Blatt hält die Darmschlingen zurück.

Die Darstellung der Adnexe und ihrer Gefäßversorgung, d. h. des Lig. infundibulopelvicum erfolgt nun auf der linken Seite der Patientin, indem der 1. Assistent mit dem breiten intrapelvin eingelegten Breisky-Blatt die Darmschlingen hinter den Schauta-Tüchern zur rechten Seite zurückhält. Ein zusätzlich von ventral intraperitoneal eingeführtes langes schmales Breisky-Blatt hält den vorderen Wundrand zurück.

Der Operateur fasst mit der anatomischen Pinzette den Adnexstumpf und greift die Adnexe anschließend in der Ovarialfasszange. Damit lässt sich nun das Adnexbündel etwas auf die gegenüberliegende Seite und nach dorsal ziehen, so dass das Gefäßband des Lig. infundibulopelvicum deutlich zur Darstellung kommt. Ist das Lig. infundibulopelvicum angespannt, kann das von ventral in die Beckenhöhle eingeführte schmale Breisky-Blatt mit seiner Spitze direkt auf das Band aufgelegt werden, es „reitet" sozusagen darauf, und die unter Spannung stehende Struktur ist bereit zur Absetzung (▶ Abb. 7.16).

Wir setzen das Band über eine Parametrienklemme ab, die von dorsal halb geöffnet eingeführt wird und deren Klemmenspitze frei knapp über dem ventralen Rand des Bandes endet. Mit der kräftigen Schere werden die Adnexe abgesetzt. Die Klemme am Adnexabgang wird durch eine Umstechung (Vicryl 0 CT2) oder eine Ligatur der Parametrienklemme (Vicryl 0) versorgt. Entscheidet man sich für eine Umstechung der mit ihrer Spitze frei endenden Klemme, wählen wir eine doppelte Umstechung im Sinne einer Achtertour, um das Ligament sicher zu fixieren.

Es ist besonders darauf zu achten, dass das elastische Band des Lig. infundibulopelvicum nicht aus der Klemme abgleitet. Bei Retraktion der geöffneten A. ovarica

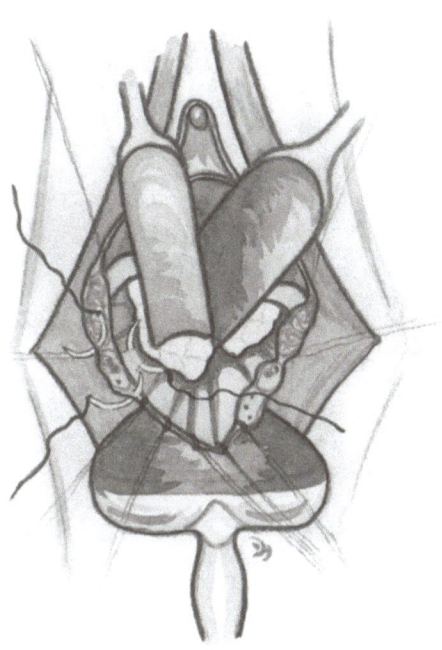

Abb. 7.17. Anlage der seitlichen Scheidensaumnähte

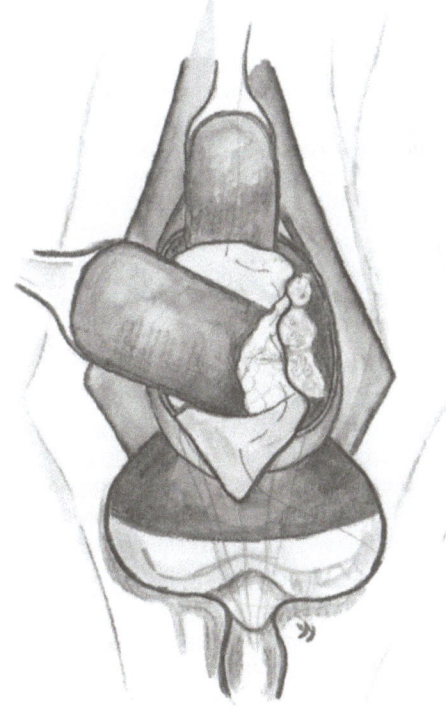

Abb. 7.18. Anlage der linken peritonealen Ecknaht

kann sich diese in den Retroperitonealraum zurückziehen und zu unangenehmen Blutungen führen. Ist die Absetzungsstelle relativ hoch im Becken gelegen, sind u. U. Versuche, das abgeglittene Band erneut zu fassen, von vaginal kaum zu bewerkstelligen, so dass schnell auf ein abdominales Verfahren zurückgegriffen werden muss.

Der Stumpf des Lig. infundibulopelvicum wird über eine freie Ligatur (Vicryl 0) mittels Kantrowitz-Klemme gesichert. Die Sicherungsligatur wird abgeschnitten. Der zuerst gelegte Faden wird mit einer Mikulicz-Klemme armiert, die in der Leiste abgelegt wird. Das gleiche Manöver wird schließlich auf der kontralateralen Seite entsprechend durchgeführt.

Gelegentlich findet sich bei der Darstellung der Adnexe ein breites Adhäsionsbündel, das die Strukturen so sehr zur Beckenwand fixiert, dass die für die Absetzung notwendige Medialisierung der Adnexe nicht gelingt. Gelegentlich kann dann unter Einsatz der Breisky-Spekula der Adhäsionsbereich so dargestellt werden, dass ihn der Operateur scharf mit der anatomischen Pinzette und der Präparierschere angehen kann. Ist dies manchmal nicht möglich und bleiben die Adnexe straff an der Beckenwand fixiert, so ist von einer vaginalen Adnektomie Abstand zu nehmen. Die Klemme zur Absetzung des Lig. infundibulopelvicum darf nur auf die medialisierten Adnexe gesetzt werden, ein zu nahes Platzieren der Klemme an der Beckenwand birgt die Gefahr einer nicht erkannten Ureterläsion.

Im nächsten Schritt erfolgt die Anlage von Scheidensaumnähten, die der Versorgung des Wundrandes dienen und gleichzeitig zu einer wirksamen Blutstillung führen. Unter Scheidensaumnähten verstehen wir die Verbindung des Peritonealrandes mit dem Scheidenwundrand durch atraumatische Einzelknopfnähte (Vixryl 0 CT2). Die Anlage der Scheidensaumnähte beginnt neben den nach der Eröffnung des Douglas-Raumes angelegten ersten Scheidensaumnähten paramedian. Die weiteren Nähte werden unter deutlicher Darstellung der Ränder mittels Breisky-Spekula gelegt. Im Bereich der Absetzungsstümpfe der Sakrouterinligamente bzw. des Parametriums oder der A. uterina werden die armierten Klemmen nach Anlage der Scheidensaumnaht so vorgezogen, dass bei deren Knüpfung die Absetzungsstümpfe erneut mitfixiert werden. Für die Anlage der Scheidensaumnähte in der Nähe der Uterinagefäße vermeiden wir den direkten Durchstich vom viszeralen Peritoneum zur Scheidenhaut und legen stattdessen den im Peritoneum gelegenen Einstich tangential an (▶ Abb. 7.17).

Die Scheidensaumnähte werden nach ventral bis zum Absetzungsrand der Adnexe bzw. in den paramedianen Bereich neben der Harnblase geführt.

Nach Abschluss der Saumnähte erfolgt nun die hohe Peritonisierung. Die Leibeshöhle wird zunächst durch 2 semizirkulär anzulegende Ecknähte (Vicryl 2-0 CT3) verschlossen. Die 1. Naht, angelegt auf der linken Seite der Patientin, fasst von ventral nach dorsal absteigend das Blasenperitoneum, das Peritoneum vor dem Adnexabgang, das Peritoneum nach dem Adnexabgang, die Mitte des seitlichen Peritoneums und zuletzt paramedianes Peritoneum aus dem Douglas-Raum. Dazu nimmt der Operateur mit der anatomischen Pinzette die entsprechenden Strukturen nach optimaler Darstellung durch die Breisky-Spekula der Assistenten auf (▶ Abb. 7.18).

Eine entsprechende semizirkuläre Ecknaht wird auf der rechten Seite gelegt, der rechtshändige Operateur geht hierbei von dorsal nach ventral aufsteigend vor. Daher werden auf dieser Seite in der Reihenfolge das Douglas-Peritoneum, das seitliche Beckenwandperitoneum, das seitliche Beckenwandperitoneum vor dem Adnexabsetzungsrand, das seitliche Beckenwandperitoneum nach dem Adnexabsetzungsrand und zuletzt paramedianes Blasenperitoneum gefasst (▶ Abb. 7.19).

Der lange Faden dieser semizirkulären Ecknähte wird primär mit einer Klemme nach Halsted-Mosquito armiert, die bei Anlage der Naht auf der linken Seite auf der Bauchdecke der Patientin abgelegt wird. Bei Anlage der semizirkulären Ecknaht auf der rechten Seite der Patientin wird die Mosquito-Klemme als Armierung des Eckfadens im Schoß des Operateurs abgelegt. Die Nähte werden geknotet und mit Mosquito-Klemmen armiert. Damit verbleibt zwischen beiden semizirkulären Ecknähten eine Peritoneallippe, die sich dorsal aus dem Douglas-Peritoneum und ventral aus dem Blasenperitoneum bildet (▶ Abb. 7.20).

Für die Anlage der hohen Peritonisierung ist es wichtig, mit atraumatischen Umstechungen (Vicryl 2-0 CT3) den Spaltraum durch Einzelknopfnähte möglichst hoch zu verschließen. Dabei achte man darauf, dass mittels der Breisky-Spekula der Assistenten weite Strecken des Blasen- und Douglas-Peritoneums eingesehen werden können. Es sollte gelingen, das Blasenperitoneum mit dem Douglas-Peritoneum ca. 3 cm oberhalb ihres Absetzungsrandes miteinander zu vereinigen, so dass bei nicht verschlossenem Scheidenwundrand eine funktionelle Verlängerung der Scheide erfolgt. Nach Abschluss der hohen Peritonisierung verbleibt der kaudale Bereich des Blasen- und Douglas-Peritoneums zur Scheide hin offen. Wir verzichten somit auf einen Scheidenverschluss. Die Wunde heilt sekundär und wird vom Scheidenwundrand aus, der durch die Saumnähte an den Peritonealrand fixiert ist, sekundär epithelialisiert. Dieses Verfahren birgt den Vorteil, dass das Scheidenrohr insgesamt nicht verkürzt wird und insbesondere in seinem kranialen Abschluss am Scheidenstumpf nicht durch die sonst bei vielen Hysterektomietechniken üblichen Scheidenverschlussnähte konisch verengt wird.

Eine entsprechende Modifikation dieses Verfahrens bei der abdominalen Uterusexstirpation haben wir im

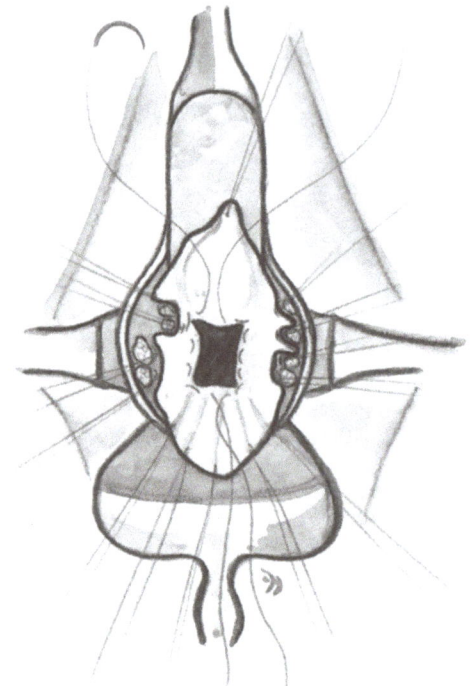

Abb. 7.19. Hohe Peritonisierung

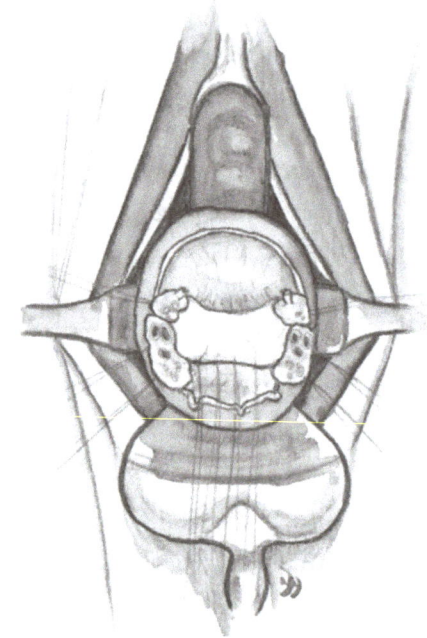

Abb. 7.20. Verschluss der Leibeshöhle und Aufsicht auf die Stümpfe

Zusammenhang mit den abdominalen Scheidensaumnähten und der Anlage eines Peritonealdoms beschrieben.

Die Anlage der hohen Peritonisierung sehen wir als obligaten Bestandteil des Verfahrens, soll sie doch durch breitflächigen Verschluss des Beckenperitoneums eine effektive Enterozelenprophylaxe darstellen. Sind im Rahmen der Hysterektomie bei Deszensuseingriffen die Peritonealverhältnisse durch eine vorbestehende Senkung bereits sehr üppig, so soll reichlich ventrales und dorsales viszerales Peritoneum beim Verschluss der Beckenhöhle ausgeschaltet werden.

Am Schluss des Eingriffs erfolgt mit 3 Breisky-Spekula durch die Assistenten eine Grundeinstellung des Situs. Man sieht nun die verschlossene Peritoneallücke, seitlich die Scheidensaumränder. Nach nochmaligem Trockentupfen mit einem großen Stieltupfer werden die armierten Fäden der Scheidensaumnähte sowie der parametranen Absetzungsränder und des Adnexabsetzungsrandes bzw. des Stumpfes des Lig. infundibulopelvicum abgeschnitten.

Der Scheidenwundrand wird mit PVP-Salbe abgedeckt und die Scheide für 24 h tamponiert. Für diese Zeit erfolgt die Anlage eines transurethralen Katheters. Eine einmalige intraoperative antibiotische Prophylaxe bei der vaginalen Hysterektomie nehmen wir vor.

7.4 Besondere Situationen bei der vaginalen Hysterektomie

Von den beschriebenen Verfahren der vaginalen Hysterektomie nach von Peham und Amreich ist in besonderen pathoanatomischen Situationen abzuweichen, wenn ein typisches Vorgehen zunächst nicht möglich ist.

7.4.1 Extraperitoneale Absetzung der Sakrouterinligamente

Gelegentlich stößt man beim Versuch der Eröffnung des Douglas-Raumes nach Anlage der Zirkumzision auf breitflächige retrouterine Verschwartungen bei mäßig deszendiertem Uterus, so dass das Manöver wie beschrieben nicht gelingt. In diesen Fällen sehe man davon ab, die Eröffnung des Douglas-Raumes erzwingen zu wollen.

Stattdessen bewährt es sich, zunächst extraperitoneal über Parametrienklemmen dorsales Parametrium, d. h. also die Sakrouterinligamente zu beiden Seiten abzusetzen und durch atraumatische Umstechungen (Vicryl 0 CT2) zu versorgen. Durch wiederholtes Setzen von Klemmen von seitlich dorsal kommend und an der Zervix abgleitend, wird der Uterus insgesamt in seinen Verbindungen mobiler, so dass dann erneut mit der Darstellung des Douglas-Raumes begonnen werden kann. Der Uterus tritt nun tiefer, die Peritonealduplikatur des Douglas lässt sich darstellen und eröffnen. Nach Anlage der beschriebenen Scheidensaumnähte an der hinteren Kolpozöliotomie wird das Verfahren wie beschrieben fortgesetzt.

7.4.2 Morcellement

Eine besondere Situation ergibt sich bei großem Uterus myomatosus, der zwar mobil, aber in toto nicht durch die Peritoneallücke zu entwickeln ist. In diesen Fällen ist es nötig, den Raumbedarf durch Reduktion der myometranen Muskelmasse zu verringern.

Nach Absetzen beider Aa. uterinae über Klemmen werden mit Breisky-Spekula die Scheidenwundränder eingestellt. Durch eine mediane Längsinzision mit der kräftigen Schere können entweder nach Eröffnen der Plica vesicouterina 2 Hemiuteri hergestellt werden, die jeder für sich gut mobil sind und nach Reposition des einen das Absetzen des anderen Hemiuterus gestatten.

Eine andere Möglichkeit besteht darin, den Uterus an der Vorder- oder Hinterwand teilweise zu spalten, bis man in der Mitte der myometranen Wandung auf reichlich entwickelte eingekapselte Myomknoten trifft, die man enukleieren kann. Nach Anschnitt des umgebenden Gewebes der Myomkapsel lässt sich diese in der Regel relativ mühelos mit ihrem Myomknoten an einer Kugelzange herausdrehen. Andernfalls kann das Myom selbst mit der kräftigen geraden oder gebogenen Schere zerlegt werden, in besonderen Fällen erweist es sich als nötig, schrittweise die Muskelmasse des Corpus uteri mit dem Myommesser nach Ségond zu zerlegen. Da alle Absetzungsfäden armiert sind und in typischer Position abgelegt wurden, bestehen jederzeit übersichtliche Verhältnisse zur Kontrolle der Absetzungsstümpfe. Ein unkontrolliertes Zerstückeln ohne Berücksichtigung der Gefäßversorgung wird hierdurch sicher vermieden. In Einzelfällen muss mit diesem Verfahren der Uterus in mehrere Teilstücke morcelliert werden, um dann die letzten myometranen Muskelmassen über Klemmen von den Adnexabgängen abzusetzen.

Man hüte sich allerdings davor, bei guter Beherrschung des Verfahrens allzu üppige myometrane Proliferationen unbedingt vaginal exstirpieren zu wollen. Hat der Uterus durch seine Myomatose eine Entwicklung erreicht, die ihn aus dem kleinen Becken in den Mittel- und Oberbauch führt, nehmen wir von der vaginalen Hysterektomie Abstand.

Ein wesentliches Indikationskriterium zur Möglichkeit der vaginalen Hysterektomie liegt in der Mobilität des Präparates. So kann es durchaus vorkommen, dass ein nicht allzusehr vergrößerter, aber relativ immobiler Uterus bei engen Scheidenverhältnissen das Verfahren als nicht angezeigt erscheinen lässt. Durch unübersichtliche Operationsverhältnisse gefährdet man die Patientin, die vaginale Uterusexstirpation ist nicht indiziert.

7.4.3 Versorgung des Scheidenstumpfes

In besonderen Schulen wird bei der vaginalen Uterusexstirpation zum Abschluss der Scheidenwundrand vereinigt. Wir nehmen von diesem Verfahren grundsätzlich Abstand.

Postoperativ ist nach unserer angeführten Technik darauf hinzuweisen, dass der sekundär heilende Wundrand für längere Zeit zu einer unangenehm riechenden Sekretion führt, bei der postoperativen Spiegeleinstellung nach einigen Tagen sieht man die Scheidensaumwundränder fibrinös belegt. In Unkenntnis der Operationstechnik und des normalen Heilungsablaufes wird dies fälschlicherweise manchmal für einen Scheidenstumpfprozess gehalten und die Wunde durch Applikation desinfizierender und adstringierender Substanzen versorgt. Hiervon ist Abstand zu nehmen. Nach 4–6 Wochen granuliert der Scheidenstumpf durch Epithelisierung vom Scheidenwundrand ausgehend vollkommen aus. Bis zum Abschluss dieses Heilungsprozesses ist die Patientin darauf aufmerksam zu machen, dass in dieser Zeit das Scheidenrohr an seinem Abschluss lädierbar und infizierbar ist. Von daher werden Wannenbäder, Schwimmbadbesuche und die Aufnahme der Kohabitation für diesen Zeitraum verschoben.

7.4.4 Erweiterung der Indikationsstellung zur vaginalen Hysterektomie

Mit zunehmender Erfahrung des Operateurs und dessen kritischer Sensibilität bei der gynäkologischen bimanuellen Untersuchung wird eine Großzahl von Fällen der Uterusexstirpation dem vaginalen Verfahren zuzuführen sein. Dennoch trifft man immer wieder auf besondere Situationen, bei denen man die Indikation zum vaginalen Vorgehen mit einer gewissen Vorsicht oder Zurückhaltung sehen möchte. In diesen Fällen hat es sich bewährt, durch Vorschaltung einer diagnostischen Pelviskopie die lokale Operabilität zu klären. Im Rahmen dieser vorgeschalteten Pelviskopie sind insbesondere die Peritonealverhältnisse im Douglas-Raum zu prüfen. Ist der Douglas-Raum frei von Adhäsionen, spricht dies für ein vaginales Vorgehen. Unter Umständen können bestehende Adhäsionsbänder endoskopisch beseitigt werden, so dass auch in diesen Fällen eine Hysterektomie auf vaginalem Weg durchführbar wird.

Ebenso kann im Rahmen der präoperativen Endoskopie versucht werden, gelegentlich in Adhäsionsbrücken fixierte Adnexe so weit endoskopisch zu mobilisieren, dass ihre Medialverlagerung im Rahmen der vaginalen Adnektomie erleichtert wird. In einzelnen Fällen kann diese „laparoskopische Assistenz" auch soweit gehen, dass man weitergehende endoskopische Manipulationen zur Vorbereitung der vaginalen Hysterektomie trifft. Dies bezieht auch das Absetzen der Adnexe vom Uterus beziehungsweise des Lig. infundibulopelvicum mit Endoschlingen und ggf. Endonähten sowie die Präparation des Spatium vesicouterinum zur Vorbereitung der Eröffnung der Plica vesicouterina mit ein. Ebenso kann der Douglas-Raum von abdominal weiter vorpräpariert werden.

Diese Verfahren, die insgesamt als LAVH (laparoskopisch assistierte vaginale Hysterektomien) zu umschreiben sind, dienen als Hilfseingriffe, um den typischen Teil des Eingriffs von vaginal zu vollenden. Es entspricht nicht unserer Auffassung eines schulmäßigen Vorgehens der vaginalen Hysterektomie, wenn bei der Gewichtung des kombinierten pelviskopisch-vaginalen Eingriffs das pelviskopische Manöver so weit getrieben wird, dass schließlich nur noch das Bergen des Präparates per vaginam erfolgt. Je nach Schulauffassung sind die Grenzen sicherlich fließend. Nach unserer Auffassung sollte jedoch der Schwerpunkt deutlich auf Seiten der auch zeitlich günstigeren vaginalen Hysterektomietechnik liegen.

7.4.5 Hintere Kolpozöliotomie

Im Rahmen der vaginalen Uterusexstirpation erlernt der Assistent die Technik der hinteren Kolpozöliotomie. Hierunter versteht man die semizirkuläre Umschneidung der Scheidenhaut in Höhe der Zervixhinterwand, die behutsame Abpräparation der Scheide und Eröffnung des Douglas-Raumes. Das sichtbare Peritoneum des Douglas-Raumes wird über Scheidensaumnähte an den Scheidenwundrand fixiert. Nun besteht per vias vaginales ein Zugang in die Peritonealhöhle nach pelvin.

Dieses Verfahren als Teil der Via regia vaginalis zur Bergung endoskopisch präparierter und exstirpierter Gewebeanteile wird von uns nachdrücklich empfohlen. So kann im Rahmen einer operativen Pelviskopie ein ausgelöster und im Bergebeutel verschlossener benigner Ovarialtumor in aller Regel recht mühelos nach Spreizung der hinteren Kolpozöliotomie mittels breiter Breisky-Spekula gewonnen werden. Hierbei ist der entstehende Raumgewinn wesentlich größer als eine in jeder Hinsicht traumatisierendere Erweiterung der Trokareinstiche über die Bauchdecke. Auch das Zerstückeln des Präparates erübrigt sich auf diese Weise meist. Nach Abschluss des endoskopischen Verfahrens wird die hintere Kolpozöliotomie verschlossen, indem die Scheidensaumnähte abgeschnitten werden und der Scheidenwundrand wieder im Bereich der semizirkulären Umschneidung durch atraumatische Einzelknopfnähte (Vicryl 0 CT2) fixiert wird. Eine einmalige antibiotische

Prophylaxe wird durchgeführt. Dieses Verfahren hat es uns gestattet, im Rahmen der Bergung von endoskopischen Präparaten mit der Anzahl und Größe der abdominalen Trokareinstiche besonders zurückhaltend sein zu können. Die verminderte Traumatisierung der Bauchdecke, die ja als wesentlicher Vorteil der endoskopischen Chirurgie gegenüber der Laparotomie angeführt wurde, fällt ins Gewicht.

# Operative Behandlung der Senkungszustände des Uterus und der Scheidenwände

Der operativen Behandlung des Descensus uteri et vaginae sowie im Zusammenhang damit der operativen Behandlung der Stressharninkontinenz werden in der entsprechenden Fachliteratur ausführlichste Monographien gewidmet. Die entsprechenden diagnostischen und therapeutischen Verfahren sind Gegenstand intensivster Forschung und Diskussion und von daher gewissen Zeitströmungen unterworfen.

Im Rahmen der hier vorgelegten Darstellung für die Bedürfnisse der Facharztweiterbildung wollen wir auf aktuelle, weitgehend standardisierte Eingriffe Bezug nehmen, die ohne urogynäkologische Schwerpunktsetzung Teil gynäkologischer Standardoperationen sind. Im Vorfeld muss darauf hingewiesen werden, dass zwischen den Maßnahmen zur operativen Behandlung der Senkungszustände und der operativen Behandlung der Stressharninkontinenz eine klare Trennungslinie zu ziehen ist. Die vaginalplastischen Verfahren zur Behebung der Senkungszustände korrigieren ein pathomorphologisches Substrat, dessen klinisches Korrelat zunächst in Senkungsbeschwerden unter Bildung von Zysto- und Rektozele seinen Ausdruck findet. Häufig sind hierbei klinische Beschwerden im Sinne einer Stressharninkontinenz mit vergesellschaftet. Diese Begleitsymptomatik resultiert jedoch aus zusätzlichen pathoanatomischen und pathophysiologischen Veränderungen, die durch spezielle Inkontinenzoperationsverfahren angegangen werden. Damit wird zunächst klar, dass Deszensuseingriffe keine Inkontinenzoperationen sind. In der vorliegenden Darstellung beschäftigen wir uns zunächst mit den Deszensuseingriffen. Im nachfolgenden Kapitel werden Konzepte zur operativen Behandlung der Stressharninkontinenz vorgestellt.

Inwieweit im individuellen Behandlungsfall einer Patientin nun einzelne Operationsverfahren herangezogen und miteinander kombiniert werden können, ist jeweils abhängig von der lokalen Befundsituation und der urodynamischen Untersuchung zu entscheiden. Als erweiterte diagnostische Maßnahmen im Feld der Deszensus- und/oder Harninkontinenzproblematik sind als radiologisches Verfahren die Viszerographie oder Kolpozystorektographie und aus dem Bereich der Ultraschalldiagnostik die Perinealsonographie anzuführen.

Der Standardeingriff zur Behandlung eines Descensus genitalis besteht aus folgenden Operationsschritten:

- vaginale Uterusexstirpation mit oder ohne vaginale Adnektomie,
- hohe Peritonisierung,
- Colporrhaphia posterior alta,
- Diaphragmaplastik,
- Kolpoperineoplastik.

Der Eingriff beginnt mit der vaginalen Entfernung der Gebärmutter, möglichst unter Mitnahme der auch insuspekten Adnexe bei der älteren postmenopausalen Patientin. Das Verfahren ist an entsprechender Stelle ausführlich bebildert und beschrieben. Mit dem Verschluss der Peritonealhöhle durch Vereinigung des Blasen- mit dem Douglas- bzw. Rektumperitoneum beginnt ein wichtiger Teil einer relevanten Enterozelenprophylaxe. Im Rahmen der Ausführung zur vaginalen Hysterektomie haben wir darauf Bezug genommen. Als nächster Schritt der vaginalen Deszensuskorrektur erfolgt nun die Raffung der Stümpfe der Ligg. sacrouterina durch die Colporrhaphia posterior alta.

8.1 Lagerung, Desinfektion, Abdeckung

Steinschnittlage steil (s. S. 42).

8.2 Instrumentarium

Vaginal-Set (s. S. 17).

8.3 Technische Durchführung der Colporrhaphia posterior alta

▶ 1. Anlegen der Umschneidungsfigur
▶ 2. Seitliche Abpräparation der Scheidenhaut
▶ 3. Vereinigung der Scheidenwundränder

Das Ziel dieser Maßnahme sind die Raffung und die Näherung der Sakrouterinligamentstümpfe nach der

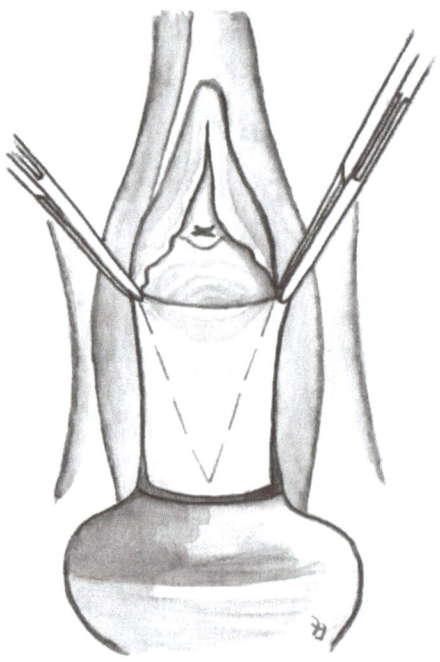

Abb. 8.1. Umschneidungsfigur des hinteren hohen Dreiecks

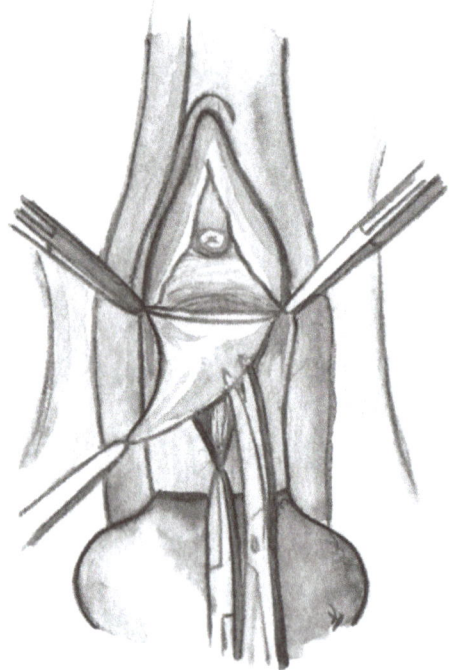

Abb. 8.2. Abpräparation der Scheidenhaut

vaginalen Hysterektomie. Durch eine Raffnaht soll das hintere Scheidengewölbe eingeengt werden. Dies ist als weitere wirksame Enterozelenprophylaxe anzusehen. Das Prinzip dieses Verfahrens besteht nach Kurt Richter darin, aus dem hinteren vaginalen Absetzungsrand nach Hysterektomie ein Dreieck herauszuschneiden, dessen Basis durch den mittleren Teil des uterinen Absetzungsrandes gebildet wird und dessen Spitze in Richtung Scheidenausgang zeigt (▶ Abb. 8.1).

Die Exzision dieses Dreiecks aus der Scheidenhaut führen wir mit dem Skalpell durch. An der anzunehmenden Spitze des Dreiecks wird im Bereich der hinteren Scheidenwand eine Kocher-Klemme eingesetzt. Die beiden Eckpunkte der Basis des Dreiecks werden ebenso durch 2 Kocher-Klemmen markiert. Führt man den Eingriff unmittelbar nach der vaginalen Hysterektomie durch, können die von uns beschriebenen seitlichen Scheidensaumnähte zur Markierung der Basis des Dreiecks verwendet werden. Unter Anspannung der Eckpunkte, d. h. der Kocher-Klemmen, inzidiert der Operateur mit der Skalpellspitze die dreiecksförmige Figur der Scheidenhaut. Nach dieser Inzision wird an einer beliebigen Stelle der Inzisionsrand des zu entfernenden Gewebeteils mit der chirurgischen Pinzette vom Operateur gefasst und angespannt. Unter Anspannung der Scheidenhaut mit der linken Hand entfernt das mit der rechten Hand geführte Skalpell die Scheidenhaut unter Erhalt des darunterliegenden Bindegewebes (▶ Abb. 8.2).

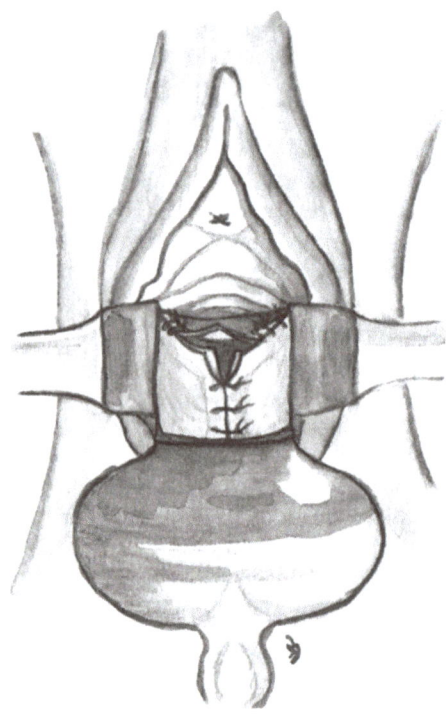

Abb. 8.3. Vereinigung der Scheidenwundränder

Eine besondere Blutstillung, z. B. durch Elektrokoagulation im Bereich der gut durchbluteten Scheidenhaut nach Abpräparation des Scheidenhautdreiecks, führen wir nicht durch. Mit dem Ziel der Vereinigung der beiden Dreiecksbasispunkte werden nun, ausgehend von der Spitze des Dreiecks, die Scheidenwundränder durch atraumatische Einzelknopfnähte (Vicryl 0 CT2) vereinigt. Der dreiecksförmige Defekt verschließt sich, die im Scheidensaumrand gelegenen Sakrouterinstümpfe werden einander genäht. Diese Naht hat gleichzeitig blutstillende Wirkung (▶ Abb. 8.3).

8.4 Diaphragmaplastik

- 1. Mediane anteriore Kolpotomie
- 2. Abpräparation der Scheidenhaut
- 3. Raffung des Diaphragma urogenitale
- 4. Resektion der überschüssigen Scheidenhaut
- 5. Verschluss der Scheidenwundränder

Der nächste Akt der Korrektur des Deszensus soll nun das Tiefertreten der vorderen Scheidenwand (Descensus anterior) rückgängig machen. Dieses Ziel wird erreicht durch die Diaphragmaplastik.

Der oft verwendete Terminus einer vorderen Scheidenraffung (Colporrhaphia anterior) trifft nicht für die korrekt durchgeführte Reposition der Zystozele zu, meint er doch nur eine, wie der Name schon sagt, Raffung der Scheide im Niveau der Scheidenhaut ohne die darunterliegenden bindegewebigen Strukturen des Diaphragma urogenitale wieder aufzubauen. Damit wird auch klar, dass lediglich eine Raffung der Scheidenhaut, evtl. nach Resektion überschüssiger Anteile, ein ungeeignetes Verfahren zur Zystozelenreposition darstellt. Ziel der operativen Bemühungen muss es sein, das unter der Scheidenhaut gelegene Bindegewebe, das die angrenzende Zystozele umgibt, zu einer kräftigen Schicht wieder aufzubauen, die die Zystozele sodann reponiert und diesen Teil der Blase in eine anatomisch günstigere Position zurückführt.

8.4.1 Technische Durchführung der Diaphragmaplastik

Der Zugang zu den bindegewebigen, hinter dem Scheidenepithel gelegenen Strukturen des deszendierenden Diaphragma urogenitale ergibt sich durch die mediane anteriore Kolpotomie.

Die vordere Scheidenwand wird an ihrem kranialen Absetzungsrand (nach vorhergegangener Hysterektomie) paramedian mit 2 Kocher-Klemmen gefasst. Der 1. und der 2. Assistent spannen diese Klemmen nach kaudal und zu ihrer Seite hin an, durch ein eingesetztes Breisky-Blatt, das von der linken Hand des 1. Assistenten geführt wird, wird im Bereich des introitusnahen und

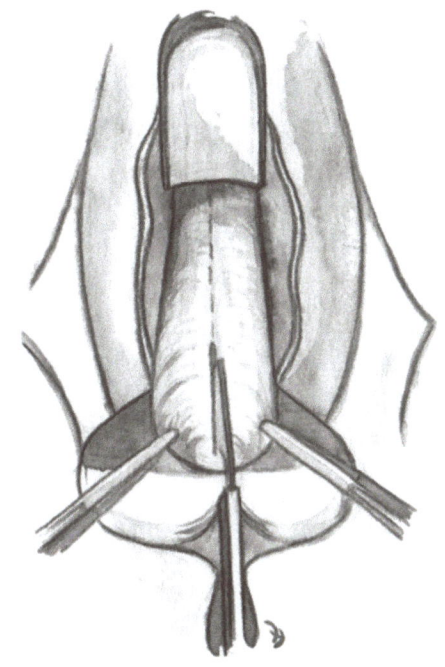

Abb. 8.4. Mediane anteriore Kolpotomie

damit urethranahen Ende der vorderen Scheidenwand ein Gegenzug erzeugt. Mit dem Skalpell durchtrennt der Operateur nun in der Medianen zwischen den Kocher-Klemmen die Scheidenhaut zunächst über eine knapp 2 cm weite Strecke (▶ Abb. 8.4).

Danach werden am kaudalen Ende dieser Inzision auf jeder Seite eine weitere Kocher-Klemme in den Wundrand der Kolpotomie gesetzt und der nächstfolgende introitusnähere Abschnitt der Scheidenhaut wieder zu beiden Seiten nach lateral durch die Assistenzen angespannt. Der Operateur spaltet nun den nächsten Streckenabschnitt mit dem Skalpell (▶ Abb. 8.5).

Nach weiteren 1–2 cm werden erneut seitlich Kocher-Klemmen in den Scheidenwundrand der Kolpotomie eingesetzt. Schrittweise erreicht man hierdurch nun den kaudalen Bereich der vorderen Scheidenwand in der Nähe der äußeren Harnröhrenmündung. Knapp 1 cm von der Mündung des Orificium urethrae externum entfernt endet die mediane anteriore Kolpotomie. Unter guter Anspannung der seitlich eingesetzten Kocher-Klemmen in den Wundrand der Kolpotomie und optimiertem Druck des schneidenden Skalpells klaffen die Scheidenwundränder deutlich und die darunterliegenden bindegewebigen Fasern des prolabierten Diaphragma urogenitale kommen zur Ansicht.

In der nächsten Operationsphase müssen nun die beiden Wundränder der medianen Kolpotomie zur Seite hin von den darunterliegenden Bindegewebefasern abpräpariert werden. Wir beginnen mit der Präparation

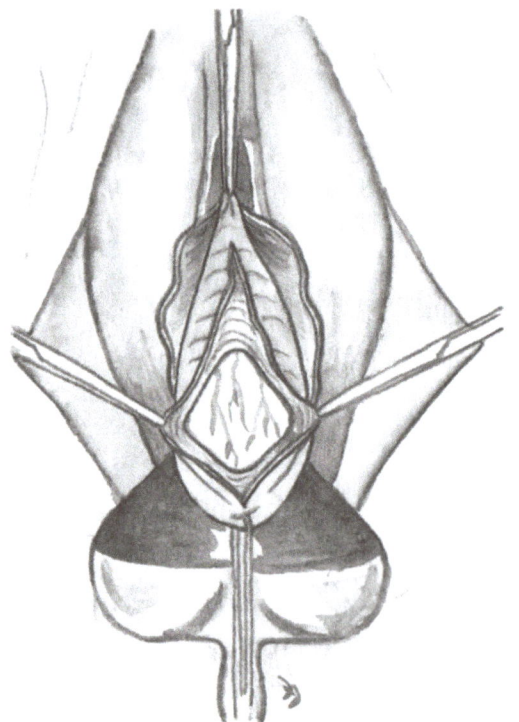

Abb. 8.5. Verlängerung der Kolpotomie

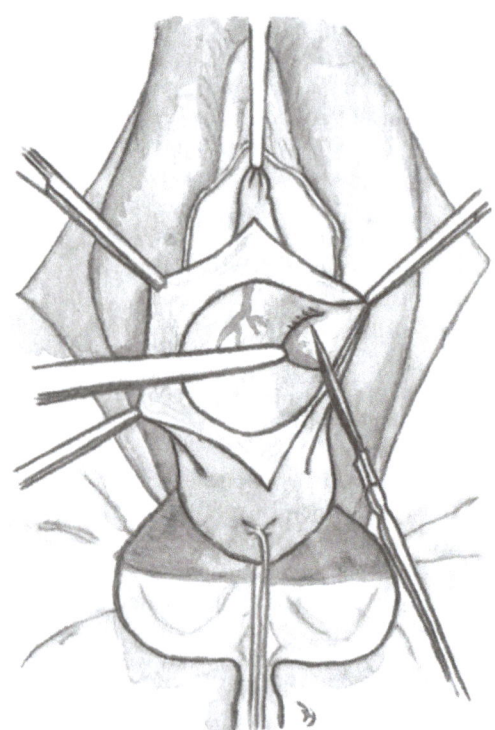

Abb. 8.6. Abpräparation der Scheidenhaut

auf der rechten Seite der Patientin. Der 1. Assistent spannt mit beiden Händen die Kocher-Klemmen seiner Seite am Scheidenwundrand aus. Der Operateur fasst mit der chirurgischen Pinzette in der linken Hand die darunter angespannten Bindegewebefasern und durchtrennt unter Zug zwischen Pinzette und angespannten Kocher-Klemmen die Verbindungsstränge zur Scheidenhaut (▶ Abb. 8.6).

Auf diese Weise wird durch mehrmaliges Nachfassen mit der chirurgischen Pinzette schließlich der gesamte Bereich der seitlichen Scheidenhaut nach lateral hin vom Diaphragma urogenitale abpräpariert. Die Präparation endet lateral, im introitusnahen Bereich der Kolpotomie retrosymphysär.

Unter Anspannung des linken Kolpotomierandes an den Kocher-Klemmen durch den 2. Assistenten und entsprechendes Manöver des Operateurs wird auch der gegenseitige Rand der Kolpotomie vom Diaphragma urogenitale weit nach lateral abpräpariert. Befindet man sich in der richtigen Präparationsschicht, lassen sich die angespannten Bindegewebezüge unter optimalem Zug fast mühelos durchtrennen, nach lateral hin können schließlich einzelne Faserzüge stumpf mit dem ausgestreckten Mittelfinger der rechten Hand des Operateurs unter Gegenzug an den Kocher-Klemmen durchtrennt werden. Die optimale Schicht dieser Bindegewebefasern imponiert als silbrig glänzendes web-Gewebe. Im Falle großer prominenter Zystozelen ist es manchmal hilfreich, mit einem großen Stieltupfer die Zystozele kräftig zu reponieren und damit die Bindegewebezüge zwischen Diaphragma urogenitale und den Kocher-Klemmen am Scheidenwundrand der Kolpotomie anzuspannen (▶ Abb. 8.7).

Bei vollendeter ausgiebiger lateraler Präparation kommt nun das ganze Ausmaß der Zystozele deutlich zur Darstellung.

Die Raffung dieser Bindegewebestrukturen des Diaphragma urogenitale erfolgt nun durch Einzelnähte der Stärke Vicryl 0 atraumatisch und soll die Faserzüge einander nähern und so verdichten, mit dem Ziel, die dahintergelegene Zystozele wieder anzuheben.

Die 1. Naht wird am kranialen Pol, d. h. also im Zustand nach Hysterektomie, in Höhe des vaginalen Absetzungsrandes angelegt. Der Operateur fasst mit der anatomischen Pinzette die Bindegewebefasern und lädt diese mit der Nadel durch einen U-förmigen Durchstich weit lateral auf. Anschließend wird der Faden von rechts nach links zur korrespondierenden Gegenseite geführt und ebenso entsprechend mit U-förmigem Durchstich weit seitlich ausladend das Bindegewebe durch die Nadel nach Anheben mit der anatomischen Pinzette aufgefädelt (▶ Abb. 8.8).

Nach Knoten dieser Naht werden die Bindegewebezüge, die man aufgeladen hatte, verdichtet, und in diesem Bereich der dahinterliegende Abschnitt der Zystozele angehoben. Je nach Ausmaß der Zystozele werden

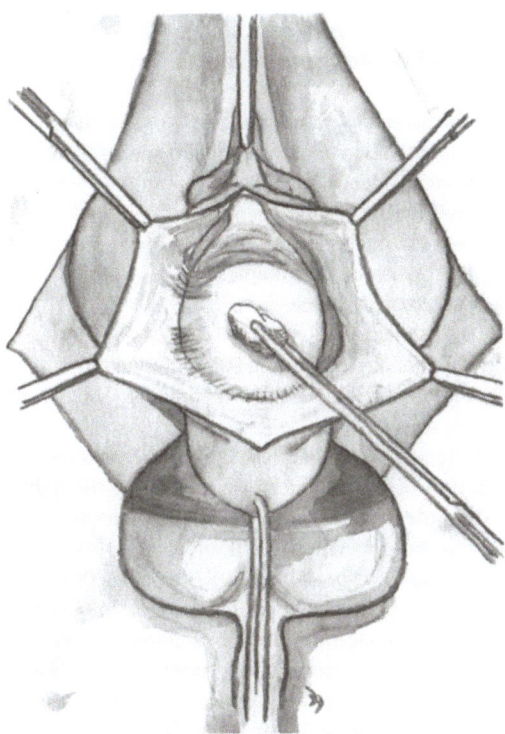

Abb. 8.7. Darstellung des Diaphragma urogenitale

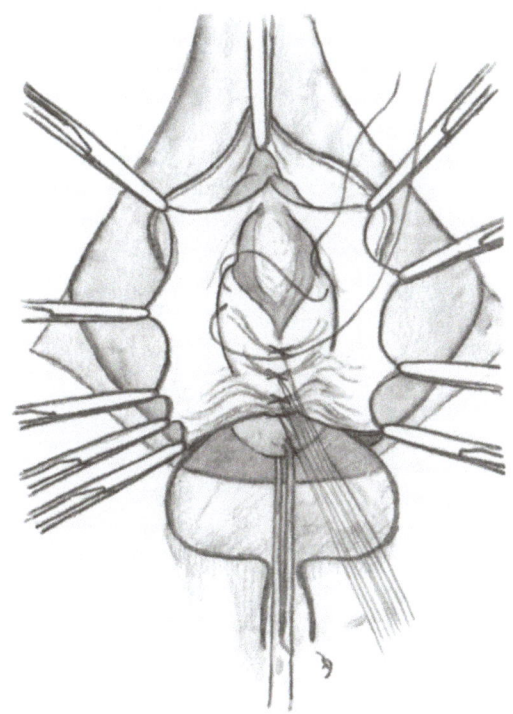

Abb. 8.9. Rekonstruktion des Diaphragma urogenitale

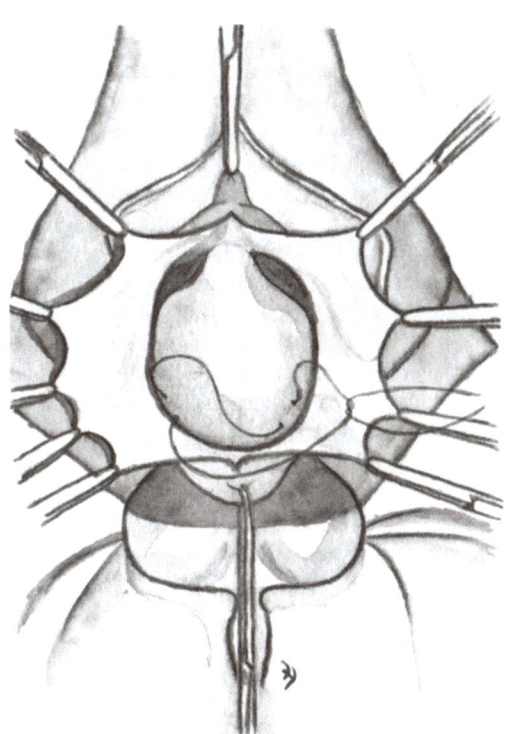

Abb. 8.8. Raffung des Diaphragma urogenitale

nun im perivesikalen Gewebe, von kranial nach kaudal absteigend, 3–5 dieser Diaphragmanähte angelegt und verknotet. Die kaudalste Naht kommt im Bereich des urethrovesikalen Überganges zu liegen (▶ Abb. 8.9).

Bei sehr ausgedehntem Deszensus, der schon lange besteht, findet man zur Anlage dieser Nähte manchmal extrem ausgedünnte Gewebeschichten, gelegentlich schimmert schon die Mukosa der Harnblase hervor. Eine subtile Nahttechnik ist in diesen Fällen angezeigt.

Nach kompletter Reposition der Zystozele werden überschüssige Gewebeanteile der abpräparierten Scheidenhautlappen ggf. reseziert. Hierzu fasst der Operateur die entsprechenden Ränder der Kolpotomie mit der chirurgischen Pinzette und trägt mit der Präparierschere auf beiden Seiten die Ränder der Scheidenhautlappen ab. Dabei ist darauf zu achten, dass für den nun anschließenden Verschluss der Kolpotomie noch genügend Scheidenwand zur spannungsfreien Adaptation zur Verfügung steht (▶ Abb. 8.10).

Der Verschluss der Kolpotomie erfolgt durch atraumatische Einzelknopfnähte (Vicryl 0 CT2) von kranial nach kaudal absteigend (▶ Abb. 8.11).

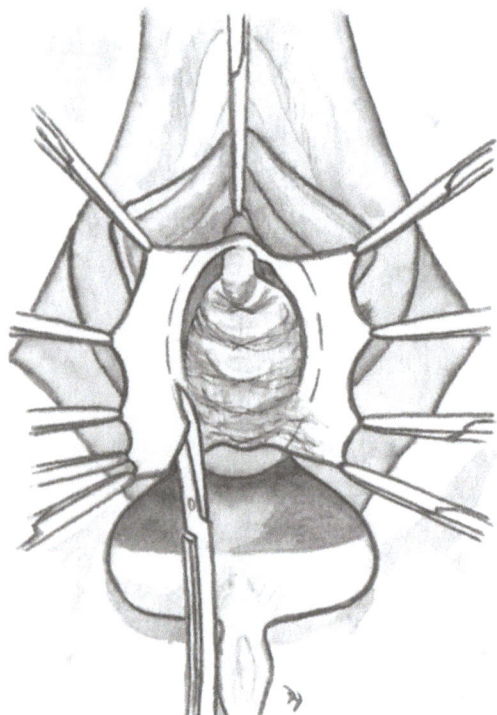

Abb. 8.10. Resektion überschüssiger Scheidenhaut

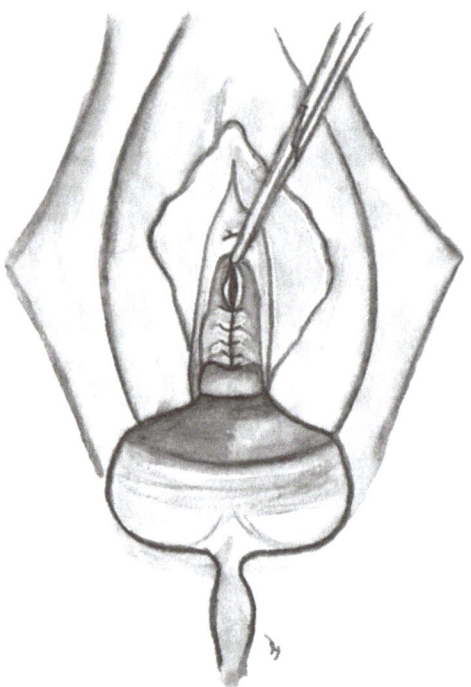

Abb. 8.11. Naht der Kolpotomie

8.5 Technik der Kolpoperineoplastik

▶ 1. Anfrischungsfigur nach Hegar
▶ 2. Abpräparation der Scheidenhaut innerhalb der Umschneidungsfigur
▶ 3. Eröffnen der Levatorlogen beidseits
▶ 4. Präparation des Spatium rectovaginale
▶ 5. Darstellung der Rektumpfeiler
▶ 6. Rektumpfeilernähte
▶ 7. Levatornähte
▶ 8. Naht der oberflächlichen Dammmuskulatur
▶ 9. Vereinigung der Scheidenwundränder

Der letzte Akt der vaginalen Senkungsoperation ist die Reposition der prolabierten hinteren Scheidenwand und des unterliegenden Bindegewebes. Dieses Ziel wird durch die Kolpoperineoplastik erreicht. Diese Operationsphase soll ein prolabiertes Rektum zurückdrängen und durch prärektale Vereinigung der Levatorschenkel einen kräftigen Damm wieder aufbauen.

Zur Eröffnung des kaudalen Anteils der prolabierten hinteren Scheidenwand legen wir die Anfrischungsfigur nach Hegar an. Diese Figur stellt ein dreiecksförmiges Areal dar, dessen Basis paramedian am Introitus vaginae ausgespannt ist und dessen Spitze in der Medianen im Bereich des kranialen Abschnitts der Vaginalhaut liegt. Zur Markierung dieses Areals vor der Inzision mit dem Skalpell werden paramedian am Damm 2 Kugelzangen angelegt. Die Spitze des Dreiecks in der Medianen im Bereich der Scheidenhinterwand wird mit einer Kocher-Klemme markiert. Die Assistenten spannen die Kugelzangen sowie die Kocher-Klemme an, so dass ein dreiecksförmiges Scheidenhautareal angehoben wird. Dieses Areal wird im Niveau der Scheidenhaut mit dem Skalpell durchtrennt (▶ Abb. 8.12).

Nach komplettierter Umschneidung dieser geometrischen Figur fasst der Operateur mit der chirurgischen Pinzette die Scheidenhaut innerhalb der Umschneidung und präpariert mit der Schere die Scheidenhaut des gesamten Areals ab. Die umschnittene Vaginalhaut wird komplett entfernt (▶ Abb. 8.13).

Unter der Scheidenhaut kommen nun – die distalen Anteile der Rektozele überdeckend – die ausgedünnten pararektalen Bindegewebefasern zur Darstellung.

Im nächsten Präparationsschritt werden nun im distalen Vaginaldrittel die Pararektalräume eröffnet.

An den Seitenrand der dreiecksförmigen Umschneidungsfigur werden Kocher-Klemmen angesetzt und vom ipsilateralen Assistenten angespannt. Der Operateur fasst mit der chirurgischen Pinzette das unterhalb dieser Inzision liegende para- und prärektale Bindegewebe und spannt dies zur Gegenseite. In die sich anbietenden Faserzüge kann nun mit dem Skalpell oder der Präparierschere eingedrungen werden. Dadurch werden seitliche Scheidenhautlappen abpräpariert. Durch

8.5 · Technik der Kolpoperineoplastik

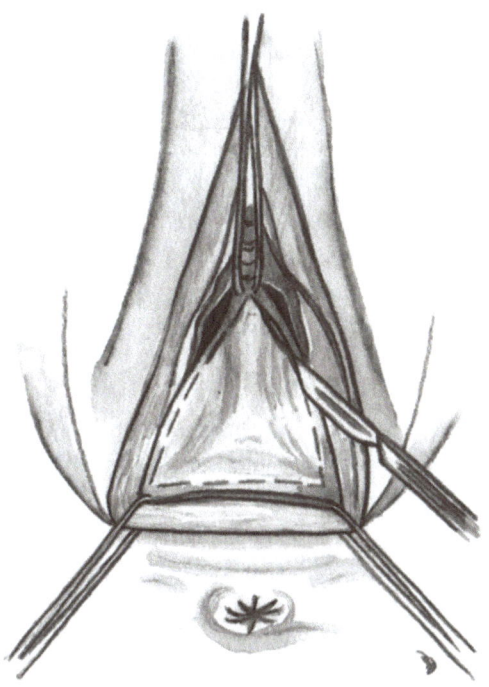

Abb. 8.12. Umschneidungsfigur nach Hegar

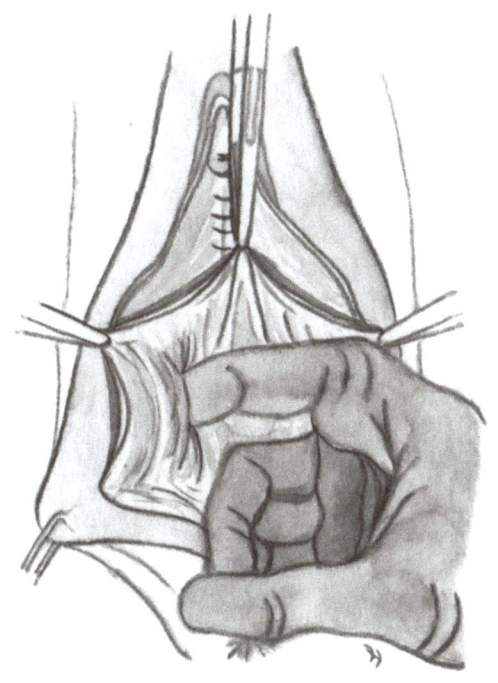

Abb. 8.14. Eröffnung der Levatorlogen

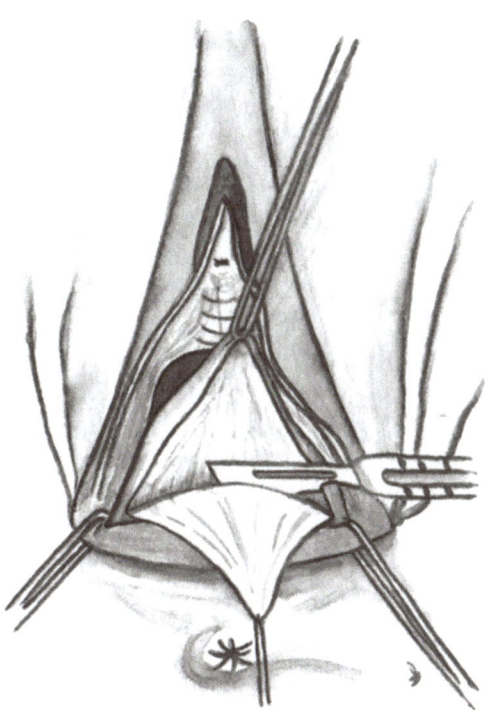

Abb. 8.13. Abpräparation der Scheidenhaut

mehrfaches Nachfassen des Operateurs im prä- und pararektalen Bindegewebe mit der chirurgischen Pinzette und Anspannen neuer Strukturen gelangt man schließlich zu einer breiten Eröffnung der pararektalen Räume. Mit dem Zeigefinger der rechten Hand kann der Operateur diese Räume stumpf ausdehnen, das Rektum wird nach medial distanziert. In der laterokaudalen Begrenzung dieser Grube tastet sich der mediale Rand des M. levator (▶ Abb. 8.14).

Im nächsten Präparationsakt muss die hintere Scheidenwand so weit nach kranial vom darunterliegenden Rektum abpräpariert werden, dass die Rektozele je nach ihrer Größe komplett freigelegt wird.

Hierzu wird an der Spitze der Hegar-Umschneidungsfigur die mediane Kocher-Klemme entfernt und durch 2 paramedian an den Scheidenwundrand angelegte Kocher-Klemmen ersetzt. Die Assistenz spannt diese Kocher-Klemmen an, der Operateur reponiert das Rektum in der Medianen mit einem Stieltupfer, so dass die Bindegewebefasern zwischen Rektum und Scheidenwand dargestellt werden. Mit der Präparierschere wird nun das Rektum komplett von der Scheidenhinterwand distanziert (▶ Abb. 8.15).

Im Falle großer Rektozelen wird die Kolpotomie in der Medianlinie zwischen den paramedian angesetzten Kocher-Klemmen nach kranial erweitert, bis sie ggf. den unteren Punkt der Colporrhaphia posterior alta erreicht. Schrittweise werden auch in diesem Areal die Fa-

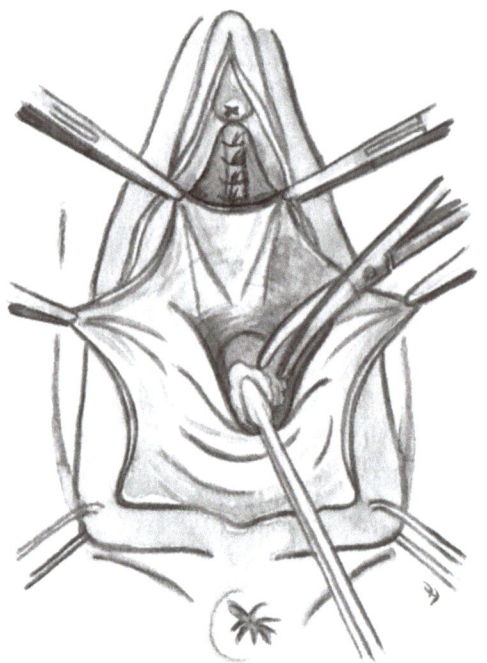

Abb. 8.15. Distanzierung des Rektums

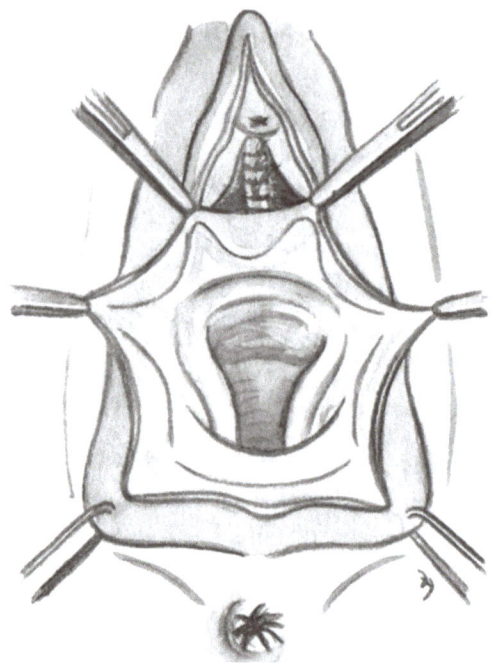

Abb. 8.16. Darstellung der Rektumpfeiler

serzüge zwischen der Rektozele und der Scheidenhinterwand nach Anspannen zwischen Kocher-Klemmen und der Pinzette des Operateurs durchtrennt.

Der Präparationsakt ist beendet, wenn die gesamte Rektozele distanziert ist und freiliegt. Die Rektumpfeiler werden sichtbar, wenn man die abpräparierten seitlichen Scheidenhautlappen mit Kocher-Klemmen anspannt: Paramedian verlaufen nun aus der Bindegewebehülle des Rektums Faserzüge nach vorne, seitlich und zur hinteren Scheidenwand (▶ Abb. 8.16).

Der rekonstruktive Teil dieser Operationsphase beginnt nun mit den Rektumpfeilernähten. Hierzu wird auf jeder Seite der Rektumpfeiler mit einer atraumatischen Einzelknopfnaht (Vicryl 2-0 SH plus) aufgeladen. Der Operateur beginnt auf der rechten Seite und führt nach U-förmiger Umstechung des rechten Rektumpfeilers die Naht zum korrespondierenden Areal im linken Rektumpfeiler. Nach Knüpfen der Fäden werden die Rektumpfeiler vereinigt und reponieren somit die Rektozele (▶ Abb. 8.17).

Die Anzahl dieser Nähte der Rektumpfeiler und der begleitenden perirektalen Faszie ist abhängig vom Ausmaß der Rektozele. In der Regel kommt man mit 2–3 Nähten zurecht.

Schon durch die Anlage dieser Nähte der Rektumpfeiler und der Perirektalfaszie entsteht eine Einengung des Scheidenlumens, die durch Prüfung mit dem ausgestreckten Zeige- und Mittelfinger der rechten Hand des Operateurs kontrolliert werden muss.

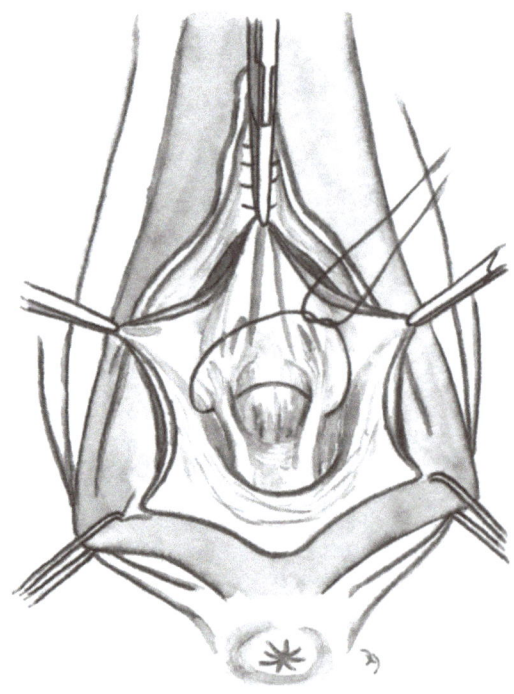

Abb. 8.17. Rektumpfeilernähte

8.5 · Technik der Kolpoperineoplastik   149

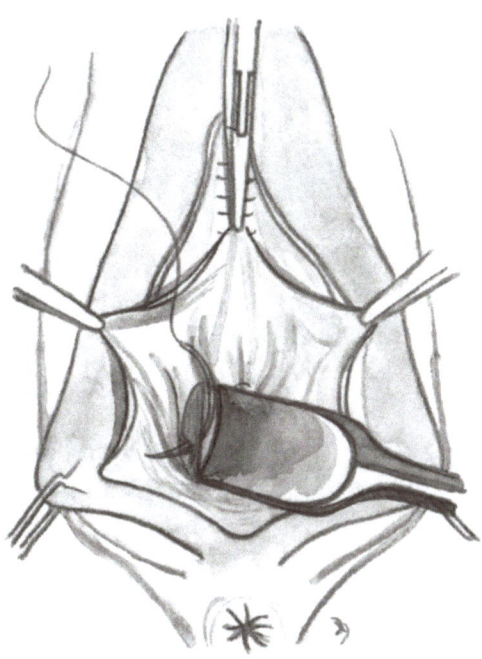

Abb. 8.18. Levatornaht

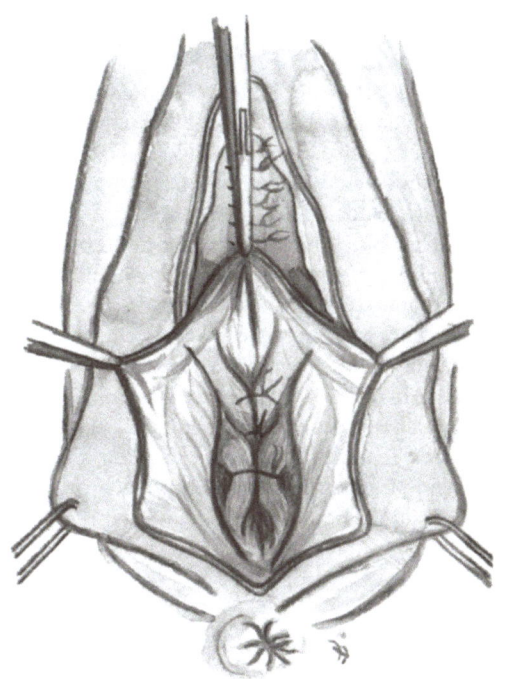

Abb. 8.19. Vereinigung der Levatoren

Im nächsten Präparationsschritt erfolgt nun die Levatorplastik zum Aufbau eines kräftigen Perineums. Die kaudal in den pararektalen Logen gelegenen Levatoren werden mit einer kräftigen Naht (Vicryl 1 CT1) durch U-förmige Umstechung aufgeladen. Hierzu stellt der Operateur zunächst die rechte Levatorloge ein, indem ein mittelgroßes Breisky-Spekulum das Rektum nach medial drängt. Durch korrespondierenden Zug durch den 2. Assistenten an den Kocher-Klemmen des Scheidenwundrandes wird die Levatorloge zugänglich. Durch eine tief geführte Bewegung mit dem Bozemann-Nadelhalter wird U-förmig nun der dargestellte Anteil des linken M. levator aufgeladen (▶ Abb. 8.18).

Die Naht wird nun zum korrespondierenden Areal auf der rechten Seite geführt und das Rektum nach links mit dem Breisky-Spekulum durch den 2. Assistenten abgedrängt. Der 1. Assistent spannt die Kocher-Klemmen am rechten Scheidenwundrand an, und mit einer ebenso tief geführten Bewegung mit dem Bozemann-Nadelhalter lädt der Operateur den dargestellten Anteil des rechten M. levator auf. Die kräftige Naht wird in der Medianen, d.h. vor dem distalen Rektum, geknotet (▶ Abb. 8.19).

Je nach Ausmaß der lokalen Gewebeverhältnisse kann eine weitere Levatornaht angezeigt sein.

Bei der Anlage der Rektumpfeiler- und Perirektalfaszieennähte sowie der Levatornähte ist streng auf die bilaterale Symmetrie zu achten, um beim Verschluss der

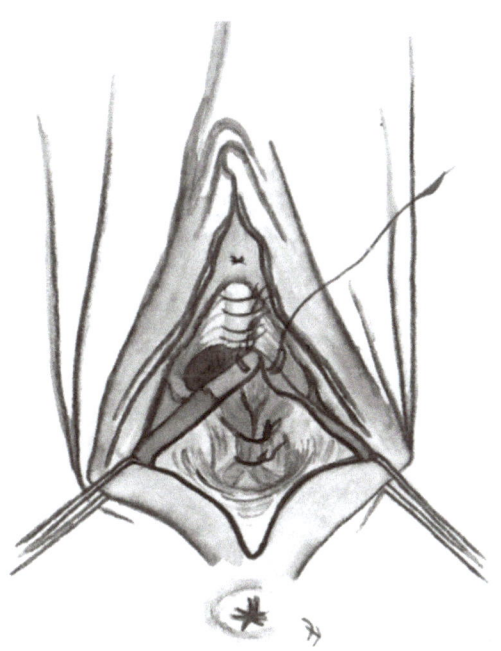

Abb. 8.20. Verschluss der Kolpotomie

Kolpotomie asymmetrische Verzerrungen des Vulvareliefs zu vermeiden.

Durch Verschluss der hinteren Kolpotomie wird diese Operationsphase beendet. Die Verschlussnähte als atraumatische Einzelknopfnähte (Vicryl 0 CT2) beginnen am kranialen Wundwinkel der Kolpotomie und werden nach kaudal geführt (▶ Abb. 8.20).

Sie reichen bis zum Hymenalsaum am Introitus vaginae. Prominent überschüssige Scheidenhautlappen nach Abpräparation können vorsichtig reseziert werden. Allerdings ist auch hier darauf zu achten, dass nicht durch zu starke Resektion der Scheidenhaut die Kolpotomienähte beim Verschluss unter Spannung geraten.

Im kaudalen Abschnitt der Kolpotomie kann vor dem endgültigen Verschluss noch Gewebematerial des Dammes – dem M. bulbocavernosus entsprechend – in der Medianen durch Einzelknopfnähte (Vicryl 2-0) vereinigt werden (▶ Abb. 8.21).

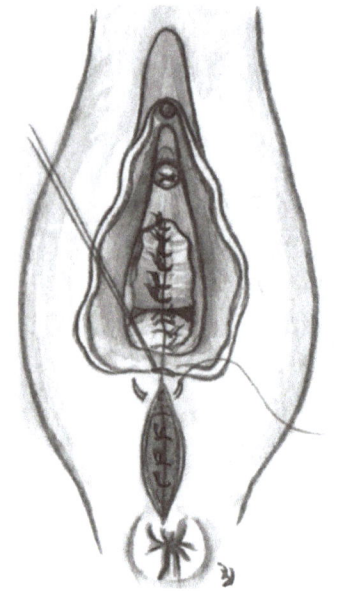

Abb. 8.21. Abschluss der Kolpotomie

Operative Verfahren zur Behandlung der Stressharninkontinenz

Die beschriebenen Verfahren zur Behandlung der Senkungszustände des inneren Genitales sind nicht als Operationsverfahren zur Behandlung der Stressharninkontinenz anzusprechen. Die aufgezeigten vaginalen Verfahren korrigieren pathomorphologische Substrate. Ziel der operativen Therapie der Stressharninkontinenz ist es, die Verschlussmechanismen der Harnblase durch den Eingriff zu optimieren. Das gebräuchlichste Verfahren einer Inkontinenzoperation ist die abdominelle Kolposuspensionsmethode. In der urogynäkologischen Fachliteratur werden diese Verfahren mit außerordentlicher Vehemenz diskutiert. Die Bewertung einzelner Methoden ist auch mit zunehmendem Kenntnisgewinn über die Verschlussmechanismen der Harnblase Schwankungen unterworfen. Im Rahmen dieses technischen Manuals für Standardeingriffe zur Facharztausbildung kann hierauf nicht eingegangen werden. Aus Gründen einer Darstellung der chirurgischen Anatomie des Blasenverschlusses soll jedoch beispielhaft auf die abdominalen Kolposuspensionsmethoden eingegangen werden. Diagnostische Verfahren zur Bewertung der individuellen Indikationsstellung sind entsprechenden Lehrbüchern der Urogynäkologie zu entnehmen.

Das Ziel der Inkontinenzoperation ist die Herstellung eines suffizienten Urethralverschlusses. Dies wird prinzipiell erreicht durch ein peri- und retrourethrales Widerlager mit dem Ziel, den Blasenhals in den Bereich des intraabdominalen Druckes zurückzuführen. Dieser Rückführungsprozess kombiniert sich mit einer Rekonstruktion des urethrovesikalen Winkels.

9.1 Lagerung, Desinfektion, Abdeckung

Steinschnittlage flach (s. S. 41).

9.2 Instrumentarium

Abdominal-Set (s. S. 18).

9.3 Technik der abdominalen Kolposuspensionsoperationen

▶ 1. Eröffnung des Spatium retropubicum
▶ 2. Präparation des parakolpanen Bindegewebes
▶ 3. Darstellung des paraurethralen Fixationsareals durch vaginale Palpation
▶ 4. Freilegung der Scheidenfaszie
▶ 5. Anlegen der paraurethralen Fixationsnähte
▶ 7. Verankerung der Fixationsnähte im Bereich des Beckenrings
▶ 8. Anlage einer Redondrainage
▶ 9. Anlage einer suprapubischen Harnableitung

Bei abdominalen Kolposuspensionsoperationen sollen die paraurethralen Gewebestrukturen in Höhe des Blasenhalses eleviert und an der Umgebung fixiert werden. Durch diese Elevation werden Blasenhals und proximale Urethra in den Bereich des intraabdominalen Druckes zurück verlagert. Als umgebende Gewebeelemente zur Fixation der gewünschten Elevation bietet sich die Umgebung des Blasenhalses und der proximalen Urethra an. Im Einzelnen sind hier die Gewebestrukturen an der Hinterseite der Symphyse und über dem M. obturatorius internus anzusprechen.

Der Zugang zur proximalen Urethra erfolgt über das Cavum Retzii oder Spatium retropubicum. Das Spatium Retzii oder praevesicale findet sich ventral des parietalen Peritoneums hinter den seitlichen Bäuchen der kaudalen Anteile der Rektus-abdominis-Muskulatur.

In diesem Raum findet sich zartes, leicht vulnerables Bindegewebe, das in aller Regel leicht stumpf zu präparieren ist. Unabhängig vom gewählten Laparotomieverfahren (Längsschnitt oder Querschnitt) wird nach Verschluss des parietalen Peritoneums der Rektusbauch auf der linken und rechten Seite etwas oberhalb der Symphyse durch 2 Roux-Haken auseinander gedrängt. In diesem Areal geht der kaudale Anteil des ventralen parietalen Peritoneums allmählich in den Gewebemantel der Blasenvorderwand und ins periurethrale Gewebe über. Mit den Fingern lässt sich dieser Raum weiten, alternativ kann er zart mit Stieltupfern eröffnet werden (▶ Abb. 9.1).

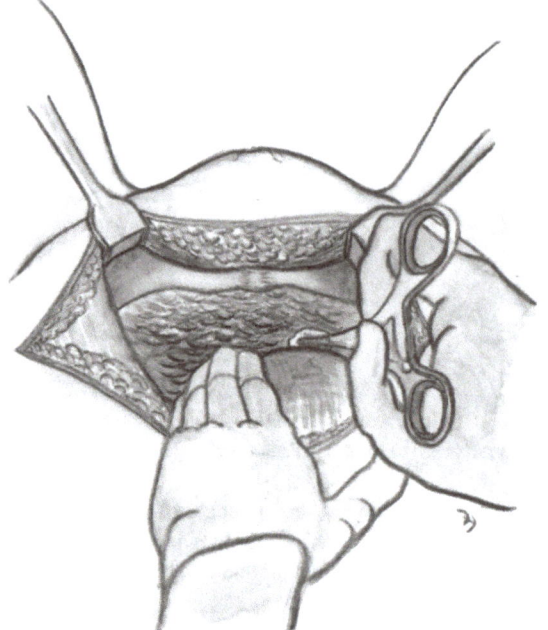

Abb. 9.1. Eröffnung des Cavum Retzii

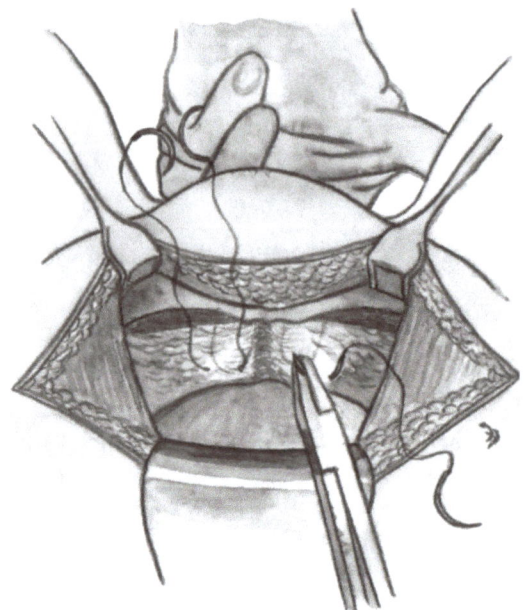

Abb. 9.2. Paraurethrale Fixationsnähte durch die Scheidenfaszie

Die weitere Präparation nach kaudal erfolgt ebenso vorsichtig mit dem Stieltupfer, tiefergelegene Gewebeanteile können durch ein entsprechend dimensioniertes Breisky-Blatt zur Seite gedrängt werden. Die Darstellung des retropubischen Raums soll den Unterrand der Symphyse knapp überschreiten. Dieses Areal markiert etwa den mittleren Abschnitt der Urethra. Die Gewebeanteile seitlich der proximalen Urethra gehen in das ventrale parakolpane Areal über.

Die zur Bauchhöhle hin erfolgende Rückverlagerung des urethrovesikalen Winkels wird nun durch die Kolposuspension erreicht. Der Kolposuspensionseffekt wird durch die vaginal eingeführten gestreckten Zeige- und Mittelfinger der linken Hand des Operateurs dargestellt. Die Fingerspitzen werden im seitlichen vorderen Scheidengewölbe rechts und links plaziert. Durch Elevation dieser Finger wird von abdominal im Bereich des Bindegewebes der Scheidenvorderwand das Fixationsareal für die Kolposuspension erkennbar. Über den von vaginal elevierten Fingern wird abdominal mit der Präparierschere über der Scheidenfaszie liegendes Bindegewebe entfernt, so dass die Strukturen der paraurethralen Scheidenwand deutlich sichtbar werden. Die paravaginale paraurethrale Fixationsnaht mit einer verzögert resorbierbaren atraumatischen Einzelknopfnaht (PDS II 2-0 SH SH) wird lateral der Harnröhre U-förmig in den vaginalen Faszienmantel eingestochen (▶ Abb. 9.2).

Je nach Gewebeverhältnissen werden auf jeder Seite 2 oder 3 dieser Nähte im vaginalen Faszienschlauch verankert. Anschließend entfernt der Operateur seine linke Hand aus dem Vaginallumen und führt einen Handschuhwechsel durch.

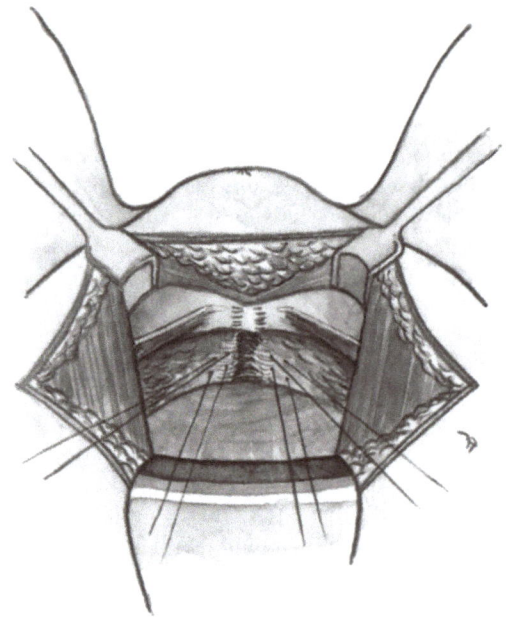

Abb. 9.3. Fixation der paraurethralen Nähte am Beckenring

Für die Gegenverankerung der paraurethralen Fixationsnähte in der Umgebung des Beckenrings wird eine Vielzahl von Verfahren angegeben.

Bei dem am häufigsten geübten Verfahren der Urethrovesikopexie und Kolposuspension nach Burch werden die Fäden auf jeder Seite durch das Cooper-Ligament (Lig. pectineale) gestochen.

Bei der Urethrovesikopexie und Kolposuspension nach Hirsch werden die Suspensionsnähte kaudal des

Cooper-Ligaments in der Faszie des M. obturatorius internus verankert.

Im Verfahren nach Marshall-Marchetti-Krantz stellt die knorpelige Symphyse das Widerlager der Fixationsnähte dar (▶ Abb. 9.3).

Durch Knüpfen der Fäden wird der Blasenhals mit der umgebenden Scheidenfaszie angehoben.

Die Distanz zwischen dem paraurethralen Gewebe und der Fixation auf der Faszie des M. obturatorius internus ist kürzer als in der Methode nach Burch am darüberliegenden Cooper-Ligament. Bei der Fixation am Cooper-Ligament ist die Zugrichtung der Kolposuspension sehr stark nach ventrokranial ausgerichtet.

Zum Abschluss des Eingriffs wird das Cavum Retzii über eine an der vorderen Bauchwand ausgeleitete Redondrainage versorgt. Im Rahmen der Inkontinenzoperation wird nach Auffüllung der Harnblase unter Sicht eine suprapubische Harnableitung angelegt. Der weitere Verschluss der Bauchdecke erfolgt wie bei den Laparotomieverfahren angegeben. Durch das Kolposuspensionsverfahren ist die Scheide nun nach ventral verlagert, der Douglas-Raum wird erweitert. Hierin liegt ein Prädispositionsfaktor für die Entwicklung einer Enterozele. Aus diesem Grunde muss das abdominale Kolposuspensionsverfahren mit einer Obliteration des Douglas-Raumes zur Enterozelenprophylaxe kombiniert werden. Diese Operation führen wir im Rahmen der Laparotomie bei geplanter Kolposuspension daher vor Verschluss des parietalen Peritoneums durch. Darüber hinaus empfehlen wir diese Form der Enterozelenprophylaxe auch bei allen sonstigen intraabdominellen Befunden, die mit einer starken Ausweitung des Douglas-Raumes einhergehen (Grande fosse pelvienne).

Das Operationsverfahren zur Enterozelenprophylaxe wird nach Moschkowitz benannt.

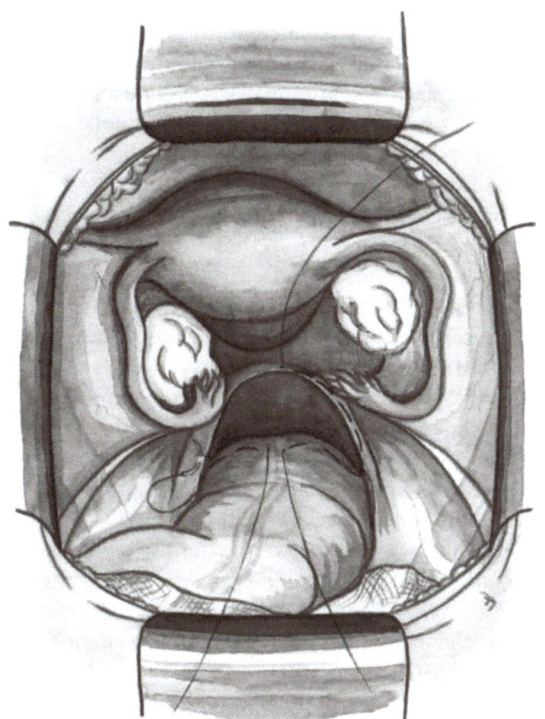

Abb. 9.4. Semizirkuläre Peritonealnähte

9.4 Technik der Operation nach Moschkowitz

▶ 1. Anlage zirkulärer oder semizirkulärer Nähte
  - Rektumserosa
  - seitliche Beckenwand
  - Douglas-Peritoneum
▶ 2. Obliteration des prä- und perirektalen Raumes

Die im Abschnitt der abdominalen Operationen beschriebene Technik der Anlage eines Blasensigmadaches war bereits als Maßnahme zur Enterozelenprophylaxe aufzufassen. Durch Vereinigung kranialer Anteile des Blasen- mit dem Sigmaperitoneum wird der darunterliegende Douglas-Raum komplett von der Bauchhöhle abgetrennt.

Beim Verfahren nach Moschkowitz wird der Douglas-Raum durch in kraniokaudaler Reihenfolge übereinandergelegte Nähte komplett verschlossen. Diese Nähte vereinigen jeweils ventral und dorsal des Dou-

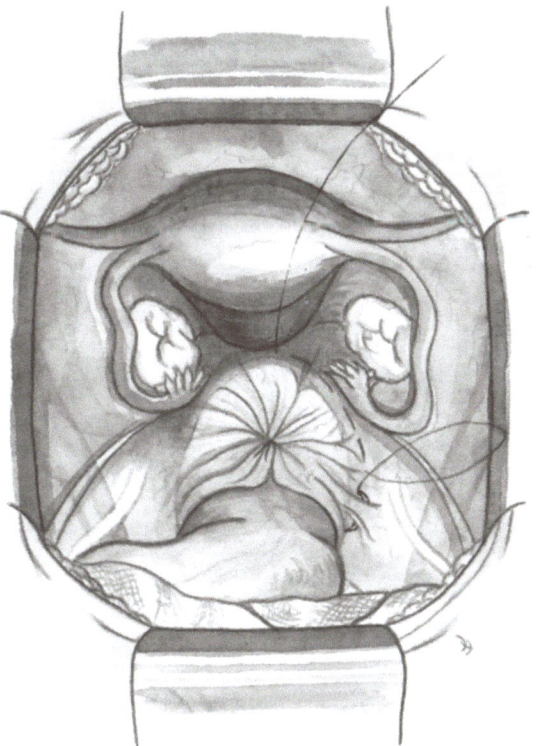

Abb. 9.5. Douglas-Obliteration

glas-Raumes korrespondierende Peritonealanteile der Scheidenhinterwand und der Rektumvorderwand. Zur Naht benutzen wir atraumatische Nähte (Vicryl 2-0). Je nach Ausdehnung der Größe des Douglas-Raumes werden diese als komplette Tabaksbeutelnähte oder als semizirkuläre Nähte ausgeführt.

Man beginnt den Einstich im Bereich des uterinen Ansatzes des rechten Lig. sacrouterinum. Durch wiederholten Ein- und Ausstich, der zirkulär bzw. semizirkulär geführt wird, lädt man sich weitere Peritonealanteile des Sakrouterinligamentes, des anliegenden Douglas-Peritoneums sowie der Rektumvorderwand auf (▶ Abb. 9.4).

Eine 2. Nahtreihe wird je nach Ausdehnung der lokalen pathoanatomischen Verhältnisse in gleicher Weise darüberplaziert. Auf diese Weise wird in mehreren Schichten durch Peritonealrandvereinigung der Douglas-Raum verschlossen (▶ Abb. 9.5).

Hat man bei ausgedehnten anatomischen Verhältnissen auf jeder Seite nur semizirkuläre Nähte angelegt, wird die verbleibende Lücke zwischen Scheidenhinterwand und Rektumvorderwand durch weitere Einzelknopfnähte (Vicryl 2-0 SH) verschlossen.

Bei der Peritonealauffädelung dieser Moschkowitz-Nähte im Bereich der Sakrouterinligamente und der seitlichen Beckenwand ist besonders auf den Verlauf des darunterliegenden Ureters zu achten!

Operative Therapie des Vulvakarzinoms

Die operative Behandlung des Vulvakarzinoms besteht in der Vulvektomie, die Behandlung des lokoregionären Lymphabflussgebiets schließt die inguinofemorale Lymphadenektomie mit ein.

Bei den Patientinnen mit einem Vulvakarzinom begegnen uns in der Klinik recht unterschiedliche Ausprägungsmuster. Vom weit ausgedehnten Befund eines exulzerierenden Primärtumors bei der meist älteren Patientin bis zu histologisch gesicherten früh invasiven Veränderungen bei jüngeren Patientinnen auf dem Boden dysplastischer Vulvaerkrankungen.

Durch eine zunehmend subtilere und histopathologisch präzise klassifizierte Befundung von Ausbreitungsmustern gelingt es öfter, frühere Stadien zu definieren, in denen der Patientin der radikale Eingriff einer kompletten Vulvektomie erspart bleiben kann. Diese Frühdiagnostik setzt eine genaue Inspektion und kolposkopische Beurteilung suspekter Veränderungen voraus. Auffällige Areale werden durch Biopsie und Exfoliativzytologie abgeklärt. Hilfreich hierbei ist die Durchführung des Collins-Testes. Bei diesem Verfahren wird eine 2%-ige Toluidinblaulösung an die Vulva appliziert und nach einigen Minuten Einwirkungszeit mit einem in 3%-iger Essigsäure getränkten Tupfer wieder abgewaschen. Mit einem trockenen Tuch werden die Areale abgetupft. Suspekte Bezirke färben sich bei diesem Verfahren blau, da man in dysplastischen Arealen in den oberflächlichen Schichten der vulvären Epidermis kernhaltige Zellen vorfindet.

Nach exakter histopathologischer Beurteilung von Frühveränderungen kommen als reduzierte Operationsverfahren die einfache Vulvektomie, eine Hemivulvektomie, eine partielle Vulvektomie und schließlich eine weite Exzision der suspekten Veränderung in Frage.

Die genannten Methoden bestehen in einer mehr oder minder großen Ausschneidung der in Frage kommenden Areale bzw. Umschneidung der Vulva. Die Wundränder werden anschließend nach sorgfältiger Blutstillung primär durch atraumatische Einzelknopfnähte (Vicryl 2-0) gedeckt. Je nach Größe des Exzisionsareals wird das Gebiet des Wundgrundes mit einer Redondrainage versorgt. Die anatomischen Gegebenheiten und operationstechnischen Prinzipien für derartige limitierte Eingriffe erklären sich aus der im Folgenden detaillierten technischen Beschreibung der radikalen Vulvektomie.

Weitere alternative Verfahren zur Entfernung limitierter neoplastischer Veränderungen bestehen in Frühststadien nach histologischer Sicherung ggf. in einer Laserevaporisation bzw. einer der Ausdehnung des Befundes angepassten Elektroresektion und -koagulation. Beim elektrochirurgischen Resektionsverfahren bleibt der Wundgrund offen, die Behandlungsprinzipien entsprechen der weiter unten beschriebenen elektrochirurgischen radikalen Vulvektomie.

10.1 Vulvektomie

10.1.1 Lagerung

Steinschnittlage steil (s. S. 42).

10.1.2 Instrumentarium

Vaginal-Set (s. S. 17).

10.1.3 Technische Durchführung der Vulvektomie

- 1. Äußere vulväre Umschneidung
- 2. Innere vulväre Umschneidung
- 3. Schrittweise Abpräparation der Vulva
- 4. Darstellung von Dammuskulatur, Bauchwandfaszie und Schambeinast
- 5. Primärer Wundverschluss nach Mobilisierung der Wundränder oder Elektrokoagulation des Wundgrundes

Bei der Vulvektomie erfolgt eine Resektion des primär tumortragenden Organs, d.h. in diesem Fall der Vulva, mit dem darunterliegenden subkutanen Fett und den Lymphabflusswegen. Die Umschneidungsfigur begrenzt nach innen den Introitus vaginae und schließt in ihren ventralen Anteilen das Orificium urethrae externum mit ein. Die äußere Umschneidungsfigur liegt außerhalb des Bereichs der großen Labien, umfasst das Perineum und

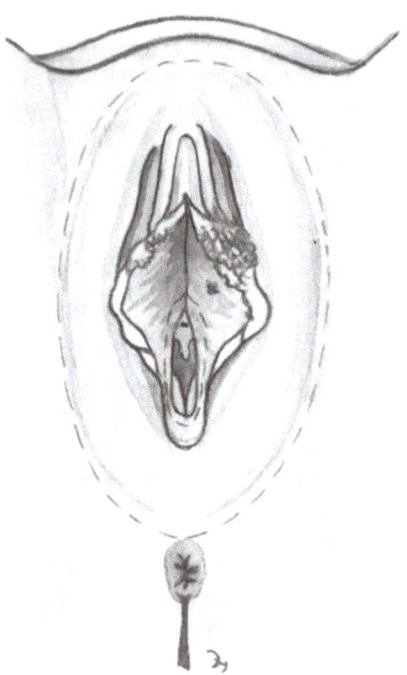

Abb. 10.1. Vulväre Umschneidungsfigur

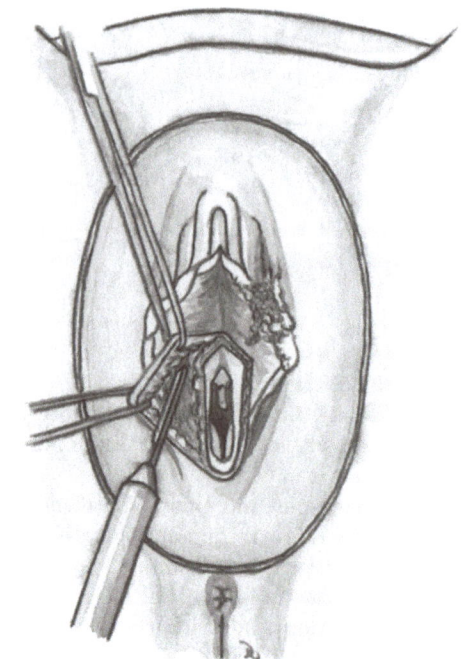

Abb. 10.3. Elektroresektion der Vulva – mediale Präparation

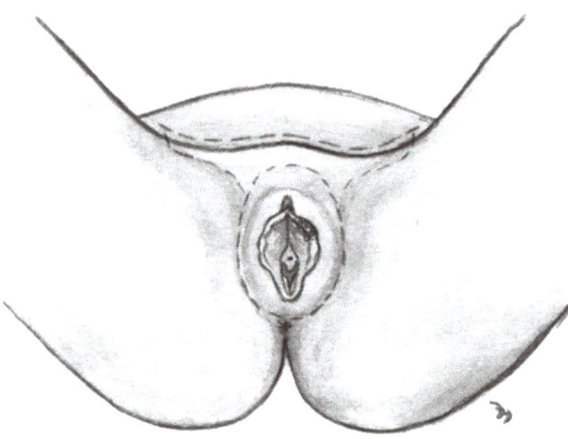

Abb. 10.2. Vulväre Umschneidung mit Anschluss an den inguinofemoralen Hautschnitt

grenzt dorsal an den M. sphincter ani externus. Der ventrale Abschnitt dieser Umschneidungsfigur schließt die Klitoris sowie kaudale Anteile des Mons pubis mit ein (▶ Abb. 10.1).

Die Umschneidungsfigur der Vulvektomie dient neben der Entfernung der sichtbaren Anteil der Vulva auch zur Ausräumung des Lymphknotenfettgewebepaketes in der Tiefe. Hierzu werden vom Rand der lateralen Umschneidungsfigur aus die Wundränder unterminiert. Bei besonders radikalen Operationsverfahren wird die vulväre Umschneidungsfigur mit der beidseitigen Inzision zur inguinofemoralen Lymphadenektomie verbunden. Hierdurch erfolgt dann eine noch größere Freilegung der Lymphabflussgebiete aus dem Primärtumorareal. In einer reduzierteren Variante besteht die Inzision zur inguinofemoralen Lymphadenektomie separat neben der vulvären Zirkumzision (▶ Abb. 10.2).

Die vulväre Zirkumzision kann scharf mit dem Skalpell oder mit dem Elektrotom angelegt werden. Beim letzteren Verfahren, das als Methode nach Berven-Weghaupt bezeichnet wird, wird die Vulva elektrochirurgisch reseziert. Der Wundgrund wird anschließend elektrokoaguliert. Die Wundfläche bleibt offen und heilt sekundär. Insbesondere in Fällen relativ weit fortgeschrittener Primärbefunde bei älteren Patientinnen haben wir mit einer großzügigen elektrochirurgischen Resektion positive Erfahrungen gemacht. Durch den Verzicht auf eine primäre Deckung des Wundgrundes lässt sich mit der Elektroresektionsmethode etwas radikaler vorgehen. Probleme mit der Wundheilung treten nicht auf.

Nach der Zirkumzision dringt man wechselseitig von der inneren Zirkumzision zur äußeren bzw. von der äußeren Zirkumzision zur inneren schrittweise vor, um die beiden Areale zu verbinden (▶ Abb. 10.3).

Es ist wichtig, die Orientierung zwischen diesen beiden Wundrändern nicht zu verlieren und sich nicht zu weit nach lateral in der Tiefe vorzuarbeiten.

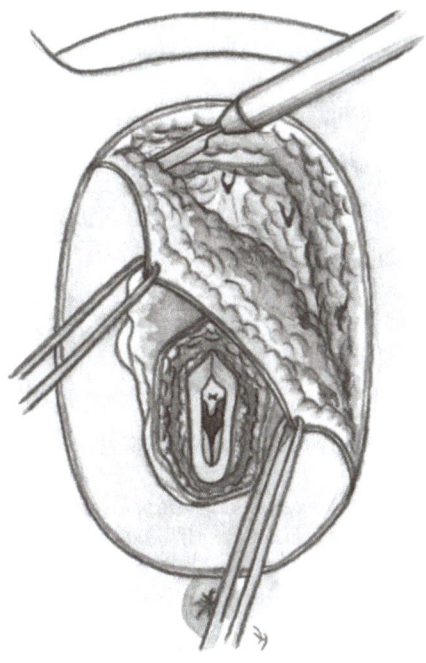

Abb. 10.4. Elektroresektion der Vulva – laterale Präparation

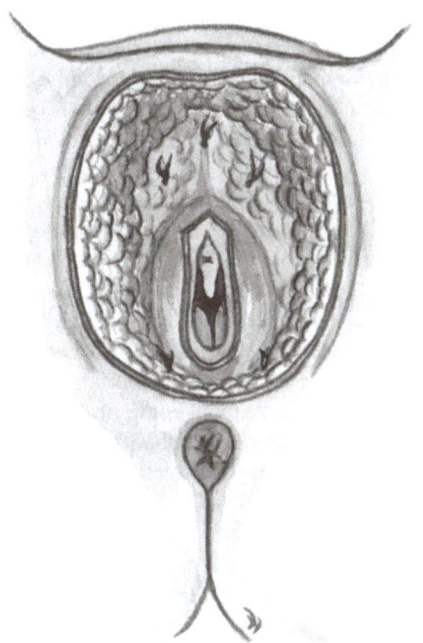

Abb. 10.5. Wundgrund nach Vulvektomie

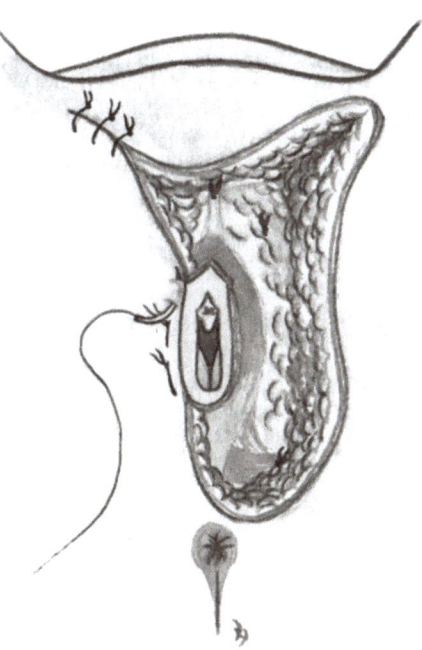

Abb. 10.6. Primärer Wundverschluss

Hierdurch wird das darunterliegende Lymphabflussgebiet mit dem Fettgewebe der Vulva entfernt. Man achtet auf eine behutsame Präparationsweise, um größere Gefäße des subkutanen Areals möglichst präliminär zu koagulieren bzw. zu umstechen. Insbesondere klitoridal ist auf Ausläufer der A. clitoridis, eines Astes der A. pudenda interna, zu achten. Die tieferen Anteile der perinealen Resektionsfläche werden von der A. perinealis, die ebenfalls aus der A. pudenda interna entspringt, versorgt. In die oberflächlichen Bereiche der vulvären Resektionsfläche strahlen die Äste der Pudenda-externa-Gefäße ein, die von lateral nach medial aus dem Bereich des Schenkeldreiecks treten (▶ Abb. 10.4).

Um die Umschneidung optimal anzulegen, sollte der Abstand zwischen dem makroskopischen Tumorrand und der Zirkumzisionsfigur gut 3–4 cm betragen. Zur Vermeidung von Rezidiven ist der großzügigeren Resektion der Vorzug zu geben, ggf. sind Probleme der Wundheilung damit begünstigt, sollten aber in Kauf genommen werden. Die Tiefe der Umschneidungsfigur erreicht die oberflächliche Körperfaszie bzw. die Dammmuskelschichten. Im ventralen klitoridalen Anteil dringt man bis auf das Periost im Bereich des Os pubis vor (▶ Abb. 10.5).

Unabhängig, ob man das Verfahren als Elektroresektion und -koagulation der Vulva oder als Vulvektomie mit primärer Deckung beabsichtigt, führen wir die innere Zirkumzision immer mit dem elektrischen Messer durch. Es muss versucht werden, auch bei relativ medialen Sitzen der Karzinome diese weitestgehend auszuschneiden, ggf. wird bei urethranaher Lokalisation von Karzinomausläufern der distale urethrale Anteil mitreseziert. Auch Karzinomausläufer über den Introitus vaginae hinaus sollten möglichst weitgehend reseziert werden.

Nach kompletter äußerer und innerer Umschneidung wird die vulväre Resektionsfläche abgelöst. Wir befestigen Kugelzangen an den Umschneidungsrändern des Präparates. Hierdurch kann von der Assistenz wechselseitig das Präparat unter Zug gehalten werden, so dass dieses mit der Präparierschere oder elektrochirurgisch komplett abgelöst werden kann. Nach Ablösung des Präparates muss zeitaufwendig und mit aller Sorgfalt nach Blutungsquellen gefahndet und diese teils durch Umstechungen, teils durch Elektrokoagulation versorgt werden.

Ein primärer vulvärer Wundverschluss wird nach nicht allzu umfangreicher lateraler Resektion des vulvären Wundgebietes mit atraumatischen, monofilen, nichtresorbierbaren Einzelknopfnähten (Prolene 3-0 PS2) gelingen (▶ Abb. 10.6).

Die Aussichten auf primäre Wundheilung sind allerdings nur günstig, wenn die Naht nicht unter Spannung steht, um Dehiszenzen in diesem immer kontaminierten Areal vorzubeugen. Hierbei erweist es sich dann manchmal als besser, das Verfahren als Elektroresektion der Vulva zu Ende zu führen, um mit ausreichendem Sicherheitsabstand resezieren zu können, um damit Probleme der Wundheilung zu vermeiden. Bei sehr großflächigen Resektionen unter Mitnahme beider Hautareale gelingt ein primärer spannungsfreier Wundverschluss nicht mehr. Hier sind dann sekundär plastisch-chirurgische Operationsverfahren mit Lappenplastiken indiziert, die den Rahmen dieser Darstellungen überschreiten.

Beim elektrochirurgischen Resektionsverfahren wird die gesamte Wundfläche ausreichend elektrokoaguliert. Die Wundfläche wird dann mit Sofratüll abgedeckt. Darauf applizierte Kompressen werden mit Pflaster fixiert. Für die länger dauernde Harnableitung bevorzugen wir jetzt die Anlage eines suprapubischen Blasenkatheters.

Die Wunde nach der elektrochirurgischen Resektion stößt in den ersten Wochen ihre Nekrosen ab und zeigt Granulationen. In dieser Zeit kann die Abstoßung der Nekrosen durch lokale Anwendung von Streptokinase und Streptodornase (Varidase N) unterstützt werden. Der Prozess der sekundären Wundheilung wird etwa 8 Wochen Zeit in Anspruch nehmen, danach findet sich eine neu überhäutete Wundfläche mit überraschend gutem kosmetischem Effekt.

10.2 Inguinofemorale Lymphadenektomie

10.2.1 Lagerung

Rückenlage flach (s. S. 42).

10.2.2 Instrumentarium

Mamma-Set (s. S. 19).

10.2.3 Technische Durchführung der inguinalen Lymphadenektomie

▶ 1. Hautinzision parallel zum Lig. inguinale
▶ 2. Laterale Präparation der Bauchwand- und Oberschenkelfaszie
▶ 3. Präparation des Fett-Lymphknoten-Paketes nach medial
▶ 4. Darstellung des Hiatus femoralis
▶ 5. Isolierung der V. saphena magna
▶ 7. Absetzen des Fett-Lymphknoten-Paketes medial
▶ 8. Laterale Inzision der Oberschenkelfaszie
▶ 9. Abpräparation der Faszie nach medial
▶ 10. Darstellung des N. femoralis
▶ 11. Eröffnung der Femoralisgefäßscheide
▶ 12. Resektion der tiefen Lymphknoten und der Lamina cribrosa
▶ 13. Einlage einer Redondrainage
▶ 14. Hautnaht

Das lokoregionäre Abflussgebiet der Vulva sind die oberflächlichen und tiefen inguinofemoralen Lymphknoten zu beiden Seiten im Leistendreieck.

Der Zugang zum Operationsgebiet wird in der Regel durch eine Schnittführung parallel des Leistenbandes geschaffen. Alternative Schnittführungen, z.B. im rechten Winkel zum Leistenband, oder zusätzliche Hilfsschnitte zur ausreichenden Mobilisierung sind möglich (▶ Abb. 10.7).

Bei den ultraradikalen Operationsverfahren wird die Schnittführung zur Lymphonodektomie in die vulväre Umschneidung miteinbezogen, ggf. werden sogar Anteile der Hautbedeckung der Leisten en bloc mit dem vulvären Areal exzidiert. In diesen Fällen ist zur Wunddeckung meistens eine plastische Verschiebung angezeigt (▶ Abb. 10.8).

Auch das inguinofemorale Operationsareal ist durch das Problem der häufigen sekundären Wundheilung belastet. In diesem Sinne sollte möglichst behutsam, exakt, und mit vorbeugender Blutstillung operiert werden.

Nach Anlage der Hautinzision beginnt die Präparation am lateralen Rand derselben. Mit Pinzette und Präparierschere stellt man in der Tiefe die oberflächliche

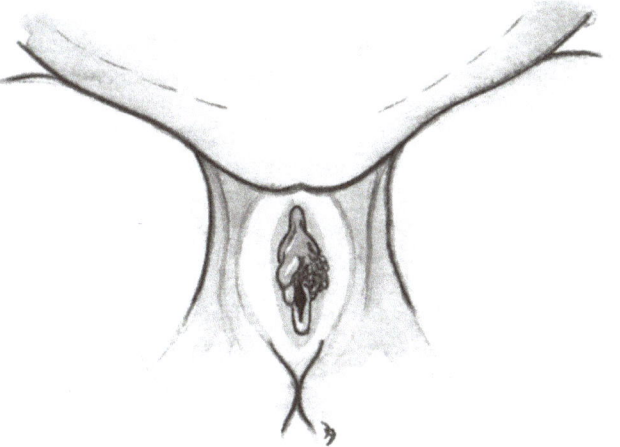

Abb. 10.7. Inguinofemoraler Hautschnitt

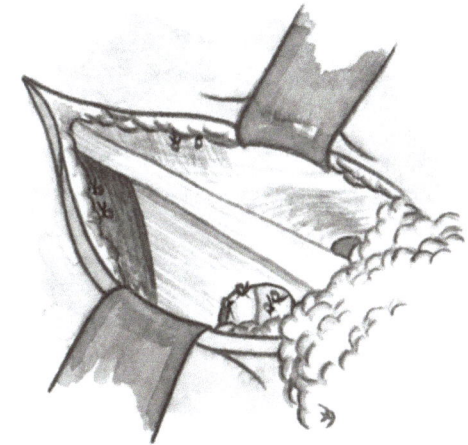

Abb. 10.9. Darstellung der Oberschenkelfaszie bis zum Hiatus femoralis

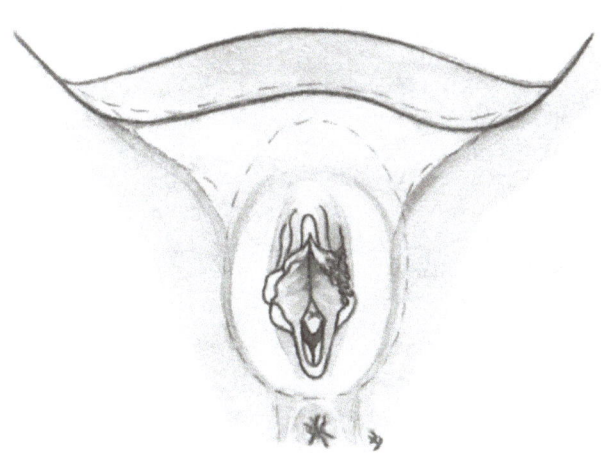

Abb. 10.8. Inguinofemoraler Hautschnitt mit Anschluss an die vulväre Umschneidung

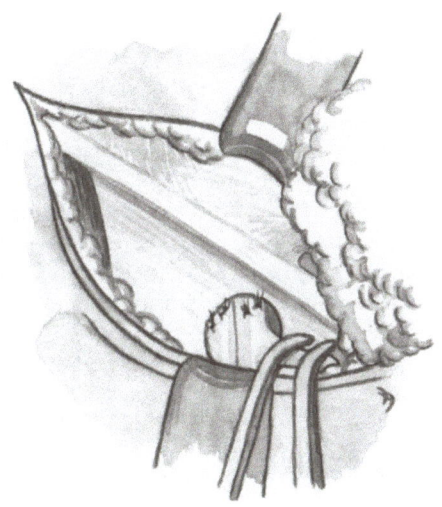

Abb. 10.10. Proximale Ligatur der V. saphena magna

Bauchwandfaszie bzw. Faszie des Oberschenkels dar. An der lateralen Begrenzung wird die Faszie des M. sartorius sichtbar (▶ Abb. 10.9).

In der Tiefe dieses Areals ist auf Ausläufer der Vasa circumflexa femoris superficialis sowie der Vasa epigastrica inferiora superficialis zu achten. Die Präparation wird von lateral nach medial fortgesetzt. Mit Kugelzangen oder Wundhaken werden die inguinalen Inzisionsränder nach vorheriger Mobilisation, wobei etwa 1/2 cm subkutanes Fettgewebe an der Haut belassen bleiben sollte, auseinander gedrängt. Von lateral kommend, erreicht die Präparation im Bereich des Hiatus femoralis schließlich die sichtbare und tastbare A. femoralis. Daneben, d. h. medial, liegt die V. femoralis. Aus dem oberflächlichen Präparationsareal von mediokaudal, aus dem Bereich des Oberschenkels kommend, mündet die V. saphena magna ein. Zur weiteren Ablösung des oberflächlichen Lymphfettgewebspaketes wird die V. saphena magna über Overholt-Klemmen sowohl distal als auch proximal nach Durchtrennung ligiert und reseziert. Die distale Ligatur der V. saphena magna muss sorgfältig erfolgen, da sie den Zusammenfluss ausgedehnter venöser Kollateralen aus dem oberflächlichen Venensystem darstellt. Die ligierten Stümpfe werden über atraumatische Umstechungen (Vicryl 2-0 SH) auf beiden Seiten jeweils zusätzlich gesichert (▶ Abb. 10.10).

Für die Präparation von laterokranial nach mediokaudal wird das Fettlymphgewebepaket mit einer atraumatischen Gewebefasszange eleviert und zu seiner Ablösung unter Spannung gesetzt. In diesem angehobenen Lappen sind die inguinalen oberflächlichen Leistenlymphknoten enthalten. Dieser Lappen wird medial ab-

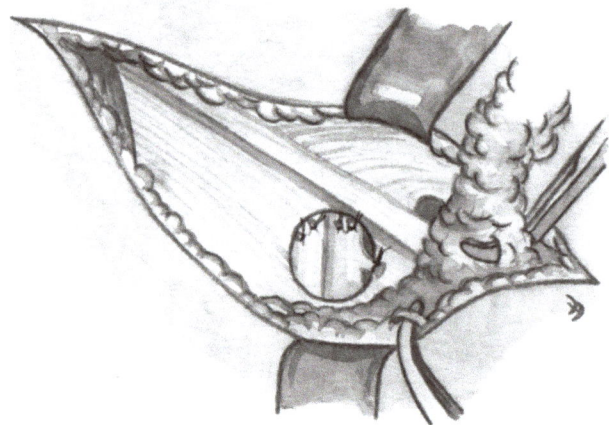

Abb. 10.11. Periphere Darstellung der V. saphena magna und mediale Absetzung des Fettlymphknotenpaketes

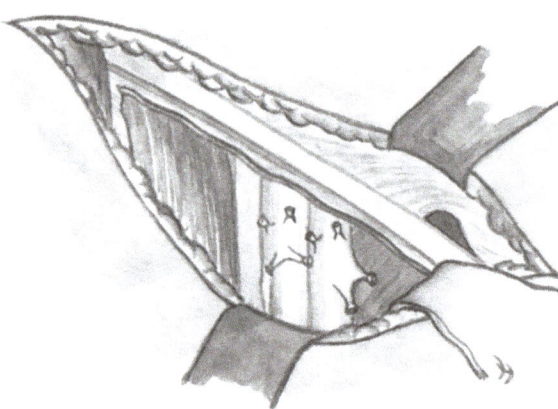

Abb. 10.12. Tiefe femorale Lymphknoten

gelöst. Hier erstrecken sich von lateral weitere Äste der Pudenda-externa-Gefäße, die durch subtile Präparationstechnik identifiziert und präliminär versorgt werden sollten (▶ Abb. 10.11).

Zur Resektion der tiefen femoralen Lymphknoten im Bereich des Hiatus femoralis muss nun die oberflächliche Faszienschicht wiederum in ihrem lateralen Anteil inzidiert werden. Bei der Präparation nach medial stößt man nun auf den N. femoralis, der exakt beachtet werden muss. Bei weiterer Präparation nach medial wird die Gefäßscheide der Femoralisgefäße identifiziert. Hier gruppieren sich nun die tiefen femoralen Lymphknoten im Bereich der Lamina cribrosa, die zusammen mit dem Lymphknotenfettgewebeanteil reseziert werden (▶ Abb. 10.12).

Es erfolgt eine subtile Blutstillung im Wundbett. Die Wundhöhle wird über Redons, die im Bereich des Oberschenkels ausgeleitet werden, drainiert. Vor dem primären Wundverschluss mit monofilem, nichtresorbierbarem atraumatischem Nahtmaterial (Prolene 3-0 PS2) hat es sich bewährt, in die Wundhöhle ein gentamyzinbeschichtetes Vlies (Sulmycin-Implant-Schwamm) einzulegen. Die Hautnaht erfolgt in Einzelknopftechnik mit Rückstichnähten nach Donati oder Allgöwer, bzw. als Intrakutannaht.

Mammachirurgie

Der Stellenwert der Mammachirurgie innerhalb der speziellen operativen Gynäkologie ist mittlerweile etabliert und unumstritten. Zum Standardrepertoire des operativen Gynäkologen zählen wir hierbei Eingriffe, die bei suspekten Raumforderungen unklarer Dignität einer bioptischen Abklärung des Befundes bedürfen. Im Falle nachgewiesener Malignität werden die Eingriffe durch den onkologisch qualifizierten Eingriff erweitert.

Damit beschreiben wir im Folgenden die diagnostische und therapeutische Tumorexstirpation aus der Brustdrüse. Für den Fall eines Mammakarzinoms ist sodann auf die Überprüfung der regionären Lymphabflussgebiete, d. h. die axilläre Lymphonodektomie einzugehen. Schließlich wird die einfache Mastektomie noch zu beschreiben sein, die in bestimmten Fällen maligner Veränderungen eine weitere, immer noch notwendige therapeutische Option darstellt, wenngleich brusterhaltende Therapien mittlerweile in den Vordergrund getreten sind.

Im Zusammenhang mit Folgetherapien des Mammakarzinoms werden von speziellen Einrichtungen insbesondere differenzierte Verfahren des Brustwiederaufbaus angeboten. Bei den Verfahren der Brustrekonstruktion unterscheidet man den Wiederaufbau mit Expanderprothesen, den Wiederaufbau durch Lappenplastik, wobei hier besonders die Verfahren der Rekonstruktion mit dem M.-latissimus-dorsi-Lappen und dem transversalen M.-rectus-abdominis-Lappen (Tramflap) erwähnt werden sollen. Diese Verfahren zählen wir zur spezialisierten plastischen Chirurgie der Mamma, die überwiegend vom plastischen Chirurgen durchgeführt wird; wenige spezialisierte Frauenärzte mit entsprechend fundierter Ausbildung bieten diese Eingriffe an. In jedem Fall soll aber betont werden, dass dies nicht zum Repertoire gynäkologischer Standardeingriffe zählt. Patientinnen, die für derartige Verfahren in Frage kommen, sollten entsprechenden Experten an Zentren zugewiesen werden.

Die plastische chirurgische Therapie im Zusammenhang mit einer lokalen Tumorexzision, insbesondere im Rahmen der brusterhaltenden Therapie, spielt auf der anderen Seite für den primär behandelnden Gynäkologen eine große Rolle. Um im Sinne der ausreichenden Entfernung der tumorösen Raumforderung ausreichend viel Gewebe zu entfernen und tumorfreie Ränder zu erzeugen, ist es oft nötig, größere Anteile von Brustdrüsengewebe zu resezieren. In diesem Zusammenhang kommen bei der brusterhaltenden Therapie volumenersetzende Methoden im Rahmen des Primäreingriffs zur Anwendung.

11.1 Lagerung

Rückenlage flach (s. S. 42).

11.2 Instrumentarium

Mamma-Set (s. S. 19).

11.3 Mammatumorexstirpation

- ▶ 1. Bogenförmiger Hautschnitt
- ▶ 2. Abpräparation des Hautmantels
- ▶ 3. Palpation des tastbaren Tumors
- ▶ 4. Umschneidung des Tumors
- ▶ 5. Absetzen des Tumors am Wundgrund
- ▶ 6. Präparatmarkierung
- ▶ 7. Redondrainage ohne Sog
- ▶ 8. Wundverschluss

Die Mammatumorexstirpation ist als diagnostisches und therapeutisches lokales Operationsverfahren zu beschreiben. Im Rahmen der brusterhaltenden Therapie (BET) des Mammakarzinoms hat eine onkologisch qualifizierte Tumorektomie zu erfolgen. Dies bedeutet die Entfernung des Malignoms mit ausreichendem Sicherheitsabstand aus der Umgebung. Das brusterhaltende Verfahren ist inzwischen die Operationsmethode der Wahl bei den meisten Patientinnen mit Mammakarzinom. Die lokale Tumorkontrolle muss durch die erwähnte großzügige Tumorresektion erreicht werden. Die ästhetischen Resultate der brusterhaltenden Therapie sind den Verfahren nach Mastektomie und Rekonstruktion bei korrekter Anwendung überlegen.

11.3.1 Diagnostische Gewebeentnahmen

Der Hautschnitt als Zugang zum suspekten Areal soll zunächst so angelegt werden, dass der Abstand zwischen der Zugangslinie und dem Tumorbett nicht unnötig lang ist und damit eine aufwendige Tunnelierung entfällt. Bei mamillennahen Lokalisationen wird der periareoläre Randschnitt empfohlen. Abhängig von der areolären Größe und der Größe der zu entfernenden Veränderung wird hierbei die Länge des Schnitts gewählt.

Liegen die suspekten Areale peripherer, so bewährt es sich, die Schnittführung der Tumorektomie bogenförmig zirkulär, direkt über dem Tumor anzulegen. Die kosmetisch günstige Schnittführung des zirkulären bogenförmigen Schnitts entspricht den Langerhans-Spaltlinien der Haut. Von Radiärschnitten sehen wir ab, da die postoperativen narbigen Veränderungen zu kosmetisch nicht akzeptablen Verziehungen, manchmal unter Einschluss der Mamille führen.

Tumoren im Bereich der unteren Quadranten der Brustdrüse können auch durch eine Schnittführung im Bereich der Submammärfalte (Bardenheuer-Linie) angegangen werden. Insbesondere für thoraxwandnah gelegene Prozesse der unteren Quadranten erlaubt dieser Zugangsweg eine zügige Präparation (▶ Abb. 11.1).

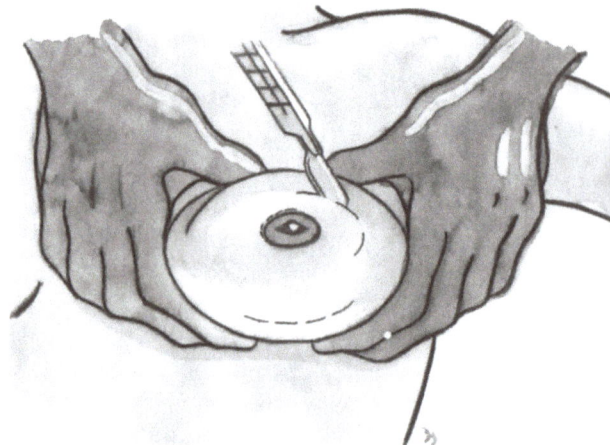

Abb. 11.1. Mammahautinzision

Nach Durchtrennung der Haut muss diese von der Schnittkante aus zunächst vom darunterliegenden Fettdrüsenparenchym abpräpariert werden. Dazu spannt man sich den Hautschnittrand und das darunterliegende Fettgewebe zwischen 2 chirurgischen Pinzetten an. Mit der Präparierschere wird der Hautmantel der Umgebung abgelöst, wobei eine subkutane Fettgewebeschicht von etwa 0,5 cm belassen wird (▶ Abb. 11.2).

Nach Abpräparation des Hautmantels tastet nun der Operateur nach der möglicherweise palpablen Raumforderung in der Tiefe (▶ Abb. 11.3).

Ist dieser Herd zu lokalisieren, wird in ausreichendem Abstand das weiche Fettdrüsenparenchym zwischen den beiden Zeigefingern der rechten und linken Hand des Operateurs gespreizt.

Nach Einsetzen zweier Roux-Haken in die Hautwundränder hält der Operateur mit dem gestreckten Zeige- und Mittelfinger der linken Hand das zu exstirpierende Areal straff vom gegenüberliegenden Wundrand weg und durchtrennt noch bestehende Faserzüge mit der Präparierschere (▶ Abb. 11.4).

Durch erneutes Austasten der Wundhöhle verschafft man sich immer wieder eine Orientierung, um mit ausreichendem Randsaum von der palpablen Veränderung das umgebende Fettdrüsenparenchym zu lokalisieren und wiederum teils stumpf oder mit der Präparierschere zu durchtrennen. Dieses Manöver wird nach allen Seiten hin durchgeführt, so dass es schließlich gelingt, das zu exstirpierende Areal zwischen den Fingern der lin-

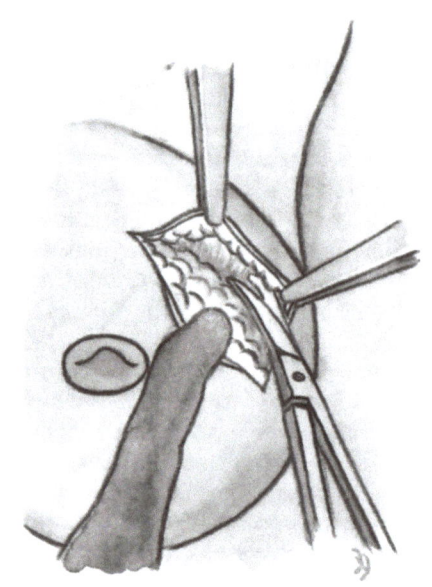

Abb. 11.2. Abpräparation des Hautmantels

ken Hand des Operateurs anzuspannen und am Grund des Tumorbettes gelegene Fasern mit der Präparierschere zu durchtrennen.

In einigen Fällen ist es auch hilfreich, das Tumorareal mit einer Kugelzange zu fassen, um dieses kräftig zu elevieren. Hierdurch lassen sich die faserigen Verbindungen zum umgebenden normalen Restparenchym kontrolliert mit der Präparierschere durchtrennen. Nach der Exzision wird das Präparat zur topographischen Orientierung fadenmarkiert.

Nach Entfernung des suspekten Areals werden durch wechselseitiges Umsetzen der Roux-Haken der Wund-

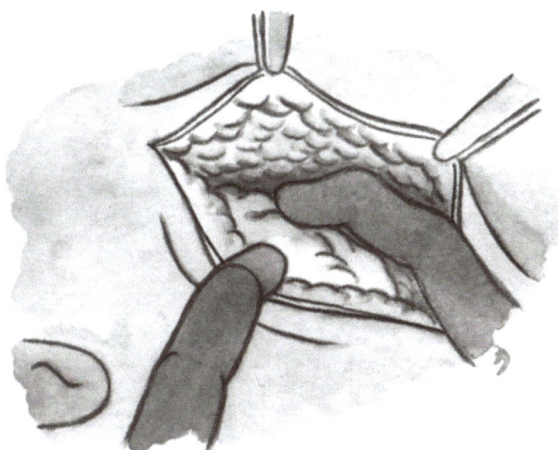

Abb. 11.3. Intraoperative Tumorpalpation

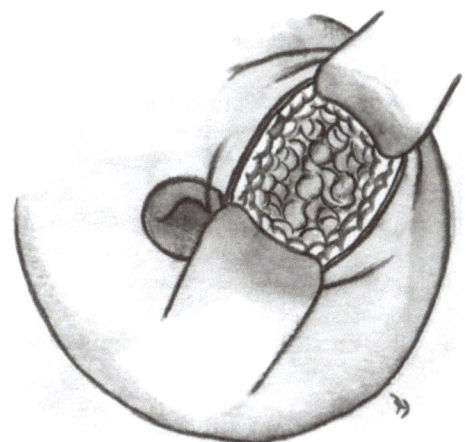

Abb. 11.5. Wundgrund nach der Exzision

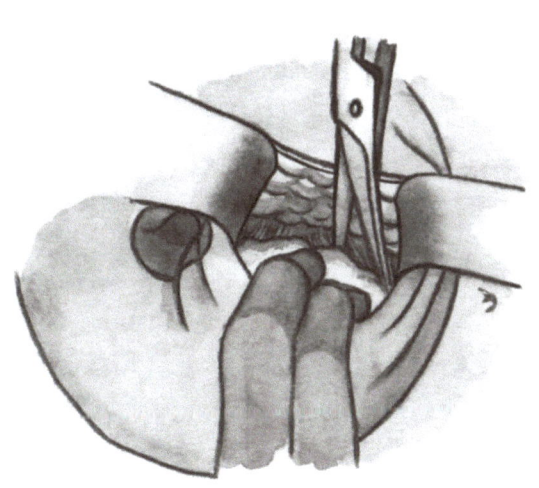

Abb. 11.4. Umschneidung des Tumors

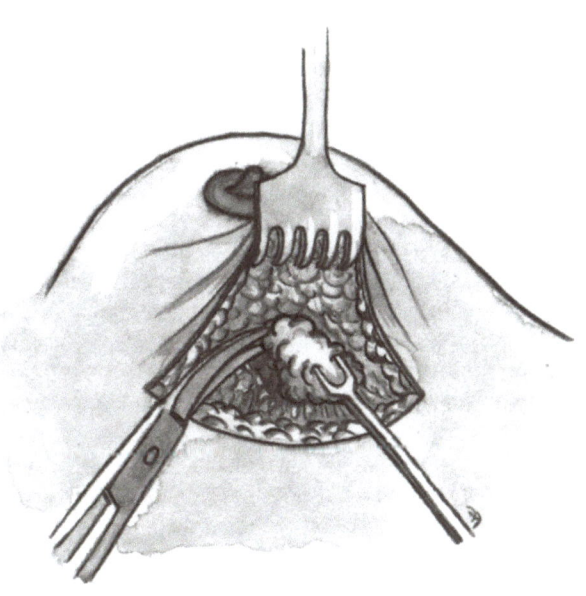

Abb. 11.6. Darstellung des Tumors durch die Bardenheuer-Linie

grund sowie die Wundränder eingestellt und auftretende Blutungen elektrokoaguliert (▶ Abb. 11.5).

Insbesondere beim Zugang durch die Submammärfalte (Bardenheuer-Linie) für thoraxwandnah gelegene Prozesse der unteren Quadranten ist es günstig, nach Abpräparation des distalen Hautrandes vom umgebenden Fettdrüsenparenchym die jetzt oben gelegenen Anteile der Brustdrüse nach oben wegzuhalten, um gut die Areale nahe der Pektoralisfaszie präparieren zu können (▶ Abb. 11.6).

Bei suspekten Befunden aufgrund lediglich mammographischer Kriterien ohne zugehöriges palpatorisches Korrelat ist es besonders wichtig, die Hautinzision so nah wie möglich am Bett der Tumorexstirpation anzulegen. Nach Abpräparation des Hautmantels vom Fettdrüsenparenchym, wie beschrieben, wird schrittweise ein zirkuläres Areal des darunterliegenden Parenchyms freipräpariert, bis man auf das Markierungsareal stößt. Bei der präoperativen Markierung mit einem Röntgenkontrastmittel-/Farbstoffgemisch (Methylenblau) wird das gesamte gefärbte Areal anschließend unter visueller Kontrolle reseziert. Durch die Diffusion des Farbstoffs nach Applikation ist es wesentlich, den Eingriff direkt nach der Markierung vorzunehmen, um die exakte Lokalisation beizubehalten und nicht durch langzeitige Ausbreitung des Kontrastmittels angefärbte Nachbarareale zu entfernen.

Bei der Markierung mammographisch suspekter Befunde mit Drahtkanülen tritt dieser Nachteil nicht auf. Das Ende des Drahtes markiert den zu resezierenden Herd. Unabhängig von der Ausleitung des Drahtes wird der Zugang, d. h. der Hautschnitt dort gewählt, wo dieser am nächsten dem Tumorbett zu liegen kommt.

Erwähnt werden sollte auch eine Markierung suspekter Herde mit einer Lösung aus Kohlepartikeln. Auch diese Methode ist nicht durch ein Diffundieren des Farbstoffs in die Umgebung nach der Markierung belastet.

Markierte Areale werden in derselben Sitzung, d. h. intraoperativ präparatradiographiert, um die Qualität der Exzision zu beurteilen. Gegebenenfalls muss erneut nachreseziert werden.

Nach Resektion größerer Tumorareale ist es manchmal nötig, einen verbleibenden Segmentdefekt durch Einschwenken von benachbartem Drüsengewebe zu beheben. Benachbarte Parenchymfettanteile werden dafür entsprechend der erforderlichen Größe zur Defektfüllung freipräpariert. Diese abgelösten Inseln können dann in das Tumorbett eingeschwenkt werden. Das Läppchen wird durch atraumatische Einzelknopfnähte (Vicryl 2-0 SH) locker in der Umgebung des Tumorbettes adaptiert. Im Präparationsareal des Läppchens ist auf sorgfältige Blutstillung zu achten.

In den meisten Fällen kann man sich allerdings mit der ausreichenden Tumorexstirpation zufrieden geben. Nach sorgfältiger Blutstillung im Wundbett wird eine Drainage ohne Sog(!) eingelegt und möglichst im Bereich der Submammärfalte ausgeleitet. Die Haut wird durch eine Intrakutannaht oder in Einzelknopfrückstichtechnik nach Allgöwer verschlossen. Die Drainage ohne Sog leitet nur für die ersten 24 postoperativen Stunden Blut aus der Wundhöhle ab. Anschließend wird die Drainage entfernt. Die verbleibende Wundhöhle füllt sich mit seröser Flüssigkeit und wird aus der Umgebung mit Fett- und Fasergewebe aufgefüllt, was zu ansprechenden kosmetischen Resultaten führt. Für die ersten 24 postoperativen Stunden wird ein Druckverband angelegt.

Hat die tumoröse Raumforderung die darüberliegende Haut mit befallen, so wird im Rahmen der Tumorexstirpation dieses Areal als spindelförmige Umschneidung mitgenommen.

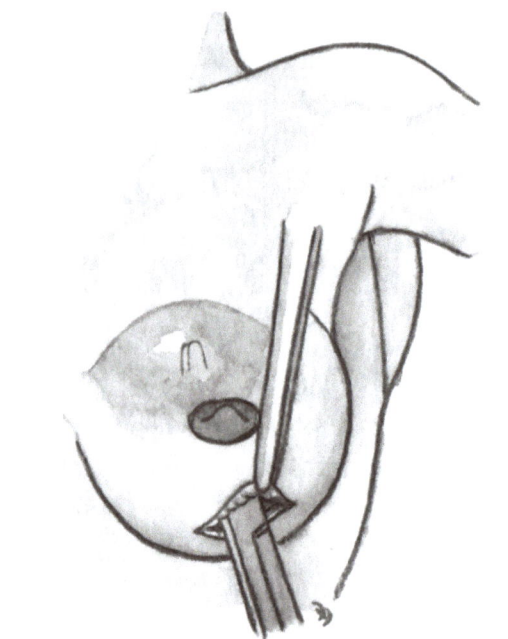

Abb. 11.7. Penetration der Abszesshöhle

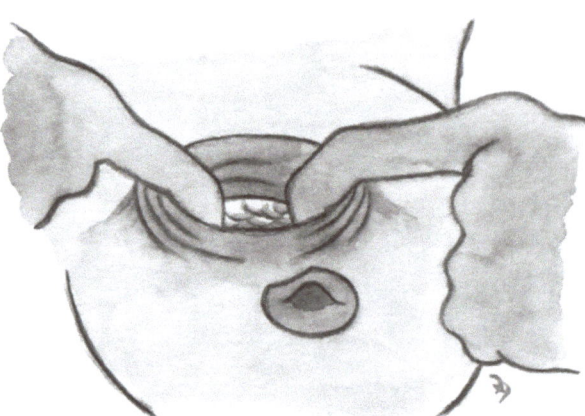

Abb. 11.8. Austastung der Abszesshöhle

11.3.2 Inzision eines Mammaabszesses

Der Befund einer großen Abszedierung innerhalb des Fettdrüsenparenchyms der weiblichen Brustdrüse begegnet uns als Komplikation der postpartalen Mastitis. Im typischen Fall ist eine entsprechende dolente, fluktuierende Raumforderung palpabel. Diese grenzt sich auch palpatorisch und inspektorisch zum entzündlich infiltrierten Rand des Abszesses ab. Bei sehr oberflächlich gelegenen Befunden ist die darübergelegene Haut oft pergamentdünn.

Nach der Einschmelzung ist mit einer Spontanheilung dieses Prozesses nicht mehr zu rechnen, so dass die

Abszesshöhle entleert werden muss. Zur Entleerung wird ein Hautzugang über die Bardenheuer-Linie bevorzugt. Ist dieser Zugang zu weit vom beschriebenen Areal entfernt, setzen wir die nicht zu große Hautinzision auch hier über dem der Haut nächstgelegenen Pol des Abszesses. Nach der Inzision wird das daruntergelegene verbliebene Parenchym mit der geschlossenen Präparierschere penetriert, es entleert sich reichlich Pus, von dem ein mikrobiologischer Abstrich zur Keimanalyse entnommen wird (▶ Abb. 11.7).

Nach vollständiger Entleerung und Absaugung des Inhalts wird die Abszesshöhle zwischen den beiden Zeigefingern der linken und rechten Hand des Operateures aufgedehnt und evtl. vorhandene Septen und Membranen stumpf durchtrennt (▶ Abb. 11.8).

Mit einem Antiseptikum wird die Wundhöhle gespült. Eine Blutstillung ist hier nicht erforderlich, die Hautinzision bleibt offen. Postoperativ wird die Wundhöhle mit Antiseptika gespült. Um ein vorzeitiges Verkleben der Höhle zu verhindern, legen wir eine Gummilasche ein, die am Hautrand durch Naht fixiert wird.

Die Indikation für eine Gegeninzision großer Abszesshöhlen sehen wir nur selten. Falls man sich zur Gegeninzision entschließt, wird die Gummilasche durch beide Hautinzisionen ausgeleitet.

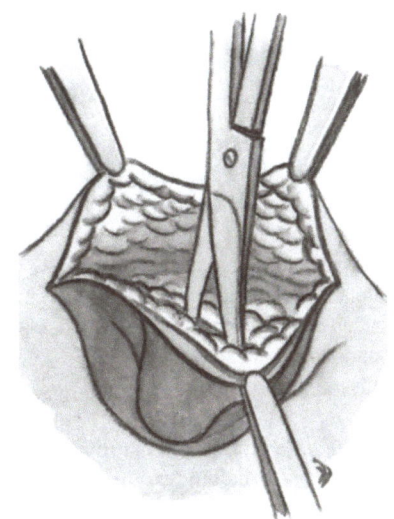

Abb. 11.9. Abpräparation der Mamille

11.3.3 Milchgangsexzision

Bei pathologischer Mamillensekretion sollte eine histologische Klärung der darunterliegenden Milchgänge angestrebt werden. Neben der Überprüfung tastbarer oder mammographisch darstellbarer suspekter Veränderungen kommt in diesen Fällen die Milchgangsexzision zum Einsatz. Das Prinzip dieses Verfahrens besteht darin, nach Provokation der Sekretion durch Kompression der Mamma den entsprechenden Duktus zu lokalisieren, zu sondieren und ihn mit Methylenblau aufzufüllen. Nach Injektion des Farbstoffs besteht der Hautzugang in einer perimamillären Schnittführung. Der Anteil der Areola wird abpräpariert (▶ Abb. 11.9).

Anschließend werden die subareolar gelegenen angefärbten Bezirke auf ihrer gesamten Strecke bis zur Verzweigung ins tieferliegende Parenchym pyramidenförmig reseziert. Entsprechend der Verzweigung der Duktus liegen die Pyramidenspitze in Mamillennähe und die Pyramidenbasis im tiefergelegenen Parenchym (▶ Abb. 11.10).

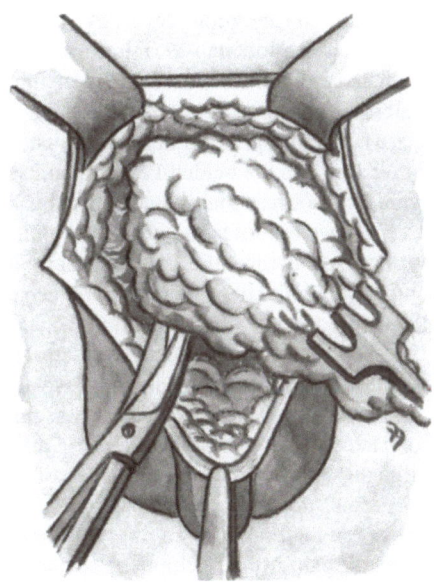

Abb. 11.10. Resektion des pyramidenförmigen Parenchymabschnitts

11.3.4 Biopsie suspekter Veränderungen

Neben den beschriebenen Exzisionsverfahren zur Entfernung suspekter Areale weisen wir noch auf die Notwendigkeit hin, auch unklare Hautveränderungen einer histologischen Klärung zuzuführen. Hier sind insbesondere ekzematöse Veränderungen im Bereich der Mamille zu erwähnen, die der Paget-Erkrankung zugeordnet werden können. Für diese Biopsie wird ein spindelförmiges Areal aus der Mamille exzidiert.

Bei auffälligen inflammatorischen Veränderungen der Brustdrüse, insbesondere außerhalb von Schwangerschaft und Stillzeit, ist immer mit der Möglichkeit eines inflammatorischen Mammakarzinoms zu rechnen. Die Diagnose wird hier gesichert durch eine spindelförmige Hautbiopsie mit dem Nachweis einer Tumorzellinfiltration subepidermaler Lymphwege.

11.4 Totale Mastektomie

- 1. Stewart-Umschneidung
- 2. Abpräparation des kranialen Hautmantels
- 3. Präparation in die Tiefe bis zur Pektoralisfaszie
- 4. Abpräparation des Drüsenkörpers von der Pektoralisfaszie
- 5. Abpräparation des kaudalen Hautmantels
- 6. Darstellung der Rektusfaszie
- 7. Absetzen der Brustdrüse
- 8. Redondrainage mit Sog
- 9. Wundverschluss

Auch nach der Ausweitung und Etablierung der Indikationen für ein brusterhaltendes Vorgehen zur Behandlung des Mammakarzinoms bleiben in einem nicht unbeträchtlichen Prozentsatz der Fälle noch Kontraindikationen für ein brusterhaltendes Vorgehen, so dass die totale Mastektomie auch weiterhin ein gebräuchliches Verfahren darstellt.

Für die totale Mastektomie bevorzugt man im Vergleich zu früheren radikalen Verfahren, die auch die oberflächlichen Brustmuskeln, d.h. die Mm. pectorales major und minor mitentfernten, heute lediglich die Absetzung des Drüsenkörpers auf der Pektoralisfaszie. Dies bedeutet, dass also die beiden Pektoralismuskeln belassen werden. Die Umschneidung der Brustdrüse nach Stewart erfolgt wetzsteinförmig quer oval. Bei Sitz des Primärtumors im oberen äußeren oder unteren inneren Quadranten, wobei hier besonders die Grenzen gemeint sind, kann die Stewart-Umschneidung auch leicht schräg angesetzt werden, so dass sie von lateral kranial nach kaudal medial, gegenüber der querovalären Umschneidung verläuft. Das Ausmaß der Umschneidung bezieht am lateralen Schnittrand als Grenze die vordere Axillarlinie mit ein. Der mediale Schnittrand reicht bis zum Parasternalrand (▶ Abb. 11.11).

Auch bei einem Tumorsitz im oberen inneren Quadranten soll die Schnittfigur gekippt werden, so dass sie in diesem Fall im Vergleich zur querovalären Umschneidung von mediokranial leicht nach laterokaudal verläuft. Diese Drehung der Schnittführung ist aus Berücksichtigung eines späteren Wiederaufbauverfahrens und aus kosmetischen Aspekten günstiger als ein zu hoch angesetzter querovaler Schnitt.

Es hat sich bei uns bewährt, die querovaläre Umschneidung mit einem Farbstift vorzuzeichnen.

Die gesamte Flächenausdehnung der Umschneidungsfigur soll auch nicht zu groß gewählt werden, um nach der Mastektomie einen spannungsfreien Wundverschluss zu gewährleisten. Dennoch ist darauf zu achten, dass die Hautbedeckung direkt über dem Sitz des Primärtumors mit einem Sicherheitsabstand von 2–3 cm in der Schnittfigur zu liegen kommt.

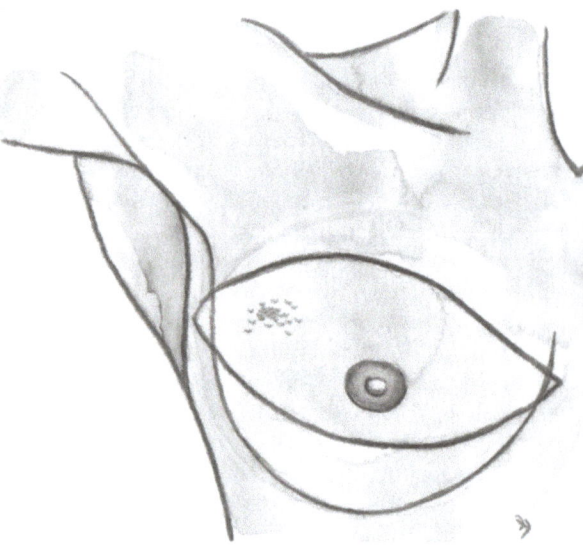

Abb. 11.11. Stewart-Umschneidung

Die Hautinzision wird mit dem Skalpell Nr. 21 vorgenommen. Wir beginnen die Inzision am kranialen Umschneidungsrand. Dazu spannen der Operateur sowie der 1. Assistent das vorgezeichnete Areal mit den beiden flach aufgelegten Händen straff aus. Durch kräftigen Messerdruck wird die obere Zirkumferenz umschnitten, so dass darunter das Fettdrüsenparenchym zur Ansicht kommt, die Hautwunde klafft. Anschließend werden die Wundwinkel medial und lateral separat ausgeschnitten.

Im nächsten Schritt muss nun der Hautfettlappen des kranialen Schnittrandes von der daruntergelegenen Fettdrüsenparenchymschicht abpräpariert werden. Dazu haken wir den oberen Wundrand mit 3 Wundhaken nach Mannerfelt lateral, zentral und medial an. Der 2. Assistent hält diese 3 Klemmen unter gleichmäßiger Spannung, so dass eine gerade Fläche entsteht. Der Operateur legt ein Bauchtuch auf den Drüsenkörper und setzt über das Bauchtuch den Drüsenkörper mit der linken Hand unter stetige Spannung. Mit einem Skalpell wird nun am kranialen Schnittrand der Brustdrüsenkörper von der Haut abpräpariert. Unter stetiger Anspannung der Brustdrüse durch die linke Hand des Operateurs mit dem Bauchtuch lässt sich hier eine Schicht darstellen. Es ist darauf zu achten, dass eine subkutane Fettgewebeschicht des kranialen Hautrandes von maximal 0,5 cm verbleibt. Dies ist ausreichend, damit die Hautdurchblutung des Schnittrands durch das subkutane Fettgewebe gesichert ist. Andererseits ist dies auch ausreichend genug, damit am Subkutangewebe des oberen Hautschnittrands kein Drüsengewebe mehr anhaftet. Diese Präparation wird fortgesetzt, bis die Faszie des M. pectoralis major am kranialen Rand erreicht ist (▶ Abb. 11.12).

11.4 · Totale Mastektomie

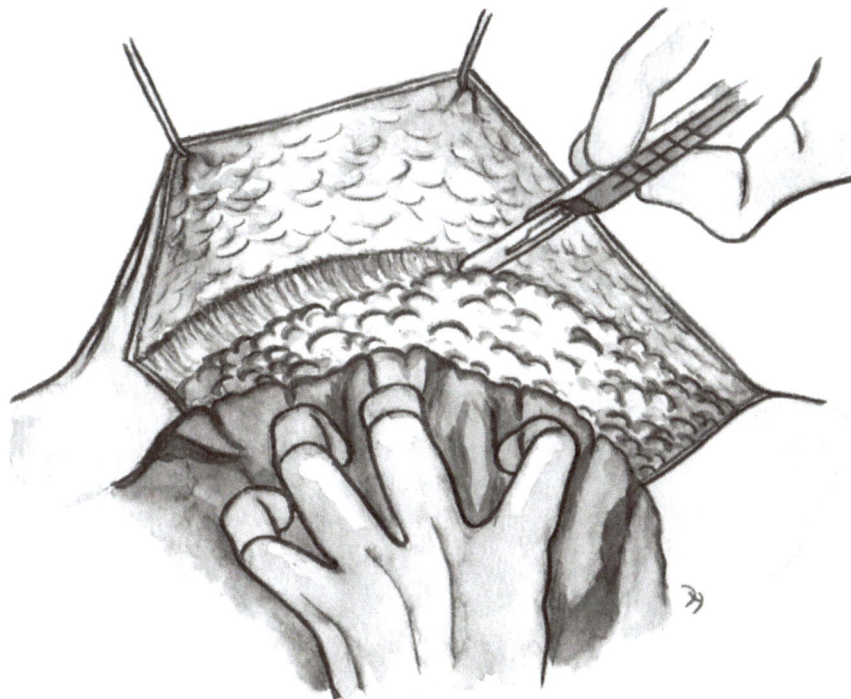

Abb. 11.12. Präparation des kranialen Hautmantels

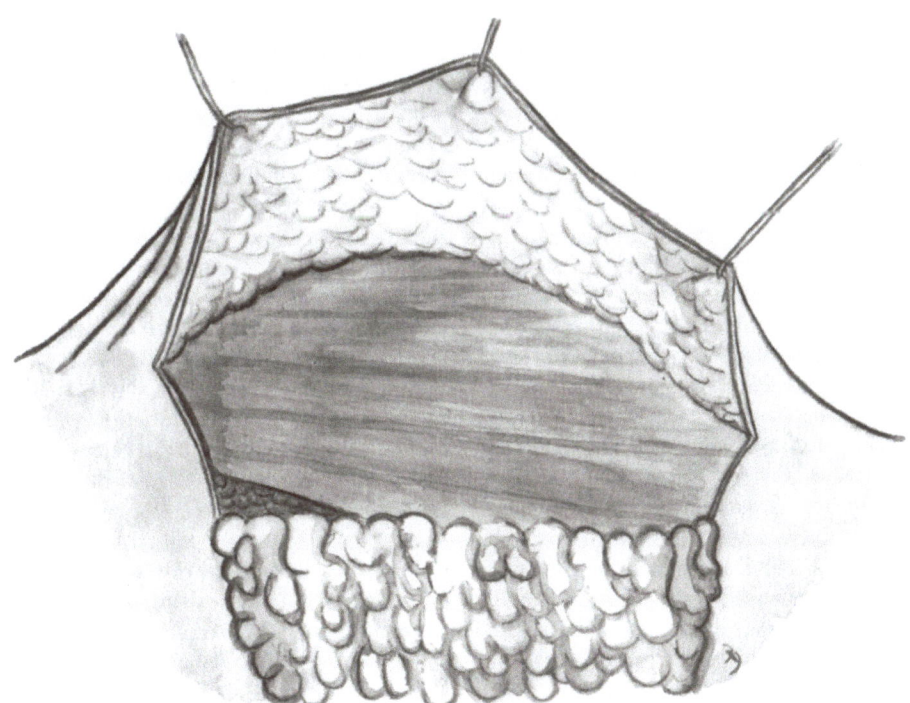

Abb. 11.13. Ablösen des Drüsenkörpers von der Pektoralisfaszie

Blutungen aus dem Präparationsrand werden in der Regel elektrochirurgisch gestillt. Selbst größere Blutungen lassen sich auf diese Weise meist versorgen. In Einzelfällen ist es allerdings nötig, problematischere Blutungsherde durch eine atraumatische Umstechung (Vicryl 2-0 SH) zu versorgen.

Mit Erreichen der Pektoralisfaszie beginnt nun die Abpräparation des Organs von derselben. Auch dies geschieht mit dem Skalpell, der Drüsenkörper wird wiederum beständig von der linken Hand des Operateurs mit dem Bauchtuch unter Zug gehalten. Das Abtragen erfolgt parallel zu den Fasern des M. pectoralis major. Mit weiterer Abtragung erreicht man gelegentlich im Bereich der medialen Absetzungsstelle Rami perforantes der A. thoracica interna, die bei größeren Blutungen durch Umstechungen versorgt werden. Die Äste treten am Sternalrand aus. Eine zu großzügige Koagulation dieser Äste ist mit der Gefahr der Läsion darunterliegender Strukturen, und damit insbesondere auch der Pleura mediastinalis verbunden, so dass wir zur Vorsicht mahnen.

Die schrittweise Abpräparation wird nun fortgeführt, bis der Rand der Pektoralismuskulatur sichtbar wird. In dieser Phase präparieren wir entsprechend dem Faserverlauf des Pektoralismuskels eher schräg von medial nach lateral, wobei die Messerzüge von laterokranial nach mediokaudal erfolgen (▶ Abb. 11.13). Vor der nun endgültigen Ablösung des Drüsenkörpers wird die untere Umschneidung vollendet.

Auch hierzu spannen sich Operateur und 1. Assistent die vorgezeichnete Schnittlinie an. Mit dem Skalpell Nr. 21 durchtrennt der Operateur mit der rechten Hand kräftig die Haut und das darunterliegende Bindegewebe, die Wunde klafft.

Die Wundhaken des oberen Wundrandes werden nun in gleicher Weise an den unteren Wundrand versetzt, wobei sie lateral, zentral und medial zu liegen kommen.

Der 1. Assistent spannt nun den unteren Umschneidungsrand mit den Wundhaken an, und der Operateur durchtrennt nun den kaudalen Brustansatz und präpariert auf diese Weise das Haut- und subkutane Fettgewebe vom Fettdrüsenparenchym ab. Hierzu versetzt er die Mamma mit dem Bauchtuch unter Spannung in kranialer Richtung. Auch bei der Abpräparation des unteren Wundrandes ist darauf zu achten, dass etwa 0,5 cm subkutanen Fettgewebes an der Inzisionslinie belassen werden, dies ist wie erwähnt ausreichend, um die Durchblutung der Haut zu sichern und andererseits hinreichend, um kein Fettdrüsenparenchym in situ zu belassen. Die Abpräparation am kaudalen Wundrand folgt bis zur Ansatzlinie der Faszie des M. rectus abdominis. Wenn diese erreicht ist, wechseln wir erneut die Präparationsrichtung. Der Operateur spannt die Brustdrüse mit der linken Hand im Bauchtuch nun wieder wie ursprünglich nach kaudal aus und vollendet das Absetzen des Präparates, indem er vom oberen Schnittrand auf den unteren Schnittrand zu präpariert. Wenn am Schluss nur noch ein flacher Steg in mediolateraler Richtung stehen bleibt, wird dieser zunächst medial durchtrennt, die Mamma nach lateral unter Spannung gesetzt und schließlich die Brustdrüse lateral mit dem Skalpell abgesetzt. Die freipräparierte Brust trennen wir in jedem Fall zunächst, auch vor der Präparation der Axilla ab. Bei voluminöser Mamma muss man auf die Orientierung achten, um nicht vom kaudalen Wundrand aus zu weit in Richtung Abdomen zu präparieren, oder beim Absetzen der Brustdrüse nach lateral zu weit in die Axilla zu gelangen.

Für die axilläre Lymphonodektomie bietet sich nun nach Absetzen des Präparates am lateralen Rand des M. pectoralis major ein ausreichend großer und geräumiger Zugang.

Mit der beschriebenen Technik der erweiterten Mastektomie verbleibt ein ausreichender Haut-/Fettmantel unter Erhaltung der Pektoralismuskulatur. Dies schafft für eine Brustrekonstruktion durch den plastischen Chirurgen günstige Voraussetzungen.

Nach Absetzen des Präparates erfolgt die Blutstillung im Wundbett. Zunächst werden die Wundhaken am unteren Schnittrand abgenommen. Der kraniale und der kaudale Schnittrand werden nun mit den breiten Seiten zweier Roux-Haken vom 2. Assistenten abwechselnd offen gehalten. Der Operateur entfernt ausgetretene Sickerblutungen durch breitflächiges Auflegen eines Bauchtuches. Nach Entfernen des Bauchtuches sieht man nun deutlich größere Blutungsherde, die gezielt elektrokoaguliert werden.

Man prüfe in dieser Situation auch nochmals die Stärke des Haut-/subkutanen Fettgewebemantels am kranialen und kaudalen Wundrand, um nicht doch eventuelle Ausläufer des Mammaparenchyms an den Wundrändern zu belassen. Die Drainage des Wundbettes erfolgt auf dem M. pectoralis major durch eine Redondrainage, die durch den kaudalen Anteil des seitlichen Wundrandes ausgeleitet wird. Auf subkutane Adaptationsnähte verzichten wir, lediglich eine Hautadaptation wird durchgeführt. Bewährt haben sich atraumatische, nichtresorbierbare monofile Einzelknopfnähte (Prolene 3-0 PS2) in Allgöwer-Technik (▶ Abb. 11.14).

Alternativ kann mit gleichen Fadenstärken eine Intrakutannaht durchgeführt werden. Zur besseren Adaptation legt man in diesen Fällen einzelne subepidermale Adaptationsnähte (Vicryl 2-0 SH).

Dieses Verfahren entspricht auch dem Wundverschluss, wenn in derselben Sitzung vom gleichen Zugang aus eine Lymphonodektomie durchgeführt wurde.

Über die Wunde wird für 24 h postoperativ ein zirkulärer, den Thorax umkreisender Druckverband angelegt. Die präpektoral gelegene Drainage wird entfernt, nachdem weniger als 40 ml Sekret in 24 h abgeleitet werden.

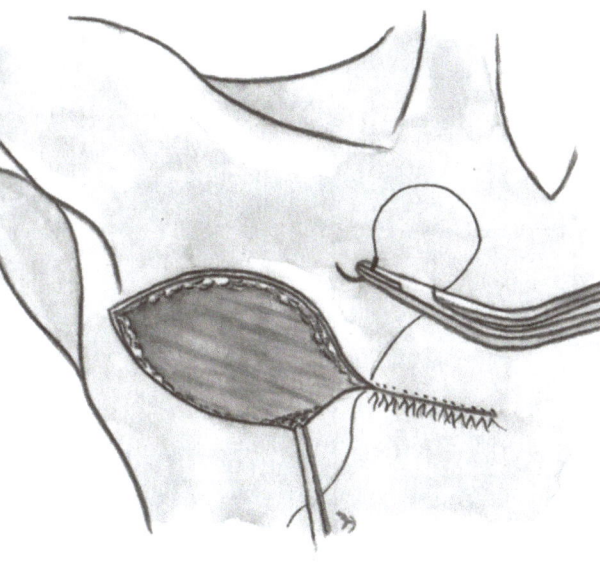

Abb. 11.14. Wundverschluss

11.5 Axilläre Lymphonodektomie

Zum gegenwärtigen Zeitpunkt ist die axilläre Lymphonodektomie integraler Bestandteil der chirurgischen Primärtherapie des Mammakarzinoms, da mit der Beurteilung des axillären Lymphknotenstatus der z. Z. wichtigste Prognosefaktor erhalten wird. Obwohl in der Behandlung des Primärtumorgeschehens über die Zeit nun ein deutlicher Rückgang ultraradikaler und aggressiver Maßnahmen zu verzeichnen ist (radikale Mastektomie nach Rotter-Halsted bis brusterhaltende Therapie), ist die Beurteilung der Axilla wesentlicher Bestandteil der Therapie.

Allerdings ist auch einschränkend zu sagen, dass im Vergleich zu früheren Jahren mehr und mehr Mammakarzinome in frühesten Stadien entdeckt werden, so dass es durchaus Gegenstand künftiger Untersuchungen sein wird, den Wert der konventionellen axillären Lymphonodektomie neu zu überprüfen.

Zur Zeit sind mehrere Verfahren Gegenstand von Untersuchungen, um auch auf dem Gebiet der axillären Lymphonodektomie eine vernünftige Rücknahme zu ausgedehnter operativer Maßnahmen zu ermöglichen.

Eines der wichtigsten Verfahren, die in diesem Einleitungskapitel erwähnt werden sollen, ist sicherlich das Sentinel-lymphnode-Konzept. Dabei handelt es sich um eine Maßnahme, womit der dem zugehörigen Primärtumor zuerst drainierende Lymphknoten quasi identifiziert wird. Der Tumor wird mit einer Markersubstanz umspritzt. Nach lymphatischer Drainage reichert sich die Markersubstanz im zugehörigen sentinel lymphnode an. Dieser Lymphknoten wird dann gezielt entfernt und untersucht. Aus diesem Untersuchungsergebnis wird auf den Zustand der Axilla geschlossen. Unter Umständen kann aus dem Ergebnis auf die weitere chirurgische Ausräumung der Achselhöhle verzichtet werden.

Dieses Konzept besticht, ist allerdings nicht neu. Wir haben in der Vergangenheit wiederholt nach Blaumarkierung eines mammographisch suspekten Befundes bei der anschließenden axillären Lymphonodektomie nach dem weiter unten zu beschreibenden Verfahren im Axillapräparat eindeutig mit Methylenblau markierte Lymphknoten gefunden, so dass die Pathophysiologie dieses Konzeptes nachvollziehbar ist und bestätigt wird. In einer Zeit der Überprüfung onkologischer Behandlungskonzepte, auch bzgl. ihrer zumutbaren Belastung für die Patientin und ihrer wirklichen onkologischen Relevanz, wobei die Vorstellungen über die Tumorausbreitungen endlich über bisher weit verbreitete mechanistische Vorstellungen hinausgehen müssen, ist dieses Konzept als zukunftsträchtig anzusehen. Die Vermeidung lebenseinschränkender Multimorbidität im Zusammenhang mit onkologischen Erkrankungen ist ein mindestens ebenso wichtiges, wenn nicht valideres Konzept für die Zukunft. Dennoch wollen wir darauf hinweisen, dass auch nach einer konventionellen axillären Lymphonodektomie, wenn sie nach dem von uns nachfolgend beschriebenen Verfahren erfolgt ist, kaum Einschränkungen durch schwerwiegende postoperative Folgezustände zu beobachten sind. Auch hier hat es sich wieder bewährt, daran zu erinnern, dass eine vernünftige Chirurgie zum einen ihre Grenzen kennt und zum anderen auf vorgegebene anatomische Strukturen Rücksicht nimmt. Die Vorstellung des „radikalen" chirurgisch-onkologischen Operateurs, der die entsprechenden Regionen „ausräumt", ist ein unzeitgemäßes Konzept, das der Vergangenheit angehören sollte. Während man in der lokalen Behandlung des Mammakarzinoms in der Entwicklung der letzten Jahre von der radikalen Mastektomie nach Rotter-Halsted zu den brusterhaltenden Konzepten in diesen Fragen sehr weit gekommen ist, muss in einigen Bereichen für die gynäkologische Onkologie sinnvollerweise hinterfragt werden, mit welcher pathophysiologischen und molekularbiologischen Begründung die vielfach noch praktizierten ultraradikalen Operationsverfahren aufrecht erhalten werden. Während man in der Behandlung des Mammakarzinoms frühzeitig erkannte, dass ab gewissen Tumorgrößen die Erkrankung ein systemisches Problem darstellt und entsprechender multimodaler Therapiekonzepte bedarf, ist man davon, insbesondere im Bereich der Behandlung der Genitalkarzinome, noch ein gutes Stück entfernt. Die Ultraradikalität der operativen Onkologie mit deutlicher Einschränkung der Lebensqualität für die betroffenen Frauen und nur gering bis überhaupt nicht verbesserten Überlebensraten der Patientinnen bei deutlich reduziertem Allgemeinzustand ist ein historisches Konzept, das nach unserer Ansicht auf mechanistischen Vorstellungen basiert und durch neue Konzepte abgelöst werden muss.

Eine Alternative bietet sich in der neuerdings erwähnten endoskopischen Lymphonodektomie an. Bei diesem Verfahren werden das axilläre Fettgewebe entfernt und anschließend die verbliebenen Lymphknoten reseziert. Diese Maßnahme ist, bei Beherrschung der Technik und Beachtung der Anatomie, sicherlich mit noch geringerer Morbidität verbunden. Als etablierte onkologische Methode darf man sie allerdings noch nicht bezeichnen. Durch die Entfernung des axillären Fettgewebes muss erst der präformierte Raum geschaffen werden, in den die Instrumente einzuführen sind. Die Fettabsaugung gelingt z.B. nach axillärer Instillation einer Lipolyselösung. Im Intervall wird das Fett, z.B. nach 20 min, abgesaugt, und der Hohlraum, der jetzt entstanden ist, endoskopisch überprüft. Die Berücksichtigung der Anatomie meint, dass die auch im konventionellen Verfahren relevanten Leitstrukturen der V. axillaris, des N. thoracicus longus sowie des Truncus thoracodorsalis, zweifelsfrei identifiziert werden können.

Als Standardverfahren beschreiben wir die axilläre Lymphonodektomie mit Resektion der sog. Level I und II.

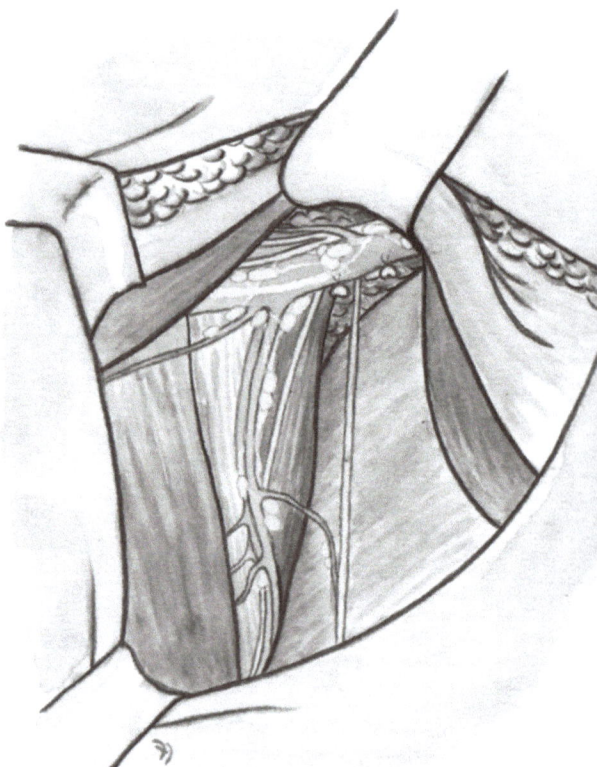

Abb. 11.15. Axilläre Lymphknoten Level I/II

11.5.1 Technik der konventionellen Lymphonodektomie

▶ 1. Hautschnitt in der vorderen Axillarlinie
▶ 2. Eröffnen der Axilla durch die Fascia clavipectoralis
▶ 3. Präparation des N. thoracicus longus
▶ 4. Präparation der V. axillaris
▶ 5. Präparation des Truncus thoracodorsalis
▶ 6. Resektion des Fett-Lymphknoten-Paketes
▶ 7. Redondrainage mit Sog
▶ 8. Hautverschluss

Die axilläre Lymphonodektomie entfernt die Lymphknoten der Level I und II der Axilla. Der Einteilung dieses Prinzips liegt folgende anatomische Beschreibung zugrunde. Die Lymphknoten des Levels I liegen seitlich des M. pectoralis minor. Die Lymphknoten des Levels II liegen hinter dem M. pectoralis minor und die Lymphknoten des Levels III liegen mediokranial davon. Ziel des Eingriffs ist, die Etagen I und II zu entfernen (▶ Abb. 11.15).

Der Zugang zum Operationsgebiet wird bei der modifiziert radikalen Mastektomie vom lateralen Eckpunkt der Stewart-Umschneidung möglich. Zur Darstellung des Operationsgebietes in diesen Fällen hat es sich bewährt, mit Wundhaken den lateralen Rand der Stewart-Umschneidung zu fassen und nach lateral auszuspannen. Mit einem Roux-Haken wird der laterale Rand des M. pectoralis major durch den 2. Assistenten nach kranial ausgespannt. Damit besteht nun zwischen der seitlichen Thoraxwand und der Axilla die ausgespannte Fläche zur Axillagrube, die der Operateur nun mit Präparierschere und Pinzette eröffnet (▶ Abb. 11.16).

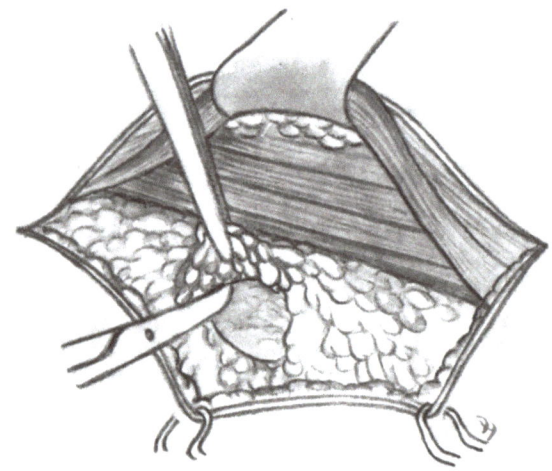

Abb. 11.16. Eröffnen der Fascia clavipectoralis

Hierzu legt er zunächst den lateralen Rand des M. pectoralis major frei. Bei der weiteren Präparation erreicht man den Rand des M. pectoralis minor, der ebenfalls freigelegt wird. Anschließend kann der Operateur

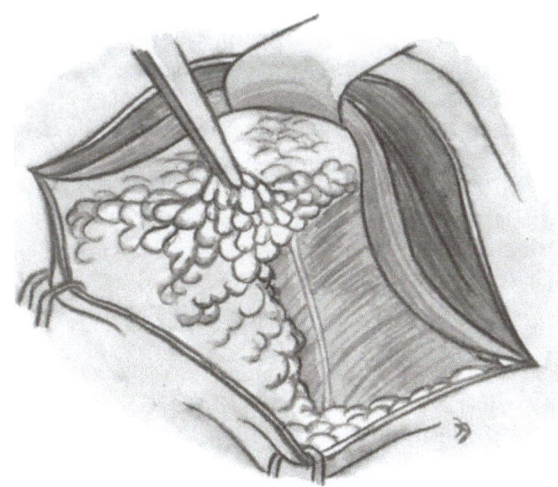

Abb. 11.17. N. thoracicus longus

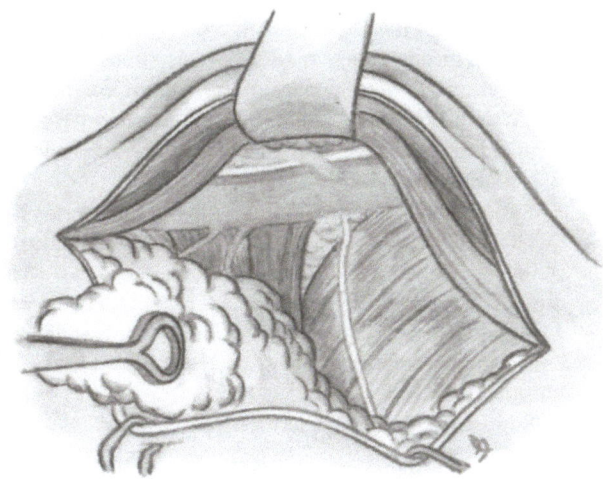

Abb. 11.18. V. axillaris

die eröffnete Axillargrube mit Stieltupfern oder mit dem Finger von diesem Zugang am Rand der Pektoralismuskulatur aus mühelos entlang der seitlichen Thoraxwand in die Tiefe freilegen. Präpariert man nun in die Tiefe, so stellt sich entlang der seitlichen Thoraxwand der N. thoracicus longus dar (▶ Abb. 11.17).

Dieses Nervenkabel kommt aus dem Plexus brachialis, tritt unter dem mittleren Abschnitt der V. axillaris hindurch und verläuft an der seitlichen Thoraxwand auf der Muskulatur abwärts zum M. serratus anterior, der durch diesen Nerv innerviert wird. Nachdem dieser Nerv gefunden ist, entlang der seitlichen Thoaxwand, wird er nach kranial verfolgt und hierbei unweigerlich der mediale Abschnitt der dicklumigen V. axillaris erreicht. Für diesen Präparationsschritt müssen die Roux-Haken, durch den 2. Assistenten geführt, die Pektoralismuskulatur stark anheben. Bei dieser Präparation entlang des N. thoracicus longus nach kranial findet man mühelos, quer durch die Axilla im oberen Abschnitt verlaufend, den N. intercostobrachialis. Dieser Nerv versorgt sensibel die Haut des Oberarms. Es ist möglich, bei diesem Präparationsschritt den N. intercostobrachialis mit Begleitgefäßen über Klemmen zu durchtrennen. Damit wird der Zugang zum mediokranialen Anteil der Axilla an der V. axillaris manchmal leichter möglich (▶ Abb. 11.18).

Bei diesem Präparationsschritt ist außerdem darauf zu achten, dass der N. thoracicus longus in seiner Hülle an der seitlichen Thoraxwand belassen wird.

Hat die Präparation nun die V. axillaris erreicht, kann an dieser entlang das axilläre Lymphknotenfettgewebe nach lateral, also entgegen dem Verlauf der V. axillaris und nicht über ihre obere Zirkumferenz hinaus, dargestellt werden. Bei weiterer Präparation nach lateral findet sich nun der N. thoracodorsalis mit dem thorakodorsalen Gefäßband, der auf dem M. subscapularis nach

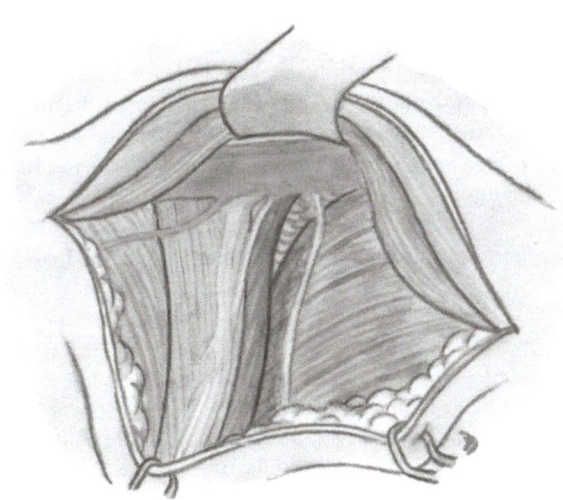

Abb. 11.19. Truncus thoracodorsalis

laterokaudal zieht. Auch der N. thoracodorsalis entspringt im Plexus brachialis, er nimmt nach Unterkreuzung der V. axillaris aus den großen Axillargefäßen das thorakodorsale Gefäßbündel mit und verläuft zum M. latissimus dorsi, den er innerviert (▶ Abb. 11.19).

Mit der Identifikation der beschriebenen Strukturen sind alle relevanten Leitstrukturen identifiziert. Es hat sich bewährt, dass das axilläre Lymphknotenfettpaket scharf und präzise von den genannten Gefäß-Nerven-Bahnen abpräpariert wird. Hierzu spannt der Operateur, mit der anatomischen Pinzette in der linken Hand, die entsprechenden Strukturen an und durchtrennt mit zarten Scherenschlägen der Präparierschere die angespannten Fasern. In dieser Phase ist es manchmal hilfreich, wenn der 1. Assistent mit einem Stieltupfer die entsprechende Struktur „anspannt", um die Präparation zu erleichtern.

Die Aufgabe des 2. Assistenten, der zwischen dem abduzierten ipsilateralen Arm der Patientin und dem Kopf positioniert ist, besteht darin, durch Manipulation an den Wundhaken und an dem Roux-Haken, der den Pektoralisrand nach mediokranial drängt, den Zugang zum Präparationsgebiet offen zu halten.

Für eine präzise Identifikation und auch zur Erleichterung der Präparation der Gefäß-Nerven-Leitstrukturen der Axilla hat es sich bewährt, wenn der 2. Assistent diese Arbeit in der Tiefe der Axilla durch Einsetzen von 2 mittelgroßen Breisky-Spekula unterstützt, mit denen er in wechselnden Richtungen das Präparationsareal offen halten und gleichzeitig durch sanfte Kompression auf die umgebenden Strukturen einen Zug ausüben kann.

Nach korrekter Freipräparation der Leitstrukturen kann nun das axilläre Lymphknotenpaket der Level I und II entfernt werden. Das Lymphknotenpaket kann weitgehend frei nach Anspannung mit der anatomischen Pinzette mittels Präparierschere reseziert werden. Vereinzelte kleinere Blutungen werden elektrokoaguliert, größere Blutungsquellen nach Applikation zweier zarter Overholt-Klemmen über den Gefäßverlauf durch Ligatur (Vicryl 2-0) versorgt. Die Entfernung des axillären Lymphknotenfettgewebes wird nicht nach kranial über die V. axillaris ausgedehnt.

Mit der Entfernung der axillären Lymphknoten nach dem beschriebenen Verfahren der Level I und II sind wenigstens 10 nachgewiesene Lymphknoten darzustellen.

Für die Exzision des Lymphknotenpaketes kann dieses über eine stumpfe atraumatische Klemme (z. B. Ovarialfasszange) vom 1. Assistenten angespannt werden.

Nach Entfernung des axillären Lymphdrüsenfettgewebepaketes stellt sich der anatomische Situs der Axilla mit den beschriebenen Leitstrukturen dar. Eindeutig ist nun auf der medialen Seite an der Thoraxwand der M. serratus anterior zu identifizieren, dieser liegt unter den beiden Pektoralismuskeln.

In der Tiefe der Axilla findet sich der N. thoracicus longus eingehüllt in ein Blatt des M. serratus anterior. Nach lateral ist das thorakodorsale Gefäß-Nerven-Bündel darstellbar. Dieses verläuft auf dem M. subscapularis nach kaudal und tritt in den lateral identifizierbaren M. latissimus dorsi ein. Der Boden der Achselhöhle zwischen M. subscapularis und M. latissimus dorsi wird vom M. teres major gebildet.

Nach Beendigung der Lymphonodektomie legen wir ein kleines trockenes Bauchtuch in die Axilla ein. Nach kurzer Einwirkungszeit hat dieses angesammelte Blutungen aufgesogen. Vereinzelte Blutungsquellen werden nun gezielt elektrokoaguliert oder größere aus Gefäßen, soweit nicht schon vorher gesehen, über Klemmen (z. B. Kantrowitz) ligiert (Vicryl 2-0).

In die Axilla wird eine Redondrainage mit Sog eingebracht und an der seitlichen Thoraxwand ausgeleitet. Die Haut wird verschlossen durch atraumatische, monofile, nichtresorbierbare Einzelknopfnähte (Prolene 3-0 PS2). Zur Nahttechnik bevorzugen wir Einzelstiche nach Allgöwer.

Die Redondrainage wird entfernt, wenn die Sekretproduktion in 24 h unter 40 ml liegt.

Bei der brusterhaltenden Therapie ist für die axilläre Lymphonodektomie ein separater Zugang anzulegen. Wir bevorzugen hierbei eine Schnittführung entlang der vorderen Axillarlinie, um das Operationsgebiet zu exponieren. Ein querer axillärer Schnitt wird von uns nicht durchgeführt. Durch diese separate Inzision entlang der vorderen Axillarlinie ist ein ausreichender Zugang zum Operationsgebiet zu finden. Die weitere Technik entspricht der oben beschriebenen.

Laparoskopische Eingriffe

Das Wesen der diagnostischen und therapeutischen Laparoskopie besteht in dem Zugang zum intraabdominalen Operationsgebiet über eine minimale Verletzung der Bauchdecke und das Arbeiten über Trokare mit verhältnismäßig kleinen und zarten Instrumenten. Der primäre Zugang zum Abdomen erfolgt im Allgemeinen subumbilikal/intraumbilikal in geschlossener oder offener Technik, die Exposition des kleinen Beckens wird durch Aufbau eines Pneumoperitoneums (mit Kohlendioxyd und durch die optimierte Lagerung der Patientin auf dem Operationstisch erreicht.

Da eine direkte Sicht auf das intraabdominale Operationsgebiet nicht gegeben ist, muss der Operateur mittels Optik und Videosystem mit einem zweidimensionalen Bild arbeiten, was anfangs große Schwierigkeiten bereiten kann. Das Arbeiten über ein Videosystem ist zur Durchführung selbst einfacher endoskopischer Eingriffe heutzutage eine Mindestanforderung, so dass der Operateur in aufrechter Haltung mit beiden Händen agieren und der Assistent den Ablauf der Operation direkt verfolgen kann, denn nur so ist eine effiziente Assistenz möglich. Der endoskopische Operateur muss nicht nur ohne die 3. Dimension, sondern auch ohne seinen Tastsinn zurechtkommen – das verfügbare Instrumentarium stellt nur einen ungleichen Ersatz dar. Das Spatium rectovaginale entzieht sich so der endoskopischen Beurteilung.

Dennoch kann man heute eine Reihe pelviskopischer Standardeingriffe definieren, für die eine Laparotomie im Regelfall obsolet ist. Wo die Operationszeit, die postoperative Morbidität und die Krankenhausliegedauer bei besserem kosmetischem Ergebnis durch den endoskopischen Eingriff verkürzt werden können, ist dieser auch einzufordern.

Andererseits hat sich mit der zunehmenden Routine im laparoskopischen Operieren in den letzten Jahren in der Indikationsstellung zu invasiven Eingriffen einiges geändert. So hat die Anzahl endoskopisch-diagnostischer Eingriffe deutlich zugenommen, was auch zu begrüßen ist, denn eine frühe invasive Diagnostik ist sinnvoller als langwierige Behandlungen aufgrund von Verdachtsdiagnosen. Andererseits ist die in den letzten Jahren zunehmende unkritische Indikationsstellung zu Adnex- und Uteruseingriffen bei jungen Patientinnen zu beklagen, die sich häufig nach den Kriterien des technisch Machbaren richtet und eine unnötige Inkaufnahme intraoperativer Komplikation und postoperativer Morbidität bedeutet.

Die Kunst des Operierens besteht nicht allein im handwerklichen Geschick des Operateurs, sondern auch in seiner sorgfältigen Indikationsstellung.

12.1 Lagerung

Steinschnittlage flach, Trendelenburg-Lagerung (s. S. 41).

12.2 Instrumentarium

Laparoskopie-Grundset (s. S. 24), Laparoskopie-Zusatzset (s. S. 25), Chromopertubations-Set (s. S. 25).

12.3 Geschlossene Laparoskopie

- ▶ 1. Intraumbilikale Hautinzision
- ▶ 2. Anhebung der Bauchdecke und Einstich mit der Veress-Nadel
- ▶ 3. Lagekontrolle der Veress-Nadel
- ▶ 4. Aufbau des Pneumoperitoneums
- ▶ 5. Entfernung der Veress-Nadel
- ▶ 6. Einstich mit dem spitzen Trokar
- ▶ 7. Einführen der Optik und Kontrollumsicht

Vor Beginn des Eingriffs sollten das Kaltlichtkabel und der CO_2-Schlauch angeschlossen werden, die Optik mit Videosystem vorbereitet sein und die Funktionsfähigkeit der verwendeten Geräte überprüft werden.

Für die geschlossene Laparoskopie verwenden wir allgemein 6-mm-Trokare und die 5-mm-Optik 0°. Vor Beginn des Eingriffs werden Funktion und Durchgängigkeit der Veress-Nadel überprüft. Die etwa 1 cm lange Hautinzision erfolgt am Unterrand der Fossa umbilicalis bei 6 Uhr in Längsrichtung, indem unter Anspannen der Haut mit der linken Hand mit dem Skalpell Nr. 13 in der Tiefe der Nabelgrube eingegangen und dieses nach ventral herausgeführt wird (▶ Abb. 12.1).

174 KAPITEL 12 · Laparoskopische Eingriffe

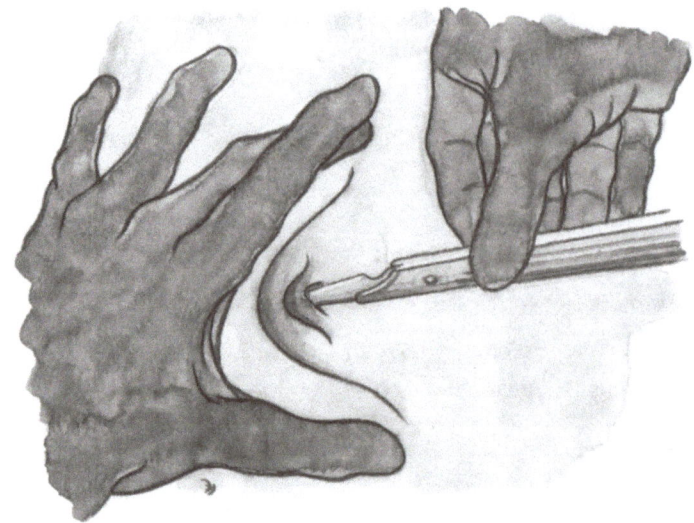

Abb. 12.1. Subumbilikale Hautinzision für Trokardurchmesser 6 mm

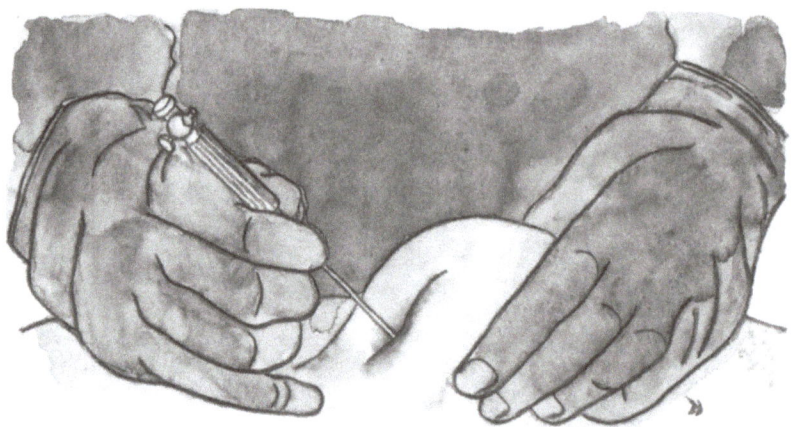

Abb. 12.2. Einstich mit der Veress-Nadel

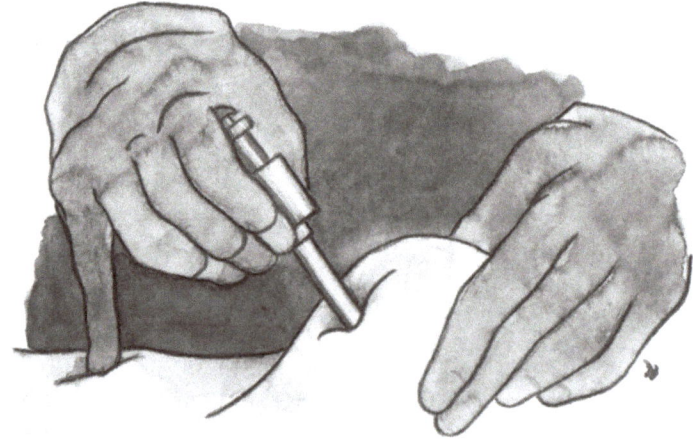

Abb. 12.3. Einstich mit dem Trokar

Anschließend werden die Bauchdecken unterhalb des Nabels mit der linken Hand kräftig gefasst und hochgezogen und mit der rechten Hand, die gleichzeitig mit dem kleinen Finger auf der Bauchwand leicht abgestützt wird, erfolgt das Einführen der Veress-Nadel (mit offenem Hahn) in einem Winkel von 45–80°, in Abhängigkeit von der Dicke der Bauchdecke (▶ Abb. 12.2).

Bei schlanken Patientinnen besteht eher die Gefahr, bei einer zu tiefen Insertion der Nadel auf intraabdominale Organe oder sogar retroperitoneale Gefäße zu treffen, so dass man hier eher einen flachen Einstichwinkel wählen wird. Bei der adipösen Patientin besteht eher die Gefahr des präperitonealen Emphysems, so dass man hier eher einen steilen Einstichwinkel wählt. Beim Vorschieben der Veress-Nadel tritt 2-mal ein Widerstandsverlust auf, hörbar durch je einen Klick beim Vorschnellen der abgerundeten Spitze: beim Durchdringen der Bauchwandfaszie sowie des parietalen Peritoneums. Dieser Doppelklick ist ein Hinweis auf die richtige intraperitoneale Lage der Nadelspitze. Zur Überprüfung der korrekten Lage können verschiedene Tests angewandt werden:

- Auf den Ansatz der Veress-Nadel werden 2 Trpf. Kochsalzlösung aufgetropft, durch Elevation der Bauchdecken werden diese durch den entstehenden Unterdruck in die Veress-Nadel aspiriert.
- Durch die Veress-Nadel werden etwa 5 ml Kochsalzlösung ins Abdomen instilliert, die sich anschließend nicht wieder aspirieren lassen. (Bei Aspiration von Blut oder Darminhalt muss eine zügige Abklärung erfolgen!).
- Bei korrekter intraperitonealer Lage ist die Spitze der Veress-Nadel frei beweglich und kann nach beiden Seiten ohne Widerstand geschwenkt werden (außer bei periumbilikalen Verwachsungen).

Keiner dieser Tests ist absolut, jeder birgt eine gewisse Irrtumswahrscheinlichkeit in sich, sie erhöhen jedoch die Sicherheit.

Nach Durchführung der Sicherheitstests wird der Gaszuleitungsschlauch angeschlossen und zunächst wird Kohlendioxyd mit niedrigem Minutenvolumen (2 l/min) insuffliert. Dabei muss die Druckanzeige ständig beobachtet werden: steigt der Druck schnell auf Werte über 8 mm Hg an, ist eine falsche Position der Veress-Nadel anzunehmen. Ein niedriger Ausgangsdruck und langsam ansteigende Werte bei gleichzeitig symmetrischer Vorwölbung des Abdomens bestätigen die richtige intraperitoneale Lage der Veress-Nadel. Nun kann der Fluss auf 4–6 l/min gesteigert werden, bei einem voreingestellten maximalen Druck von 14–16 mm Hg. Bei Erreichen dieses Drucks wird die Veress-Nadel entfernt. Der Einstich mit dem 6-mm-Trokar mit geschlossenem Hahn erfolgt analog unter Anhebung der Bauchdecke (▶ Abb. 12.3).

Sobald die Trokarspitze durch das parietale Peritoneum dringt, entweicht CO_2 über den Dorn, was als Zischen wahrgenommen wird; der Dorn wird nun entfernt und der Trokar noch einige Millimeter vorgeschoben. Die bereitliegende Optik wird sofort eingeführt und als erstes ein Rundumblick getan. Dabei achtet man besonders auf eventuelle Blutungen aus dem großen Netz, dem Magen und Darm oder aus großen Gefäßen. Bei zur Bauchdecke hochziehenden Darmschlingen ist außer an Adhäsionen auch an eine Penetration von Darm oder Mesenterium zu denken. Erst wenn sich keine Auffälligkeiten finden, wird die Patientin maximal kopftief gelagert, mit Überstreckung der Beine, und man wendet sich dem kleinen Becken zu.

Die geschlossene Laparoskopie stellt einen einfachen und schnell durchzuführenden Zugang zum Abdomen mit minimaler Traumatisierung der Bauchdecke (vor allem bei Verwendung von 6-mm-Trokaren) dar und birgt ein nur geringes Verletzungsrisiko, wenn sämtliche Sicherheitsvorkehrungen beachtet werden und die Indikation stimmt. Die Fehler- und Komplikationsmöglichkeiten sind vielfältig. Bei forciertem oder ruckartigem Einstich mit der Veress-Nadel oder dem Trokar können Aorta, V. cava oder die Iliakalgefäße verletzt werden – Blut fließt aus Veress-Nadel oder Trokar, die Patientin erleidet einen Druckabfall – eine sofortige notfallmäßige Längslaparotomie ist erforderlich.

Bei jedem laparoskopischen Eingriff muss personell und instrumentell ein sofortiger Umstieg auf die Laparotomie möglich sein.

Verletzungen von Gefäßen des großen Netzes können meist endoskopisch versorgt werden, bei Verletzungen des Dünndarms ist es u. U. ebenso möglich. Verletzungen des Magens, des Kolons oder retroperitonealer Organe erfordern die Laparotomie. Bei jeder Art von Verletzung ist es entscheidend, dass diese diagnostiziert und unter Hinzuziehung des Abdominalchirurgen primär versorgt wird. Eine unerkannte Darmperforation führt postoperativ zu einer diffusen Peritonitis, die zum septischen Schock mit hoher Morbidität und Mortalität führen kann. Die Erkennung von sich langsam ausbildenden retroperitonealen Hämatomen oder sekundären Darmwandnekrosen ist schwierig; das Entscheidende dabei ist, bei postoperativen Auffälligkeiten daran zu denken und diese dahingehend abzuklären.

Die geschlossene Laparoskopie darf niemals erzwungen werden. Bei mehrmaligen frustranen Punktionsversuchen mit der Veress-Nadel oder bei präperitonealem Emphysem empfiehlt es sich, großzügig auf die offene Technik umzusteigen, die fast ausnahmslos erfolgreich möglich ist.

Grundsätzlich ist bei sehr adipösen Patientinnen sowie bei sehr straffen Bauchdecken, bei denen ein Fassen und suffizientes Anheben kaum gelingen, von vornherein die offene Technik in Erwägung zu ziehen. Im Zustand nach vorausgegangener Appendektomie finden sich eher selten Adhäsionen periumbilikal, vorausgegangene Laparotomien (auch vom Pfannenstiel-Querschnitt) sollten jedoch stets Anlass zur offenen Laparoskopie sein.

12.4 Offene Laparoskopie

Das Wesen der offenen Laparoskopie besteht in der Eröffnung der Faszie sowie des Peritoneums unter Sicht, so dass das Verfahren auch bei periumbilikalen Netz- oder Darmverwachsungen angewendet werden kann und ein Höchstmaß an Sicherheit bietet. Eine weitere Verbreitung dieser Methode wäre wünschenswert, denn bei guter Beherrschung der Technik bedeutet sie keinen Zeitverlust im Vergleich zur geschlossenen Pelviskopie und ist praktisch immer erfolgreich durchführbar. Eine streng disziplinierte und exakte Durchführung der einzelnen Operationsschritte ist jedoch unabdingbar, um auf engem Raum die Übersichtlichkeit, z. B. durch unnötige kleine Blutungen, nicht zu gefährden.

Wir verwenden für die offene Laparoskopie 11-mm-Trokare mit aufgesetztem Konus und seitlicher Fadenhalterung und die 10-mm-Großbildoptik 0°.

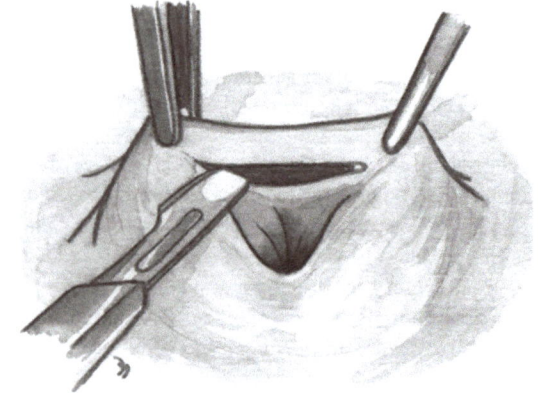

Abb. 12.4. Subumbilikale Hautinzision mit dem Skalpell

12.4.1 Technische Durchführung der offenen Laparoskopie

- 1. Subumbilikale Hautinzision
- 2. Stumpfe Darstellung der Faszie mit S-Haken
- 3. Anklemmen der Faszie
- 4. Quere Eröffnung der Faszie
- 5. Faszienecknaht beidseits
- 6. Stumpfe Darstellung der Fascia transversalis
- 7. Inzision der Fascia transversalis
- 8. Darstellung des parietalen Peritoneums
- 9. Inzision des Peritoneums
- 10. Einführen des stumpfen Trokars entlang der S-Haken
- 11. Fixierung des Trokars an den Faszienecknähten
- 12. Aufbau des Pneumoperitoneums
- 13. Einführen der Optik und Kontrollumsicht

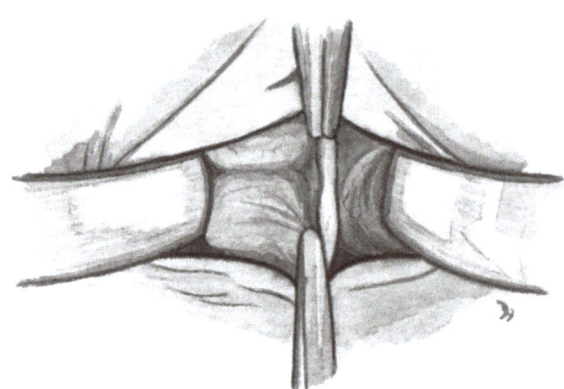

Abb. 12.5. Anhaken der Faszie mit Kocher-Klemmen

Zur Hautinzision fassen Operateur und Assistent jeweils mit einer chirurgischen Pinzette in der linken Hand bzw. der rechten Hand die Haut knapp unterhalb und seitlich der Nabelgrube mit Zug nach kaudal und lateral. Der Operateur führt mit dem Skalpell Nr. 13 eine 1,5 cm lange Hautinzision bogenförmig am Unterrand der Nabelgrube aus, bis ins subkutane Fettgewebe hineinreichend (▶ Abb. 12.4).

Nun fasst der Assistent den oberen und der Operateur den unteren Wundrand mit chirurgischen Pinzetten. Der Operateur durchtrennt nun mit der Präparierschere die sich anspannenden Bindegewebefasern und drängt die subkutane Fettschicht durch stumpfes Sprei-

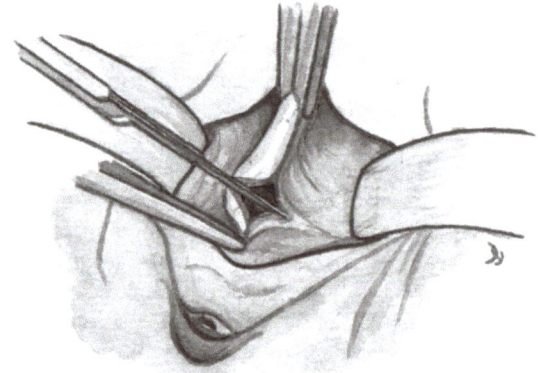

Abb. 12.6. Inzision der Faszie mit dem Skalpell

zen mit der Präparierschere in der Medianen blutungsfrei auseinander. Mit Hilfe der S-Haken wird dieser Präparationsschritt weitergeführt und es stellt sich die weißlich schimmernde Faszie dar. Präparierschere und S-Haken werden immer quer zur Längsachse der Patientin geführt. Der Assistent übernimmt nun die S-Haken und der Operateur klemmt die Faszie möglichst weit kranial in der Medianlinie mit einer Kocher-Klemme an. Eine 2. Kocherklemme wird etwa einen Zentimeter nach kaudal gesetzt (▶ Abb. 12.5).

Gegebenenfalls ist es hilfreich, mit der 1. Kocherklemme jetzt etwas kräftiger nachzufassen und mit einem Präpariertupfer noch anhaftendes präfasziales Fettgewebe zu den Seiten hin abzuschieben. Durch senkrechten Zug nach oben stellt sich eine Falte der Faszie dar, die mit dem Skalpell oder mit der Präparierschere auf 1,5 cm quer inzidiert wird, so dass darunter die beiden Mm. recti abdominis sichtbar werden (▶ Abb. 12.6).

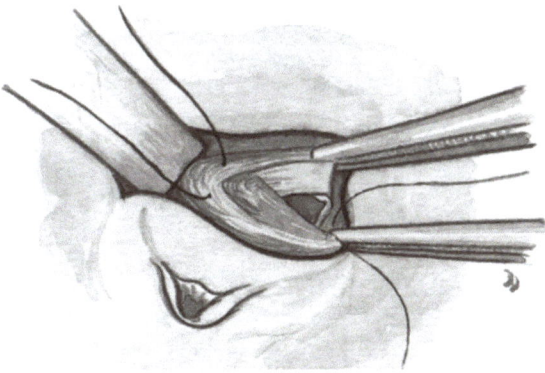

Abb. 12.7. Anlegen der seitlichen Haltefäden (Faszienannaht)

Der im linken Wundwinkel eingesetzte S-Haken wird entfernt und zur Exposition der rechten Faszienecke zieht der Operateur mit der linken Hand beide Kocher-Klemmen zu sich, während der Assistent den Zug am S-Haken akzentuiert. Die rechte Faszienecke wird mit einer kräftigen Naht (Vicryl 0 CT3) umstochen (▶ Abb. 12.7).

Die Nadel wird abgeschnitten, die Fäden nicht geknotet. Das gleiche Vorgehen erfolgt an der linken Faszienecke, während diese unter Zug an den Kocher-Klemmen nach rechts durch den Assistenten und Retraktion von Haut und Subkutis nach links mit der Pinzette durch den Operateur exponiert wird. Der Assistent eleviert nun durch Zug an den Fäden die gesamte Bauchdecke, der Operateur drängt mit den S-Haken stumpf die beiden geraden Bauchmuskeln quer auseinander, so dass die Fascia transversalis als weißlich-silbrig schimmernde Schicht zur Darstellung kommt. Nach Übernahme der S-Haken durch den Assistenten unter konstantem Zug nach oben, fasst der Operateur die Fascia transversalis mit einer feinen Kocher-Klemme und inzidiert die sich unter Zug ausbildende Falte mit der Präparierschere vorsichtig in kleinen Schritten, bis zum dunkel durchschimmernden parietalen Peritoneum der Bauchwand, das inzidiert oder mit geschlossener Schere stumpf durchstoßen wird (▶ Abb. 12.8).

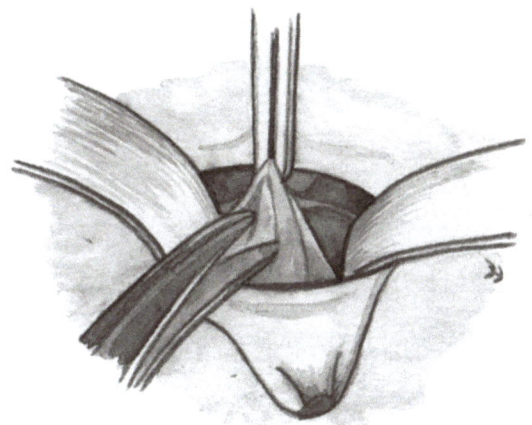

Abb. 12.8. Inzision der Fascia transversalis und des parietalen Peritoneums mit der Präparierschere

In einzelnen Fällen (z. B. bei adipösen Patientinnen oder schwach ausgebildeten Faszienstrukturen) stößt man beim Auseinanderdrängen der Rektusbäuche mit den S-Haken bereits auf das parietale Peritoneum, das sich leicht und gefahrlos mit geschlossener Schere (oder selbst mit den S-Haken) stumpf durchstoßen lässt. Die so entstandene Öffnung wird durch Spreizen der Schere erweitert. Nun werden die beiden S-Haken eingeführt und entlang dieser Schienung der spezielle 10-mm-Trokar für die offene Laparoskopie mit stumpfem Dorn in dorsokaudaler Richtung eingeführt. Die Haltefäden

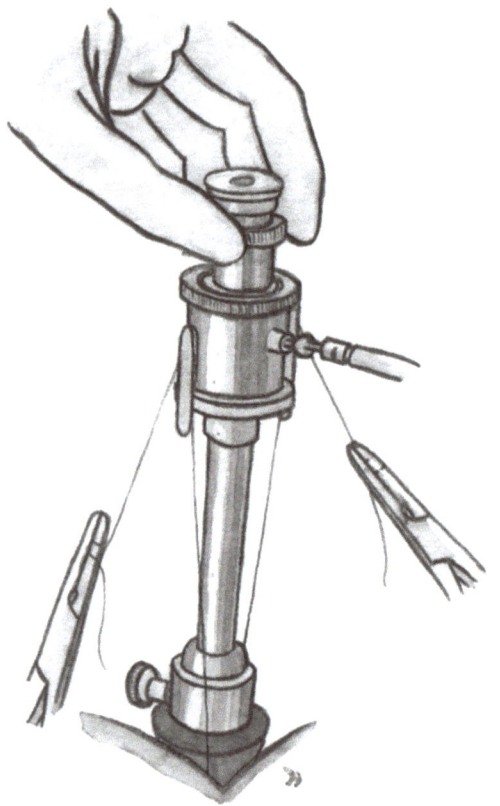

Abb. 12.9. 11-mm-Trokar in situ, fixiert durch Haltefäden

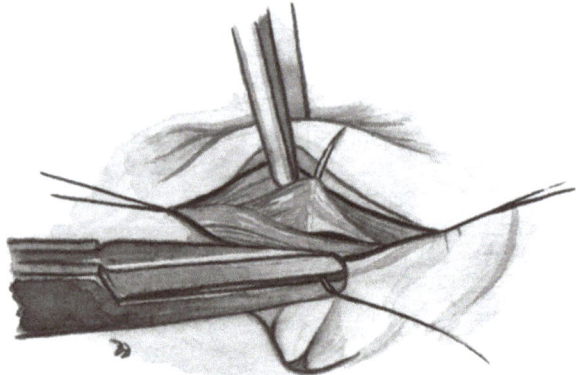

Abb. 12.10. Verschluss der Faszie durch Einzelknopfnähte

die seitlich angelegten Haltefäden geknotet, dazwischen wird eine 3. Einzelknopfnaht (Vicryl 0 CT3) gelegt (▶ Abb. 12.10).

Den Verschluss der Haut führen wir durch einfache Einzelknopfnähte mit nichtresorbierbarem, monofilem, synthetischem Faden (Prolene 3-0 PS2) durch, man kann ebenso eine Intrakutannaht machen oder die Haut klammern. Nach Desinfektion der Wunde mit Alkohol wird ein einfacher Wundverband angelegt.

12.5 Zusatzeinstiche

werden beidseits in den vorgesehenen Halterungen fixiert (▶ Abb. 12.9).

Vor Einführen des Trokars ist es ratsam, den am Trokarschaft fixierbaren Gleitkonus zur Abdichtung abhängig von der Dicke der Bauchdecke der Patientin so einzustellen, dass die Spitze des Trokars knapp aber sicher innerhalb der Peritonealhöhle zu liegen kommt, um optimale Übersicht zu gewährleisten.

Zunächst wird durch Einführen der Optik die richtige intraperitoneale Lage des Trokars überprüft, anschließend erfolgt zügig der Aufbau des Pneumoperitoneums mit einem CO_2-Fluß von 4–6 l/min bis zu einem angestrebten intraabdominalen Druck von 14–16 mm Hg.

Nach Abschluss des diagnostischen oder therapeutischen Eingriffs wird das Pneumoperitoneum durch Offenhalten des Trokarventils (mittels Entlüftungsstab) entlastet, danach wird der Trokar entfernt.

Man sollte darauf achten, dass möglichst wenig Kohlendioxyd intraabdominal verbleibt, da subphrenische Gasansammlungen reflektorisch zu vermehrten und länger anhaltenden postoperativen Schulterschmerzen führen.

Der subumbilikale Wundverschluss erfolgt in 2 Schichten: zum Verschluss der Faszie werden zunächst

Bei sämtlichen pelviskopischen Eingriffen ist es erforderlich, zumindest einen 2. Trokar in die Peritonealhöhle einzubringen. Das Arbeiten mit dem sog. Operationslaparoskop ist nicht ratsam, da hierbei die Instrumente in der optischen Achse vorgeschoben werden und dadurch der Blickwinkel auf das Operationsfeld eingeschränkt ist und gleichzeitig die räumliche Einschätzung unmöglich wird.

Aus kosmetischen und technischen Gesichtspunkten eignet sich für Zusatzeinstiche die obere Schamhaargrenze. Bei diagnostischen Pelviskopien applizieren wir einen Arbeitstrokar in der Medianlinie, bei operativen Pelviskopien sind in der Regel 2 Zusatztrokare notwendig, die in einem möglichst großen Abstand voneinander eingebracht werden. Zur besseren Exposition des Situs sollte man sich nicht scheuen, wenn nötig, einen 3. Arbeitstrokar einzubringen. Andererseits ist es wenig sinnvoll, mehr Trokare zu plazieren, als Operateur und Assistent gleichzeitig bedienen und kontrollieren können (▶ Abb. 12.11).

Stößt man auf technisch-präparatorische Schwierigkeiten, macht es wenig Sinn, den endoskopischen Eingriff mit enormem Zeitaufwand erzwingen zu wollen, und die Patientin durch eine Vielzahl von Trokareinstichen wie den Heiligen Sebastian zu opfern.

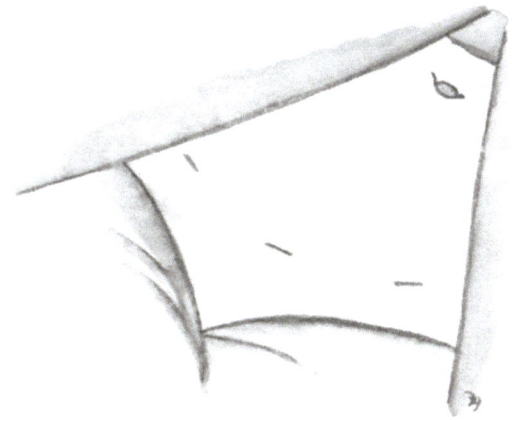

Abb. 12.11. Inzisionen zur Positionierung von Arbeitstrokaren

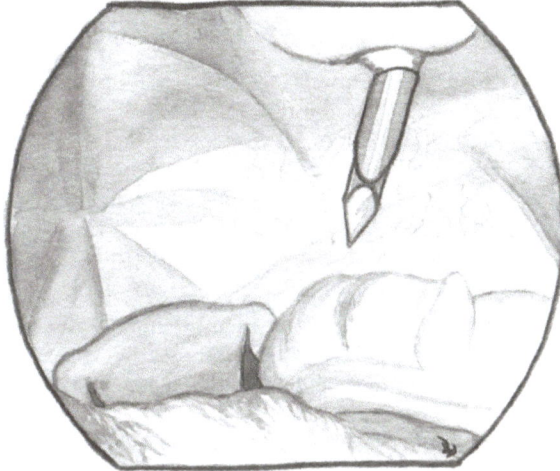

Abb. 12.12. Zusatzeinstich für einen Arbeitstrokar unter Sicht

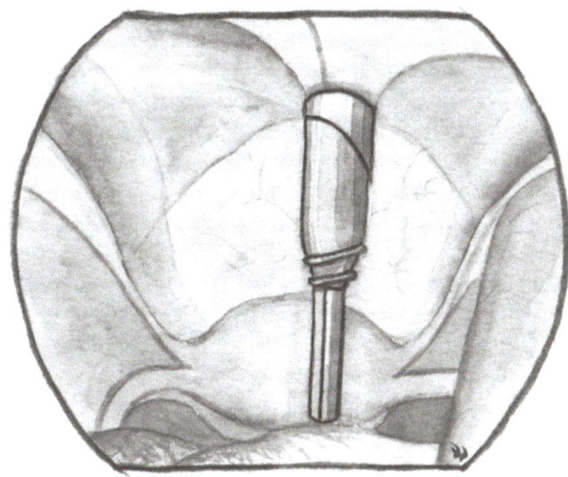

Abb. 12.13. Stumpfe Dilatation des Trokareinstichs von 6 auf 11 mm

Als Arbeitstrokare werden primär 6-mm-Trokare mit scharfem Dorn verwendet. Nachdem durch Transluminiation der Verlauf der Vasa epigastrica inferiora visualisiert wurde, werden ein kleiner Hautschnitt angelegt und der Einstich unter ständiger laparoskopischer Sicht durchgeführt (▶ Abb. 12.12).

Beim Einstich in der Medianen sind die wenigsten Blutungskomplikationen zu befürchten, beim lateralen Eingehen kann auf die epigastrischen Gefäße getroffen werden, ebenso ist eine Verletzung der Iliakalgefäße denkbar (in diesem Fall ist die sofortige Laparotomie unumgänglich!). Kommt es zu einer Verletzung von Bauchwandgefäßen, kann mit Hilfe der sog. Notfallnadel eine transkutane Umstechung vorgenommen werden. Die Notfallnadel wird mit einem Faden armiert und neben dem blutenden Gefäß transkutan durch die Bauchdecke gestochen. Über den 2. Arbeitstrokar werden mit einer Fasszange die Nadel ausgefädelt und ein Ende des Fadens nach intaabdominal durchgezogen; anschließend wird die Nadel extrahiert und auf der anderen Seite des blutenden Gefäßes von außen durch die Bauchdecke gestochen. Das intraabdominale Ende des Fadens wird nun eingefädelt und die Nadel zurückgezogen, so dass beide Fadenenden nun extern zu liegen kommen und vor der Bauchdecke fest miteinander verknotet werden. Der Faden muss später wieder entfernt werden.

Man kann auch nach einer kleinen Erweiterung der Hautinzision diese einschließlich des Subkutangewebes retrahieren und mit einer kräftigen Umstechung (z.B. mit Vicryl 1 CT1) als Z-Naht, unter gleichzeitiger endoskopischer Sicht, das Gefäß versorgen.

Auch das Entfernen der Trokare erfolgt grundsätzlich unter Sicht, denn ein verletztes, zunächst komprimiertes Gefäß blutet erst nach Entfernung des Trokars.

Da für manche Endoskopieinstrumente sowie zur Bergung von Gewebe und Organen dickere Trokare benötigt werden, ist es häufig erforderlich, einen der Zusatzeinstiche zu dilatieren. Hierfür steht ein eigenes Instrumentenset für verschiedene Trokardurchmesser zur Verfügung, wodurch ein stumpfes, komplikationsarmes Einbringen von beliebig dicken Trokaren möglich ist (▶ Abb. 12.13).

Da hierdurch größere Faszienlücken entstehen, werden diese bei Beendigung des Eingriffs mit Einzelknopfnähten (Vicryl 0 CT3) verschlossen, um dem Risiko einer Narbenhernie vorzubeugen.

12.6 Diagnostische Pelviskopie und Chromopertubation

Diagnostische Laparoskopien werden aus unterschiedlichen Indikationen durchgeführt, jedoch immer mit dem Ziel der exakten Exploration des inneren Genitale unter Beachtung von Auffälligkeiten im gesamten Abdomen. Zur Exposition des inneren Genitale bedient man sich eines suprasymphysären Arbeitstrokars und des graduierten Taststabes, mit dem zunächst unter maximaler Beckenhochlagerung der Patientin der Darm und das große Netz in den Mittel- und Oberbauch reponiert werden. Der Uterus wird von intraabdominal mit dem Taststab oder von vaginal mit einem armierten Tupfer eleviert, so dass Uterushinterwand, Sakrouterinligamente und der Douglas-Raum frei einsehbar werden. Die Ovarien werden jeweils mit dem Taststab durch Unterfahren des Lig. ovarii proprium vom Uterus kommend aus der Fossa ovarica herausluxiert, so dass die Ovarrückseite und die seitliche Beckenwand beurteilbar sind. Die Tuben werden beidseits in ihrem Verlauf dargestellt, so dass Veränderungen in Farbe, Form und Konsistenz beurteilt werden können, unter besonderer Beachtung der Fimbrientrichter. Die Ureteren können aufgrund ihrer wurmartigen Kontraktionen meist leicht an der Überkreuzungsstelle der Iliakalgefäße identifiziert werden. Besonderes Augenmerk erfordert die Beurteilung der peritonealen Flächen bei eventuellen Auflagerungen oder Epithelproliferationen, wobei es sich am häufigsten um endometriotische Herde handelt, die in den unterschiedlichsten Erscheinungsformen auftreten können. Malignomsuspekte oder endometrioseverdächtige Veränderungen werden stets histologisch gesichert. Hierfür stehen verschiedene Biopsiezangen zur Verfügung. Kleine Endometrioseherde werden darüberhinaus durch Elektrokoagulation, bevorzugt mit bipolarem Strom, denaturiert.

Bei jeder Anwendung von elektrischem Strom ist auf eine ausreichende Distanzierung der Instrumente vom Darm zu achten!

Bei akuter Adnexitis oder unklaren entzündlichen Prozessen im kleinen Becken werden bakteriologische Abstriche entnommen. Zum Nachweis der intrazellulär sich vermehrenden Chlamydien sind unbedingt Zellen aus dem Fimbrientrichter mit dem Watteträger zu erfassen (▶ Abb. 12.14).

Gelegentlich finden sich bei der Exposition des kleinen Beckens Zustände lokalisierter abgekapselter inflammatorischer Reaktionen im Sinne von Tuboovarialabszessen. Bei der Manipulation mit dem Taststab wird gelegentlich ein Teil der Kapsel traumatisiert, so dass sich Pus entleert. In diesen Fällen beschränkt man sich auf die mikrobiologische Abstrichentnahme. Nach Spülung mit physiologischer Kochsalzlösung und Einlage einer Drainage, sollte der Eingriff während der floriden inflammatorischen Phase nicht weitergeführt werden.

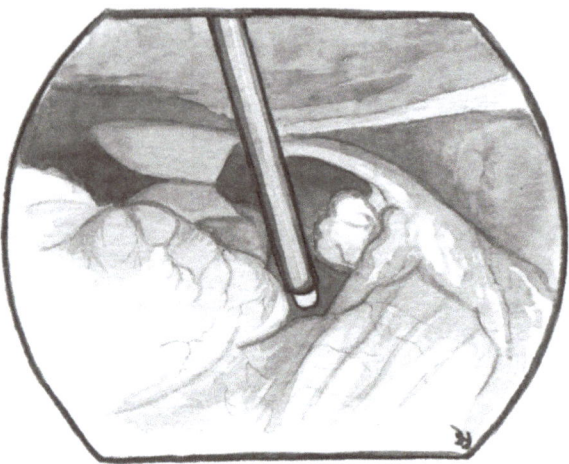

Abb. 12.14. Abstrichentnahme vom Fimbrientrichter

Eine risikoärmere Sanierung wird nach antibiotischer Behandlung im entzündungsfreien Intervall durchgeführt.

Eine wichtige diagnostische Maßnahme zur Abklärung des Tubenfaktors im Rahmen der Sterilitätsdiagnostik stellt die Chromopertubation dar. Hierbei wird über einen Portioadapter (Salpingograph) Methylenblaulösung in das Cavum uteri injiziert, das bei durchgängigen Eileitern frei über die Fimbrientrichter in die Bauchhöhle abfließt. Zur Farbstoffinjektion wird in klassischer Weise der Salpingograph nach Schulze eingesetzt. Nach Desinfektion der Scheide und Spiegeleinstellung der Portio wird der Uterus sondiert. Zunächst wird die Portio seitlich mit den beiden Kugelzangen angehakt, dann wird die Injektionssonde in die Zervix eingeführt und bis zum aufsitzenden Konus vorgeschoben. Die beiden Kugelzangen werden seitlich in die Halterungen eingelegt und straff angezogen, so dass der Konus den äußeren Muttermund abdichtet. In wenigen Fällen wird primär eine Dilatation des Zervikalkanals bis Hegar 4 notwendig. Der Salpingograph nach Schulze hat ein relativ großes Eigengewicht, so dass er gehalten oder auf einem ausgespannten Tuch abgelegt wird.

Mittlerweile bevorzugen wir den flexiblen Uterusinjektor, einen Ballonkatheter aus Kunststoff, der mit einem Führungsdraht verstärkt ist. Nach der Sondierung des Uterus wird der Uterusinjektor ins Kavum vorgeschoben und mit 10 ml Luft geblockt. Anschließend wird der Führungsdraht entfernt.

Als Vorteil ist die geringere Traumatisierung der Zervix und die bessere intraoperative Mobilität des Uterus zu nennen, nachteilig ist jedoch die schlechtere Abdichtung des Zervikalkanals, die bei Injektion unter Druck zum Tragen kommt, außerdem die Platzierung des Ballons im Cavum uteri. Verschiedene andere Portioadapter sind im klinischen Einsatz.

Die diagnostische Pelviskopie wird in geschlossener oder offener Technik vorgenommen. Nachdem beide Eileiter eingesehen und ggf. Adhäsionen gelöst wurden, werden die beiden Fimbrientrichter mit dem Taststab so gelagert, dass sie im Übersichtsbild gleichzeitig beobachtet werden können. Nun erfolgt durch den 2. Assistenten die transzervikale Injektion von Methylenblaulösung in einer Verdünnung von 1:10 unter sanftem Druck.

Endoskopisch kann man im Normalfall die Füllung der Eileiter mit der Farbstofflösung und anschließend den freien Austritt über die Fimbrientrichter beobachten. Findet sich ein ampullärer Tubenverschluss, färbt sich die entsprechende Tube an und bläht sich auf, es erfolgt jedoch kein Blauaustritt in die freie Bauchhöhle. Bei einem kornualen oder isthmischen Tubenverschluss füllt sich diese auch bei erhöhtem Injektionsdruck nicht. Nach Beendigung der Pelviskopie wird der Salpingograph nach Lockerung und Entfernung der Kugelzangen entnommen, bzw. der Uterusinjektor nach Entblockung entfernt.

Als typische Komplikation der Chromopertubation sind Uterusperforationen beschrieben, bei vorsichtiger Uterussondierung ist das Risiko jedoch sehr gering. Außerdem können postoperativ entzündliche Komplikationen auftreten. Um diesen jedoch weitgehend vorzubeugen, schließen wir präoperativ eine Genitalinfektion aus (durch bakteriologische Scheiden-/Zervixabstriche sowie pH-Messung) und verabreichen zusätzlich ein vaginales Antiseptikum am Vorabend des Eingriffs.

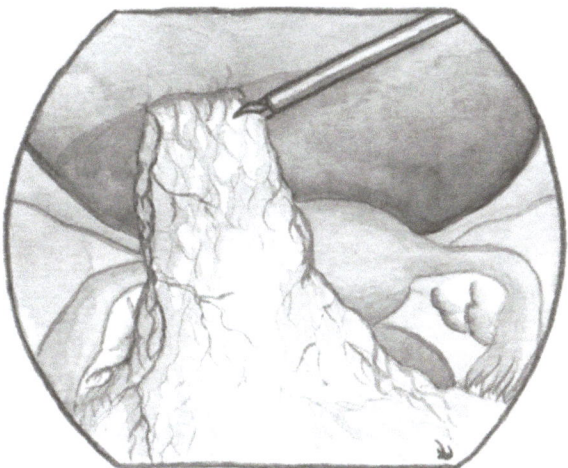

Abb. 12.15. Durchtrennung von Adhäsionen mit der Hakenschere

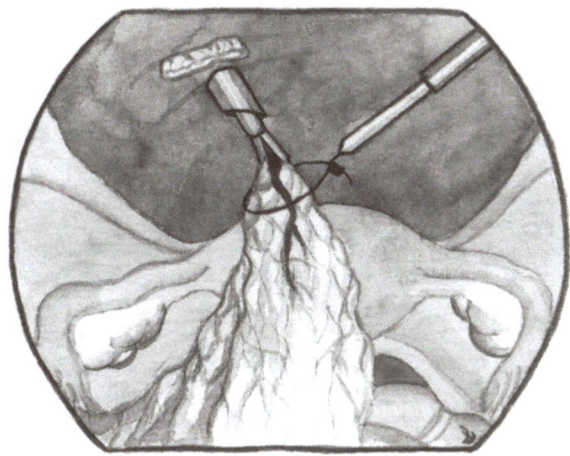

Abb. 12.16. Legen einer Endoschlinge um ein blutendes Omentumgefäß

12.7 Operative Laparoskopie

In der minimal-invasiven Chirurgie gelten prinzipiell die gleichen Grundsätze wie in der offenen Chirurgie, d.h. gewebeschonendes Präparieren, Beachtung der Anatomie, Durchführung von jeweils kleinen Inzisionen, wobei das Gewebe immer unter Spannung gehalten wird, Vermeidung von großflächigen Koagulationen und Massenligaturen, sorgfältige Blutstillung, Drainieren des Wundgebietes.

12.7.1 Adhäsiolyse

Die endoskopische Adhäsiolyse lässt sich nicht als Standardeingriff beschreiben, dennoch kommen stets gleichbleibende Techniken zur Anwendung. Zunächst muss der Operateur sich darüber im Klaren sein, welche Verwachsungen zu lösen sind und welche besser belassen werden sollten, denn man muss davon ausgehen, dass an entstandenen Wundflächen postoperativ erneute Adhäsionen auftreten. In diese Überlegungen muss die Beschwerdesymptomatik der Patientin miteinbezogen werden, sowie eine eventuelle Sterilitätsproblematik, außerdem die mögliche Gefahr eines Bridenileus. Selbstverständlich müssen die technischen Voraussetzungen für den geplanten Eingriff berücksichtigt werden.

In der Pelviskopie stellen sich Netzadhäsionen oft primär unter Spannung dar, so dass dabei die Organgrenzen und die oft vorhandene gefäßfreie Schicht leicht zu erkennen sind. Darauf ist bei der Präparation mit der Hakenschere oder der feinen Präparierschere zu achten. Handelt es sich um Netzverwachsungen mit der vorderen Bauchwand, so können kleine Gefäße vor dem Durchtrennen koaguliert werden, z. B. durch Anschluss der Hakenschere an monopolaren Strom (▶ Abb. 12.15).

Bei Abpräparationen des Darmes oder in Darmnähe sollte auf die Verwendung von elektrischem Strom verzichtet werden. Die endoskopische Lösung von Darm-

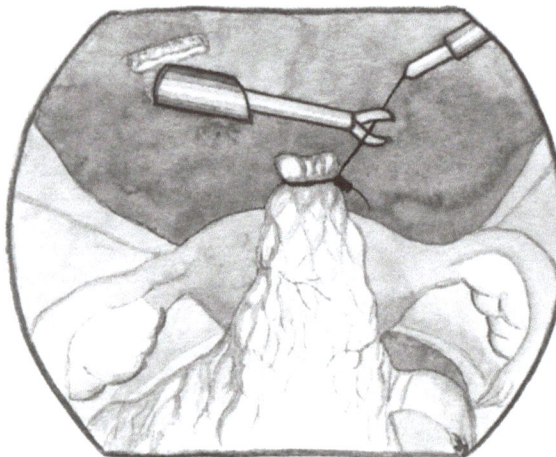

Abb. 12.17. Abschneiden des Ligaturfadens mit der Hakenschere

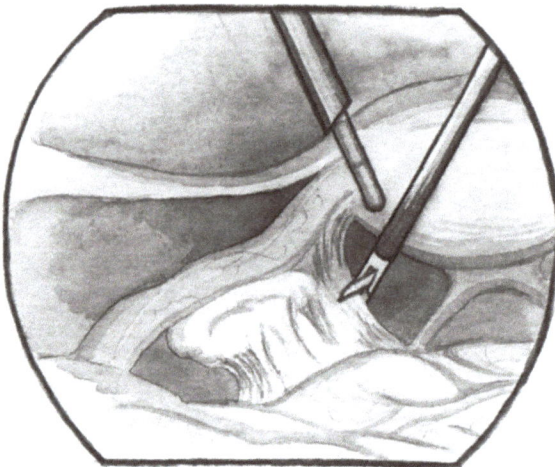

Abb. 12.18. Periovarielle Adhäsiolyse mit der Hakenschere

schlingen, die breitflächig und ggf. schwartig mit der Bauchdecke verwachsen sind, muss vermieden werden. Größere omentale Gefäße müssen wie in der offenen Chirurgie ligiert werden.

Für eine Ligatur mittels Endoschlinge benötigt man zwei 6-mm-Arbeitstrokare. Mit Hilfe des Applikators wird die Schlinge über einen der Arbeitstrokare ins Operationsgebiet eingebracht, über den anderen Trokar wird mittels atraumatischer Fasszange der zu ligierende Netzzipfel durch die Schlinge gezogen (▶ Abb. 12.16).

Beim kräftigem Zuziehen der Schlinge durch den Knotenschieber wird darauf geachtet, dass keinesfalls Darmwand mitgefasst wurde. Der Faden wird mit der Hakenschere abgeschnitten (▶ Abb. 12.17).

Die Adhäsiolyse an den Tuben und an den Ovarien bei tubarer Sterilität muss atraumatisch und besonders vorsichtig mit der Hakenschere durchgeführt werden, bei schleierartigen flächigen Verwachsungen eignet sich die Hochfrequenznadel gut (▶ Abb. 12.18).

Zur Adhäsionsprophylaxe nach Sterilitätsoperationen werden diverse Methoden und Hilfsmittel angewandt, auf die hier jedoch nicht näher eingegangen werden kann. Als einfache Möglichkeit ist es immer vorteilhaft, etwas künstlichen Aszites zu belassen.

12.7.2 Endoskopische Tubensterilisation

▶ 1. Bipolare Koagulation des proximalen Tubenabschnitts
▶ 2. Durchtrennung der proximalen Tube
▶ 3. Fotodokumentation

Die laparoskopische Tubensterilisation stellt zweifellos den am häufigsten durchgeführten endoskopischen Standardeingriff dar, und war vorrangig der Motor für die Entwicklung und den Durchbruch der Pelviskopietechnik.

Nach Eingehen mit Trokar und Optik in geschlossener oder offener Technik und Aufbau des Pneumoperitoneums wird zunächst ein Zweiteinstich suprasymphysär in der Medianlinie mit dem 6-mm-Trokar unter Sicht vorgenommen. Nach maximaler Kopftieflagerung der Patientin werden mit Hilfe eines Taststabes das große Netz sowie der Darm in den Mittel- und Oberbauch reponiert. Finden sich Verwachsungen nach Adnexitis oder Appendektomie, die den Zugang zu den Beckenorganen behindern, werden diese zuerst gelöst. Das nun frei einsehbare innere Genitale kann durch Anhebung des Uterus von vaginal durch den Assistenten mittels tupferarmierter Kornzange in seiner Lage optimiert werden, so dass Eileiter und Lig. rotundum sicher identifizierbar sind. Die Tube wird nun in ihrem isthmischen Anteil mittels bipolarer Koagulationszange gefasst und unter leichtem Zug nach medial und ventral von den umgebenden Strukturen distanziert. Vor allem muss darauf geachtet werden, dass ein Sicherheitsabstand zum Darm gegeben ist. Mittels bipolarer Elektrokoagulation wird die Tube durch mehrmaliges Fassen im uterusnahen isthmischen Bereich auf einer Strecke von 1–2 cm denaturiert (▶ Abb. 12.19).

Die Koagulationszeit wird so lange gewählt, wie ein messbarer Strom durch das Gewebe fließt. Bei Elektrokoagulationsgeräten ohne diese Automatikfunktion koaguliert man jeweils eine Minute lang. Anschließend wird die Tube mit der Hakenschere durchtrennt (▶ Abb. 12.20).

Der Vorgang wird auf der Gegenseite wiederholt und abschließend erfolgt eine Fotodokumentation.

Cave: Bei Verwendung von monopolarem Hochfrequenzstrom kann es aufgrund von unkontrollierbaren Kriechströmen zu Nekrosen am Darm kommen!

Beim Fassen der Tube muss darauf geachtet werden, dass die Mesosalpinx nicht zu weit mitgefasst wird, da es

12.7 · Operative Laparoskopie

ansonsten auch zu einer zumindest teilweisen Koagulation der benachbarten Gefäßarkaden des Ovars kommen kann. In der Folge kommt es zu einer Minderdurchblutung des Ovars und damit einhergehend zum sog. „Poststerilisationssyndrom" mit klimakterischen Beschwerden und Zyklusanomalien.

Zur Denaturierung des Eileiters wird von manchen Autoren die Thermokoagulation bevorzugt, wobei mittels sog. „Krokodilklemme" bei 100 °C eine Hämostase erzeugt wird. Diverse andere Sterilisationsmethoden wurden beschrieben, z. B. durch Anlegen von Ligaturen, Clips oder Silasticringen.

12.7.3 Salpingotomie bei Tubargravidität

▶ 1. Injektion von Suprarenin (1:100)
▶ 2. Antimesosalpingeale elektrochirurgische Inzision der Tubenwand
▶ 3. Extraktion des Konzeptus
▶ 4. Gegebenenfalls Injektion von hyperosmolarer Glukoselösung

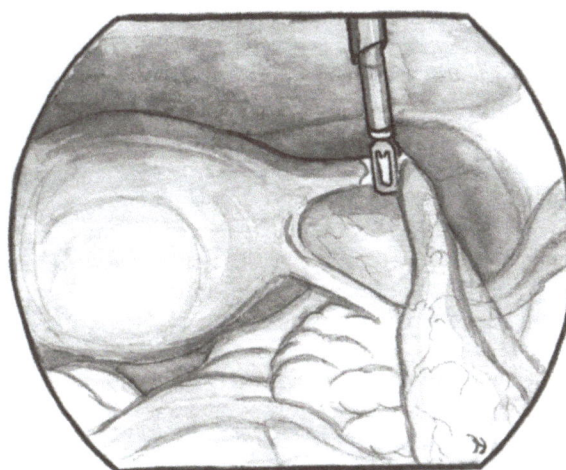

Abb. 12.19. Bipolare Koagulation des Eileiters

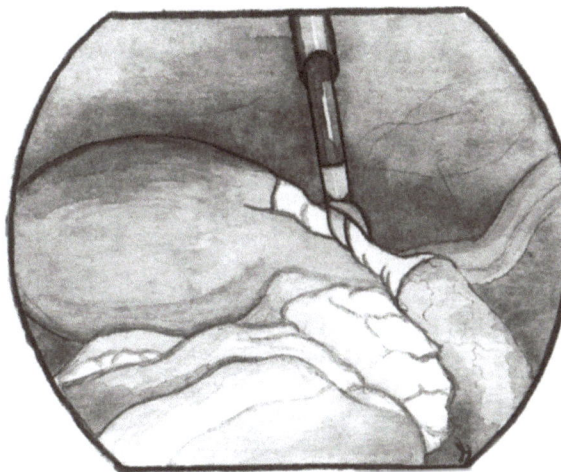

Abb. 12.20. Durchtrennung des destruierten Tubenabschnittes mit der Hakenschere

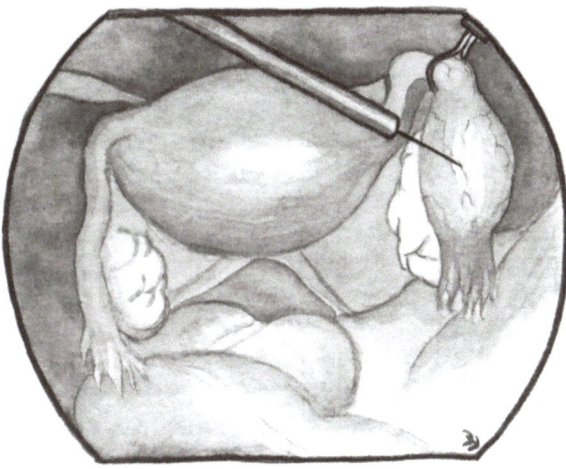

Abb. 12.21. Injektion von Suprarenin in die aufgetriebene Tubenwand

Unter dem klinischen Bild einer extrauterinen Schwangerschaft finden sich intraoperativ ganz unterschiedliche Situsverhältnisse. Einerseits kann eine sehr frühe Schwangerschaft vorliegen, so dass die Lokalisierung der ektopen Nidation Schwierigkeiten bereiten kann, andererseits kann man auf schwierige Verhältnisse stoßen, die durch massive, teils koagulierte Blutansammlungen (selbst bis zu 3 l) im Abdomen oder durch einen soliden, bereits in Organisation begriffenen, teils nekrotischen Konglomerattumor im Douglas bedingt sind. Dennoch können über 90 % der Eileiterschwangerschaften laparoskopisch operiert werden. In der Regel findet man dank allgemein verbesserter Frühdiagnostik eine „stehende Tubargravidität" mit intakter Tubenwand vor.

Die Tuben werden beide in ihrem gesamten Verlauf dargestellt, die ektope Gravidität findet sich als livide Auftreibung meist im ampullären Anteil der Tube. Gegebenenfalls muss der Eileiter zuerst aus schleierartigen postadnexitischen Verwachsungen gelöst werden. Mittels atraumatischer Tubenfasszange wird über den ipsilateralen Trokar proximal der Auftreibung die Tube gefasst, über den kontralateralen Arbeitstrokar wird mit der Punktionsnadel Suprarenin (Epinephrin 1:1000) in einer Verdünnung von 1:100 in die Tubenwand und angrenzende Mesosalpinx injiziert (▶ Abb. 12.21). *Suprarenin darf nur verdünnt in einer Konzentration von 1:100 angewendet werden!*

Dabei kommt es zu einer Kontraktion der Gefäße, wodurch ein blutarmes Operieren ermöglicht wird.

Mit der Hochfrequenznadel nach Manhes (elektrische Nadel) wird der Eileiter antimesosalpingeal im Bereich der ektopen Nidation längs inzidiert (▶ Abb. 12.22).

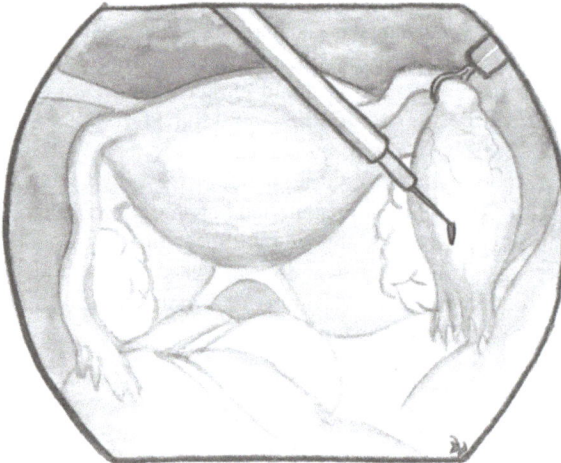

Abb. 12.22. Antimesosalpingeale Inzision der Tubenwand mit der elektrischen Nadel

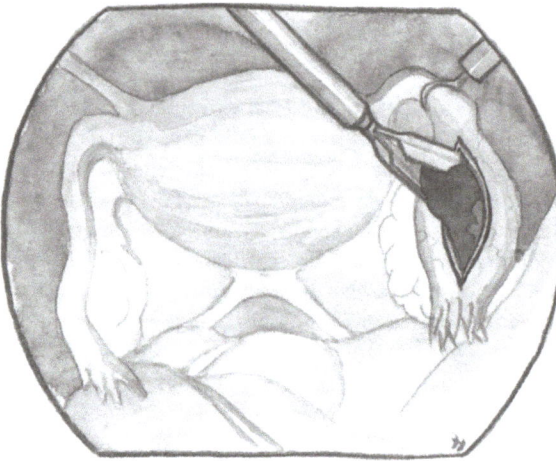

Abb. 12.23. Extraktion des Konzeptus

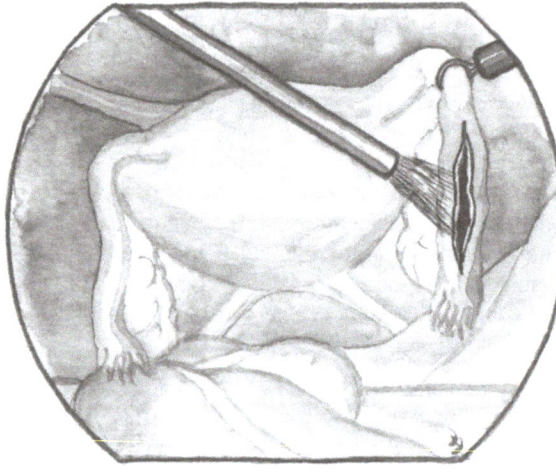

Abb. 12.24. Spülung der Wundränder

In der Folge quillt das Trophoblastgewebe hervor. Liegt eine bereits regressive Tubargravidität vor, so kann der Konzeptus oft in toto entfernt werden. Andernfalls wird das sich demarkierende choreale Gewebe mit der Löffelzange abgelöst und entfernt (▶ Abb. 12.23).

Nun spült man ausgiebig mit Purisole-SM-Lösung, um eventuelle Blutungen aus der Tubenwand zu lokalisieren, die mit der feinen Spitze der Biopsie- und Fasszange nach Blakesly monopolar koaguliert werden, und um gleichzeitig die Tubenschleimhaut auf verbliebenes Trophoblastgewebe zu inspizieren (▶ Abb. 12.24).

Im Falle von sehr vitalem, der Schleimhaut fest verhaftetem Schwangerschaftsgewebe, besteht eine erhöhte Gefahr der Verletzung der Tubenschleimhaut mit konsekutiver Funktionsverschlechterung, so dass wir dann auf forcierte Manipulation verzichten und stattdessen 40%-ige Glukoselösung zur osmotischen Zerstörung der Residuen injizieren. Nach sorgfältiger und vorsichtiger Blutstillung an der Tubenwand lassen wir diese offen, da in mehreren Studien der Verschluss der Salpingotomie durch Einzelknopfnähte keine Vorteile erbracht hat. Bei klaffender Inzision adaptieren manche Autoren die Wundränder mittels einer Einzelknopfnaht (4-0), wobei sich ein Vorteil dieser Methode nicht erwiesen hat.

Am Schluss des Eingriffs erfolgt nach ausgiebiger Spülung und Absaugung die Einlage einer Robinson-Drainage 12 oder 14 Charr in den Douglas. Von einem der Arbeitstrokare wird das Ventil abgeschraubt und die Drainage mit dem perforierten Ende voran über den Trokar eingeführt und unter endoskopischer Sicht in den Douglas vorgeschoben, dann wird der Trokar entfernt. Die Robinson-Drainage wird mit nichtresorbierbarer Naht an der Haut fixiert.

Häufig findet man bei der Pelviskopie nach Exposition des inneren Genitale einen rupturierten Eileiter vor, reichlich Blut und Koagel intraabdominal sowie arterielle Blutungen aus tubaren Gefäßen. Das operative Vorgehen muss deshalb immer dem Situs angepasst werden, wobei es vorrangig ist, sich einen Überblick zu verschaffen (durch Absaugen und Spülen) und größere Blutungsquellen zu versorgen. Sickerblutungen lassen sich gut durch Injektion von Suprarenin (1:100) minimieren. Abhängig von der Ausdehnung der Ruptur muss ggf. eine Erweiterungsinzision mittels Hochfrequenznadel in Längsrichtung gemacht werden. Anschließend wird das Trophoblastgewebe möglichst vollständig extrahiert, unter Beachtung von möglicherweise versprengtem Gewebe im kleinen Becken. Eine sekundäre Implantation im Douglas ist zwar selten, jedoch möglich. Die Häufigkeit intratubarer Trophoblastpersistenz nach pelviskopischer Salpingotomie ist die gleiche wie bei der offen-chirurgisch durchgeführten Salpingotomie und beträgt etwa 5%.

Nach einer Salpingotomie ist es unerlässlich, postoperative HCG-Kontrollen im Serum bis zum Abfall unter die Nachweisgrenze durchzuführen!

12.7.4 Salpingektomie

▶ 1. Bipolare Koagulation des freien Mesosalpinxrandes
▶ 2. Schrittweises Absetzen der Mesosalpinx
▶ 3. Bipolare Koagulation des Tubenabgangs
▶ 4. Absetzen der Tube vom Uterus
▶ 5. Bergung des Präparates

In manchen Fällen findet man einen völlig destruierten Eileiter mit rezidiviert aufgetretener ektoper Gravidität vor, so dass im Sinne einer Rezidivprophylaxe die Salpingektomie das operative Verfahren der Wahl darstellt. Ebenso wird man sich für die Salpingektomie entscheiden, wenn die Familienplanung der Patientin abgeschlossen, oder wenn die Eileiterschwangerschaft nach Sterilisation aufgetreten ist.

Im Falle von Saktosalpingen stellt die Salpingektomie das operative Verfahren der Wahl dar.

Für die Entfernung der Tube muss diese zunächst aus ggf. vorhandenen Verwachsungen mobilisiert werden. Wie in der offenen Chirurgie gilt das Prinzip, einen untypischen Situs erst in einen typischen Situs zu verwandeln, mit besonderem Augenmerk auf die ausreichende Distanzierung des Darmes, da in der endoskopischen Chirurgie vermehrt elektrischer Strom zum Einsatz kommt.

Die zu exstirpierende Tube wird über den kontralateralen Trokar mittels kräftiger atraumatischer Fasszange im ampullären Anteil gefasst und durch medialen Zug von der Beckenwand distanziert. Über den 2. Arbeitstrokar wird mit der bipolaren Koagulationszange die Mesosalpinx vom distalen freien Rand her gefasst und koaguliert (▶ Abb. 12.25).

Anschließend wird der denaturierte Anteil der Mesosalpinx mit der Hakenschere durchtrennt, während die Tube von der Gegenseite weiterhin unter Spannung gehalten wird (▶ Abb. 12.26).

Dieser Vorgang wird in mehreren Schritten wiederholt, so dass die Tube bis zu ihrer Einmündung in den Uterus skelettiert ist (▶ Abb. 12.27).

Dabei ist darauf zu achten, dass die Koagulation tubennah erfolgt und nicht zu tief ins Lig. ovarii proprium und das periovarielle Gefäßnetz (Rete ovarii) hineinreicht, um in der Folge Durchblutungsstörungen des Ovars zu vermeiden.

Nun wird über den kontralateralen Trokar die Tube uterusnah bipolar koaguliert und anschließend mit der Hakenschere abgesetzt. Anstelle der Koagulation kann die Tube auch über eine Endoschlinge ligiert und entfernt werden (▶ Abb. 12.28 u. 12.29).

Zur Vorbeugung von Adhäsionen wird der Stumpf oberflächlich koaguliert, ebenso eventuelle Blutungen aus dem Mesosalpinxrand. Nach sorgfältiger Spülung des kleinen Beckens und Absaugung der Flüssigkeit wird eine Robinson-Drainage unter Sicht in den Dou-

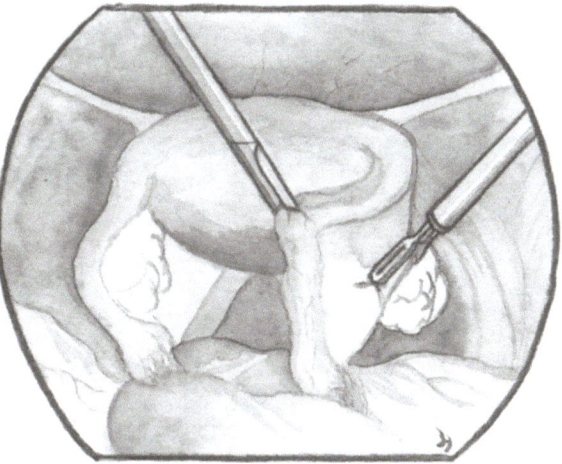

Abb. 12.25. Bipolare Koagulation des freien Mesosalpinxrandes

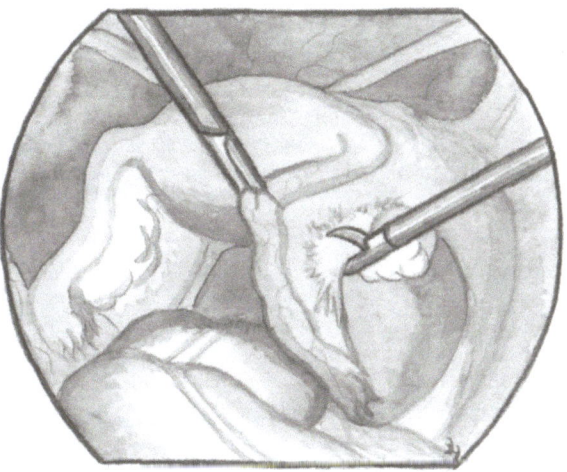

Abb. 12.26. Durchtrennung des koagulierten Mesosalpinxrandes mit der Hakenschere

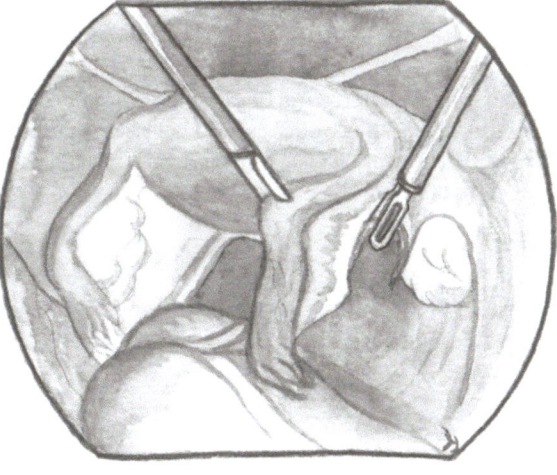

Abb. 12.27. Weitere Koagulation der Mesosalpinx in Richtung auf den Tubenabgang

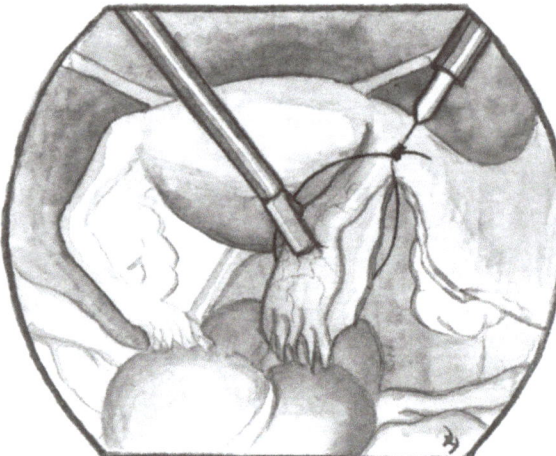

Abb. 12.28. Uterusnahe Ligatur der Tube mit Endoschlinge

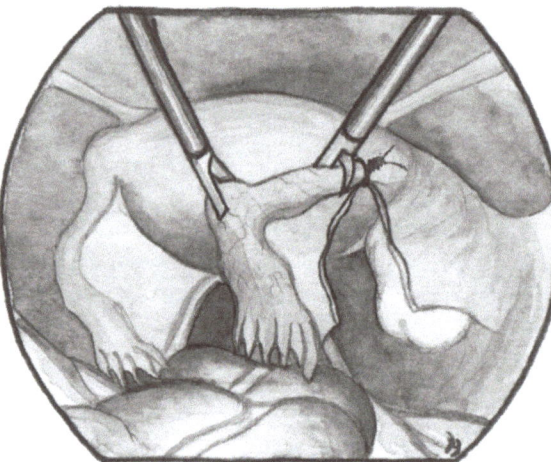

Abb. 12.29. Absetzen der Tube mit der Hakenschere

glas eingelegt. Zur Extraktion der abgesetzten Tube ist es meist ausreichend, wenn einer der beiden Zusatzeinstiche auf 11 mm dilatiert wird. Das Präparat wird über den Bergetrokar extrahiert, oder es wird bei knappen Platzverhältnissen in das Trokarrohr gezogen und mit diesem entfernt.

12.7.5 Ovarialzystenpunktion und Zystostomie

▶ 1. Punktion der Ovarialzyste
▶ 2. Abtragen des Punktionsfensters
▶ 3. Visualisierung der Zysteninnenwand

Auf die Indikationsstellung zur Behandlung von zystischen Ovarialtumoren kann hier nicht im Einzelnen eingegangen werden. Stellt sich eine Ovarialzyste bei der prämenopausalen Patientin nach allen klinischen, sonographischen und laborchemischen sowie intraoperativen Kriterien völlig insuspekt dar, kann diese endoskopisch eröffnet werden.

Für die pelviskopische Chirurgie am Ovar benötigt man 2 Arbeitstrokare, die beidseits im Unterbauch in Höhe der Schamhaargrenze plaziert werden. Nach sorgfältiger Inspektion des zystisch veränderten Ovars und Überprüfung seiner Lagebeziehung zur Umgebung (frei beweglich oder adhärent an der seitlichen Beckenwand), ist die Beurteilung der Peritonealverhältnisse im kleinen Becken von Bedeutung, unter besonderer Beachtung papillärer Proliferationen oder endometriotischer Implantate. Finden sich keine suspekten Veränderungen, wird zunächst das betreffende Ovar mittels Taststab aus der Fossa ovarica herausluxiert und man sucht eine dünne, durchscheinende Stelle an der Ovarkapsel auf, möglichst antimesovarial gelegen. Nun werden die Punktionsnadel eingeführt und der Zysteninhalt abpunktiert (▶ Abb. 12.30).

Anschließend wird die Zystenwand an ihrer dünnsten Stelle mit einer durch den Trokar der Gegenseite eingeführten Fasszange gefasst und angespannt. Mittels Hochfrequenznadel nach Manhes wird ein „Deckel" reseziert und zur Schnellschnittuntersuchung gegeben (▶ Abb. 12.31).

Durch Fassen der gegenüberliegenden Ränder der so entstandenen Öffnung kann jetzt auch die Zysteninnenwand visuell beurteilt werden (▶ Abb. 12.32).

Ist die Zystenwand glatt und handelt es sich offenbar (Schnellschnittdiagnose) um einen Funktionszustand, wird der Zystenbalg belassen, um eine unnötige Traumatisierung des Ovars zu vermeiden. Eventuelle Blutungen vom Exzisionsrand werden mittels punktueller monopolarer oder bipolarer Koagulation versorgt. Abschließend werden das operierte Ovar und das gesamte kleine Becken mit Purisole-SM-Lösung gespült und zur postoperativen Blutungskontrolle eine Robinson-Drainage durch einen der beiden Arbeitstrokare unter Sicht in den Douglas gelegt.

12.7.6 Ovarialzystenausschälung

- ▶ 1. Inzision der Ovarkapsel
- ▶ 2. Erweiterung der Inzision
- ▶ 3. Ausschälung der Zyste
- ▶ 4. Durchgreifende Kapselnaht bei Bedarf
- ▶ 5. Bergung des Präparates

Findet man eine benigne Zyste des Ovars, die nicht einem Funktionszustand entspricht, z. B. eine Endometriosezyste oder ein seröses Kystom, wird man zur Rezidivprophylaxe immer versuchen, den Zystenbalg auszuschälen. Dazu verwendet man eine feine chirurgische Fasszange, mit der man gezielt nur den Rand der Zystenwand fasst. Durch aufwickelnde Drehbewegungen unter Zug bei gleichzeitiger Retraktion des Ovars mit atraumatischer Fasszange lässt sich die Zystenwand meist gut ausschälen (▶ Abb. 12.33).

Gegebenenfalls kann wiederholtes Nachfassen erforderlich werden. Durch ausgiebige Spülung mit elektrolytfreier Lösung können blutende Gefäße im Ovarialstroma lokalisiert und punktuell koaguliert werden. Die Einlage einer Robinson-Drainage ist obligatorisch.

Die pelviskopische Entfernung von soliden oder zystisch-soliden Ovarialtumoren (z. B. Dermoidkystomen) mit glatter Oberfläche wird lege artis als Ausschälung in toto unter Schonung der Kapsel durchgeführt. Hierbei muss man jedoch berücksichtigen, dass die technische Machbarkeit von der Größe des Tumors abhängt.

Über den kontralateralen Arbeitstrokar wird zunächst das vergrößerte Ovar aus der Fossa ovarica herausluxiert, so dass seine gesamte Oberfläche eingesehen und beurteilt werden kann. Man sucht die oberfläch-

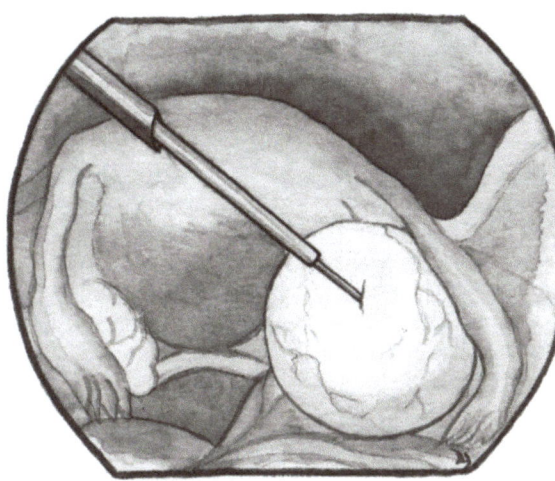

Abb. 12.30. Punktion einer Ovarialzyste

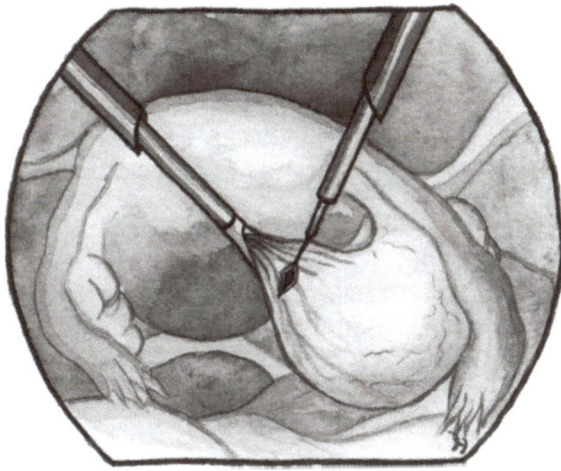

Abb. 12.31. Resektion eines Zystenanteils mit der Hochfrequenznadel

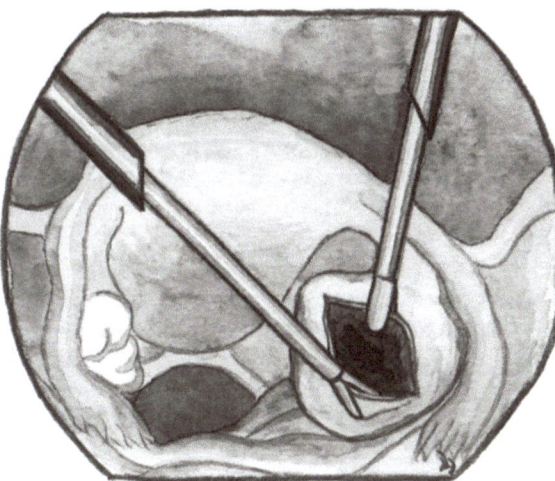

Abb. 12.32. Spreizen der Wundränder zur Beurteilung der Zysteninnenwand

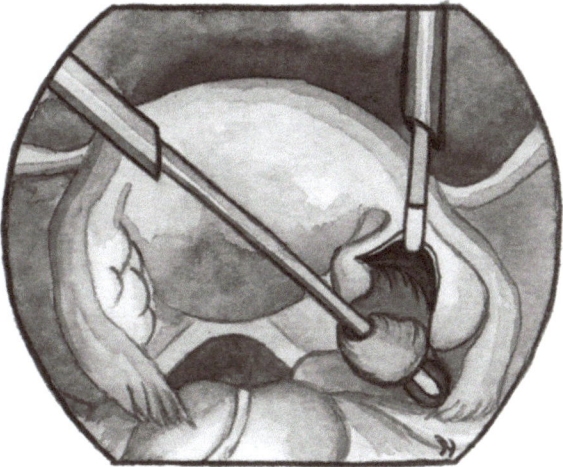

Abb. 12.33. Ausschälen des Zystenbalges

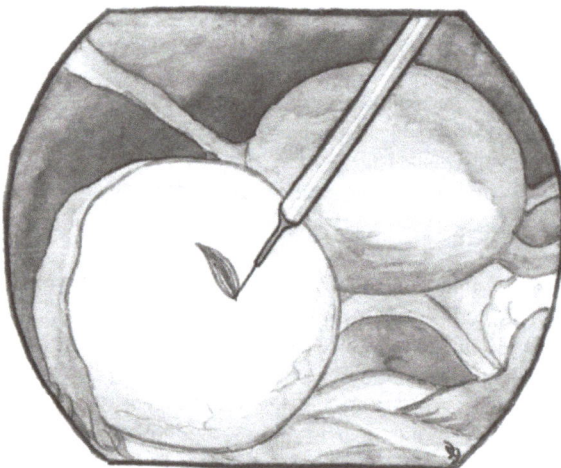

Abb. 12.34. Inzision der Ovarkapsel mit der Hochfrequenznadel

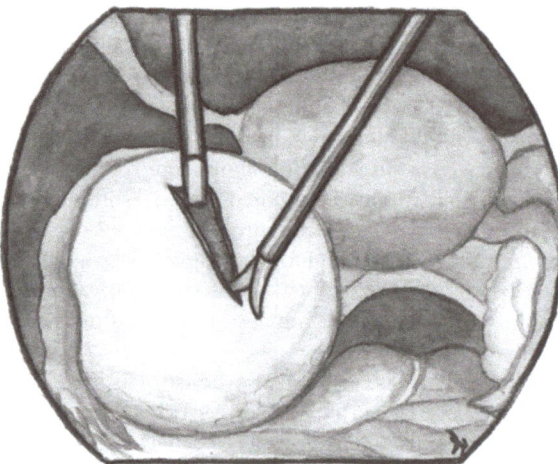

Abb. 12.35. Erweiterung der Kapselinzision mit der Präparierschere

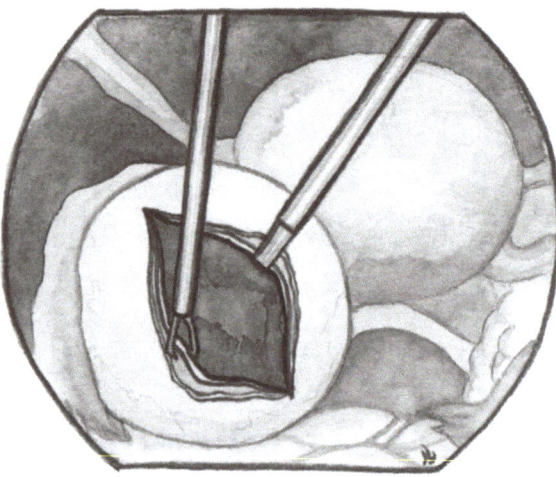

Abb. 12.36. Stumpfes Abschälen der Ovarialkapsel

lichst gelegene Stelle des Tumors auf und positioniert und fixiert das Ovar so, dass das ausgewählte Areal dem ipsilateralen Trokar in senkrechter Richtung angeboten wird. Dies gelingt am besten, indem man das Ovar am Ansatz des Lig. ovarii proprium mit der atraumatischen Babcock-Klemme tangential fasst und unter Drehbewegungen der Klemme nach medial anhebt. Die Ovarialkapsel wird über dem Tumor – über den ipsilateralen Trokar kommend – oberflächlich mit der Hochfrequenznadel in kraniokaudaler Richtung inzidiert, so dass man die Grenzschicht zum Tumor gut erkennen kann (▶ Abb. 12.34).

Anschließend wird die Inzision der Ovarkapsel mittels feiner Präparierschere nach Metzenbaum erweitert, indem eine Branche der geöffneten Schere zunächst stumpf in der Grenzschicht zwischen Kapsel und Tumor vorgeschoben wird (▶ Abb. 12.35).

Der nächste Präparationsschritt erfolgt stumpf. Über den ipsilateralen Trokar wird der laterale Rand der Ovarialkapsel mit einer anatomischen Fasszange gefasst, die Fixierung des Ovars in der Babcock-Klemme wird gelöst und damit der mediale Rand der Ovarialkapsel gefasst. Unter gleichzeitigem seitlichem Zug der Fasszangen wird die Kapsel stumpf weitereröffnet und gleichzeitig vom oberen Pol des Tumors abgelöst (▶ Abb. 12.36).

Der nun freiliegende Tumor wird oberflächlich mit einer atraumatischen oder feinen chirurgischen Fasszange gefasst und unter Zug gehalten. Häufig lässt sich der pralle Tumor nicht fassen, oder man findet eine sehr dünne Tumorkapsel vor, so dass man in diesen Fällen nur die Ovarkapsel fassen kann. Dermoidkystome, die wohl häufigsten auszuschälenden Ovarialtumoren, haben hingegen in der Regel eine sehr widerstandsfähige Wand, die man gut fassen kann.

Über den 2. Arbeitstrokar wird mit einer kräftigen atraumatischen Fasszange die Ovarkapsel über die ganze Zirkumferenz gleichmäßig abgeschält (▶ Abb. 12.37).

An der Basis des Tumors, im Stroma, muss eine Gewebebrücke ggf. scharf durchtrennt werden. Das so gewonnene Präparat wird zunächst auf der Blasenumschlagsfalte abgelegt. Anschließend wird unter ausgiebiger Spülung des Ovars und des kleinen Beckens die Blutstillung durch gezielte punktuelle Elektrokoagulation mit der bipolaren Fasszange vorgenommen (▶ Abb. 12.38).

Die verbleibende Wunde am Ovar kann offen gelassen werden, das Ovar hat eine ausgeprägte Selbstheilungstendenz und reformiert sich in kurzer Zeit. Sollte sich die Blutstillung durch Elektrokoagulation als schwierig oder insuffizient erweisen, werden ein paar durchgreifende Einzelknopfnähte (PDS II 2-0 ST4) durch die Ovarkapsel angelegt (▶ Abb. 12.39).

Die ausgiebige Spülung und Absaugung von Blut und Koageln ist ein entscheidender Schritt zur Adhäsionsprophylaxe. Die Extraktion zystisch-solider Ovarial-

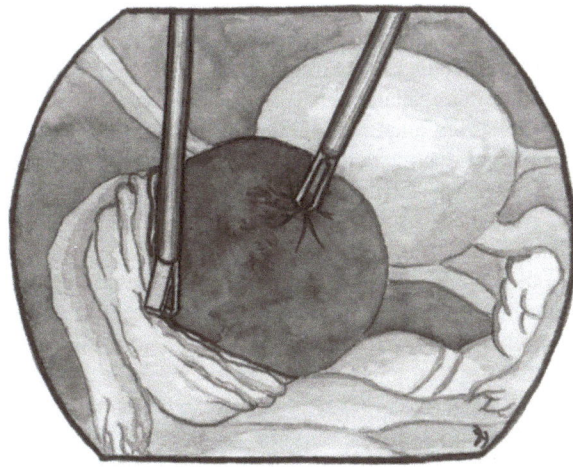

Abb. 12.37. Ausschälen der Ovarialzyste

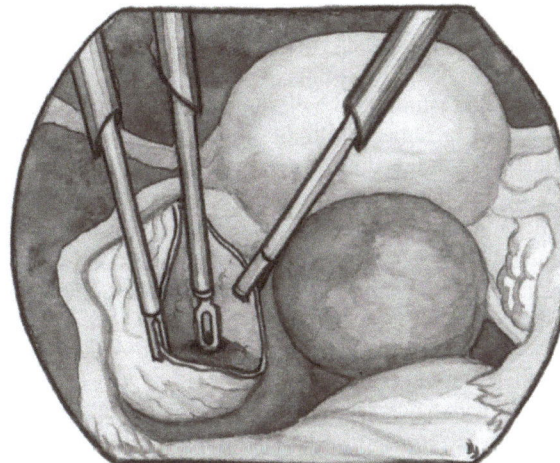

Abb. 12.38. Bipolare Koagulation von Gefäßen im Wundbett

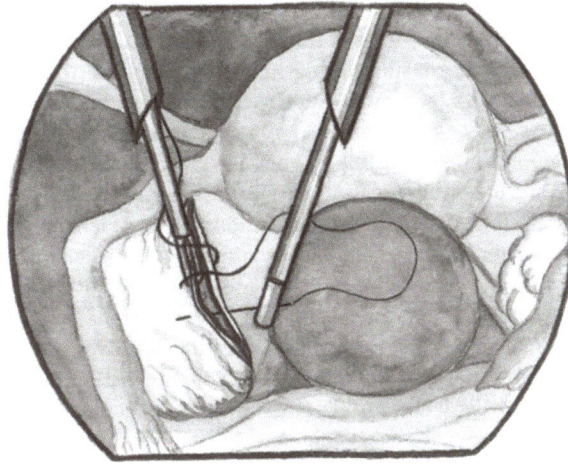

Abb. 12.39. Endonaht der Ovarkapsel

tumoren muss immer über Bergebeutel erfolgen. Abschließend erfolgt die Einlage einer Robinson-Drainage (12 oder 14 Charr) über einen 6-mm-Arbeitstrokar nach Abschrauben des Ventils unter gleichzeitiger endoskopischer Kontrolle.

Wenn während der Präparation der Ovarialtumor rupturiert, was trotz vorsichtiger Vorgehensweise nicht immer zu vermeiden ist, sind eine sorgfältige Absaugung des Zysteninhalts und ausgiebige Spülung des kleinen Beckens mit körperwarmer Purisolelösung durchzuführen. Falls auch eine Kontamination des Mittel- oder Oberbauches anzunehmen ist, wird auch hier gespült, die Absaugung der Flüssigkeit kann durch mehrfaches Umlagern der Patientin (beckenhoch-beckentief) optimiert werden.

12.7.7 Adnektomie

▶ 1. Bipolare Koagulation des Lig. infundibulopelvicum
▶ 2. Durchtrennung des Lig. infundibulopelvicum
▶ 3. Sicherung des proximalen Gefäßstumpfes mittels Endoschlinge
▶ 4. Durchtrennung von Mesosalpinx und Mesovar
▶ 5. Bipolare Koagulation des Tubenabgangs
▶ 6. Absetzen der Tube vom Uterus
▶ 7. Bipolare Koagulation des Lig. ovarii proprium
▶ 8. Durchtrennung des Lig. ovarii proprium
▶ 9. Sicherung des uterinen Stumpfes des Lig. ovarii proprium
▶ 10. Bergung des Präparates

Die Adnektomie ist immer das Verfahren der Wahl bei unklarer Dignität von Ovarialtumoren sowie bei Veränderungen der Adnexe in der Postmenopause. Voraussetzung für die pelviskopische Adnektomie sind gut mobile oder mobilisierbare Adnexe, und die Tumorgröße muss noch eine ausreichende Übersicht und Manipulation erlauben. Große Saktosalpingen werden zur Erleichterung des Eingriffs und Verringerung des Risikos vorab abpunktiert. Im Wesentlichen müssen zur Adnektomie 2 große gefäßführende Strukturen durchtrennt und versorgt werden: das Lig. infundibulopelvicum sowie das Lig. ovarii proprium. Nach geschlossenem oder offenem Eingehen in die Bauchhöhle platzieren wir 2, ggf. 3 Arbeitstrokare an der Schamhaargrenze. Nach Exposition des inneren Genitale und Exploration des Situs wird zunächst der Ureter identifiziert und in seinem pelvinen Verlauf verfolgt. Analog dem Vorgehen in der offenen Chirurgie ist es am günstigsten, erst das Lig. infundibulopelvicum abzusetzen. Über den kontralateralen Arbeitstrokar werden mittels Babcock-Klemme die Adnexe durch medialen Zug von der seitlichen Beckenwand distanziert, so dass sich das Lig. infundibulopelvicum mit seinen Gefäßen anspannt. Im Falle einer linksseitigen Adnektomie ist häufig eine Abpräparation des

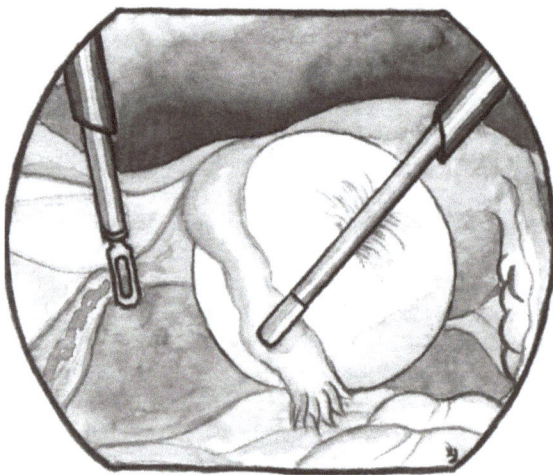

Abb. 12.40. Bipolare Koagulation des Lig. infundibulopelvicum

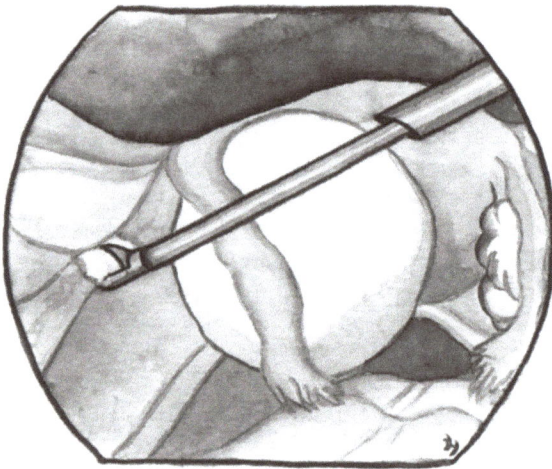

Abb. 12.41. Durchtrennung des Lig. infundibulopelvicum mit der Hakenschere

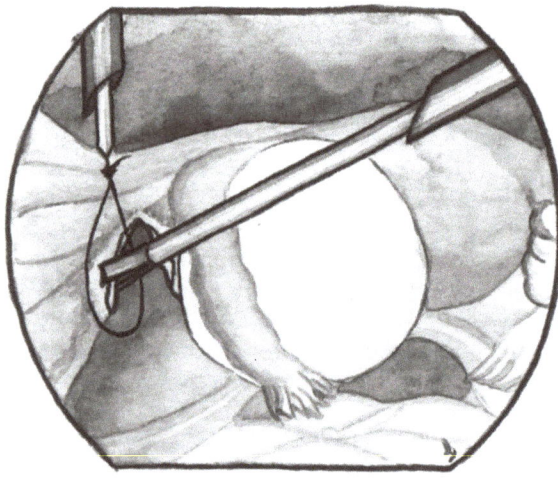

Abb. 12.42. Sicherung des koagulierten Infundibulumstumpfes mittels Endoligatur

Mesosigma von der seitlichen Beckenwand erforderlich, so dass das Lig. infundibulopelvicum auf einer Strecke von mindestens 1–2 cm freiliegt.

Über den ipsilateralen Trokar wird mittels bipolarer Koagulationszange die Gefäßbandstruktur unter Beachtung einer ausreichenden Distanz zu Ureter und Darm koaguliert (▶ Abb. 12.40).

Anschließend wird das Ligament von der gleichen Seite mit der Hakenschere durchtrennt (▶ Abb. 12.41).

Gegebenenfalls führt man die Koagulation und Durchtrennung in mehreren Schritten durch. Nach kompletter Durchtrennung des Ligaments wird der proximale Stumpf in einer Endoschlinge gefasst und ligiert. Dazu wird über den ipsilateralen Trokar mittels Schlingenapplikator die Endoschlinge eingeführt. Über den anderen Arbeitstrokar wird mit der Babcock-Klemme der koagulierte Stumpf des Gefäßbandes durch die darübergelegte Schlinge gezogen und angespannt (▶ Abb. 12.42).

Die Schlinge wird mit dem Knotenschieber fest zugezogen und die Babcock-Klemme gelöst. Der Faden wird mit der Hakenschere, über den anderen Trokar kommend, abgeschnitten. Bei Blutung aus ovarseitigen Gefäßen wird auch dieser Stumpf mit einer Endoschlinge ligiert. Nun werden die Adnexe von der seitlichen Beckenwand mit der Präparierschere unter kontinuierlicher Anspannung abpräpariert, bis man zum Tubenabgang und dem Lig. ovarii proprium gelangt (▶ Abb. 12.43).

Dies geschieht weitgehend blutungsfrei. Einzelne kleinere Blutungsquellen, vornehmlich aus den Peritonealrändern, können auch nachträglich monopolar koaguliert werden (▶ Abb. 12.44).

Die beiden nun verbleibenen Verbindungsstrukturen werden getrennt abgesetzt. Der Eileiter wird mit der Babcock-Klemme über den ipsilateralen Trokar angespannt, über den kontralateralen Trokar wird der proximale Tubenabschnitt bipolar koaguliert (▶ Abb. 12.45).

Anschließend wird die Tube an der Koagulationszone an ihrem Abgang vom Uterus mit der Hakenschere abgesetzt (▶ Abb. 12.46).

Die Absetzung des verbleibenden, gut durchbluteten Lig. ovarii proprium erfolgt unterschiedlich in Abhängigkeit vom jeweiligen Situs. Wenn die Größe der Adnexe es erlaubt, wird durch den ipsilateralen Trokar eine Endoschlinge eingeführt, von der Gegenseite her die Adnexe durchgezogen und ligiert. Nach Abtrennen des Präparates distal des Knotens mittels Hakenschere unter gleichzeitigem Anspannen des Präparates über den ipsilateralen Trokar wird ggf. eine Sicherungsligatur angelegt. Bei großem Adnextumor ist das Legen der Schlinge oftmals nicht möglich, so dass man das Lig. ovarii proprium zunächst bipolar koaguliert und durchtrennt und anschließend die Absetzungsstümpfe über eine Endoschlinge sichert. Diese sollte man bereits im Trokar vorbereitet haben, da es hier trotz vorheriger Koagulation häufig zur arteriellen Blutung bei Durchtrennung des

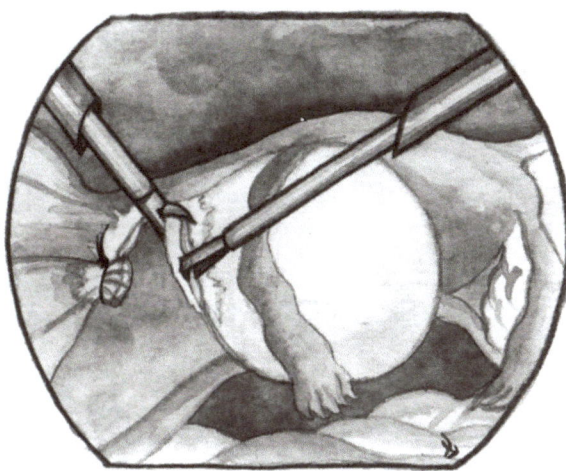

Abb. 12.43. Scharfe Durchtrennung von Mesosalpinx und Mesovar

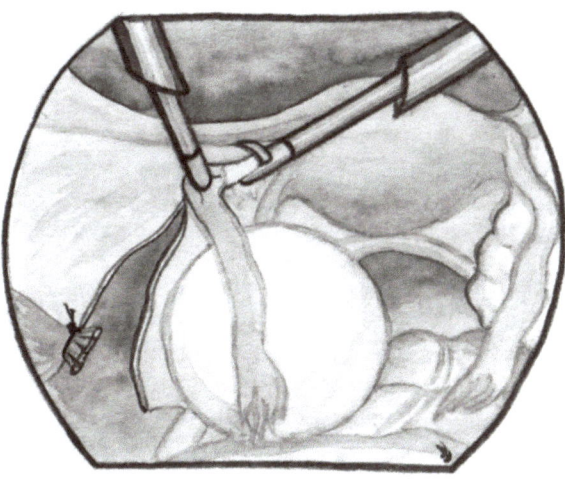

Abb. 12.46. Absetzen der Tube

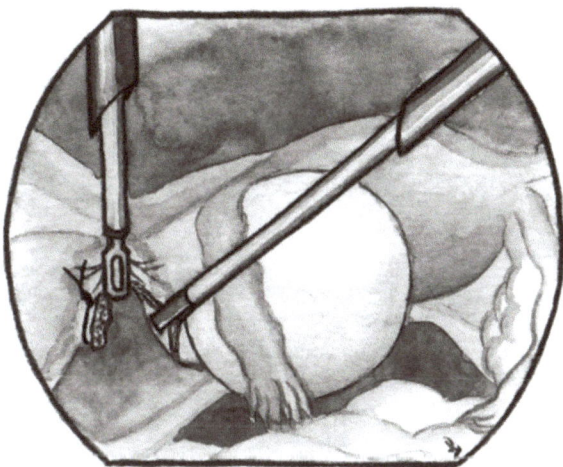

Abb. 12.44. Koagulation von Gefäßen im Mesovar

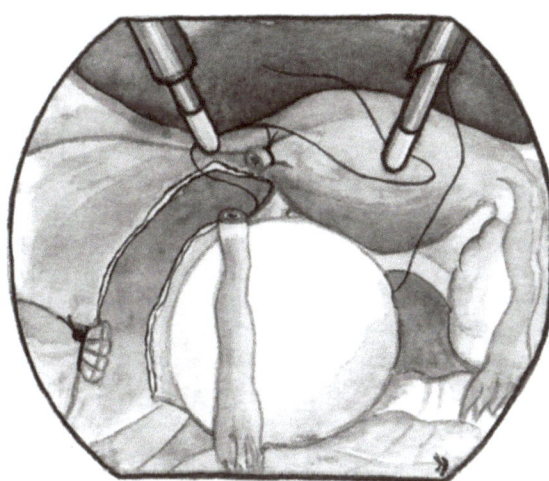

Abb. 12.47. Ligatur des Lig. ovarii proprium durch einen frei gelegten Faden mit extrakorporaler Knotung

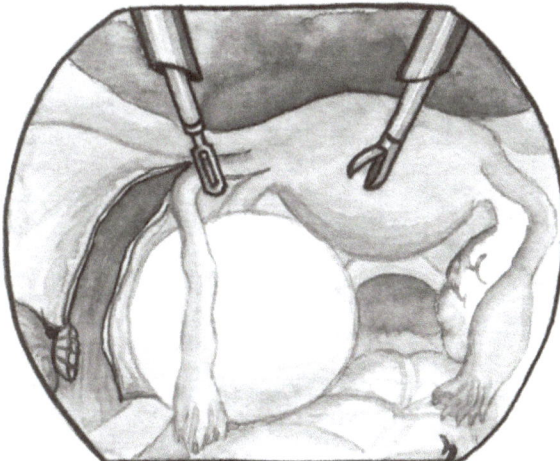

Abb. 12.45. Bipolare Koagulation des Tubenabgangs

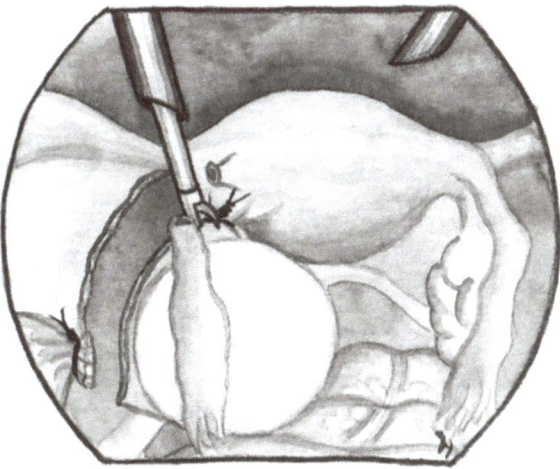

Abb. 12.48. Durchtrennung des Lig. ovarii proprium distal der Ligatur mit der Hakenschere

Lig. ovarii proprium kommt. Bei zügiger Vorgehensweise bleibt der Blutverlust dennoch geringfügig. Will man sich durch spritzende Gefäße jedoch nicht in Zugzwang bringen, so legt man einen freien Ligaturfaden um den Gefäßstrang, legt einen extrakorporalen Röder-Knoten und zieht ihn mittels Knotenschieber zu (▶ Abb. 12.47).

Danach wird das Präparat mit der Hakenschere abgesetzt (▶ Abb. 12.48). Der Gefäßstumpf muss durch Legen einer Schlinge nochmals gesichert werden. Am seitlichen peritonealen Absetzungsrand finden sich gelegentlich kleine blutende Gefäße, die elektrokoaguliert werden.

Die Bergung des Adnexpräparates aus dem Abdomen richtet sich nach dem Befund und der Indikation zum Eingriff. Postmenopausale unauffällige atrophische Adnexe können auch inzidiert oder morcelliert werden, alle suspekten und alle postmenopausalen Ovarialtumoren müssen über Extraktionsbeutel geborgen werden.

Nach Spülung des kleinen Beckens mit körperwarmer Flüssigkeit (Purisole SM) wird am Ende des Eingriffs über einen 6-mm-Trokar eine Robinson-Drainage (12 oder 14 Charr) zur postoperativen Blutungskontrolle in den Douglas eingelegt.

Auch bei sehr mobilen Adnexen wenden wir die Drei-Schlingen-Technik nach Semm kaum an, da das Verfahren nicht anatomiegerecht ist und Massenligaturen stets vermieden werden sollten. Die Gefahr, dass Gefäße aus der Ligatur ausgleiten, ist sehr groß, ebenso könnte der benachbarte Ureter in die Ligatur hineingezogen oder ligaturnah geknickt werden.

Entscheidend für den risikoarmen Verlauf des Eingriffs ist die gute Exposition des Situs, die Distanzierung des Darmes, falls nötig durch einen Taststab über einen 3. Arbeitstrokar. Ebenso wichtig ist es, bei Präparationen das Gewebe stets unter Spannung zu halten und immer in kleinen Schritten vorzugehen, wobei alle Präparationen unter Sicht erfolgen, sonst besteht das Risiko, die Iliakalgefäße zu verletzen, wodurch akut lebensbedrohliche Blutungen auftreten können.

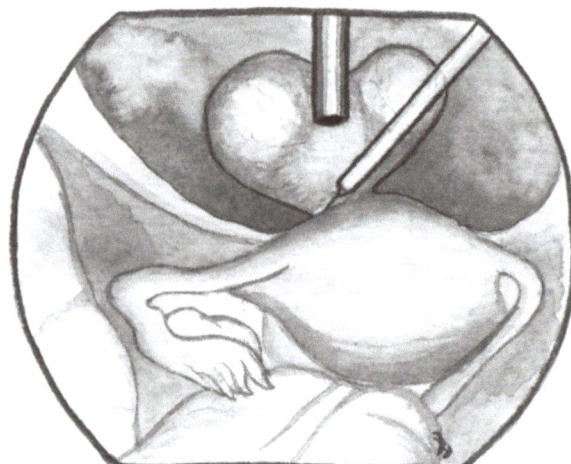

Abb. 12.49. Injektion von Suprarenin in den Myomstiel

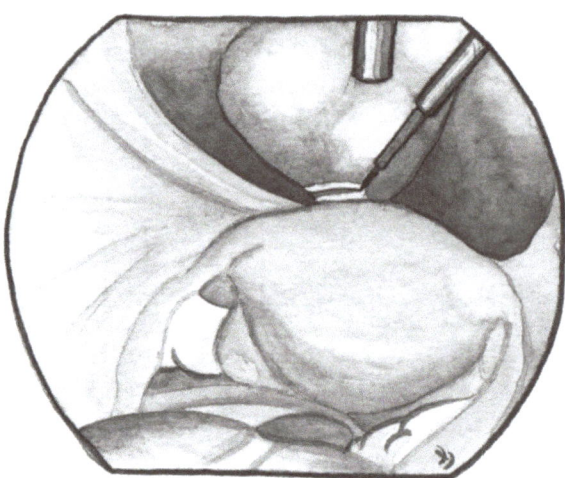

Abb. 12.50. Elektrochirurgische Durchtrennung des Myomstiels

12.7.8 Myomabtragung

▶ 1. Infiltration des Myomstiels mit Suprareninlösung
▶ 2. Elektrochirurgische Resektion des Myomstiels
▶ 3. Bipolare Koagulation der Resektionsfläche
▶ 4. Bergung des Myoms durch Morcellement

Bei schmal gestielten subserösen Myomen ist die elektrochirurgische Resektion als endoskopischer Eingriff ohne besonderen Schwierigkeitsgrad durchführbar. Die Laparoskopie wird in offener oder geschlossener Technik durchgeführt, im Unterbauch werden 2 Arbeitstrokare platziert: einer davon suprasymphysär in der Medianlinie, über den nach Dilatation das Morcellier-

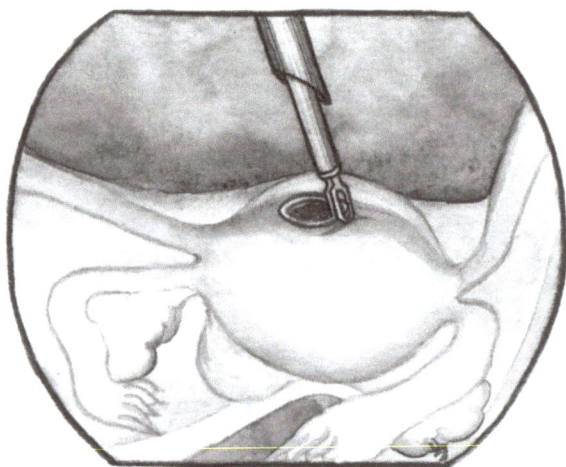

Abb. 12.51. Bipolare Koagulation der Absetzungswunde

Set eingeführt wird. Mittels Krallengreifer oder Myombohrer wird das meist mobile Myom in eine günstige Lage gebracht, so dass der Myomstiel gut einsehbar und zugänglich ist. Über den 2. Arbeitstrokar kommend, wird mit der Punktionskanüle Suprarenin (in einer Verdünnung von 1:100) in den Myomstiel injiziert (▶ Abb. 12.49).

Anschließend wird der Myomstiel elektrochirurgisch mittels Hochfrequenznadel nach Manhes durchtrennt (▶ Abb. 12.50).

Das abgetragene Myom wird nun morcelliert und geborgen. Anschließend wird die entstandene Wundfläche bipolar koaguliert – zum einen zur Blutstillung, zum anderen im Sinne einer Adhäsionsprophylaxe (▶ Abb. 12.51).

12.7.9 Myomenukleation

- 1. Infiltration der Myomkapsel mit Suprareninlösung
- 2. Elektrochirurgische Inzision der Myomkapsel
- 3. Anhaken des Myoms
- 4. Abschälen der Myomkapsel
- 5. Abtragen des Myoms an der Basis
- 6. Kapselnaht
- 7. Bergung des Myoms durch Morcellement

Breitbasig aufsitzende subseröse Myome oder solche, die ins Myometrium hineinreichen, müssen ausgeschält werden. Für diesen endoskopischen Eingriff plaziert man 3 Arbeitstrokare im Unterbauch, in der Medianen den Trokar für das Morcellier-Set. Durch Anheben oder Absenken des Uterus und unter Zuhilfenahme eines Taststabes wird seine Lage so optimiert, dass das Myom von mehreren Seiten gut zugänglich wird. In die Myombasis wird von beiden Seiten über die Arbeitstrokare kommend Epinephrin (Suprarenin 1:100) injiziert, um blutarmes Präparieren zu ermöglichen (▶ Abb. 12.52).

Mit der Hochfrequenznadel, die über den medianen, suprasymphysären Trokar eingeführt wird, wird die Myomkapsel über ihrer Kuppe in Längsrichtung inzidiert. Durch die Retraktion der Kapsel wird das Myom sichtbar (▶ Abb. 12.53).

Nun wird der in der Medianen plazierte 6-mm-Arbeitstrokar durch den 15-mm-Trokar des Morcellier-Sets ersetzt. Darüber wird der Myombohrer im Schneiderohr eingeführt und im Myom verankert. So kann das Präparat geführt und unter Spannung gehalten werden. Abwechselnd von den Seiten kommend wird die Myomkapsel mit chirurgischen Fasszangen gefasst und stumpf abgeschält (▶ Abb. 12.54).

Gelangt man an die Basis des Myoms, finden sich vermehrt straffe Bindegewebefasern und Blutgefäße. Unter Zug des Myoms zur Gegenseite werden die sich anspannenden Fasern mit der Hakenschere, die an den monopolaren Strom angeschlossen ist, durchtrennt, so

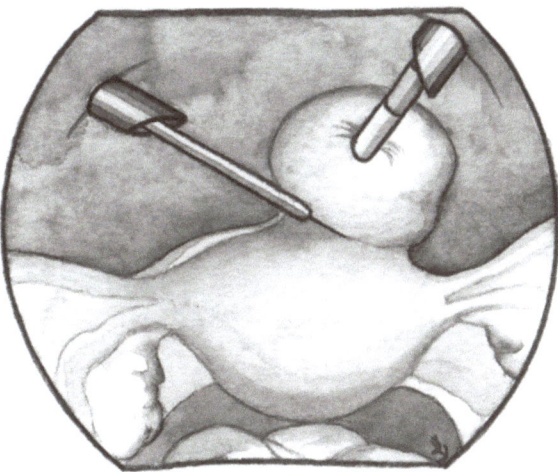

Abb. 12.52. Injektion von Suprarenin in die Basis des subserösen Myoms

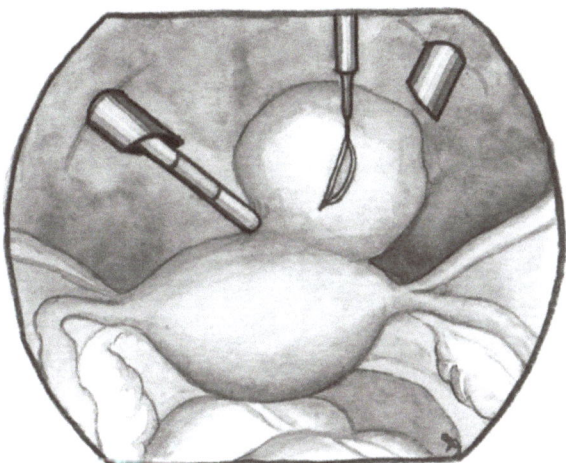

Abb. 12.53. Inzision der Myomkapsel in Längsrichtung mit der Hochfrequenznadel

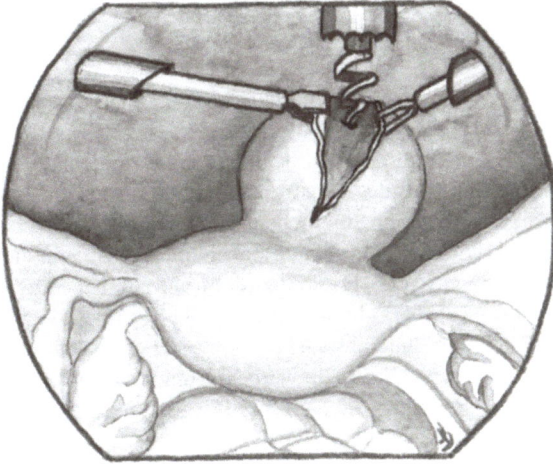

Abb. 12.54. Fixierung des Myoms mit dem Myombohrer und stumpfes Abschälen der Myomkapsel

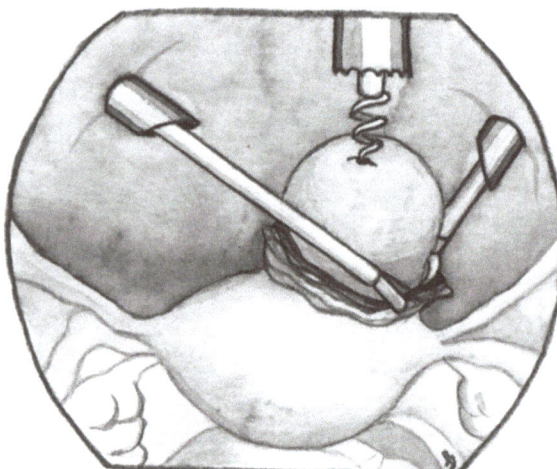

Abb. 12.55. Durchtrennung der straffen Bindegewebefasern an der Myombasis

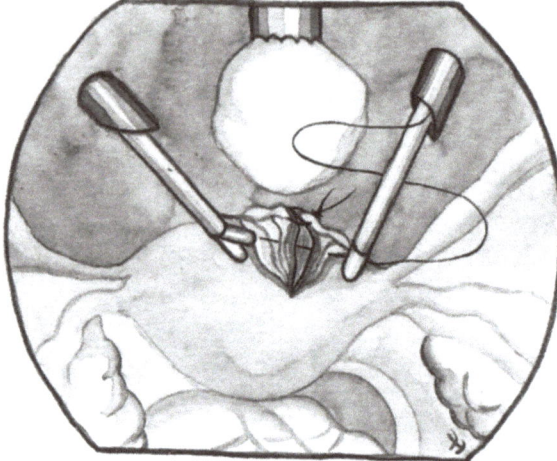

Abb. 12.56. Kapselnaht mittels Einzelknopfnähten mit extrakorporaler Knotung

dass kleine Gefäße gleichzeitig koaguliert werden (▶ Abb. 12.55).

Man sollte in kleinen Schritten langsam schneiden und dabei Koagulationsstrom verwenden. Der gleiche Vorgang wird von der Gegenseite wiederholt, bis das Myom komplett aus seinem Bett herausgelöst ist. Hier ist besondere Vorsicht geboten, denn eine zu tiefe Präparation mit Eröffnung des Cavum uteri ist unbedingt zu vermeiden. Blutende Gefäße im Wundbett werden punktuell koaguliert, zur Verbesserung der Übersichtlichkeit setzt man die Saugspülung ein. Wenn die Blutung unter Kontrolle ist, wird das Myom durch Morcellement entfernt. Abschließend wird die Myomkapsel mit durchgreifenden Einzelknopfnähten (PDS II 2-0 ST4) verschlossen (▶ Abb. 12.56).

Man sollte bevorzugt Nähte mit Knotenschieber für die extrakorporale Knotung verwenden, denn diese erlauben eine gute Adaptation auch noch unter leichter Spannung. Zur Sicherung des extern gelegten Knotens wird ein intrakorporaler Knoten darübergelegt. Zur Adhäsionsprophylaxe ist es unbedingt erforderlich, die Wundränder zu adaptieren und einen glatten Peritonealüberzug des Uterus wiederherzustellen.

Am Ende des Eingriffs wird eine Robinson-Drainage (12 oder 14 Charr) über einen der seitlichen Arbeitstrokare in den Douglas eingelegt.

Bei der Enukleation subseröser, jedoch weit intramural reichender Myome kann es als häufigste Komplikation zur Eröffnung des Cavum uteri mit erhöhter Gefahr endoskopisch unstillbarer Blutungen kommen, die zum Verlust der Gebärmutter führen können und postoperativen Infektionen mit konsekutiven intrakavitären Adhäsionen. Außerdem ist die exakte Adaptation des Myometriums mit Endonähten nach Enukleation tiefsitzender intramuraler Myome problematisch, so dass es bei nachfolgenden Schwangerschaften gehäuft zur Ruptur des wehenlosen Uterus kommt. Deshalb sollte man in der Indikationsstellung zur endoskopischen Enukleation tiefsitzender Myome stets zurückhaltend sein, handelt es sich doch meist um Patientinnen mit Kinderwunsch, deren Fertilitätschancen durch einen risikoreichen Eingriff aufs Spiel gesetzt werden.

12.7.10 Sonstige endoskopische Eingriffe

12.7.10.1 Laparoskopische Hysterektomie

Zur Entfernung des Uterus wurden neben den konventionellen vaginalen und abdominalen Verfahren verschiedene endoskopische und kombiniert endoskopisch-vaginale Verfahren, teils mit kompletter oder partieller Belassung der Zervix, beschrieben. Die komplette laparoskopische Hysterektomie unter Nachahmung der offen-chirurgischen Technik mit anschließendem Morcellement des Präparates ist sehr mühsam und zeitaufwendig. Außerdem ist durch ausgedehnt Koagulationen und schlechtere Übersichtlichkeit das Risiko von Ureterläsionen erhöht.

Die unter den Abkürzungen C. I. S. H. (Classic Intrafascial Serrated Edged Macro Morcellated Hysterectomy) und C. A. S. H. bekannt gewordenen kombinierten vaginal-endoskopischen subtotalen Hysterektomien stellen ein Revival der obsoleten suprazervikalen Uterusamputation in modifizierter Form dar, wurden allerdings mit neuen psychosomatischen Argumenten propagiert. Diese Methoden haben keine sehr weite Verbreitung erfahren, und wir werten sie eher als Experimente des technisch Machbaren.

Das mit der Bezeichnung LAVH (laparoskopisch assistierte vaginale Hysterektomie) belegte Operationsverfahren findet jedoch zunehmende Verbreitung und konsekutiv auch die vaginale Hysterektomie. Diese Methode setzt sich lediglich zum Ziel, den Situs vor einer geplanten vaginalen Hysterektomie zu explorieren bzw. vorzubereiten und beinhaltet die Abklärung von Endometriose, Adhäsiolyse und ggf. das Absetzen des Lig. infundibulopelvicum, um in bestimmten Situationen die vaginale Adnektomie zu ermöglichen. Die LAVH stellt kein zeitgleich kombiniertes Verfahren dar, da nach Abschluss der Laparoskopie die vaginale Hysterektomie nach der klassischen Methode durchgeführt wird. Auch bei uns kommt die LAVH zur Anwendung, da hierdurch die Anzahl der Laparotomien reduziert werden kann.

12.7.10.2 Endoskopische onkologische Chirurgie

Pelvine und paraaortale Lymphonodektomien sind endoskopisch durchführbar und sind der offenen Technik ebenbürtig, gehören jedoch heutzutage noch nicht zum Standard. Der Retroperitonealsitus mit den einzelnen Lymphknotenregionen ist im Kapitel über abdominale Operationen beschrieben. Die laparoskopischen Optiken mit ihrer bis zu 7-fachen Vergrößerung erleichtern das subtile Präparieren. Zur Vermeidung von Blutungen, die die Übersicht stark beeinträchtigen, empfiehlt sich das Absetzen der Lymphknotenpräparate über Endoclips. In Kombination mit der erweiterten vaginalen Hysterektomie nach Schauta stellt die laparoskopische Lymphonodektomie ein anerkanntes Verfahren zur operativen Therapie des Zervixkarzinoms im Stadium IB dar.

Die verschiedenen kombinierten Verfahren, die zur Entfernung des tumortragenden Organs oder Organpaketes beschrieben wurden, wie z. B. die laparoskopische Resektion des Parametriums mit nachfolgender vaginaler Hysterektomie, oder die Trachelektomie (Resektion der unteren Zervix und des unteren Parametriums) bei der Patientin mit Zervixkarzinom (Stadium IB) und Kinderwunsch, bedürfen noch einer kritischen Evaluation.

Die immer häufiger genannte axilläre Lymphonodektomie beim Mammakarzinom mit oder ohne vorherige Fettabsaugung wird weiterhin kontrovers diskutiert. Sie wird möglicherweise von einer anderen Entwicklung in der Therapie des Mammakarzinoms, der Markierung und Entfernung des Sentinel-Lymphknotens, überholt. Beide Methoden können heute noch nicht als Standard angesprochen oder generell empfohlen werden.

12.7.10.3 Endoskopische Harninkontinenz- und Deszensuschirurgie

Von verschiedenen Arbeitsgruppen wurden unterschiedliche Verfahren zur endoskopischen Kolposuspension beschrieben, sei es unter Verwendung von Gewebekleber, konventionellem Nahtmaterial oder bandförmigem Mesh, das mittels Staplern befestigt wird. Diese Operationstechniken unterliegen noch einer ständigen Entwicklung, sie werden voraussichtlich, nach Herauskristallisierung der praktikablen Methoden, insgesamt eine weitere Verbreitung erfahren, als Standardeingriffe können wir sie derzeit jedoch noch nicht beschreiben.

Im Gegensatz dazu stehen jedoch die endoskopischen Deszensusoperationen. Der sog. „paravaginal repair" als Ersatz für die Diaphragmaplatik und die endoskopische Vaginaefixatio sacrospinalis analog der Operation nach Amreich-Richter stellen eher einen experimentellen Therapieansatz dar, bei dem sich einem die Frage nach der minimalen Invasivität aufdrängt.

Zunehmend Befürworter findet allerdings die laparoskopische Vaginaefixatio sacralis mit Verwendung von nichtresorbierbarem Fremdmaterial als Boden zur Fibroblasteneinsprossung.

12.7.11 Bergung von Gewebe und Organen

Die Bergung von exstirpierten Organen oder reseziertem Gewebe stellt in der endoskopischen Chirurgie häufig eine Herausforderung dar. Häufig geht es darum, Ovarialtumoren ohne Verletzung der Kapsel zu bergen, um eine intraabdominale Tumorzellverschleppung zu vermeiden, andererseits geht es häufig um große, derbe Myome, deren Extraktion in toto eine solche Erweiterung der Haut- und Faszieninzision erfordern würde, die einer Laparotomie gleichkäme. Deswegen wurden verschiedene, der Situation angepasste Methoden entwickelt, die wahlweise auch in Kombination eingesetzt werden.

12.7.11.1 Bergung von Gewebe durch Morcellement

Eigens für die Extraktion von pelviskopisch exstirpierten Myomen wurde ein spezielles Instrumentarium, das Morcellier-Set, entwickelt. Es besteht aus einem Ventiltrokar mit einem Durchmesser von 10–20 mm, einem im Durchmesser dazu passenden Schneiderohr mit Wellenschliff, einem Krallengreifer und einem Myombohrer. Wir verwenden im Allgemeinen das Morcellier-Set mit einem Durchmesser von 15 mm, da es einen guten Kompromiss zwischen einer möglichst kleinen Bauch-

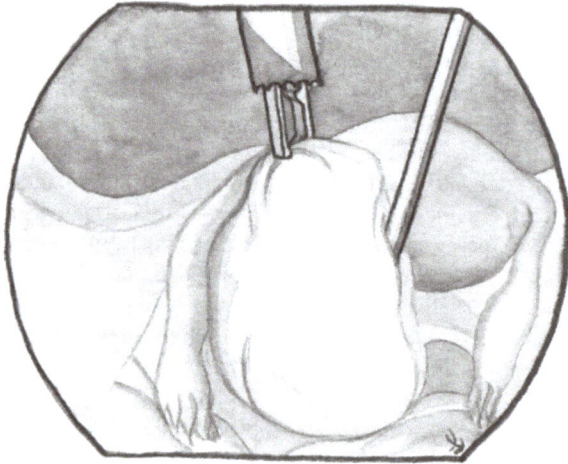

Abb. 12.57. Fassen des Myoms am Rande mit dem Krallengreifer

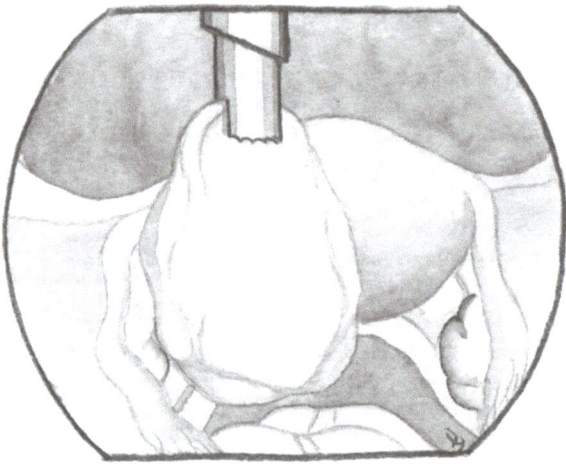

Abb. 12.58. Myommorcellement durch Ausstanzen von Gewebezylindern

deckenwunde und einer ausreichenden Größe für eine gute Handhabung darstellt.

Der suprasymphysäre Zusatzeinstich wird auf 15 mm erweitert, wobei Haut und Faszie mit dem Skalpell Nr. 13 inzidiert werden. Die übrigen Schichten der Bauchwand werden stumpf dilatiert, dann wird der Ventiltrokar eingeführt. Die mediane Plazierung des Morcellier-Sets ist die risikoärmste, da hier in der Bauchdecke keine größeren Gefäße verletzt werden können sowie auch intraabdominal ein ausreichender Abstand des scharfen Schneiderohrs zum Darm und zu den Beckenwandgefäßen gegeben ist. Nun wird der Krallengreifer oder der Myombohrer, je nach Größe des Myoms, durch das Schneiderohr geschoben und mit diesem in den Trokar eingeführt. Man sollte darauf achten, dass das Schneiderohr grundsätzlich zusammen mit dem Krallengreifer oder Myombohrer eingeführt wird, da sich das Ventil nur so öffnen lässt und andernfalls die Schneidekante beschädigt wird. Nun wird das Myom mit der kräftigen Fasszange am Rande gefasst, so dass sich die Zange zumindest soweit schließen lässt, dass sie beim Zurückziehen das Schneiderohr nicht berührt (▶ Abb. 12.57).

Handelt es sich um ein großes, kugeliges Myom, verwendet man günstigerweise den Myombohrer, der an einer beliebigen Stelle des Myoms angesetzt werden kann. Nun wird durch Zug an der Fasszange oder dem Myombohrer und Gegendruck auf das Schneiderohr durch Drehen desselben ein Zylinder aus dem Myom ausgestanzt (▶ Abb. 12.58).

Das Drehen des Schneiderohrs kann manuell oder maschinell erfolgen, d. h. auf das obere Ende des Schneiderohrs wird entweder ein Handring aufgesetzt oder aber ein geschwindigkeitsregulierbarer Elektroantrieb. Durch immer wieder erneutes Fassen mit dem Krallengreifer werden nach und nach mehrere Gewebezylinder aus dem Myom herausgestanzt und mit dem Schneiderohr extrahiert, so dass die letzten Gewebereste in den Schneidezylinder hereingezogen und ebenfalls mit diesem extrahiert werden.

Das Morcellement eignet sich in erster Linie zur Zerkleinerung und Bergung von Myomen, jedoch auch anderes insuspektes Gewebe kann damit zerkleinert und extrahiert werden.

12.7.11.2 Bergung von Gewebe über Bergebeutel

Suspekte Ovarialtumoren in der Prämenopause sowie sämtliche Ovarialtumoren der Postmenopause müssen kapselschonend operiert werden, um eine Tumoraussaat in der Peritonealhöhle zu vermeiden. Diese Tumoren dürfen nur dann laparoskopisch angegangen werden, wenn eine intraperitoneale Verschleppung von Zysteninhalt sicher ausgeschlossen werden kann, z.B. durch Verwendung von Extraktionsbeuteln. Diese stehen in verschiedenen Ausführungen zur Verfügung. Die einfachen und preiswerten bestehen aus einem Plastiksäckchen mit einer am freien Rand eingefädelten Kunststoffschlinge, die den Beutel offenhält, und an der er auch zugezogen werden kann (z.B. Endobag).

Andere Modelle verfügen über einen Klappmechanismus zum Öffnen und Schließen des Beutels und lassen sich wie einen Kescher handhaben (z.B. Endocatch).

Die Extraktionsbeutel stehen in verschiedenen Größen zur Verfügung: die kleineren Beutel sind einfacher in der Handhabung, doch oftmals hat man es mit größeren Ovarialtumoren zu tun. Deshalb ist es ratsam, 2 unterschiedliche Größen vorrätig zu haben.

Der Bergebeutel wird über einen 11-mm-Trokar mittels Applikator eingeführt und entfaltet sich teilweise selbst durch seine starre Kunststoffschlinge. Der Oberrand des Beutels wird durch 1, ggf. 2 Fasszangen festgehalten, je nach Anzahl der vorhandenen Arbeitstrokare. Mit einer weiteren Zange wird der Tumor gefasst und in den Beutel gelegt. Die Schlinge wird nun gefasst und durch den 11-mm-Trokar gezogen. In den seltensten Fällen wird der Beutel samt Inhalt in den 11-mm-Trokar passen, so dass der Tumor meistens im Beutel verkleinert werden muss. Der Trokar wird entfernt und der Oberrand des Beutels wird vor die Bauchdecke gezogen. Handelt es sich um einen vorwiegend zystischen Tumor, wird dieser jetzt abpunktiert. Danach lässt sich der Beutel meist mühelos durch die Bauchdecke ziehen. Gegebenenfalls müssen die Haut- und die Faszieninzision etwas erweitert werden. Unter Einsatz der S-Haken kann die Bauchdeckeninzision aufgedehnt und der Beutel samt Inhalt herausgeleitet werden, während der Assistent einen gleichmäßigen Zug auf den Beutel ausübt.

Handelt es sich um einen vorwiegend soliden Tumor, z.B. ein Dermoid, wird dieser im Extraktionsbeutel morcelliert und anschließend extrahiert. Dafür eignet sich am besten das Morcellier-Set mit einem Durchmesser von 10 mm. Dieses Vorgehen gestaltet sich oft schwierig, zum einen aufgrund der eingeschränkten Sicht durch den Beutel, zum anderen, da es schwierig ist, den Tumor zum Morcellement im Beutel zu fixieren. Außerdem ist darauf zu achten, dass der Extraktionsbeutel selbst beim Morcellieren nicht beschädigt wird. Ein entscheidender Nachteil ist hierbei die eingeschränkte Möglichkeit der histologischen Aufarbeitung, der im Falle eines malignen Tumors therapieentscheidende Bedeutung zukommt, d.h. die Unterscheidung von Stadium Figo 1a zu Figo 1c ist nach dem Morcellement nicht mehr möglich. *Bei malignomsuspekten Ovarialtumoren ist die Laparotomie durchzuführen!*

Sollte es trotz aller Vorsichtsmaßnahmen zu intraperitonealer Verbreitung von Tumorinhalt kommen, so muss man alle soliden Anteile instrumentell entfernen und die Flüssigkeit absaugen, anschließend wird mit mehreren Litern körperwarmer physiologischer Kochsalzlösung gespült und intermittierend abgesaugt. Genauso ist bei eröffneten Dermoidkystomen vorzugehen, es muss solange gespült werden, bis keine „Fettaugen" in der Spülflüssigkeit mehr zu sehen sind.

12.7.11.3 Bergung von Gewebe durch die hintere Kolpozöliotomie

Solide Tumoren bis zu einer Größe von 5–7 cm lassen sich sicher und in toto im Bergebeutel von vaginal über eine hintere Kolpozöliotomie extrahieren. Am Ende des pelviskopischen Eingriffs, d.h. nach Versorgung aller Absetzungsstümpfe und Blutungsquellen sowie nach Spülung des kleinen Beckens, wird der Tumor in den Extraktionsbeutel verbracht, dieser wird leicht zugezogen. Parallel Beginn des vaginalen Operationsteils. Die Patientin wird partiell umgelagert, d.h. in Steinschnittlage steil; die Beckenhochlagerung wird beibehalten, der intraabdominelle Druck wird reduziert. Nach Einstellung der Portio unter Verwendung eines Selbsthaltespekulums wird die hintere Muttermundlippe mit 2 Kugelzangen angehakt, womit der Uterus steil nach ventral gezogen wird, so dass sich das hintere Scheidengewölbe ausspannt. Mit der chirurgischen Pinzette wird die Scheidenwand im hinteren Scheidengewölbe etwa fingerbreit vom Kollum entfernt gefasst und auf freie Beweglichkeit überprüft. Unter Anspannung der Scheidenwand mit der chirurgischen Pinzette wird mit der Parametrienschere, die waagerecht mit der Konkavseite nach oben geführt wird, ein kräftiger Scherenschlag knapp oberhalb der Pinzette ausgeführt (▶ Abb. 12.59).

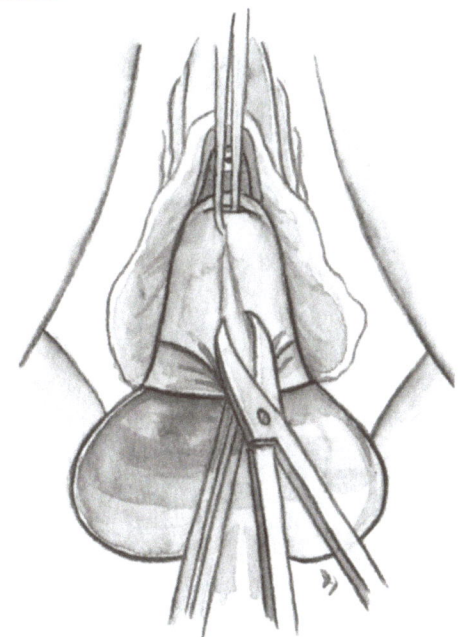

Abb. 12.59. Inzision der hinteren Vaginalwand

Ist man an der richtigen Stelle, wird damit bereits der Douglas eröffnet, anschließend wird nach Austastung mit dem Zeigefinger der rechten Hand der Schnitt zu beiden Seiten erweitert. Führt der 1. Scherenschlag nicht zur Eröffnung des Douglas-Peritoneums, befindet man sich im Spatium rectovaginale, in aller Regel zu zervixnah. Nun fasst man, wie bei der vaginalen Hysterektomie, den Scheidenwundrand mit der chirurgischen Pinzette und spannt ihn straff an. Nun wird mit leicht geöffneter Schere der Scheidenrand noch etwas nach unten abgeschoben, so dass man die Plica rectouterina anheben und durchtrennen kann. Nach Eröffnung der Zölomhöhle bricht das Pneumoperitoneum zusammen, der Zugang wird mit Breisky-Spekula offengehalten. Der Peritonealrand wird an den Scheidenwundrand mittels Naht (Vicryl 0 CT2) fixiert, der Faden wird angeklemmt und dient als Haltefaden (▶ Abb. 12.60).

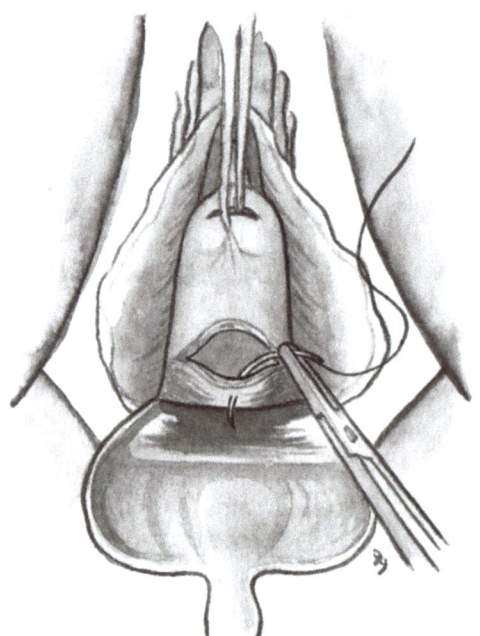

Abb. 12.60. Fixation des Douglas-Peritoneums an den Scheidenwundrand als Haltefaden

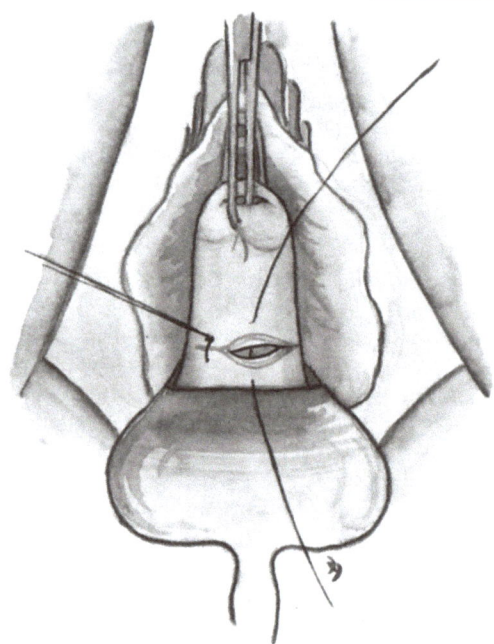

Abb. 12.62. Verschluss der hinteren Kolpozöliotomie mit Einzelknopfnähten

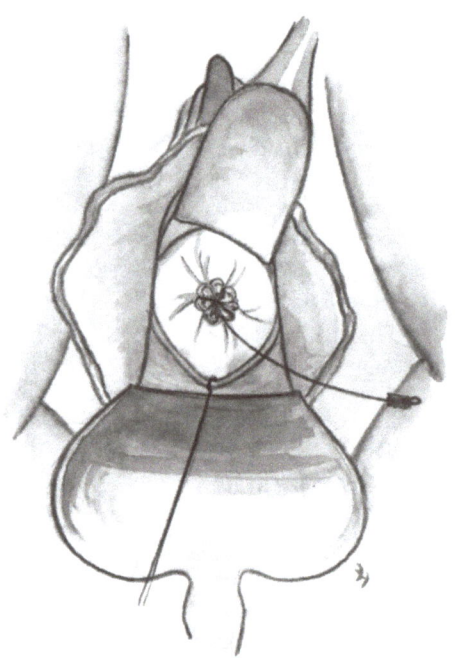

Abb. 12.61. Bergung des Extraktionsbeutels durch die hintere Kolpozöliotomie durch Herausleiten mit Breisky-Spekula

Die Inzision der Scheidenwand und des Douglas-Peritoneums wird mit der Parametrienschere zu beiden Seiten bis zu den Sacrouterinligamenten erweitert. Nun sucht man die Schlinge des im Vorfeld optimal platzierten Extraktionsbeutels auf, evtl. muss man von abdominal mit einer atraumatischen Fasszange die Schlinge des Beutels in den Douglas vorschieben. Diese wird von vaginal mit einer Kornzange gefasst, und die anschließende Extraktion des Beutels gelingt je nach Tumorgröße mühelos, oder aber man muss die Kolpozöliotomiewunde unter Anspannen des Haltefadens mittels zweier Breisky-Spekula aufdehnen und ähnlich einer Spiegelgeburt den Extraktionsbeutel samt Inhalt herausleiten (▶ Abb. 12.61).

Hierzu braucht man unbedingt die Hand eines Assistenten, der den Haltefaden unter Spannung hält und Zug auf den Beutel ausübt. Nach Entfernung des Präparates wird die Wunde im hinteren Scheidengewölbe einschichtig mit Einzelknopfnähten, Vicryl 0 CT2, verschlossen (▶ Abb. 12.62).

Abschließend wird von abdominal über einen Arbeitstrokar eine Robinson-Drainage eingelegt und der Eingriff beendet. Bei Durchführung der hinteren Kolpozöliotomie ist eine einmalige intraoperative Antibiotikaprophylaxe mit einem Cephalosporin (z. B. Zinacef 1,5 g) sinnvoll.

Die vaginale Bergung von endoskopisch exstirpierten vorwiegend soliden Ovarialtumoren unter Verwendung von Extraktionsbeuteln ist ein elegantes Verfahren und in der Hand des geübten vaginalen Operateurs eine risikoarme Methode, die jedoch leider von vielen gescheut wird, obwohl es die Grundsätze von minimal-invasiver Chirurgie und onkologisch korrektem Vorgehen vereint.

Hysteroskopie

Die Hysteroskopie hat in den letzten Jahren aufgrund verbesserter Technik eine zunehmende Erweiterung des Indikationsspektrums erfahren. Sie wird vorwiegend zu diagnostischen Zwecken eingesetzt: zur Abklärung von prä- und postmenopausalen Blutungsstörungen sowie sonografisch suspektem Endometrium in der Postmenopause bei Risikopatientinnen und zur Abklärung von Uterusanomalien im Rahmen der Sterilitäts- und Infertilitätsdiagnostik, wobei die Hysteroskopie hier zunehmende Bedeutung auch in der Funktionsdiagnostik erlangt. Im Zuge der weiteren Verbreitung minimal-invasiver Chirurgie findet die operative Hysteroskopie neue Einsatzmöglichkeiten. Hysteroskopische Diagnostik und Therapie bei Sterilität und Infertilität sollte spezialisierten Zentren vorbehalten werden, da hierzu Standardindikationen und Standardverfahren noch zu erarbeiten sind.

13.1 Lagerung

Steinschnittlage steil (s. S. 42).

13.2 Instrumentarium

Kürettage-Set (s. S. 18), Diagnostik-Set für Hysteroskopie (s. S. 26), hysteroskopisches Resektoskop-Set (s. S. 26).

13.2.1 Distensionsmedien

Die Hysteroskopie ist nur dann durchführbar, wenn das spaltförmige Cavum uteri zu einem echten Hohlraum aufgedehnt wird, was über ein gasförmiges (Kohlendioxyd) oder flüssiges Medium erreicht wird. Die Gashysteroskopie ist seit Jahrzehnten als eine risikoarme Methode etabliert und einfach in der Anwendung. Kohlendioxid wird über ein druck- und volumensteuerbares Gerät (Hysteroflator) mit einem maximalen Fluss von 100 ml/min bis zu einem maximalen Druck von 100 mm Hg in den Uterus insuffliert.

Es sollten Flusswerte von 60 ml/min und Drucke von 40 mm Hg zu Beginn des Eingriffs voreingestellt werden. Werden die Maximalwerte nicht überschritten, so treten keine ernsten Nebenwirkungen auf, Gasembolien sind nicht zu befürchten, denn CO_2 ist gut löslich im Blut und wird bei der ersten Lungenpassage abgeatmet. Als Nachteil der Gashysteroskopie sind die eingeschränkten Sichtverhältnisse bei Blutung bekannt, so dass hier ggf. eine zusätzliche Spülung mit physiologischer Kochsalzlösung erforderlich ist.

Die Flüssigkeitshysteroskopie ist eine neuere Entwicklung im Zuge vermehrter elektrochirurgischer Eingriffe im Uterus in Anlehnung an die Methode der transurethralen Prostataresektion in der Urologie, die hier ein Standardverfahren darstellt. Unter kontinuierlichem Flüssigkeitsdurchfluss ist auch bei Blutung eine ausreichende Sicht gewährleistet. Als Distensionsmedium werden physiologische Kochsalzlösung, Dextranlösung oder Mannitol verwendet, die alle ihre eigenen Vor- und Nachteile haben. Bei gleichzeitiger Anwendung von Hochfrequenzstrom dürfen nur elektrolytfreie Lösungen eingesetzt werden. Wir verwenden Purisolelösung, eine elektrolytfreie Flüssigkeit aus Mannit und Sorbit. Das operative Hysteroskopie-Set ist bereits auf die Verwendung eines flüssigen Distensionsmittels ausgerichtet und verfügt wie die Zystoskope über einen Zu- und Ablaufschlauch, so dass der Flüssigkeitsverbrauch bilanziert werden kann und somit eine gute intraoperative Überwachung der Intravasation des Distensionsmediums ermöglicht wird. Die Flüssigkeitszufuhr kann entweder aus dem Sterilbeutel direkt unter Ausnutzung der Schwerkraft (der Beutel wird einen Meter oberhalb der Patientin aufgehängt) oder mit Hilfe einer Druckmanschette (auf 50 mm Hg aufgepumpt) erfolgen, oder über eine druckgesteuerte elektronische Infusionspumpe, den Hysteromaten.

Der intrauterine Druck sollte möglichst niedrig gewählt werden, so dass gerade noch eine optimale Entfaltung des Kavum mit Einsicht beider Tubenostien stattfindet. Bei ausgedehnten Elektroresektionen sollte mit dem Hysteromaten gearbeitet werden, da die Druckverhältnisse hiermit präzise gesteuert werden können und somit die Intravasation des Distensionsmediums besser kontrollierbar ist. Der intrauterine Druck sollte 100 mm Hg nicht übersteigen.

13.3 Diagnostische Hysteroskopie

- 1. Narkoseuntersuchung
- 2. Queres Anhaken der vorderen Muttermundlippe
- 3. Dilatation des Zervikalkanals bis 4 mm
- 4. Einführen des Hysteroskops

Die diagnostische Hysteroskopie kann ambulant in Parazervikalanästhesie oder mit Lokalinfiltration der Portio durchgeführt werden.

Zuerst erfolgt die bimanuelle Tastuntersuchung zur Beurteilung von Größe, Lage und Mobilität des Uterus. Danach wird die Portio eingestellt, unter Verwendung eines Selbsthaltespekulum nach Scherback und eines Breisky-Spekulums. Die vordere Muttermundlippe wird quer angehakt und der Uterus unter Zug gestreckt. Mittels Hegar-Stiften wird der Zervikalkanal aufdilatiert, wobei darauf zu achten ist, dass diese nur knapp über den inneren Muttermund eingeführt werden, um Schleimhautblutungen im Fundus mit Beeinträchtigung der Sichtverhältnisse zu vermeiden. Aus dem gleichen Grund wird auf eine Sondierung des Uterus primär verzichtet. Unter laufender CO_2-Insufflation wird das Hysteroskop in den Zervikalkanal eingeführt und langsam vorgeschoben, so dass bereits eine Vordehnung erfolgt (▶ Abb. 13.1).

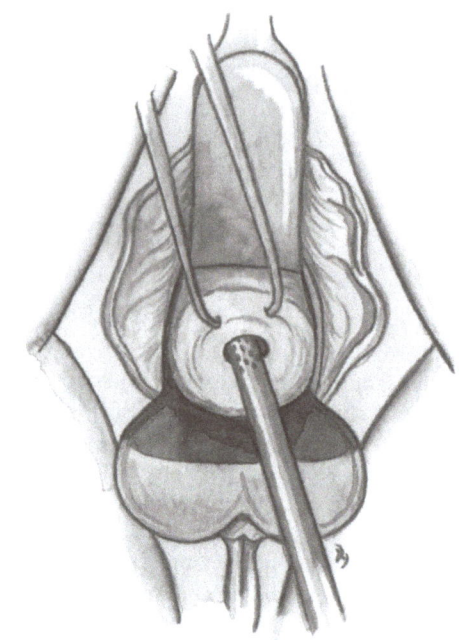

Abb. 13.1. Einführen des Hysteroskops in den Zervikalkanal

Zunächst erscheint auf dem Monitor lediglich ein roter Kreis und es dauert erfahrungsgemäß 30–60 s, bis das Cavum uteri entfaltet ist und primär aufgetretene Luftblasen über die Tuben oder den Zervikalkanal entwichen sind. Gegebenenfalls muss die Linse der Optik zwischendurch gereinigt werden. Oft reicht es auch aus, die Optik kurz an der Uteruswand anzutippen. Wird die Sicht durch Blutungen erheblich beeinträchtigt, so kann das Kavum mit physiologischer Kochsalzlösung gespült werden, oder man entscheidet sich bei uteriner Blutung primär für ein flüssiges Distensionsmedium.

Der Endometriumbefund bei der Frau in der Geschlechtsreife stellt sich abhängig vom Zykluszeitpunkt unterschiedlich dar: postmenstruell findet sich ein flaches, eher blasses, da wenig vaskulartisiertes Endometrium, prämenstruell ist dieses hoch aufgebaut, stark vaskularisiert und bei Berührung leicht verletzlich. Deshalb ist es wichtig, die Hysteroskopie im Rahmen von Sterilitäts- und Infertilitätsdiagnostik stets früh in der ersten Zyklushälfte durchzuführen. Bei der möglichst lückenlosen Inspektion des Kavum ist darauf zu achten, dass beide Tubenostien eingesehen werden, sonst könnten manche Uterusanomalien (z. B. Uterus bicornis bzw. septus) oder große submuköse Myome übersehen bzw. fehlinterpretiert werden. Gelegentlich wird das Tubenostium durch einen Polypen oder ein Myom verlegt. Auffällige Befunde werden unter Sicht gezielt biopsiert, denn bei der je nach Indikation nachfolgenden Abrasio könnte daran vorbeikürettiert werden. Gestielte Poly-

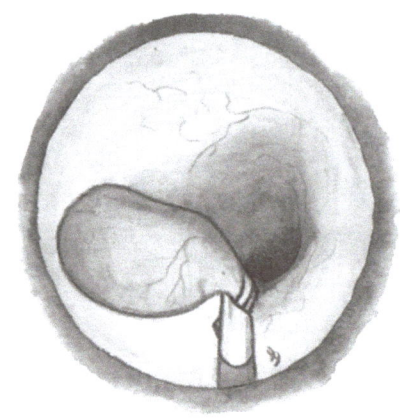

Abb. 13.2. Durchtrennung des Polypstiels mit der Mikroschere

pen werden mittels Hysteroskopieschere am Stiel abgetrennt (▶ Abb. 13.2).

Der Polyp wird mit der Fasszange gefasst und unter gleichzeitigem Zurückziehen des Hysteroskopes extrahiert (▶ Abb. 13.3).

Bei ausgedehnten pathologischen Befunden werden multiple Biopsien entnommen. Im Rahmen der Abklärung perimenopausaler Blutungsanomalien, postmenopausaler Blutung oder sonografisch suspekter Endometriumbefunde schließen wir grundsätzlich eine Kürettage des Kavum an. In der Postmenopause finden sich gelegentlich sehr große Endometriumpolypen, die

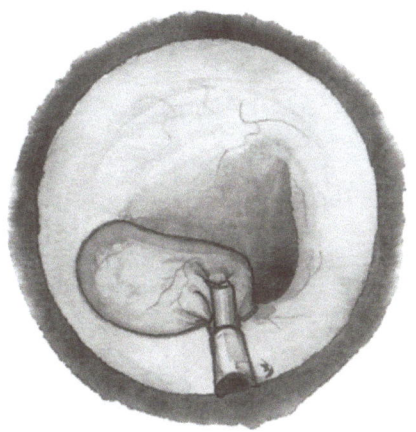

Abb. 13.3. Extraktion des abgetragenen Polypen mit der Fasszange

kaum mit dem hysteroskopischen Mikroinstrumentarium angegangen werden können. In den meisten Fällen ist es jedoch möglich, nach hysteroskopischer Lokalisation diese mit der Kürette abzutragen. Bei wiederholtem Vorbeikürettieren gehen wir zum Verfahren der Elektroresektion über.

13.4 Operative Hysteroskopie

▶ 1. Narkoseuntersuchung
▶ 2. Queres Anhaken der vorderen Muttermundlippe
▶ 3. Dilatation des Zervikalkanals bis 8 mm
▶ 4. Einführung des Resektoskopschaftes
▶ 5. Elektrokoagulation des Endometriums, Elektroresektion des Endometriums, Elektroresektion des Myoms

Die Haupteinsatzgebiete der operativen Hysteroskopie, unter Verwendung eines flüssigen Distensionsmediums, sind die elektrochirurgische Endometriumablation und die Elektroresektion submuköser Myome, wenn der Erhalt des Uterus vordringlich ist.

13.4.1 Hysteroskopische Endometriumablation

Die Indikation zu diesem Vorgehen ergibt sich aus therapieresistenten Blutungsstörungen bei etwa normalgroßem nicht myomatös verändertem Uterus nach Ausschluss maligner invasiver oder präinvasiver Veränderungen. Auch bei Adenomyosis uteri oder Endometriumhyperplasien kann nur sehr bedingt eine Indikation zur Endometriumablation gesehen werden.

Die Endometriumablation kann mittels Elektrokoagulation oder Elektroresektion durchgeführt werden. Für beide Methoden spielt der Operationszeitpunkt eine wichtige Rolle. Zur Arbeitserleichterung und damit Risikominimierung sollte man optimalerweise unmittelbar postmenstruell operieren, da zu diesem Zeitpunkt das Endometrium sehr flach (etwa 2 mm) und weniger vaskularisiert ist, so dass die Koagulations- bzw. Resektionstiefe präziser und gleichmäßiger erreicht wird. Unter diesem Gesichtspunkt wirkt sich eine 2- bis 4-monatige Vorbehandlung mit GnRH-Analoga sehr günstig aus, allerdings kann man sie vor dem Hintergrund der Nebenwirkungen nicht generell empfehlen.

Vor Beginn des Eingriffs wird das Operationshysteroskop so vorbereitet, dass bereits sämtliche Schlauch- und Kabelverbindungen angeschlossen werden; zur Vermeidung möglicher Luftblasen werden der Zulaufschlauch und der Schaft durchgespült. Nach der Spiegeleinstellung und Anhaken der vorderen Muttermundlippe mit einer Kugelzange werden der Uterus unter Zug gestreckt und mittels Hegar-Stiften der Zervikalkanal auf 8 mm aufgedehnt. Anschließend wird der Continuous-flow-Resektoskopschaft mit dem Obturator versehen ins Cavum uteri eingeführt. Nach Entfernung des Obturators wird das Arbeitselement mit der Optik eingeführt und arretiert. Zur Dilatation des Kavums wird nun der Flüssigkeitszulauf geöffnet, der Ablauf kann nach Bedarf geregelt werden. Der intrauterin anzustrebende Flüssigkeitsdruck sollte bei 100 mm Hg liegen. Es dauert eine kurze Zeit, bis auf dem Monitor Strukturen erkennbar sind, dann wird zunächst das Endometrium genau inspiziert. Sämtliche auffälligen Areale werden biopsiert, einzelne Polypen werden vorab mit der Resektionsschlinge abgetragen. Entscheidet man sich für die Methode der Elektrokoagulation, verwendet man – da in der Handhabung einfacher – bevorzugt die Kugelelektrode. Diese wird vollständig aus dem Schaft herausgeschoben und unter sanftem Druck im Fundus bei etwa 12 Uhr auf das Endometrium aufgesetzt. Bei aktiviertem Koagulationsstrom (über Fußschalter vom Operateur zu bedienen) lässt man die Elektrode unter gleichmäßigem

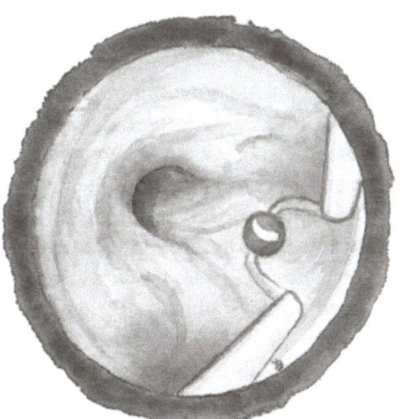

Abb. 13.4. Elektrochirurgische Endometriumablation mit der Kugelelektrode

Druck in den Schaft zurückgleiten, wobei eine Koagulationsstraße an der Vorderwand entsteht, die zunächst nicht bis zur Zervix herabreicht (▶ Abb. 13.4).

Man kann nun unter Zurückziehen des gesamten Resektoskopschaftes bis zum inneren Muttermund weiterkoagulieren, günstiger ist es jedoch, wenn man im oberen Uterusanteil durch parallele Koagulationsbahnen das Endometrium unter Einbeziehung der Basalis und des unmittelbar angrenzenden Myometriums denaturiert und den gleichen Vorgang anschließend im unteren Uterinsegment wiederholt. Auf diese Weise muss weniger mit dem Resektoskopschaft manipuliert werden, wobei sonst das Resektoskop über den inneren Muttermund herausgleiten kann und vermehrt Orientierungsschwierigkeiten auftreten können. Im Bereich der Tubenostien wird die Kugelelektrode kreisförmig geführt; zu bedenken ist hier der dünne Myometriummantel.

Vorteile der Elektrokoagulation liegen in der relativen Einfachheit der Methode, der relativ guten Sichtverhältnisse, der geringen Perforationsgefahr sowie der geringen intraoperativen Flüssigkeitsresorption über uterine Venen und somit des geringeren Risikos der Volumenüberlastung, da es hier kaum zur Eröffnung von Gefäßen kommt. Der Nachteil der Methode liegt darin, dass eine histologische Aufarbeitung des Endometriums nicht erfolgen kann, die Operationszeit relativ lang ist und die Koagulationstiefe zumindest vom Ungeübten manchmal schwer abschätzbar ist. Dadurch ist bei zu tiefer Koagulation eine gewisse Perforationsgefahr gegeben, bei zu flacher Koagulation wird der Operationserfolg beeinträchtigt.

Bevorzugt man die Elektroresektion, verwendet man die abgewinkelte Schneideschlinge. Bei dieser Methode ist es am günstigsten, dorsal im Fundus mit der Resektion zu beginnen, da im Verlauf des Eingriffs Gewebeteile herabsinken und die Sicht beeinträchtigen. Unter sanftem Druck setzt man die durch das Resektoskop ausgefahrene Schlinge auf das Endometrium auf, und unter aktiviertem Schneidestrom lässt man sie langsam in den Schaft zurückgleiten, wobei ein Gewebestreifen in Halbzylinderform reseziert wird (▶ Abb. 13.5).

Es ist zu beachten, dass man immer auf sich zu reseziert und nie unter aktiviertem Schneidestrom die Schlinge ausfährt, sonst kann es zu unkontrollierten Resektionen mit hoher Perforationsgefahr kommen. In parallelen Bahnen wird das Endometrium einschließlich des unmittelbar angrenzenden Myometriums in einer Schichtdicke von etwa 4 mm abgetragen, entsprechend dem Radius der Schlinge. Häufig wird es so sein, dass Gewebestreifen an der Schneideschlinge anhaften, so dass diese aus dem Resektoskopschaft herausgezogen und gereinigt werden muss. Je länger die Resektionsbahnen und damit auch die Gewebestreifen gebildet werden, desto häufiger müssen diese einzeln von der Schlinge entfernt werden. Bei kleinen resezierten Gewebestücken müssen die Instrumente seltener aus dem Schaft gezogen werden, jedoch wird häufig die Sicht durch schwebende Gewebeteile deutlich beeinträchtigt. Im Bereich des Fundus und der Tubenostien ist die Resektion mit der abgewinkelten Schlinge nicht möglich, so dass hierfür gerade Schlingen verwendet werden können, als praktikabler hat sich jedoch die Koagulation mit der Kugelelektrode in diesem Bereich erwiesen, was auch mit verringerter Perforationsgefahr einhergeht.

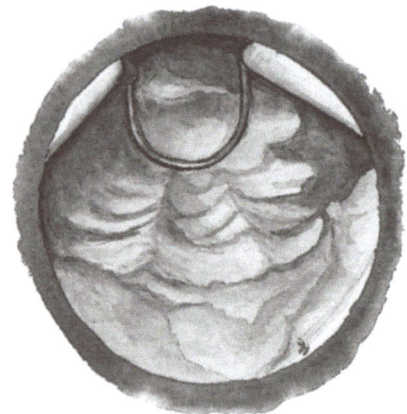

Abb. 13.5. Elektroresektion des Endometriums in parallelen Bahnen mittels Schneideschlinge

Als Vorteile der Elektroresektion des Endometriums sind die kürzeren Operationszeiten und die Möglichkeit der histologischen Untersuchung des abgetragenen Gewebes zu nennen. Die wichtigsten Nachteile liegen im höheren Perforationsrisiko sowie in der Eröffnung von venösen Gefäßen des Myometriums in großem Umfang und somit der Intravasation des natriumarmen Distensionsmediums in den Kreislauf mit möglicher Volumenüberlastung. Die Flüssigkeitsresorption nimmt mit der Operationsdauer und steigendem intrauterinen Druck zu. Deshalb ist es hier besonders wichtig, eine exakte intraoperative Bilanzierung der Spülflüssigkeit vorzunehmen, um das Ausmaß der Kreislaufbelastung abschätzen zu können. Bei Resorption von über 1 l Distensionsmedium sollte man den Eingriff zügig beenden und ggf. eine 2. Sitzung zu einem anderen Zeitpunkt planen. Postoperativ muss auf eine gesteigerte Diurese geachtet werden.

Operativ-technischer- und Zeitaufwand der Endometriumablation sprechen nach unserer Auffassung für die Anwendung der Elektrokoagulation nach vorheriger histologischer Abklärung.

Statt der elektrochirurgischen Endometriumablation kann auch laserchirurgisch vorgegangen werden, die Methode ist jedoch aufwendiger und risikoreicher und somit weniger verbreitet. In neuester Zeit finden Methoden der Thermablation des Endometriums zunehmende Verbreitung. Bei diesen Verfahren wird erhitzte Flüssigkeit direkt oder mit einem Ballonkatheter ins Cavum uteri eingebracht, so dass nach einer gewissen Kontaktzeit das Endometrium thermisch denaturiert wird. Die Anwendung dieser Methoden ist einfach und risikoarm, jedoch nur für den normal konfigurierten Uterus geeignet. Bei noch relativ kurzen Nachbeobachtungszeiten steht eine vergleichende Evaluation noch aus, bei richtiger Indikationsstellung und exakter Vordiagnostik könnten sie sich allerdings als wirklich minimal-invasives praktikables Verfahren herauskristallisieren.

13.4.2 Hysteroskopische Myomresektion

Submuköse Myome mit geringer Tiefenausdehnung ins normale Myometrium, die jedoch erhebliche Beschwerden verursachen können, stellen geradezu die ideale Indikation zur hysteroskopischen Elektroresektion dar. Bei tiefer reichenden Myomen sollte man in der Indikationsstellung zum hysteroskopischen Eingriff in Abhängigkeit von der Beschwerdesymptomatik zurückhaltend sein, es sei denn, man ist auf die Hysterektomie in gleicher Sitzung eingestellt.

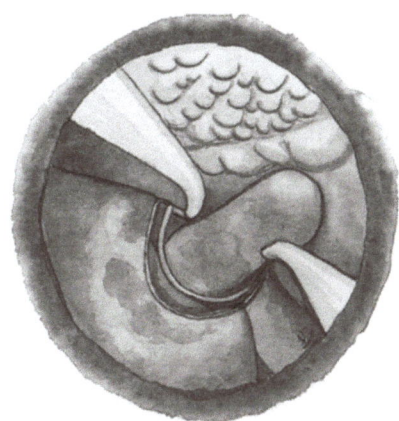

Abb. 13.6. Elektroresektion eines submukösen Myoms mit der Schneideschlinge (Luftblasen im Distensionsmedium am oberen Bildrand)

Das Operationshysteroskop wird mit der Schneideschlinge bestückt und in den bereits intrauterin liegenden Schaft eingeführt und arretiert. Nach optimaler Distension des Kavum, wobei man hier oftmals etwas höhere Drucke benötigt als zur Endometriumablation, erfolgt die Beurteilung der Größe und vor allem der Basis des Myoms. Erweist sich dieses als resektabel, wird unter Sicht die Schlinge aus dem Schaft ausgefahren, auf das Myom unter leichtem Druck aufgesetzt und bei aktiviertem Schneidestrom langsam in den Schaft zurückgefahren (▶ Abb. 13.6).

Auch hier arbeitet man immer auf sich zu! Das Schneiden erfolgt nicht durch die Schlinge selbst, sondern erst durch den fokussierten Strom, so dass verstärkter Druck oder Zug an der Schlinge das Schneiden nicht beschleunigt und nicht verbessert. In mehreren Bahnen und Schichten wird das Myom schließlich abgetragen, bis die normale Uteruswand erkennbar wird.

Bei Myomen, die ins Myometrium hineinragen, geht man in ähnlicher Weise vor, es besteht jedoch immer die Schwierigkeit, die Grenzen des Myoms zu erkennen, so dass man häufig zu tief oder zu oberflächlich reseziert. Bei verbleibendem Myomrest kann dieser weiterwachsen oder nekrotisch werden, mit den typischen Spätfolgen. Bei zu tiefer Resektion ist mit hoher Perforationsgefahr sowie mit starken, hysteroskopisch unstillbaren Blutungen zu rechnen, die zur Hysterektomie zwingen können. Deshalb ist bei teils intramural gelegenen submukösen Myomen sehr viel Erfahrung des Operateurs erforderlich und außerdem äußerste Zurückhaltung in der Indikationsstellung zum hysteroskopischen Eingriff zu empfehlen.

Totaler Muttermundverschluss

Die Operationen am schwangeren Uterus, die dem Erhalt der Schwangerschaft dienen, werden in unblutige und blutige Verfahren eingeteilt. Zu den unblutigen Verfahren zählen die Cerclagen, die nach den unterschiedlichen Methoden durchgeführten Zervixumschlingungen, für die wir heute keine Indikation mehr sehen, da das Prinzip dieser Operationen den pathophysiologischen Mechanismus der Entstehung von Spätaborten unberücksichtigt lässt.

Der von Szendi eingeführte totale Muttermundverschluss im Falle manifester Muttermunderöffnung stellt als blutiges Verfahren das Zunähen des äußeren Muttermunds nach Deepithelisierung dar, um durch eine künstlich herbeigeführte Zervikalatresie eine Barriere gegen aszendierende Keime aufzubauen. Diese Operationsmethode, die dem heutigen Verständnis der infektiösen Pathogenese von Spätaborten und Frühgeburten Rechnung trägt, wurde von Saling etwas modifiziert und als prophylaktischer Eingriff am Ende des 1. Trimenons bei Risikopatientinnen empfohlen. Dadurch lassen sich deutlich bessere Ergebnisse erzielen.

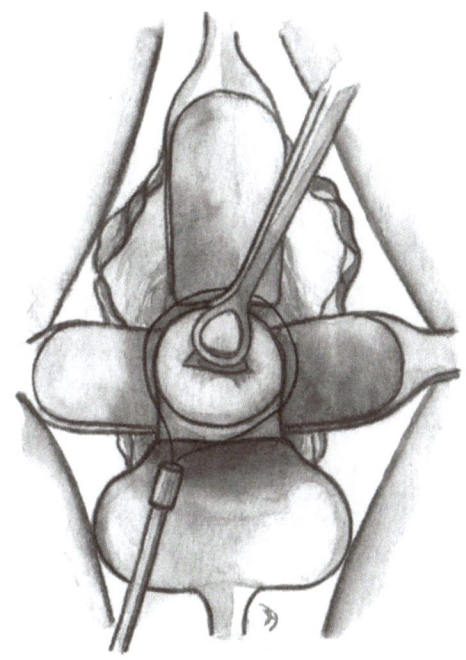

Abb. 14.1. Anlegen der Portioschlinge

14.1 Technische Durchführung des frühen totalen Muttermundverschlusses nach Saling

- 1. Einstellen der Portio
- 3. Atraumatisches Fassen der vorderen Muttermundlippe
- 2. Anlegen der Portioschlinge
- 5. Deepithelisierung des Zervikalkanals
- 6. Spülung des Zervikalkanals mit PVP-Lösung
- 7. Zirkuläre endozervikale Naht
- 8. Verschlussnähte des äußeren Muttermunds

Präoperativ sollte stets vaginalsonographisch die Länge der Cervix uteri gemessen werden. Durch die Narkoseuntersuchung wird in erster Linie der äußere Muttermund beurteilt. Anschließend wird die Portio unter Verwendung eines Selbsthaltespekulums nach Scherback sowie dreier Breisky-Blätter durch die Assistenten eingestellt. Die vordere Muttermundlippe wird mit einer Ovarialfasszange atraumatisch gefasst und vom 1. Assistenten unter leichte Spannung gesetzt. Um Blutarmut im Operationsgebiet herzustellen, legt man nun eine Schlinge als Tourniquet um die Cervix uteri, die zugezogen und arretiert wird (▶ Abb. 14.1).

Bei eher engen Scheidenverhältnissen und kaum deszendierender Portio ist es gelegentlich mühsam, die Schlinge hoch genug anzulegen, so dass die nächsten Operationsschritte nicht behindert werden. In diesen Fällen wird man überlegen, ob es nicht günstiger ist, auf den Einsatz der Schlinge zu verzichten. Andererseits darf man besonders im Falle einer gut deszendierenden Portio nicht in Versuchung kommen, die Schlinge zu hoch anzulegen, um hier nicht die uterine Durchblutung zu gefährden.

Im nächsten Schritt erfolgt die mechanische Deepithelisierung des Zervikalkanals mit Abtragung der Zervixdrüsen. Hierzu werden über einen Elektromotor betriebene rotierende Drahtbürstchen oder Schleifköpfe verwendet. Entscheidend ist dabei, dass die gesamte Zervikalschleimhaut abgetragen wird, da zum einen die Wundflächen bei verbleibenden Epithelinseln nicht ad-

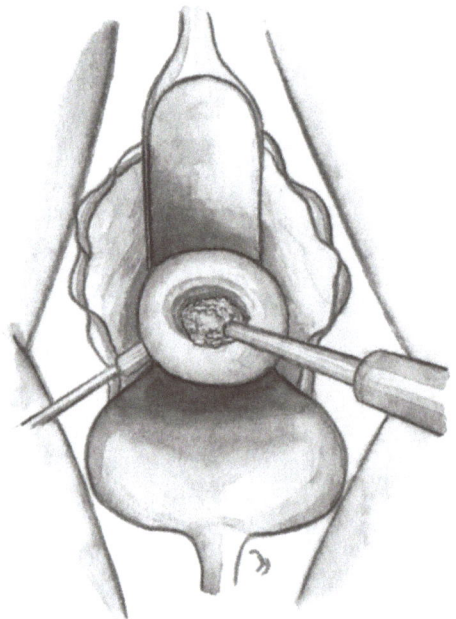

Abb. 14.2. Deepithelisierung des Zervikalkanals

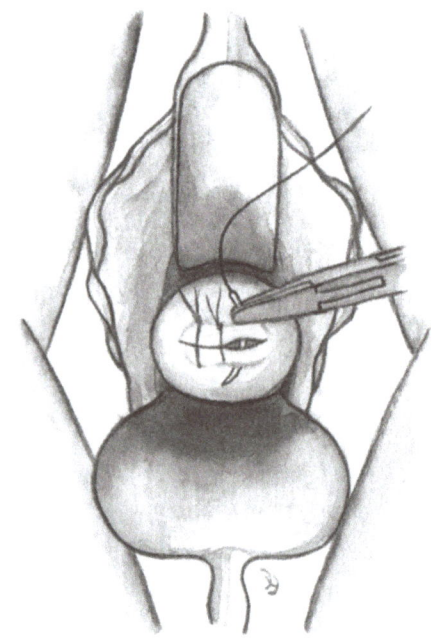

Abb. 14.4. Verschlussnähte des äußeren Muttermundes

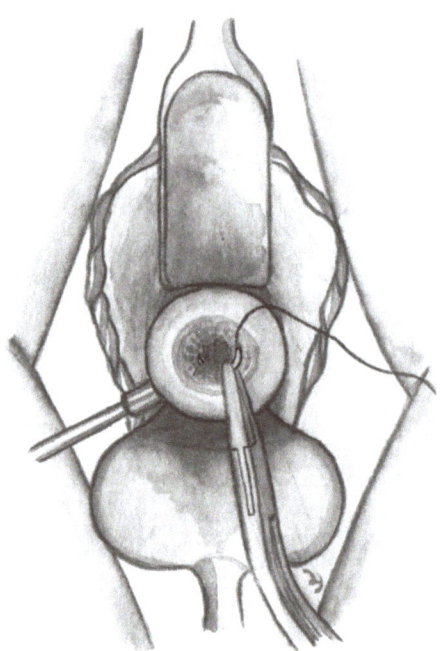

Abb. 14.3. Endozervikale zirkuläre Naht

aptierend verheilen, und zum anderen die Zervixdrüsen Sitz von Mikroorganismen sein können, die einerseits die Wundheilung stören, andererseits durch Vermehrung und Aszension den unteren Eipol erreichen und trotz äußerer Barriere eine Amnioninfektion mit konsekutivem Blasensprung bewirken können (▶ Abb. 14.2).

Die Entfernung der Epithel- und Drüsenschicht kann alternativ auch konventionell-chirurgisch mit Pinzette und Skalpell durchgeführt werden, wobei das spitze abgewinkelte Modell sich am besten eignet.

Nun wird eine ausgiebige Wunddesinfektion durchgeführt. Über einen dünnlumigen Einmalkatheter wird der Zervikalkanal mit PVP-Jod-Lösung mehrfach gespült. Der häufig gebrauchte Terminus der Spülung des unteren Eipols ist im Falle des prophylaktischen Muttermundverschlusses am Beginn des 2. Trimenons nicht zutreffend, da eine Zervixverkürzung noch nicht stattgefunden hat und bei diesem Verfahren der innere Muttermund nicht passiert wird.

Der sich nun anschließende Wundverschluss wird in 2 Schichten mit atraumatischem resorbierbarem Nahtmaterial durchgeführt. Als 1. Schicht wird möglichst hoch im Zervikalkanal eine zirkuläre Naht (Vicryl 0 UCL1) ähnlich einer Tabaksbeutelnaht angelegt. Dabei ist es wichtig, dass nach jedem Durchstich ausgestochen und der Faden durchgezogen wird (▶ Abb. 14.3).

Im letzten Schritt werden nun die Ovarialfasszange sowie der angelegte Tourniquet entfernt und der äußere Muttermund durch mehrere atraumatische Einzelknopfnähte (Vicryl 0 CT2) quer verschlossen. Wichtig ist es hierbei, dass beide Muttermundlippen jeweils kräftig gefasst werden, ggf. muss nach Durchstich durch die vordere Muttermundlippe zunächst ausgestochen werden. Gesonderte Blutstillungsmaßnahmen, etwa durch Elektrokoagulation, sind in aller Regel nicht erforderlich (▶ Abb. 14.4).

Abschließend wird PVP-Jod-Salbe auf die Wunde appliziert und eine lockere Scheidentamponade für die Dauer von 24 h angelegt. Für diese Zeit wird die Harnblase über einen transurethralen Dauerkatheder drainiert.

Ein hoher Stellenwert für das postoperative Ergebnis kommt der perioperativen Antibiotikaprophylaxe zu. Wir führen diese intravenös mit Erythromycin (2-mal 1 g/Tag) durch, mindestens am Vortag des Eingriffs beginnend. Ebenso dürfen präoperativ lokal-desinfizierende Maßnahmen nicht unterbleiben. Im Falle nachgewiesener pathogener Keime im Vaginal- und Zervikalabstrich ist zunächst eine systemische Antibiotikatherapie in Kombination mit lokalantiseptischer Behandlung durchzuführen. Der Eingriff darf erst nach Erhebung eines unauffälligen Zervixabstriches indiziert und durchgeführt werden.

Geburtsverletzungen

Im Rahmen dieses Lehrbuches für angehende Fachärzte und Interessenten im Bereich der speziellen operativen Gynäkologie sind aus der Geburtshilfe noch Eingriffe zu erwähnen, die auch unter ästhetischen und funktionalen Gesichtspunkten nicht lediglich als „harmlose" Geburtsverletzungen abgetan werden dürfen. Verletzungen nach vaginaler Geburt oder vaginal-operativen Entbindungsmanövern sind nicht allzu selten und beziehen in der Regel die Cervix uteri, das Scheidenrohr und den Damm ein. Die Versorgung derartiger Verletzungen wie auch die Versorgung der Episiotomie erfordert ein anatomisches Verständnis der beteiligten Strukturen.

15.1 Lagerung

Steinschnittlage steil/Querbett (s. S. 42).

15.2 Instrumentarium

Episiotomie-Set (s. S. 19).

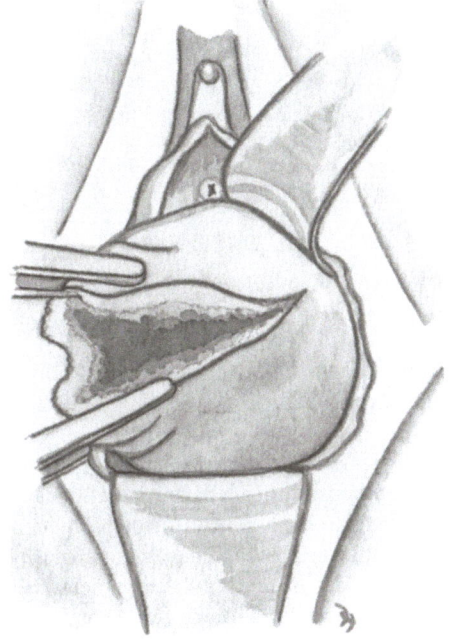

Abb. 15.1. Darstellung des Zervixrisses mit oberem Wundwinkel

15.3 Zervixrisse post partum

▶ 1. Spiegeleinstellung des Muttermundes
▶ 2. Kontrolle der gesamten Zirkumferenz der Muttermundlippen
▶ 3. Identifikation des kranialen Wundrandes
▶ 4. Versorgung des oberen Wundwinkels
▶ 5. Verschluss der Risswunde bis zur Muttermundlippe

Der im Sinne einer chirurgischen Versorgung behandlungsbedürftige Zervixriss äußert sich unmittelbar postpartal durch eine ausgedehnte Blutung. Bei jeder postpartalen Spiegeleinstellung findet man die Muttermundlippen breit aufgequollen und unregelmäßig konturiert, so dass es durchaus Mühe macht zu unterscheiden, ob diese Veränderungen als physiologisch unmittelbar nach der Geburt einzustufen sind, oder in der Tat eine chirurgisch behandlungsbedürftige Verletzung darstellen. Kleinere Einrisse im Bereich der Cervix uteri sind nach vaginalen Geburten häufig und als physiologisch anzusehen. Sie bedürfen nicht der chirurgischen Versorgung, wenn keine Blutungskomplikation vorliegt.

Zur genauen Inspektion bei der Spiegeleinstellung ist es günstig, die Ränder der vorderen und hinteren Muttermundlippe mit einer atraumatischen Klemme zu fassen und mit diesen Klemmen zirkulär entlangzuwandern, um die gesamte Zirkumferenz einzusehen. Hat man einen blutenden Zervixriss identifiziert, so ist es auch wichtig, exakt seine Abgrenzung nach kranial, d.h. in Höhe des Os internum cervicis, festzulegen (▶ Abb. 15.1). Neben der genauen Inspektion hilft hier auch die palpatorische Überprüfung.

Die Naht des Zervixrisses geschieht mit atraumatischen resorbierbaren Nähten (Vicryl rapid 1 CT1). Wir legen diese Naht transzervikal durchgreifend an. Die Applikation der Einzelnähte erfolgt von dem 1. Einstich etwas über dem oberen Wundwinkel bis zur unteren Begrenzung des Risses auf dem Niveau der Mutter-

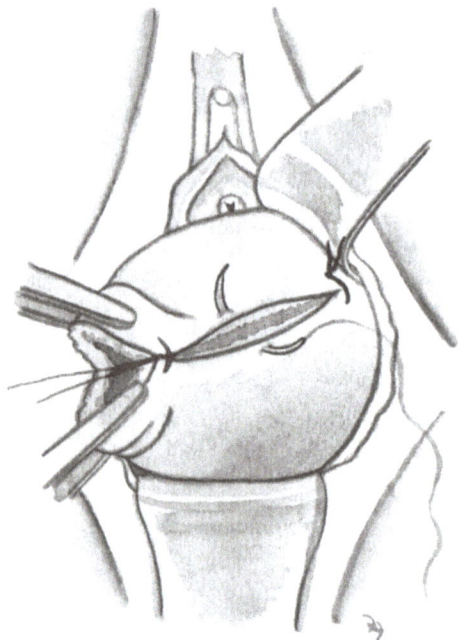

Abb. 15.2. Adaptation der Wundränder

mundlippe (▶ Abb. 15.2). Eine deutliche Reduktion der Blutungsstärke aus dem Riss ist Folge der angelegten Nahtreihe.

In besonders kritischen Fällen findet man ausgedehnte Zervixrisse, die sich nach kranial in den Bereich der Scheidengewölbe hinein ausdehnen. Mit dem Übergreifen der Rissverletzung in das Scheidengewölbe werden Ausläufer des A.-uterina-Stromgebietes miterfasst. Diese Art der Verletzung – auch zur Vermeidung größerer parametraner Hämatome – lässt sich nur durch die unverzügliche Laparotomie mit Hysterektomie versorgen. In diese Gruppe von Extremstverletzungen gehört auch die selten beobachtete Kolpaporrhexis, bei der weite Teile des Scheidengewölbes von der Zervix uteri abreißen. Dies findet man sowohl nach vaginalen Geburten als auch in einigen Fällen der Sektio bei Uterusrupturen und nach Entwicklung des Kindes. Auch in diesen Fällen ist großzügig die Uterusexstirpation durchzuführen.

15.4 Scheidenrisse

▶ 1. Darstellung der Rissverletzung
▶ 2. Versorgung des oberen Wundwinkels
▶ 3. Verschluss der Risswunde

Vaginale Läsionen finden sich postpartal entweder isoliert, insbesondere auch im Zusammenhang mit vaginal-operativen Manövern, sowie kombiniert als sog. Scheiden-/Dammverletzungen. Insbesondere die weiter kranial gelegenen Einrisse des Scheidenrohres können das parakolpane Gewebe mit einbeziehen und größere Äste der A. vaginalis kompromittieren. Entsprechende Hämatome sind die Folge. Die Umstechung derartiger Blutungen kann Mühe bereiten und erfordert eine exakte Spiegeleinstellung. Die Vagina wird zu diesem Zweck mit den breitesten Scheidenspekula nach Doyen entfaltet. Es ist ein besonderes Anliegen, in diesem Zusammenhang darauf hinzuweisen, dass die postpartale Versorgung von Geburtsverletzungen dieselbe optimierte Assistenz erfordert wie ein vaginaler Eingriff der gynäkologischen Chirurgie, so dass wir in der Regel auf 2 Assistenten zurückgreifen, die den Situs optimal exponieren. Es dient nicht dem Zweck der Sache, dass die in diesen Fragen nicht erfahrene Hebamme als einzige Assistenz, wenn überhaupt, „den Spiegel hält und den Faden führt"! Damit einher geht auch die Notwendigkeit suffizienter Anästhesie und Analgesie. Die lokale Unterspritzung komplizierterer Risse schafft in der Regel zur optimalen Versorgung dieser Verletzungen keine günstigen Voraussetzungen, da die Patientin durch das Geburtsereignis und die Folgen ohnehin beeinträchtigt ist und mehr oder minder nicht ideal entspannt sein kann.

Die Vaginalrisse werden wie die Zervixrisse mit einer atraumatischen resorbierbaren Naht (Vicryl rapid 1 CT1) in Einzelknopftechnik versorgt. Zusätzliche Blutungen sollen gezielt umstochen werden.

Die Folgen nicht unter optimalen Bedingungen, d.h. in der Regel unter Allgemeinanästhesie versorgter Geburtsverletzungen sind größere postpartale Hämatome und die Risiken einer Verlustkoagulopathie.

15.5 Episiotomie

▶ 1. Darstellung des oberen Wundwinkels
▶ 2. Versorgung des oberen Wundwinkels
▶ 3. Fortlaufender Verschluss der Scheidenwundränder
▶ 4. Tiefe Dammnähte
▶ 5. Hautnaht

Die Episiotomie dient zur Entlastung des äußeren Abschnitts des Geburtskanals und soll den Weichteilwiderstand verringern und unkontrollierte Verletzungen vermeiden helfen. Der Durchtritt des kindlichen Kopfes wird erleichtert. Aus diesen Überlegungen heraus erfüllt die Episiotomie in einer vernünftig verstandenen ärztlichen Geburtshilfe eine wichtige Funktion sowohl für die Mutter als auch für das Kind. Mit der lang anhaltenden Abschlussphase der Austreibungsperiode wird zwangsläufig die Beckenbodenmuskulatur überdehnt und zerrissen, der Introitus vaginae irreversibel verbreitert. Irreguläre Rissverletzungen sind die Folge. Die großzügige Anwendung der Episiotomie vermeidet diese Folgen und ist in diesem Sinne auch als präventives Verfahren der Risikominimierung für Mutter und Kind anzusehen. Bei vaginal-operativen Entbindungen,

Vakuum und Forzeps, sowie bei der vaginalen Entwicklung aus Beckenendlage ist zur Schaffung ausreichender räumlicher Verhältnisse eine Episiotomie zwingend.

Leider hat sich in jüngster Zeit an einigen Abteilungen ein Bestreben breit gemacht, unter dem leeren Begriff einer „sanften Geburt" auch den großzügigen Einsatz der Episiotomie zu vermeiden. Aus gynäkologisch-chirurgischer Sicht kann dies nicht verstanden werden. Die immer wieder von Geburtshelfern geäußerte Ansicht, den Dingen vollkommen ihren natürlichen Lauf zu lassen und geduldig zuzuwarten, kann in diesem Zusammenhang nur als Ignoranz vor vernünftiger ärztlicher Hilfeleistung verstanden werden.

Für die Episiotomie unterscheiden wir 3 Schnittführungen.

Bei der medianen Episiotomie wird der Schnitt median von der hinteren Kommissur in der Mittellinie bis an den M. sphincter ani externus angelegt. Dieses Schnittverfahren erzeugt die geringsten postoperativen Wundschmerzen und ist in seiner Abheilung kosmetisch besonders günstig. Der Raumgewinn ist in Abhängigkeit von den perinealen Verhältnissen allerdings nicht allzu groß, die Gefahr des vorprogrammierten Weiterreißens in den M. sphincter ani externus hinein besteht. Damit kann die mediane Episiotomie eigentlich nur bei sehr günstigen Verhältnissen zum Einsatz kommen. Dies sind dann wohl jene Fälle, bei denen auch auf die Episiotomie verzichtet werden kann. Wir führen daher die mediane Episiotomie nicht durch.

Bei der mediolateralen Episiotomie beginnt die Schnittrichtung ebenfalls median von der hinteren Kommissur, verläuft aber dann nach laterodorsal in ausreichendem Abstand am M. sphincter ani externus vorbei (▶ Abb. 15.3).

Zur Optimierung der Schnittflächen wird die Schere exakt senkrecht zur Dammhaut aufgesetzt. Der den Introitus vaginae dorsal umziehende M. bulbocavernosus wird bei diesem Verfahren durchtrennt.

Der Raumgewinn ist deutlich größer, beim akzidentellen Weiterreissen des Risses ist der M. sphincter ani externus weniger gefährdet.

Die kunstgerechte Versorgung ist durchaus als anspruchsvoll zu bezeichnen. Es ist zu beachten, dass durch den schrägen Schnitt mit Durchtrennung des M. bulbocavernosus für die Naht die Wundränder asymmetrisch präsentiert werden.

Für die Naht der Episiotomie – und gleiches gilt für die Naht von Dammrissen – werden das Analgebiet abgedeckt und Vulva und Damm desinfiziert. Durch lokale Infiltrationsanästhesie sorgt man für Analgesie, günstiger ist in diesem Fall auch die postpartale unilaterale Anlage einer suffizienten Leitungsanästhesie des N. pudendus. Dadurch erzielt man ein größeres Areal der Analgesie und vermeidet ein Aufquellen der Wundränder durch Infiltration eines Lokalanästhetikums. Zu Beginn des Eingriffs stellt sich der Operateur den oberen

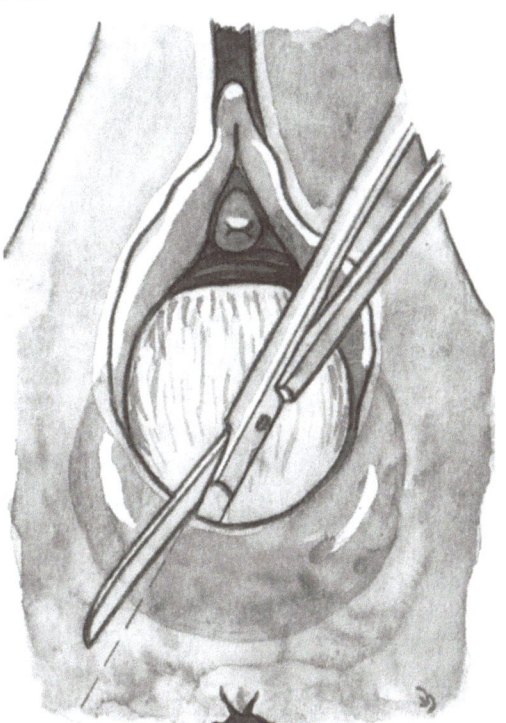

Abb. 15.3. Mediolaterale Episiotomie

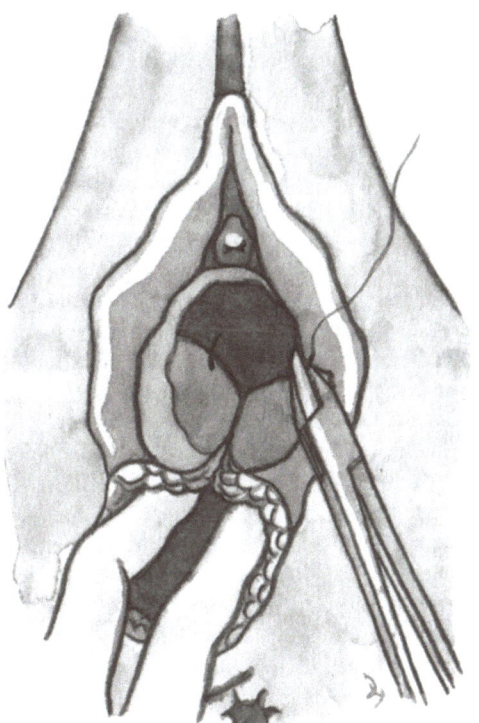

Abb. 15.4. Naht des oberen Wundwinkels

Wundwinkel der Scheidenwunde durch Spreizen zwischen dem Zeigefinger und Mittelfinger der linken Hand dar. Die Scheide wird nun, beginnend am oberen Wundwinkel, durch eine fortlaufende Naht oder Einzelnähte atraumatisch (Vicryl rapid 1 CT1) bis zum Introitus vaginae verschlossen (▶ Abb. 15.4).

Die Naht fasst dabei durchgreifend das gesamte Scheidenrohr. Der Introitus vaginae ist an den Resten des Hymenalsaumes ausreichend zu identifizieren. Für die Naht ist zu beachten, dass nach der mediolateralen Episiotomie bei asymmetrischen Verhältnissen sich der mediale Wundrand als längere Strecke im Vergleich zum lateralen Wundrand präsentiert. Die entsprechenden Einstiche der Nahtreihe liegen also auf der medialen Seite etwas weiter auseinander als auf der lateralen Seite. Das Ergebnis ist zufriedenstellend, wenn am kaudalen Abschluss in der Tat korrespondierende Flächen des Hymenalsaumes aufeinanderstoßen. Am Hymenalsaum wird die Vaginalnaht abgeschlossen. Die Tiefe der Dammwunde wird durch versenkte Nähte adaptiert (▶ Abb. 15.5).

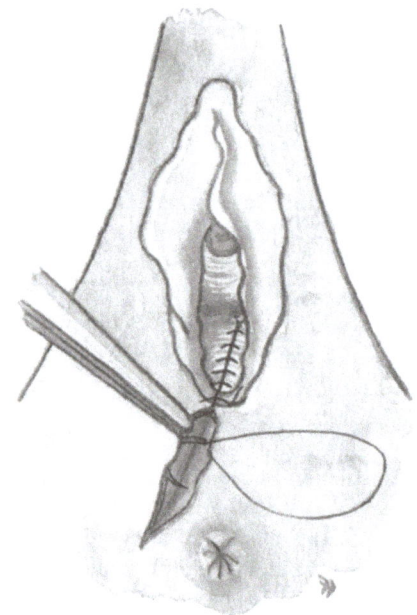

Abb. 15.5. Adaptation des Dammes

Auch für diese Einzelnahtserie verwenden wir atraumatisches resorbierbares Nahtmaterial (Vicryl rapid 2-0 MH). Wichtig ist eine korrekte Adaptation der tiefen Wundränder. Dazwischen sollte immer am Wundgrund ausgestochen werden, um die neue Stichrichtung optimal einstellen zu können. Auf die Symmetrie des Ein- und Ausstichniveaus wird geachtet, wodurch Verziehungen vermieden werden. Zusätzliche Blutungsquellen werden gezielt umstochen. In der Regel legt man 3–4 tiefe perineale Nähte an.

Zuletzt wird die Dammhaut durch einen atraumatischen resorbierbaren Faden (Vicryl rapid 3-0 PS2) verschlossen. Hierbei können die Nähte als Einzelnähte, fortlaufend transkutan oder auch als Intrakutannaht geführt werden (▶ Abb. 15.6).

Bei korrekter Durchführung der Naht bietet sich am Ende des Eingriffs wieder ein symmetrisches Bild des rekonstruierten Perineums. Insbesondere ist auf die fehlerhafte Überlappung der Wundränder sowie auf häutige Verziehungen im Bereich des Introitus zu achten.

Nicht allzu selten wird der obere Scheidenwundrand nicht ausreichend erfasst, so dass sich von dort aus trotz Anlage der Naht ein Hämatom entwickelt.

Bei der Anlage der tiefen perinealen Nähte ist beim Einstich am medialen Schnittrand mit großer Sorgfalt die Nähe des Analkanals zu beachten, um diesen nicht akzidentell zu durchstechen. Eine postoperative digitale Austastung des Analkanals ist daher obligat. Für ebenso obligat halten wir auch die postpartale Spiegeleinstellung im Rahmen einer ärztlichen Geburtshilfe, um Wundränder exakt darzustellen und zusätzliche Verletzungen sicher ausschließen zu können. Diese Frage ärztlicher Sorgfaltspflicht kann nicht mit den neuerdings durch „sanfte Geburtshelfer" diskutierten Argumenten

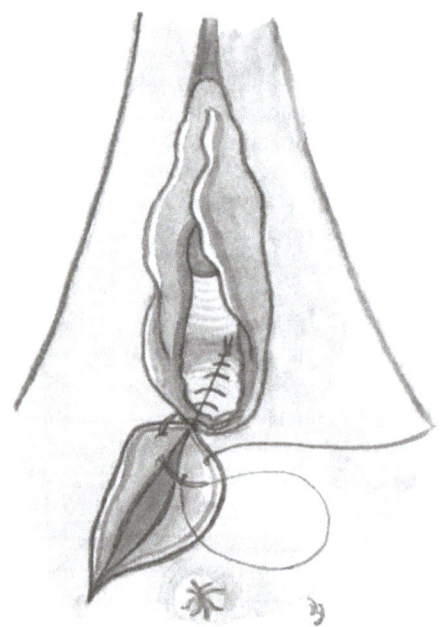

Abb. 15.6. Intrakutane Hautnaht

einer Zumutbarkeit für die Patientin ad absurdum geführt werden.

Die mediolaterale Episiotomie bevorzugen wir als Standardverfahren mit entsprechender Größenausdehnung bei der Spontangeburt und bei allen vaginaloperativen Entbindungsmanövern (Vakuumextraktion, Forzepsentwicklung), bei der vaginalen Beckenendlagenentwicklung und bei der vaginalen Zwillingsgeburt sowie bei Frühgeborenen.

Unter einer lateralen Episiotomie versteht man eine Schnittanlage, die seitlich der Mittellinie beginnt und parallel zur Schnittführung der mediolateralen Episiotomie verläuft. Nach unserer Auffassung bietet diese Schnittführung keinen Vorteil, so dass wir von dem Verfahren keinen Gebrauch machen.

Durch gezielte Anwendung der Episiotomie lassen sich in aller Regel größere Dammrisse vermeiden.

Ein Dammriss Grad I entspricht einem Einriss des Dammes im Bereich der hinteren Kommissur und erfasst die Haut und darunterliegendes Gewebe ohne die Dammmuskulatur.

Beim Dammriss Grad II geht der Einriss tiefer und erfasst die oberflächliche Dammmuskulatur, d. h. die Strukturen der Mm. transversi perinei superficiales et profundi sowie des M. bulbocavernosus.

Beim Dammriss Grad III erstreckt sich der Einriss noch weiter und erfasst die Textur des M. sphincter ani externus, die Mukosa des Rektums wird nicht lädiert.

Beim Dammriss Grad IV schließlich wird die Rektumschleimhaut miterfasst.

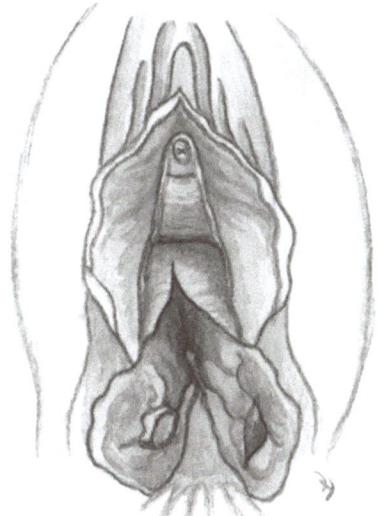

Abb. 15.7. Dammriss Grad IV

15.6 Dammriss Grad IV

▶ 1. Anzügeln der Sphinkterstümpfe
▶ 2. Extramuköser Verschluss der Rektumschleimhaut
▶ 3. Sphinkternähte
▶ 4. Perirektale Adaptationsnähte
▶ 5. Scheidennaht
▶ 6. Tiefe Dammnaht
▶ 7. Hautnaht

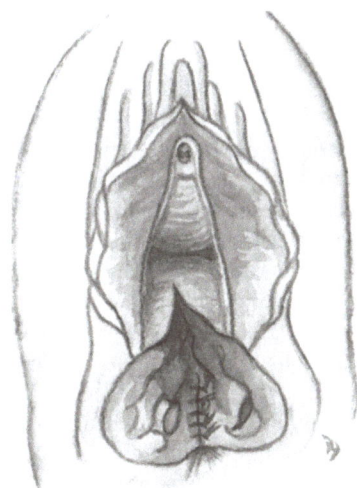

Abb. 15.8. Rektumnaht

Bei Destruktion der Rektumschleimhaut werden zunächst die Wundränder exakt durch 2 Assistenten mit Spekula dargestellt. Die durchtrennten Enden des M. sphincter ani externus sind meist gut darstellbar und haben sich in den seitlichen Wundwinkel retrahiert (▶ Abb. 15.7).

Die durchtrennten Enden dieses Sphinktermuskels werden nun mit Péan-Klemmen gefasst und etwas vorgezogen und anschließend mit einer Situationsnaht (Vicryl 2-0 SH plus) angezügelt. Die Fäden bleiben lang und dienen dazu, durch leichten Zug die Wundränder aufeinander zuzubewegen. Nun erfolgt die eigentliche Naht des Rektums, hierbei verwenden wir eine atraumatische Nadel-Faden-Kombination (Vicryl 4-0 SH1). Die Nahttechnik erfolgt in der Weise, dass direkt neben der Schleimhautlazeration gelegenes perirektales Bindegewebe U-förmig aufgeladen und mit dem korrespondierenden Areal der gegenüberliegenden Seite vereinigt wird. Dieser Einstich berührt die Mukosa nicht. Je nach Ausdehnung der Schleimhautläsion sind durchaus 4–5 Einzelnähte nötig, die distale Naht erreicht die Schleimhaut-/Epidermisgrenze des Analkanals (▶ Abb. 15.8).

In einer 2. Schicht wird nun der Sphinkter ani rekonstruiert. Dies geschieht dadurch, dass die bereits gelegten Haltefäden miteinander verknotet werden. Um die Verbindung mechanisch weiter abzusichern, kann man eine weitere Sphinkternaht plazieren (▶ Abb. 15.9).

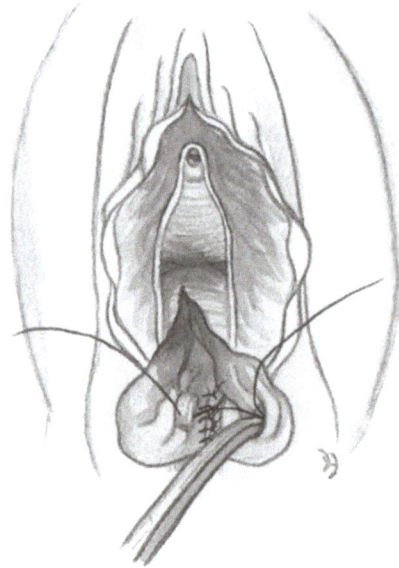

Abb. 15.9. Sphinkternaht

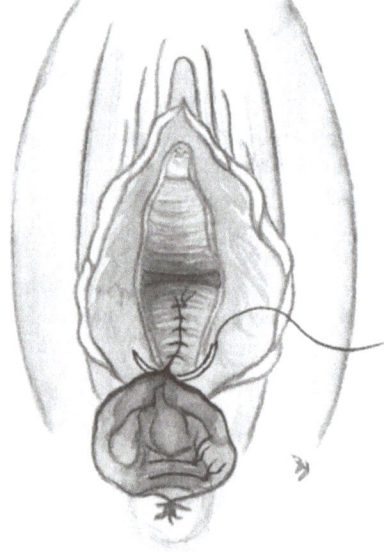

Abb. 15.10. Scheidennaht

Zur Beendigung des Eingriffs adaptieren wir schließlich weiteres perirektales Bindegewebe in Sphinkternähe mit atraumatischem Nahtmaterial (Vicryl 2-0). Ziel ist es, insgesamt eine stabile, durch Naht gesicherte Basis zwischen der Rektumschleimhaut und der hinteren Vaginalwand aufzubauen. Die verbleibende Wunde wird wie beim Dammriss Grad II versorgt. Die Scheidenhaut wird unter Beachtung des oberen Wundwinkels verschlossen, tiefe Dammnähte und perineale Hautnaht komplettieren den Vorgang (▶ Abb. 15.10 u. 15.11).

Am Ende des Eingriffs achtet man auf die symmetrische Rekonstruktion der Analrosette. Die unangenehme Folge der sekundären Wundheilung wird am ehesten durch sorgfältige Blutstillung und schichtgerechte Nähte vermieden.

Postoperativ soll die Darmentleerung bis zum 3. Tag vermieden werden, danach wird die Darmentleerung durch eine schlackenarme Diät bis zur Wundheilung reduziert.

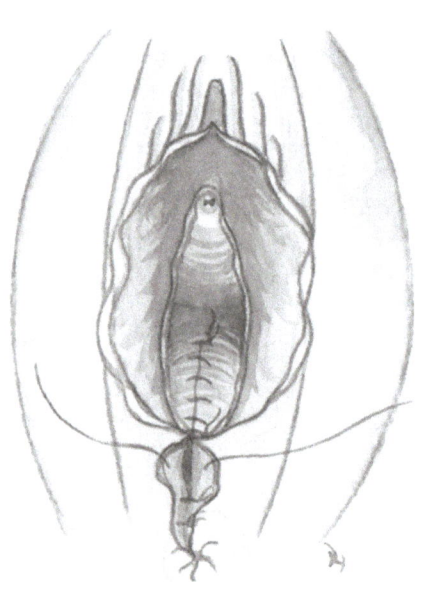

Abb. 15.11. Dammnaht

Sectio caesarea

Die abdominale Schnittentbindung ragt als besonderer Eingriff im Bereich des gynäkologischen Operationsspektrums heraus. Diese Besonderheit erklärt sich durch verschiedene Umstände, die zu Beginn einer Operationsbeschreibung erwähnt werden müssen.

Aus geburtshilflicher Perspektive bedeutet das Verfahren der abdominalen Schnittentbindung die unmittelbare Schwangerschaftsbeendigung in nahezu jeder Phase der Geburt aus mütterlicher und/oder kindlicher Indikation. Der hier eingefügte Begriff „nahezu" soll auch dazu veranlassen, in problematischen geburtshilflichen Situationen daran zu denken, dass einerseits vor riskanten vaginal-operativen Manövern dem abdominalen Zugang der Vorzug zu geben ist und andererseits im Ablauf der Austreibungsperiode der Geburt auch in späten Phasen mit Höhenstand des vorangehenden Teils zwischen Beckenmitte und Beckenboden in kritischen Situationen immer auf das abdominale Verfahren zurückgegriffen werden kann. Einer violenten vaginalinstrumentellen oder manuellen Entwicklung (Beckenendlage) ist durch rechtzeitiges Erkennen der Gefahr vorzubeugen.

Allerdings ist hier auch zu warnen, in einer unkritischen und in den vergangenen Jahren ausgeweiteten Sektioindikation ein Allheilmittel für geburtshilfliche Probleme sehen zu wollen. Dieser Text bezieht sich auf die Beschreibung der Technik und würdigt besondere operative Situationen. Über die Indikationen, wie sie sich gerade in der modernen Geburtshilfe zum Thema Schnittentbindung finden, ließe sich wohl eine eigene Monographie verfassen.

Für eine angemessene und moderne Indikationsstellung zum Entbindungsverfahren Sektio bedarf es heute einer Menge Detailkenntnisse und Fertigkeiten im Spezialgebiet der Geburtshilfe und Perinatalmedizin. In diesem Zusammenhang wollen wir darauf hinweisen, dass sich der nicht hauptamtlich mit geburtshilflichen Fragen befasste Gynäkologe oftmals den gedanklichen Anforderungen der Geburtsleitung weniger stellt. Dies bedeutet oftmals eine „Gynäkologie auf dem Kreißsaal" mit der Folge einer unkritischen Bevorzugung des abdominalen Entbindungsverfahrens.

Wenn wir dennoch die Beschreibung der Technik des Verfahrens hier aufnehmen, so nur deshalb, um den angehenden Facharztkandidaten im Rahmen dieses handwerklichen Manuals eine Orientierungshilfe zu bieten.

16.1 Geburtshilfliche Organisationsvoraussetzungen für die Schnittentbindung

Wir möchten ausdrücklich betonen, dass die Durchführung einer Sektio als Operation in unserem Fachgebiet nicht mit den organisatorischen Regelungen für den gynäkologischen Operationssaal verquickt werden darf.

In seltenen Fällen ergeben sich Indikationen zur abdominalen Schnittentbindung als primäre Indikationsstellung. In diesem Fall kann die Operationsvorbereitung unter Berücksichtigung zusätzlicher geburtshilflich-materner und geburtshilflich-fetaler Aspekte durchgeführt werden.

Die überwiegende Zahl aller Indikationen kommt als sog. sekundäre Sektio aus einer fetalen, maternen oder geburtsmechanischen Problematik zustande. In diesem Zusammenhang sind während des Geburtsablaufes verschiedene Dringlichkeitsstufen für den Eingriff zu unterscheiden.

Bewährt hat sich eine Einteilung in Notsektio, dringliche Sektio und elektive Sektio. Darüber hinaus ist in bestimmten geburtshilflichen Situationen, wie z. B. der vaginalen Entwicklung von Gemini bzw. der vaginalen Beckenendlagenentwicklung oder vaginal-operativen Maßnahmen unter ungünstigeren Bedingungen (Trial-Forzeps, Trial-Vakuum), eine Sektiobereitschaft herzustellen.

Für die Situation der Notsektio, der dringlichen Sektio sowie der Sektiobereitschaft muss man daher aus unserem Fachgebiet eine veränderte Einstellung des Anästhesiepersonals (Ärzte und Pflege) einfordern, die der besonderen Situation gerecht wird.

Unabhängig von der aktuellen Dringlichkeit des Sektioeingriffes ist es allerdings kategorisch einzufordern, dass auch die sekundäre Sektio nach Festlegen der Indikationsstellung unverzüglich durchgeführt werden kann. Der an vielen Abteilungen oftmals gehörte Einwand von Seiten der Anästhesie auf parallel laufende Operationen im selben Krankenhaus und einer festzusetzenden Reihenfolge der noch anstehenden Eingriffe

**Notfallmäßige Sectio caesarea – Ablauforganisation.
[Aus Feige, Rempen, Würfel, Caffier, Jawny 1997]**

In Zusammenarbeit mit der Anästhesie haben wir die Dringlichkeit der anästhesiologischen Präsenz im Rahmen geburtshilflicher Maßnahmen folgendermaßen schriftlich festgelegt:
- Notsektio
    - Ablauf: Geburt sollte so schnell wie irgend möglich erfolgen;
    - Kreißsaal: Alarmierung des Anästhesisten und des Operationsteams; sofortiger Transport in den Operationssaal;
    - Anästhesie: sofortige Intubationsnarkose (ITN), keine Anamnese, keine Einwilligung.
- Dringliche Sektio
    - Ablauf: Geburt sollte (nach unten aufgeführten vorbereitenden Maßnahmen) innerhalb von 30 min erfolgen;
    - Kreißssaal: Alarmierung des Anästhesisten und des Operationsteams; Aspirationsprophylaxe: 30 ml Natriumcitrat Trinklösung 0,3 mmol/l per os, Metoclopramid (Paspertin) 10 mg i.v., Ranitidin (Sostril) 50 mg i.v., sofortiger Transport in den Operationssaal;
    - Anästhesie: kurze Anamnese, Einwilligung, ITN.
- Elektive Sektio
    - Ablauf: Sektio unter vollen Sicherheitskautelen, übliche Laboruntersuchungen, Meldung auf dem Operationsplan;
    - Anästhesie: Prämedikation, Aufklärung (PDA miteinbeziehen), Einwilligung; Aspirationsprophylaxe: 30 ml Natriumcitrat Trinklösung 0,3 mmol/l per os, Ranitidin (Sostril) 300 mg i.v. (2–4 h präop.) oder 50 mg i.v. (15–30 min präop.).
- Sektiobereitschaft
    - Ablauf: Geburt unter „Stand-by" der Anästhesie (z. B. bei Gemini, Vakuumextraktion aus Beckenmitte, Beckenendlagenentwicklung, Forzepsentbindung aus Beckenmitte;
    - Anästhesie: Kurzanamnese, Stand-by mit jederzeit einsatzbereiter kompletter Anästhesieausrüstung und aufgezogenen Medikamenten.

Nach der Indikationsstellung zur notfallmäßigen Sectio caesarea wird von Seiten der Frauenklinik folgendes veranlaßt:
- Assistent: schafft venösen Zugang, falls nicht schon geschehen
- Hebamme: zieht Partusisten intrapartal auf, richtet Partusisten-Tropfinfusion
- Assistent: führt Notfall-Tokolyse durch
- Hebamme: informiert Operationsteam, evtl. Oberarzt
- Hebamme: rasiert, legt Dauerkatheter
- Assistent: informiert Anästhesie und Kinderarzt. Die Patientin wird in linker Seitenlagerung mit Penoterolinfusion auf dem Operationstisch gelagert
- Anästhesie: intubiert notfallmäßig
- Operationsschwester: desinfiziert notfallmäßig
- Operationsteam: wäscht sich notfallmäßig. Die notfallmäßige Sectio caesarea führt der Oberarzt durch

Insbesondere in Kliniken mit niedrigen Geburtenzahlen und damit selten vorkommenden Notfallsektiones sollten innerbetriebliche Abläufe und Zuständigkeiten zwischen den Fächern (nach schriftlicher Fixierung) in regelmäßigen Abständen überprüft und evtl. trainiert werden.

kann für den Fall auch einer nicht notfallsekundären Sektio keinesfalls akzeptiert werden. Es widerspricht dem Prinzip moderner Geburtshilfe, keine permanente Sektiobereitschaft vorzuhalten. Jederzeit muss man in der Lage sein, jede Form der nichtelektiven Sektio durchzuführen. Dies bedeutet, dass der Bereich Anästhesie für Geburtshilfe schon aus diesem Grunde unabhängig von anderen anästhesiologischen Aufgaben in der gleichen Abteilung oder dem gleichen Krankenhaus geregelt werden muss. Diese Forderung ist ein qualitativer Standard an geburtshilfliche Strukturen für die Zukunft, der nicht durch vermeintliche organisatorische Engpässe seitens der betreffenden Abteilungen verwässert werden sollte. Schließlich ist es auch einer Patientin nicht zuzumuten – selbst wenn keine fetale Notlage besteht – zunächst weiter z. B. unter Tokolyse bei Geburtsstillstand zuzuwarten, bis schließlich der Eingriff aus organisatorischen Gründen erfolgen kann. Handelt man so, dann wird die Organisation einer zentralen Operations- und Anästhesieabteilung wichtiger als das individuelle Wohl einer geburtshilflichen Patientin. Dies zeigt, dass die Anästhesie für Geburtshilfe aus der Frauenklinik heraus organisiert werden muss.

An unserer Einrichtung hat sich folgendes Übersichtsschema zur Dringlichkeit der anästhesiologischen Präsenz im Rahmen geburtshilflicher Maßnahmen bewährt (s. Übersicht).

16.2 Lagerung

Steinschnittlage flach (s. S. 41).

16.3 Instrumentarium

Sektio-Set (s. S. 19).

16.4 Technische Durchführung

▶ 1. Suprasymphysärer, querer Hautschnitt bis zur Faszie
▶ 2. Paramediane Inzision der Faszie
▶ 3. Stumpfes seitliches Abschieben der schrägen Bauchwandmuskulatur
▶ 4. Faszienquerschnitt
▶ 5. Abpräparation der Rektusmuskulatur nach kranial und kaudal
▶ 6. Stumpfe Trennung der Rektusbäuche
▶ 7. Scharfe Eröffnung des Peritoneums
▶ 8. Einsetzen der Fritsch-Haken
▶ 9. Isthmische Uterotomie
▶ 10. Quere digitale Erweiterung der Uterotomie
▶ 11. Kindsentwicklung
▶ 12. Abnabelung
▶ 13. Manuelle Plazentalösung
▶ 14. Darstellung der Wundränder der Uterotomie
▶ 15. Uterotomie-Ecknähte
▶ 16. Kontrolle des Cavum uteri
▶ 17. Verschluss der Uterotomie
▶ 18. Kontrolle des Bauchraums
▶ 19. Fasziennaht
▶ 20. Subkutannaht
▶ 21. Hautverschluss

Die abdominale Schnittentbindung wird von 3 Personen durchgeführt. Der Operateur steht auf der linken Seite der Patientin, der 1. Assistent gegenüber auf der rechten Seite, der 2. Assistent wird zwischen den Beinen der Patientin positioniert.

In bestimmten Notfallsituationen ist es möglich, auf den 2. Assistenten zu verzichten. Wenn allerdings eine entsprechende personelle Ausstattung der Abteilung vorgesehen ist – und dies fordern wir nachdrücklich für alle geburtshilflichen Abteilungen, die qualifizierte Medizin betreiben wollen, ein – so soll nicht leichtfertig auf die Unterstützung durch die 2. Assistenz verzichtet werden.

Die Eröffnung des Abdomens bei der Sektio geschieht in der Regel durch den suprasymphysären Faszienquerschnitt nach Pfannenstiel. Diese Schnittführung erlaubt uns in allen Fällen die nötige Raumübersicht, auch für weiter unten zu besprechende Notfallsituationen.

Auch im Rahmen von Relaparotomien greifen wir nicht auf vorbestehende mediane Unterbauchlängsschnitte zurück. Der vermeintliche Zeitgewinn einer medianen Längsschnittlaparotomie im Vergleich zur suprasymphysären Querschnittseröffnung ist nach der angegebenen Technik irrelevant.

Im Gegensatz zu gynäkologischen Operationen verzichten wir bei der Eröffnung des Abdomens nach Pfannenstiel in aller Regel auf eine subtile Blutstillung im Bereich der Bauchdecken. Lediglich größere, stärker blutende Gefäße im Bereich der subkutanen Fettschicht oder subfasziale Perforansgefäße im Bereich der Mm. recti werden selten elektrokoaguliert. In den meisten Fällen ist dies vermeidbar und bringt einen bedeutenden Zeitgewinn zur Entwicklung des Kindes. In dieser besonderen Situation bedeutet das Nichtversorgen kleinerer Blutungen im Bereich des subkutanen Fettgewebes oder subfaszial im Bereich der Rektusmuskulatur keinen Schaden für die Patientin. Beim Verschluss der Bauchdecken haben sich die meisten Gefäße kontrahiert, so dass auch hier größere blutstillende Maßnahmen nicht angebracht sind.

Durch Anspannen mit der flach aufgelegten linken Hand des Operateurs auf dem Unterbauch der Patientin oberhalb der geplanten Inzisionslinie am Oberrand des Mons pubis wird das Hautareal gestrafft. Mit einem zügigen kräftigen Schnitt mit dem Skalpell Nr. 21 wird zunächst die gesamte Hautschicht durchtrennt, so dass

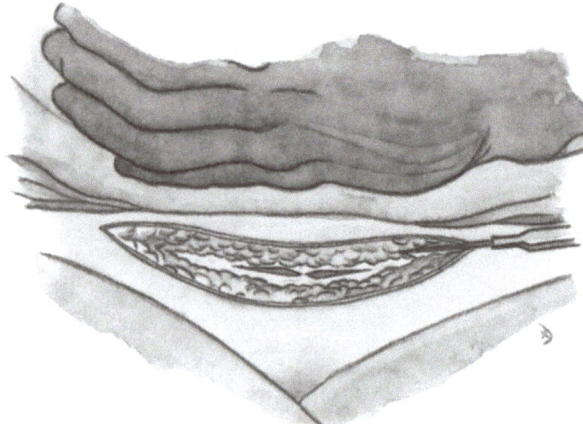

Abb. 16.1. Pfannenstiel-Querschnitt

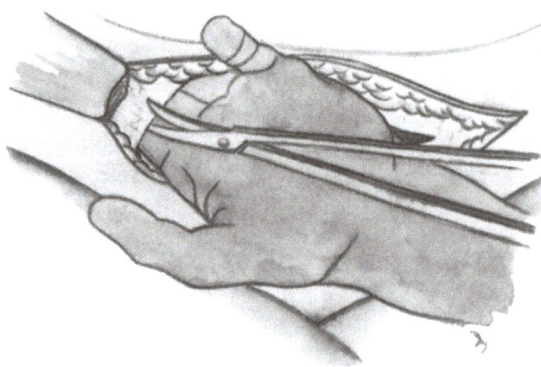

Abb. 16.2. Ablösung der oberflächlichen Bauchwandfaszie zur Seite

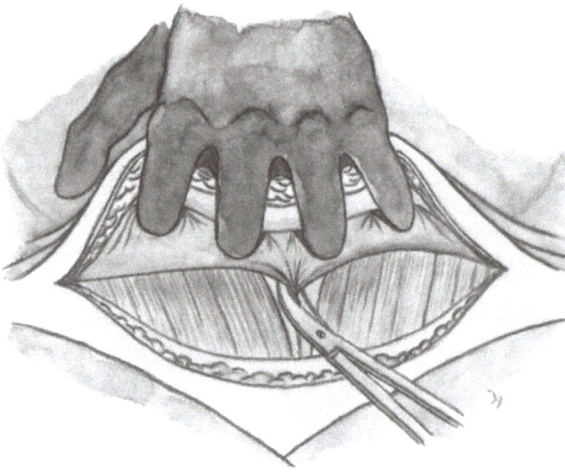

Abb. 16.3. Ablösung des M. rectus abdominis von der Faszie nach kranial

diese breit klafft. Weitere beherzt ausgeführte Skalpellschnitte mit der rechten Hand unter Nachspannen des Oberrandes der Laparotomiewunde mit der flach aufgelegten linken Hand führen unverzüglich auf die oberflächliche Aponeurosenschicht. Zur Verbesserung der Übersicht kann dazwischen durch Einlage eines trockenen Bauchtuchs angesammeltes Blut schnell und komplett beseitigt werden. Es ist darauf zu achten, dass die scharfe Inzision des Subkutangewebes die Länge des Hautschnitts komplett ausnützt.

Anschließend wird mit dem Skalpell die Faszie in der Medianen nach lateral zu beiden Seiten auf 1 cm vorsichtig inzidiert, so dass darunter der Rektusmuskel zum Vorschein kommt (▶ Abb. 16.1).

Die Aufgabe der Assistenz besteht darin, durch Einsetzen von Roux-Haken das manchmal üppig entwickelte subkutane Fettgewebe am oberen, unteren und den seitlichen Wundrändern fernzuhalten.

Zur schnellen Eröffnung des Abdomens bevorzugen wir für die abdominale Schnittentbindung eine weitgehend stumpfe Präparationstechnik.

Nach Anlage der medianen Faszieninzision stellt der 1. Assistent mit dem Roux-Haken den rechten Wundwinkel ein. Mit dem Zeigefinger der rechten und linken Hand unterminiert der Operateur nun das oberflächliche Faszienblatt zur rechten Seite bis zum Wundwinkel hin. Dies geschieht zügig, die darunterliegenden Muskelschichten weichen prompt zurück. Anschließend lädt der Operateur von der medianen Inzisionslinie der Faszie nach rechts die Aponeurose zwischen dem Zeige- und Mittelfinger der linken Hand auf und durchtrennt mit einer kräftigen Schere die Aponeurosenblätter bis zum Wundwinkel (▶ Abb. 16.2). Das gleiche zügige stumpfe Vorgehen erfolgt nun auf der linken Seite.

Zur weiteren Abpräparation der oberflächlichen Faszie von den darunterliegenden Rektusmuskeln fasst nun der Operateur mit der linken Hand unter den oberen Faszienwundrand und eleviert diesen kräftig nach kranial. Mit dem Zeige- und Mittelfinger der linken Hand wird der Faszienrand beidseits der Linea alba angehoben. Mit der kräftigen Präparierschere werden nun anhaftende Fasern in der Medianlinie (Linea alba) bis nach kranial durchtrennt (▶ Abb. 16.3).

Das gleiche Vorgehen bewährt sich nun für den unteren Faszienwundrand. Ebenso mit den ausgebreiteten Fingern der linken Hand hebt der Operateur das Aponeurosenblatt an und durchtrennt mit der kräftigen Präparierschere in der Medianen die Linea alba.

Zur Darstellung des parietalen Peritoneums werden im nächsten zügigen Schritt die Rektusmuskeln zwischen dem Zeigefinger der linken und rechten Hand des Operateurs stumpf auseinandergedrängt (▶ Abb. 16.4).

Durch eine streifende Bewegung erreicht man mühelos das parietale Peritoneum der vorderen Bauchwand. Zwischen 2 chirurgischen Pinzetten fassen der Operateur und der 1. Assistent am kranialen Wundrand eine

16.4 · Technische Durchführung

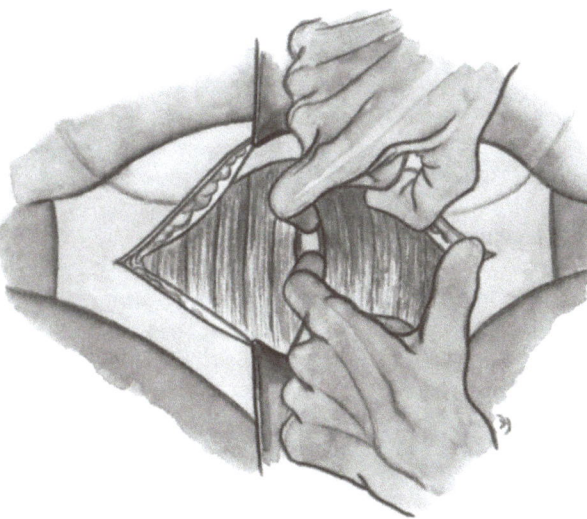

Abb. 16.4. Freilegung des parietalen Peritoneums in der Mittellinie

Führt man die Schnittentbindung nur mit einer Assistenz durch, so wird statt der Fritsch-Haken ein Bauchdeckenrahmen eingebracht, der nur mit 2 seitlichen Blättern armiert wird.

Die beschriebene zügige und weitgehend stumpfe Eröffnung der Bauchdecken über den suprasymphysären Faszienquerschnitt bedeutet einen wesentlichen Zeitgewinn, der sich besonders im Fall der Notsektio aus akuter fetaler Indikation hervorragend bewährt hat.

Darüber hinaus ist die weitgehend stumpfe Eröffnung des Abdomens in der beschriebenen Weise Teil der in jüngster Zeit publizierten Vorstellungen von einer „sanften" Sektio. Es erscheint uns allerdings irrelevant und eher irreführend, die zügige, stumpfe Eröffnung der Bauchwandschichten im Rahmen der abdominalen Schnittentbindung mit diesem Terminus zu belegen (Teichmann 1998)

Nach Einsetzen der Fritsch-Haken bzw. des Bauchdeckenrahmens stößt man unweigerlich auf den Uterus.

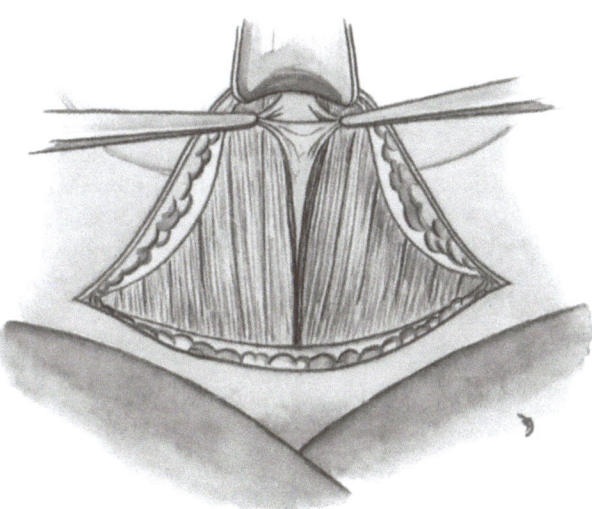

Abb. 16.5. Darstellung des parietalen Peritoneums

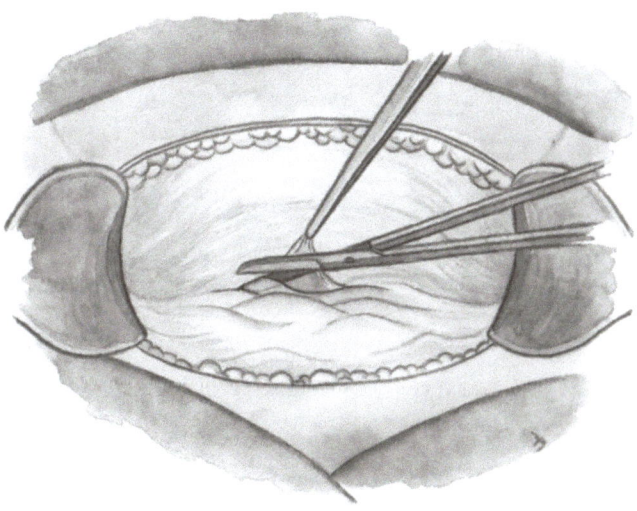

Abb. 16.6. Inzision des viszeralen Peritoneums am Blasenscheitel

Peritonealfalte und der Operateur inzidiert mit der Präparierschere (▶ Abb. 16.5).

Der 2. Assistent hält während dieses Manövers mit einem Roux-Haken den oberflächlichen Wundrand samt dem Faszienrand zurück. Durch einen nach kranial und einen nach kaudal gerichteten Scherenschlag wird die Peritonealinzision erweitert. Bei der Verlängerung der Peritonealinzision nach kaudal zur Blase hin ist darauf zu achten, nicht allzu forsch vorzugehen. Bei Verdickung des Peritonealblattes befindet man sich bereits am Apex vesicae. Mehr Raumbedarf ist für die Sektio nicht erforderlich. Anschließend werden die Fritsch-Haken seitlich eingesetzt und vom 2. Assistenten geführt.

Dazwischenliegende Gewebestrukturen finden sich praktisch nie, vereinzelte zarte Adhäsionen können mit der Schere durchtrennt werden.

Vor der Anlage der Uterotomie empfehlen wir eine knappe Abpräparation des viszeralen Peritoneums des Blasenscheitels.

Hierzu fasst der Operateur mit der anatomischen Pinzette in der linken Hand das viszerale Peritoneum in Höhe des Blasenscheitels in seiner verschieblichen Schicht und legt mit der Präparierschere eine zarte mediane Inzision an (small incision) (▶ Abb. 16.6).

Darunter findet sich zartes web-Gewebe, das nun durch einen weiteren Scherenschlag nach rechts oder

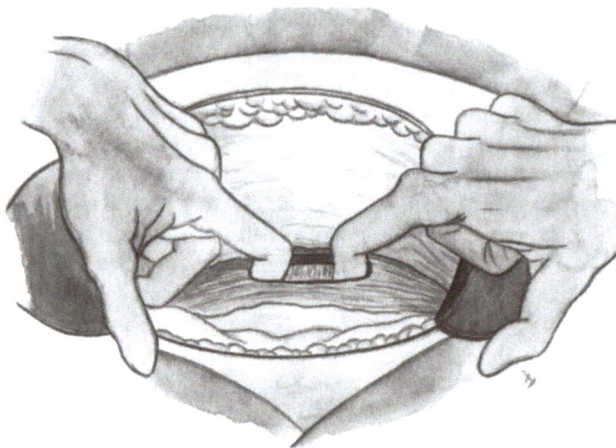

Abb. 16.7. Digitale Erweiterung der Uterotomie

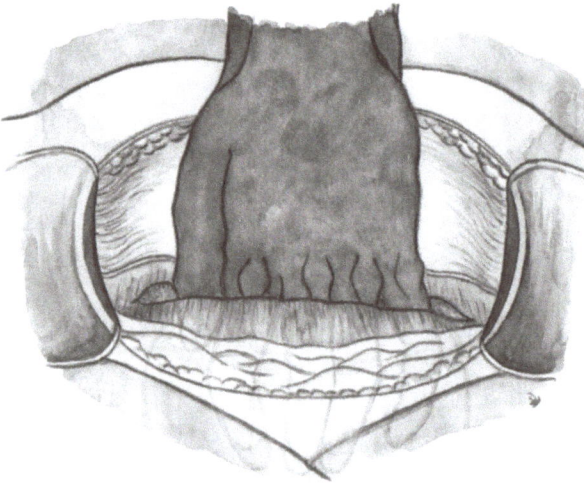

Abb. 16.8. Entwicklung des kindlichen Köpfchens

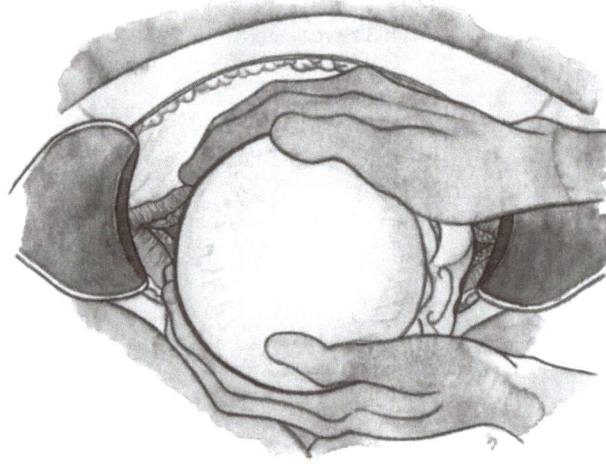

Abb. 16.9. Extraktion des Kindes

links bzw. durch digitale Manipulation mühelos durchtrennt werden kann.

Eine weiterreichende, tiefergehende Abpräparation der Harnblase selbst führt man nicht durch. Auf die Abpräparation des oberen Blasenpols kann insbesondere bei der primären Sektio verzichtet werden.

Zur Uterotomie benutzen wir das Skalpell Nr. 21. In der Medianen durchtrennt der Operateur mit der rechten Hand die Gewebeschichten, der Uterus selbst kann durch flaches Auflegen der linken Hand im Bereich des Corpus uteri nach oben zur besseren Darstellung des Areals gestreckt werden. Die 1. Assistenz sorgt durch kontinuierliches Absaugen austretenden Blutes für eine klare Übersicht der Uterotomiestelle.

Je nach Dicke des unteren Uterinsegments in diesem Areal stößt man anschließend auf das Cavum uteri. Nach Durchtrennung einer evtl. noch vorhandenen Fruchtblase entleert sich Fruchtwasser: der Zugang zum Feten ist frei.

Durch hakenförmiges Einsetzen der angewinkelten Zeigefinger der rechten und linken Hand des Operateurs wird die Uterotomie kräftig stumpf nach beiden Seiten hin erweitert (▶ Abb. 16.7).

Zur Entwicklung des Feten geht nun der Operateur mit der schaufelförmig gewölbten flachen linken Hand über den unteren Wundrand der Uterotomie ins Kavum ein und hebelt teils sanft, teils kräftig, den vorangehenden Teil vor die Inzisionswunde (▶ Abb. 16.8).

Durch Fundusdruck vom 1. Assistenten wird nun der kranial liegende Teil des Feten nach unten geschoben und gleitet über der linken Hand des Operateurs heraus.

Nach Entwicklung des Kopfes durch die Uterotomie lässt sich der Fetus nun mit den beiden flach, seitlich am Kopf aufgelegten Händen des Operateurs weiter extrahieren, der 1. Assistent unterstützt durch Fundusdruck das Entwicklungsmanöver (▶ Abb. 16.9).

Hierbei erweist es sich manchmal als nützlich, den oberen Wundrand der Uterotomie durch den 1. Assistenten manuell elevieren zu lassen und dadurch den Raum zur Entwicklung zu vergrößern.

Im Falle der Beckenendlagenentwicklung fasst der Operateur nach Entwicklung des vorangehenden Teiles den Steiß des Feten durch beidseits zwischen Leiste und Gesäß aufgelegte Daumen und Mittelfinger der rechten und linken Hand.

Zur Erleichterung der Kindsentwicklung und um einem übermäßigen uterinen Tonus vorzubeugen, erfolgt die Extraktion unter Uterusrelaxation nach i.v.-Bolusgabe von Nitroglycerin (100 μg). Alternativ kann die Kindsentwicklung auch durch laufende Tokolyse oder Bolustokolyse unterstützt werden.

Nach Entwicklung des Kindes wird die Nabelschnur zwischen 2 Péanklemmen etwa 5 cm vom fetalen Nabel entfernt durchtrennt. Eine 3., an der Nabelschnur deutlich weiter plazentawärts angesetzte Péan-Klemme stoppt die Zirkulation. Der hierdurch ausgeschaltete Bereich ist das Areal zur Entnahme der Blutgasanalyse.

Unverzüglich nach Entwicklung des Kindes erfolgt eine Bolusinjektion Syntometrin zur Retonisierung des Uterus.

Die Plazenta wird von uns grundsätzlich manuell gelöst. Der Operateur geht mit seiner linken Hand entlang der Nabelschnur in das Cavum uteri ein. Nach Auffinden der Grenzfläche zwischen Plazenta und Uteruswandung wird diese leicht distanzierbare Schicht mit der flachen Hand ringsherum abgelöst und anschließend die Plazenta herausgehoben. Eventuell noch anhaftende Eihautreste der Uteruswandung können mit der Eihautfasszange abgedreht werden.

Nach Applikation der Bolusinjektion von Syntometrin erhält die Patientin für den Rest der Operationszeit eine fortlaufende Dauerinfusion mit Kontraktionsmittel.

Zur Darstellung der Wundränder der Uterotomie setzen wir im medianen Bereich des oberen und unteren Wundrandes eine runde atraumatische Ovarialfasszange (Eihautfasszange) ein (▶ Abb. 16.10).

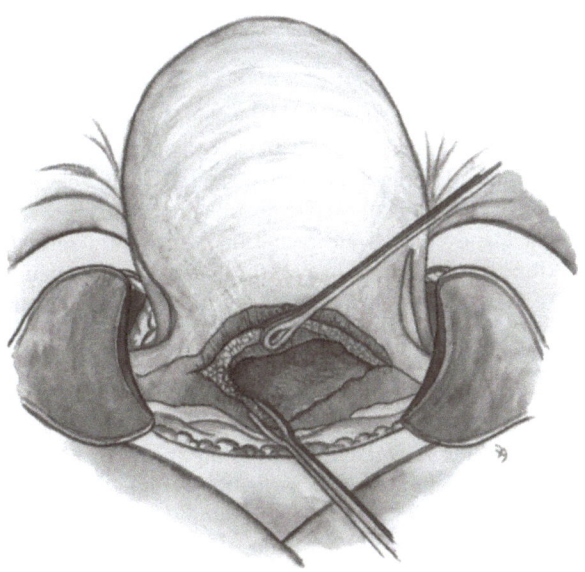

Abb. 16.10. Darstellung der Wundwinkel der Uterotomie

Die beiden Zangen werden vom 1. Assistenten eleviert. Vor dem Verschluss der Uterotomie entfernt der Operateur mittels eines übergroßen Stieltupfers an einer Kornzange weitere intrakavitäre Eihaut- und Koagelreste, indem er das Cavum uteri ausrollt.

Zum Verschluss der Uterotomie wird eine atraumatische Ecknaht (Vicryl 1) am rechten und linken Wundwinkel angelegt. Diese Naht wird transmural gestochen. Beide Fäden werden mit Kocher-Klemmen armiert. An den beiden Kocher-Klemmen spannt der 2. Assistent die Uterotomie nun lippenförmig aus. Der weitere Verschluss erfolgt nun durch eine fortlaufende Naht (Vicryl 1 CTX). Diese beginnt am rechten Wundrand. Nach Knotung des Fadens wird dieser jeweils transmural durch den oberen und unteren Wundrand der Uterotomie gestochen und durch den 1. Assistenten im Sinne einer überwendlichen Naht geführt. Die Abstände zwischen den Stichkanälen betragen etwa 1 cm (▶ Abb. 16.11).

Der Faden wird am linken Wundrand vor der Ecknaht geknotet. Anschließend werden die Uterotomiefäden abgeschnitten. In der Zwischenzeit sollte der Uterus ausreichend gut kontrahiert sein. Finden sich nun im Bereich der Uterotomie einzelne größere Blutungsquellen, werden diese gezielt durch einzelne Z-förmige Umstechungen atraumatisch (Vicryl 1) versorgt. Auf eine 2. Nahtreihe der Uterotomie wird verzichtet. Bei sekundären Sektiones führen wir grundsätzlich eine antibiotische Prophylaxe (z. B. Cephalosporine als einmalige Bolusinjektion) durch.

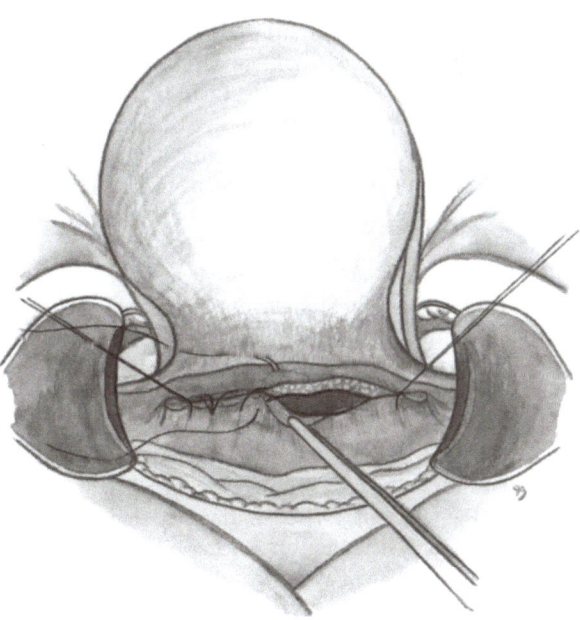

Abb. 16.11. Verschluss der Uterotomie

Durch Auflage eines Bauchtuches wird der Bereich der Uterotomie schnell und übersichtlich von Blutauflagerungen befreit. Einzelne kleinere Blutungsquellen können weiter umstochen oder elektrokoaguliert werden. Ein Verschluss der Inzision des viszeralen Peritoneums erfolgt nicht.

Vor Verschluss der Bauchdecken wird der Uterus von der flach auf die Hinterwand gelegten linken Hand des Operateurs nach ventral eleviert, so dass der 1. Assistent mit einem großen Stieltupfer Koagel und Blut aus dem Douglas-Raum entfernen kann. Mit einem entsprechenden Manöver wird die rechte bzw. linke parakolische Rinne mit den flach eingelegten Händen des Operateurs bzw. des 1. Assistenten dargestellt und von vorhandenen Koageln mit einem großen Stieltupfer befreit.

Für den Verschluss der Uterotomie und zur Darstellung einer besseren Übersichtlichkeit hat es sich bewährt, den nach Entwicklung der Plazenta wieder tonisierten Uterus vor die Laparotomiewunde zu wälzen. Hierdurch kann er besser gestreckt werden, die Wundverhältnisse im Bereich der Uterotomie werden deutlicher. Insbesondere ist bei dünn ausgezogenem unterem Uterinsegment, z. B. nach Sektiones bei Geburtsstillstand, darauf zu achten, dass zweifelsfrei der untere Rand der Uterotomie und damit der Eingang in den kranialen Abschnitt der Scheide identifiziert wird. Diese Schicht kann manchmal extrem dünn ausgezogen sein.

Das vorgeschlagene Manöver, den Uterus in dieser Phase vor die Bauchdecke zu evolvieren, erleichtert auch hierzu die Übersichtlichkeit deutlich. In Zweifelsfällen kann zur sicheren Identifikation der Uterotomieränder und damit der zu adaptierenden Schichten nach kaudal manuell der Eingang in das Scheidengewölbe überprüft werden. Auf eine intraabdominelle Drainage wird verzichtet.

Ein regelmäßiger Verschluss des parietalen Peritoneums wird von uns nicht mehr durchgeführt, nur in besonderen Situationen (Zusatzeingriffe) werden die Ränder des parietalen Peritoneums separat adaptiert.

Nach Kontrolle auf Bluttrockenheit im Bereich des M. rectus abdominis werden die Faszienecken zur rechten und linken Seite mit 2 Roux-Haken eingestellt. Es werden 2 atraumatische Faszieneckenähte (Vicryl 1) angelegt. Der Bereich zwischen den Faszieneckenähten wird vom 2. Assistenten an Kocher-Klemmen ausgespannt. Die restliche Faszie wird durch eine fortlaufende atraumatische Naht (Vicry 1 CT1) verschlossen. Auf eine subfasziale Redondrainage verzichten wir im Regelfall. Bei besonders unübersichtlichen Gewebeverhältnissen oder Zerreißungen im Bereich der Muskelschicht empfehlen wir – wie in der operativen Gynäkologie – eine Redondrainage einzubringen. Diese wird am unteren seitlichen Wundrand der Laparotomie ausgeleitet.

Das Subkutangewebe kann bei deutlicher Entwicklung durch einige Einzelknopfnähte (Vicryl 2-0) mit einer Öhrnadel vereinigt werden. Die Hautinzisionslinie wird geklammert.

16.5 Besondere Situationen bei der abdominalen Schnittentbindung

16.5.1 Entwicklung des tiefsitzenden Feten

Immer wieder wird man in der Geburtshilfe auf Situationen stoßen, bei denen selbst in der späten Austreibungsperiode ein vaginales oder vaginal-operatives Entbindungsmanöver nicht gelingt. Im Falle von Schädellagengeburten kommen in besonderen Situationen das Trial-Vakuum bzw. der Trial-Forzeps zur Anwendung. Ein Traktionsversuch unter bereits bestehender Sektiobereitschaft wird unternommen. Scheitert der vaginal-operative Versuch, oder ist er mit unverhältnismäßigen Risiken verbunden, ist auf das abdominale Entbindungsverfahren umzusteigen.

Desgleichen gilt, dass auch in der Situation der vaginalen Beckenendlagengeburt selbst in der Endphase der Austreibungsperiode mit dem Steiß auf dem Beckenboden sich die fetale Situation kurzfristig akut verschlechtert. In einer solchen Phase kann bei der Beckenendlage kein vaginal-operatives Manöver durchgeführt werden. Die ganze Extraktion muss unbedingt vermieden werden. Wie wir an anderer Stelle ausgeführt haben, provozieren das geistige Unvermögen des Geburtshelfers oder die fehlenden apparativen und personellen Voraussetzungen, vom einmal begonnenen vaginalen Weg trotz sichtbarer fetaler Gefährdung abzugehen und auf die Schnittentbindung umzusteigen, schlimme kindliche Schäden.

In all diesen Situationen muss beim abdominalen Verfahren der relativ tiefstehende vorangehende Teil entwickelt werden. Gelingt dies nicht durch alleinigen Handgriff des Operateurs durch die Uterotomie, wie oben beschrieben, empfiehlt es sich, den vorangehenden Teil zurückzuschieben. Hierbei wird die intravaginal eingeführte Hand zur Faust geballt und schiebt gleich einem Stempel den vorangehenden Teil nach kranial. Die durch die Uterotomie eingeführte Hand des Operateurs versucht, die untere Zirkumferenz des vorangehenden Teils des Feten zu erreichen. Für dieses Repositionsmanöver hat es sich sowohl bewährt, dies von der ärztlichen Assistenz durchführen zu lassen, als auch mit der linken Hand des Operateurs. Die gleichzeitig durch die Uterotomie platzierte rechte Hand des Operateurs unterstützt die vaginale Manipulation von oben. Die Reposition des tiefstehenden vorangehenden Teils durch die Hebamme lehnen wir in einer solch kritischen Situation mit aller Entschiedenheit ab.

16.5.2 Rissverletzung im Bereich der Uterotomie und Uterusruptur

Insbesondere bei Sektiones nach länger dauerndem Geburtsstillstand mit dünn ausgezogenem unterem Uterinsegment sowie bei Resektiones und großem vorangehendem Teil des Feten kommt es im Rahmen der Kindsentwicklung gelegentlich zum unkontrollierten Weiterreißen der Uterotomie nach seitlich oder vom unteren Uterotomierand nach kaudal in den Bereich der Zervix hinein. In dieser Situation ist es zur Versorgung der Läsionen und zum Verschluss der Uterotomie wichtig, sich über die genauen pathoanatomischen Gegebenheiten Überblick zu verschaffen. Hilfreich ist hierbei, wie oben angegeben, den Uterus vor der Anlage der ersten Nähte vor die Bauchdecke zu luxieren. Stellt man die medianen Bereiche der oberen und unteren Uterotomiekante ein und fasst diese mit den Fensterklemmen, so kann durch Zug an den Fensterklemmen der Bereich der lädierten Areale in der Regel überblickt werden. Durch Einsatz weiterer Fensterklemmen in die Wundränder werden bestimmte Ausläufer der Rissverletzung visualisiert. Diese Rissverletzungen versorgen wir durch Einzelknopfnähte atraumatisch (Vicryl 1). Gestochen wird allschichtig transmural. Durch die Luxation des Uterus vor die Bauchdecke lässt sich insbesondere auch die Seitenkante mit dem Areal der A. uterina gut einsehen, so dass die Nähte unter guter Übersicht platziert werden können. Bei Rissverletzungen vom Bereich der unteren Uterotomiewunde nach kaudal in den Bereich der Zervix muss man sich vor Anlage der ersten Nähte noch von der Topographie der Harnblase überzeugen. In Zweifelsfällen bei unübersichtlichen Verhältnissen und zerfetzten Geweberändern empfiehlt es sich, um vesikale Läsionen nicht zu übersehen, die Harnblase intraoperativ mit 200 ml Methylenblaulösung aufzufüllen.

16.5.3 Blasenläsionen

Im Rahmen forcierter Kindsentwicklungen oder gedeckter Uterusrupturen wird man immer wieder die Läsion kranialer Abschnitte des Blasenscheitels beobachten. Nach zweifelsfreier Identifikation der Wundränder verschließen wir selbst nur kleine lineare Blasenverletzungen bis etwa 3 cm Größe. Eine atraumatische Naht (Vicryl 2-0) wird transmural gestochen, der Abstand der Stichkanäle beträgt etwa 0,5 cm. Nach Verschluss der Läsion decken wir diese Stelle durch darübergelegte adventitielle Nähte der gleichen Fadenstärke. Nach Verschluss der Blase ist die Dichtheit mit intraoperativer Methylenblauauffüllung zu kontrollieren. Größere und unübersichtlichere Blasenläsionen verlangen zum Zeitpunkt des Primäreingriffs bereits die Zuziehung des urologischen Konsiliarius. Schon aus forensischen Gründen ist dies dringend anzuraten und vor unkontrollierten Nahtversuchen des stärker geschädigten Organs zu warnen. Größere Rekonstruktionen der Blasenwandung können durch Zug für den Bereich der Ureterostien relevant werden und fallen nicht in die Kompetenz des geburtshilflichen Operateurs.

16.5.4 Schwierige Kindsentwicklung

Unabhängig von der Situation eines sehr tiefstehenden vorangehenden Teils bei fortgeschrittenen Entbindungsmanövern in der Austreibungsperiode findet man kritische Situationen bei der Kindsentwicklung insbesondere in frühen Schwangerschaftswochen nach vorzeitigem Blasensprung und konsekutiver Oligo- bis Anhydramnie. Wer Erfahrung hat mit der Entwicklung z. B. eines 25 Wochen alten Feten bei Oligo- bis Anhydramnie aus der kräftigen muskulären Wandung des Uterus, weiß sehr schnell die oft von pädiatrischer Seite vorgetragene irrige Vorstellung zu korrigieren, die abdominale Kindsentwicklung sei auf jeden Fall sanft und atraumatisch. Gerade in Beispielen wie der beschriebenen Situation legt sich die muskelstarke myometrane Wandung dicht um den Feten, der gleichsam wie der eingemauerte Kern einer Avocado in seinem Gehäuse sitzt. In dieser besonderen Situation verbietet zusätzlich die Unreife des Feten ein allzu brüskes Manipulieren. Wir raten daher, frühzeitig zur zügigen und schonenden Kindsentwicklung die Uterotomie zu erweitern. Zu diesem Zweck führen wir eine longitudinale Inzision aus der Mitte der oberen Uterotomiewunde in Richtung auf die Funduskuppe durch. Ist die myometrane Wandung außerordentlich dick, so wird die oberflächliche Schicht vorsichtig mit dem Skalpell inzidiert. Nach Einführung des Zeige- und Mittelfingers der linken Hand des Operateurs unter die vorinzidierte myometrane Wandung

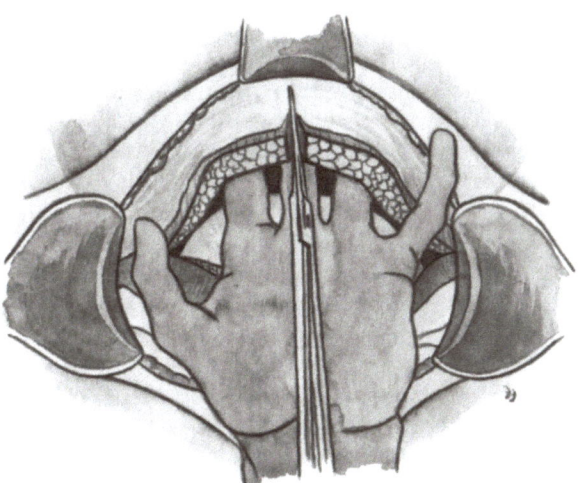

Abb. 16.12. Mediane Längsspaltung der Uterusvorderwand

und über den Feten, wird die endgültige Inzision der letzten Schicht mit der kräftigen Schere durchgeführt (▶ Abb. 16.12).

Durch den entstehenden Raumgewinn wird es nun möglich, ohne allzu große digitale Alteration des Feten, diesen zügig zu entwickeln.

Zum Verschluss der Wunde setzen wir zunächst die Ecknähte der ursprünglichen Uterotomie. Anschließend wird mit atraumatischen Einzelknopfnähten (Vicryl 1) vom kranialen Pol der zusätzlichen Längsinzision aus diese in Richtung auf die ursprüngliche Uterotomie verschlossen. Bei sehr starker muskulärer Wandung des Uterus legen wir eine 1. tiefe Nahtreihe, die die inneren Anteile des Myometriums mit dem Endometrium fasst. Eine 2. darübergelegte Nahtreihe verschließt die oberflächlichen myometranen Schichten mit dem festhaftenden Serosablatt. Die Knotung dieser Nähte muss gefühlvoll geschehen, bei allzugroßem Fadenzug schneidet dieser in die myometrane Wandung ein. Nach Erreichen des unteren Endes der Längsinzision im Bereich des oberen Wundrandes der Uterotomie wird zunächst von den Seiten her die Uterotomie durch Einzelnähte (Vicryl 1) atraumatisch verschlossen. Der median verbleibende Defekt zwischen dem oberen Wundrand der Uterotomie und der aufgesetzten Längsinzision sowie dem medianen Abschnitt des unteren Wundrandes der Uterotomie wird je nach Situation durch 1 oder 2 längs- oder schräggestellte Einzelnähte vereinigt.

16.5.5 Kindsentwicklung bei tiefsitzender Vorderwandplazenta

Anlässlich der Schnittentbindung bei tiefsitzender Vorderwandplazenta oder der Schnittentbindung bei Placenta praevia, wobei kraniale Anteile der Placenta praevia gelegentlich im Bereich der Vorderwand nach kranial in den Bereich der Uterotomie ragen, muss nach Anlage derselben die Plazenta zügig penetriert werden. Der ungeübte Operateur erschrickt nicht allzu selten über die jetzt auftretenden starken, teils sprudelnden Blutungen aus der reichlich vaskularisierten Plazenta. Nach Inzision der oberflächlichen Anteile der Plazenta ist es ein wichtiges psychologisches Moment, dass man nun beherzt mit dem Zeigefinger der rechten und linken Hand, wie bei der digitalen Erweiterung der Uterotomie beschrieben, die Plazenta penetriert. Gerade die auftretende starke Blutung muss den erfahrenen Operateur zu raschem Handeln treiben. Hierbei kann es sein, dass einzelne Anteile der Plazenta abbröckeln, diese werden rasch entfernt und das Manöver fortgesetzt, bis die Amnionhöhle erreicht ist und der Fetus zügig entwickelt werden kann. Erst jetzt werden im Rahmen der manuellen Lösung der Plazenta alle plazentaren Reste sorgfältig beseitigt. Der Blutverlust ist beendet. Auch dieses beschriebene aktive intraoperative Manöver zeigt, dass die Sectio caesarea keineswegs eine Anfängeroperation darstellt.

Darüber hinaus ist es aber auch wichtig, dass solche Befunde einer tiefreichenden Vorderwandplazenta oder eine an der Vorderwand heraufreichenden Placenta praevia im Rahmen der Schwangerenvorsorge oder bei der Kreißsaalaufnahme einer neuen Patientin bekannt sind. Die obligate Ultraschalluntersuchung zur Orientierung bei der Kreißsaalaufnahme bewährt sich hier. Sind diese Befunde bekannt, können rechtzeitig auch organisatorische Voraussetzungen durch die Bereitstellung von Blutkonserven und Plasmaersatzpräparaten getroffen werden.

16.5.6 Intraoperative Atonie

Eine schwerwiegende intraoperative Komplikation ist die uterine Atonie nach Entfernung der Plazenta. Selten trifft den Operateur dieses Ereignis bei guter Kenntnis der Anamnese und des Befundes unerwartet. Prädisponierende Faktoren sind, wie für sonstige Atonien auch, die Mehrgebärende, die uterine Überdehnung bei Mehrlingsschwangerschaften oder Hydramnien. Schließlich führt auch die im Bereich der Cervix uteri implantierte Placenta praevia zu suboptimalen Kontraktionsverhältnissen, so dass auch in dieser Situation mit verstärkten atonischen Blutungen gerechnet werden muss. Der mangelnde Effekt ist schon nach einigen Minuten nach manueller Entfernung der Plazenta und Bolusinjektion von Syntometrin zu beobachten. In diesen Fällen raten wir dringend davon ab, durch weitere antiquierte Methoden eine Kontraktionsfähigkeit des Uterus herbeizuwünschen. Hierzu zählen wir insbesondere die forcierte digitale Manipulation am Uterus (anreiben). Auch von wiederholten Gaben des ja schon einmal als ineffektiv befundenen Kontraktionsmittels Syntometrin raten wir wegen überflüssiger Zeitverluste und Gefährdung der Patientin ab. Für eine moderne Geburtshilfe erscheint es vielmehr angezeigt, bei fehlender Kontraktion in der jetzt beschriebenen Situation sofort durch intramurale Injektion von Prostaglandin F2-Alpha die Verhältnisse zu optimieren. Die intramurale Injektion in die Wandung des Ober- und Unterrandes der Uterotomie von 1–2 Amp. (5–10 mg) ist die medikamentös effektivste Maßnahme, um die Kontraktion, falls noch möglich, zu erzwingen, oder aber um rechtzeitig entscheiden zu können, inwieweit medikamentöse Maßnahmen überhaupt effektiv sind. Tritt eine Uteruskontraktion ein, wird der Patientin weiterhin postoperativ Minprostin F2-Alpha als Dauerinfusion verabreicht (1 Amp. = 5 mg in 500 ml Elektrolytlösung, 20–30 ml/min). Für die systemische Applikation in der postoperativen Phase kann auch Sulproston gegeben werden (Nalador 500, 1 Amp. = 500 µg in 250 ml Ringerlösung).

Tritt der gewünschte medikamentöse lokale Kontraktionseffekt nicht ein, muss rechtzeitig vor größeren Blutverlusten über weitergehende operative Maßnahmen (Hysterektomie) entschieden werden.

16.5.7 Notfallmäßige Hysterektomiesektio

Die Situation einer notfallmäßigen Entfernung des Uterus anlässlich der Sektio tritt immer wieder ein und erfordert seitens des Operateurs die rechtzeitige Indikationsstellung und das entsprechende handwerkliche Vermögen. Diese Fähigkeiten sind nur über jahrelange Erfahrung an einem großen Krankengut zu trainieren (Eiermann et al. 1981).

In Abteilungen mit kleiner Geburtenzahl ist es notgedrungen kaum möglich, entsprechende Fertigkeiten professionell zu entwickeln, so dass man sich dort eher auf ein mehr oder minder bewältigbares Manöver einlässt. Dies ist mit ein Grund, warum Geburtshilfe mit all ihren weitreichenden, zum Teil lebensbedrohlichen Konsequenzen für Mutter und Kind nur an Abteilungen einer gewissen Mindestgröße betrieben werden sollte. Auch unabhängig von der manuellen Erfahrung des Operateurs setzen solche Eingriffe auch entsprechende organisatorische Infrastrukturen im Bereich der Anästhesiologie und Intensivmedizin voraus. Aus dieser Perspektive gesehen ist die „gemütliche Geburtshilfe" in peripheren dezentralen, regionalen Abteilungen unterkritischer Größe am Beginn des 21. Jahrhunderts nicht mehr tragbar und schädigt potentiell Mutter und Neugeborenes. Die immer wieder praktizierte Verlegung und damit verzögerte effektive Therapie solch kritischer Patienten, die ja wegen solcher Abteilungen notwendig ist, ist mit viel größeren medizinischem, organisatorischem und volkswirtschaftlichem Aufwand verbunden und wegen der insuffizienten Primärversorgung auch für die Patientin ungünstiger.

Darüber hinaus ist das Auftreten der notfallmäßigen Hysterektomiesektio aber auch Anlass zum Plädoyer für die Qualifizierung der Geburtshelfer im Bereich der speziellen operativen Gynäkologie. Nur der mit der geburtshilflichen Problematik Vertraute wird die Indikation rechtzeitig stellen. Zur Vermeidung von Zeitverlusten muss natürlich der Indikationssteller den Eingriff selbst durchführen und kann diesen nicht an den gynäkologischen Operateur delegieren.

Die notfallmäßige Hysterektomie nach der Sektio begegnet uns entweder im Rahmen der unkontrollierbaren Atonie oder bei ausgedehnten Rissverletzungen, die an den Seitenkanten des Uterus den Bereich des Uterinagefäßbündels miterfasst haben und so weit fortgeschritten sind, dass eine Blutstillung durch Umstechung ohne kritische Beeinträchtigung der Gefäßversorgung nicht mehr möglich erscheint. Schon im Interesse der Patientin raten wir von waghalsigen Umstechungsversuchen oder gar zweifelhaften rekonstruktiven Eingriffen ab. Bei suffizienter Aufklärung der Patientin – auch postoperativ – wird jeder verstehen, dass ein rechtzeitig bei Lebensgefährdung ausgeführter weitreichender operativer Eingriff selbst bei Verlust der Fortpflanzungsfähigkeit in dieser besonderen Situation die richtige Entscheidung war.

16.5.7.1 Technische Durchführung

▶ 1. Anhaken des Uterus
▶ 2. Absetzen der Adnexe und des Lig. rotundum vom Uterus
▶ 3. Erweiterung der Peritonealinzision vom Lig. rotundum zum Blasenperitoneum
▶ 4. Absetzen der Aa. uterinae beidseits
▶ 5. Absetzen der Zervix vom Parametrium
▶ 6. Absetzen des Uterus kaudal der vorderen Muttermundlippe
▶ 7. Scheidensaumnähte
▶ 8. Scheidenverschluss
▶ 9. Einlegen einer Robinson-Drainage

Die notfallmäßige Uterusexstirpation anlässlich der Schnittentbindung wird in der Regel wegen starker Blutungen vorgenommen. Diese resultieren aus einer lokal nicht beherrschbaren Atonie oder aus unübersichtlichen oder weitreichenden Rissverletzungen, die den Bereich des Uterinagefäßbandes mitfassen.

Zur intraoperativen Führung wird der Uterus durch seitlich an den Uteruskanten aufgesetzte große langscharfe Klemmen geführt. Durch die Anlage dieser Klemmen wird ein Teil der seitlich aus dem Bereich der Uterina eintretenden Gefäße im Lig. latum komprimiert, die Stärke einer Blutung reduziert. Der Uterus wird gestreckt und vor die Bauchdecke luxiert. Über 2 Parametranklemmen werden nun auf jeder Seite die Adnexe und das Lig. rotundum vom Uterus abgesetzt. Die Parametranklemme wird so plaziert, dass ihre Konkavität nach medial weist. Der Bereich der Klemme wird mit der kräftigen Schere durchtrennt und die Klemme durch eine atraumatische Umstechung (Vicryl 0) ersetzt. Die 2. Klemme fasst den Rest des Stumpfes und überragt knapp den Ansatz des Lig. rotundum an der seitlichen Uteruskante. Auch diese Klemme wird durch eine atraumatische Umstechung (Vicryl 0) ersetzt. Der gleiche Vorgang wird auf der Gegenseite wiederholt. Anschließend wird vom Stumpf des Lig. rotundum von beiden Seiten aus das vordere Peritonealblatt auf dem Lig. latum mit der Schere inzidiert, so dass es Anschluss an den Abpräparationsbereich der Harnblase für die Uterotomie findet. Nach Komplettierung dieser Inzision mit der Präparierschere werden nun beide Aa. uterinae vom Uterus definitiv abgesetzt. Hierzu wird auf jeder Seite im rechten Winkel zur seitlichen Uteruskante eine

Parametrienklemme platziert. Die Parametrienklemme wird mit geöffneten Branchen seitlich des Uterus angelegt, man lässt sie von der Seitenkante der Cervix uteri abgleiten und schließt die Klemme. Der Bereich der Klemme wird mit der kräftigen Schere durchtrennt und die Klemme durch eine atraumatische Umstechung (Vicryl 0 CT2) ersetzt.

Nachdem beide Aa. uterinae versorgt sind, gilt es nun, zur kompletten Hysterektomie die Cervix uteri bis über die Grenze des vorderen Scheidengewölbes auszulösen und ggf. die noch anliegende Harnblase abzupräparieren. Um den ventrokaudalen Teil des Uterus unterhalb der Uterotomie zur weiteren Abpräparation der Harnblase strecken zu können, empfiehlt es sich, in dieses Areal eine Kugelzange einzusetzen und daran Zug nach ventrokranial auszuüben. Ein breites Breisky-Blatt drängt die Harnblase nach ventrokaudal, dazwischenliegende Fasern des Spatium vesicouterinum werden mit der Präparierschere durchtrennt. Bedingt durch die Gewebeverhältnisse und Gewebeauflockerung in der Gravidität bieten sich die Schichten in aller Regel recht mühelos an. Man achte insbesondere darauf, dass bei weit fortgeschrittener Retraktion der Zervix durch den vollständig eröffneten Muttermund die Grenze zwischen vorderer Muttermundlippe und Vagina nicht zu weit nach kaudal überschritten wird. Zur genauen Orientierung kann man sich die Situation erleichtern, indem der palpierende Zeigefinger der rechten Hand des Operateurs über die Uterotomie nach kaudal vordringt und das Ende der vorderen Muttermundlippe tastet. Zum weiteren Absetzen der Cervix uteri aus dem Lig. cardinale werden nun, je nach Größenverhältnissen, seitlich des Uterus weitere Parametrienklemmen angelegt. Nach Absetzen der A. uterina kommen diese Klemmen jetzt schräg- bzw. steilgestellt, d. h. parallel zur Cervix uteri liegend, zur Positionierung. Die Klemmen werden wie beschrieben durch Umstechungen ersetzt.

Das Vorgehen entspricht dem bei der abdominalen Hysterektomie beschriebenen. Zur Eröffnung der Vagina kaudal der vorderen Muttermundlippe wird dieser Bereich zwischen 2 Kugelzangen gefasst und mit der kräftigen Präparierschere eröffnet. Die Blase wird durch ein breites Breisky-Blatt zurückgehalten. Über die Inzision in der vorderen Scheidenwand werden zirkulär im Bereich der Grenze zwischen Cervix uteri und Scheide Parametrienklemmen eingeführt und über diesen Klemmen die Zervix von der Scheide mit der kräftigen Schere abgetrennt. Je nach Größenausdehnung des Scheidenrohres sind hier 3–4 Klemmen nötig. Nach Entfernen des Präparates überzeugt man sich von der kompletten Resektion der Cervix uteri. Die angelegten Klemmen werden durch Scheidensaumnähte mit U-förmigen Umstechungen (Vicryl 0 CT2) versorgt. Die Fäden werden so gestochen, dass der Öffnungswinkel des „U" zur Scheide hin liegt. Nachdem alle Klemmen ersetzt sind und die gesamte Zirkumferenz der Scheide gesäumt ist – evtl. zwischen den Klemmen verbleibende freie Areale der Scheidenwand werden ebenfalls durch U-Nähte gesäumt – kontrolliert man den Scheidenwundrand auf noch vorhandene Blutungen.

Der Scheidenverschluss erfolgt durch Anlage atraumatischer Einzelknopfnähte (Vicryl 0), die die vordere und hintere Scheidenwand vereinigen.

Die Technik entspricht in allen Punkten der unter dem Abschnitt abdominale Hysterektomie beschriebenen Methode nach Wertheim-Weibel. Es ist wesentlich, dass der Operateur der Hysterektomiesektio unter Notfallbedingungen diesen Standardeingriff sicher beherrscht. Nur dadurch wird sich der in diesen Situationen unweigerlich größere Blutverlust minimieren lassen.

Nach Kontrolle auf eventuelle Blutungen im Bereich der Absetzungsstümpfe bleibt das viszerale Peritonealblatt offen. In die Leibeshöhle wird eine Robinson-Drainage eingelegt, die zur seitlichen Bauchwand herausgeleitet wird. Intraoperativ führen wir eine antibiotische Prophylaxe mit Cephalosporinen durch.

Der Bauchdeckenverschluss wurde im Kapitel Laparotomie bereits beschrieben.

Sachverzeichnis

A
Abel-Zange 13, 17 ff.
Abführmaßnahmen 49
Abrassio 67 ff.
Abstrich 72, 164 ff.
Abszess 72, 164 ff.
- *Bartholin*-Drüse 72
- Mamma 164 ff.
Abszesshöhle 72, 164 ff.
Abortkürettage 67 ff.
Adaptationsnähte 33
Adhäsion 181, 125
Adhäsiolyse 189 ff.
Adnektomie 83 ff, 189 ff.
- abdominale 83 ff.
- vaginale 138 ff.
Allgöwer-Rückstichnaht 32
Anästhesie 50
Anamnese 47
Anfrischungsfigur, n. *Hegar* 146
Appendektomie 106 ff.
Appendix 106 ff.
- Basisligatur 106 ff.
Arterie/Arteriae (A.)
- A. appendicularis 128
- A. clitoridis 157
- A. femoralis 159
- A. iliaca
- - communis 120 ff.
- - externa 120 ff.
- - interna 120 ff.
- A. mesenterica inferior 124
- A. ovarica 87, 110, 124 ff., 134
- A. perinealis 157
- A. uterina 89, 101 ff., 132, 137, 225
Aszites 108
Aszitespunktion 108
Atonie, uterine 224
Ausschabung 67 ff.
- Abort 69
- Cervix uteri 67, 69
- Coprus uteri 67, 69
- Plazentalösungsstörung 70
Averette-Naht 80

B
Babcock-Zange 21, 24 ff.
Bardenheuer-Linie 163
Bauchdeckenhalter
- n. *Balfour* 12, 17 ff.
- n. *Collin* 12, 17 ff.
- n. *Turner-Warwick* 12, 17 ff.
Bartholin
- Abszeß 72
- Pseudozyste 72
Blakesly-Zange 22, 24 ff.
Blasenläsion 97, 223
Blasenscheiterl 80,. 83
Blasensigmadach 96, 153
Blasenteilresektion 97, 103
Blutung 54 ff.
- Drainagen 54 ff.
- intraoperative Kontrolle 54 ff.
- Labor 54 ff.
- Verband 54 ff.
- Vaginal-Tamponade 54 ff.
Bozeman-Nadelhalter 14, 17 ff.
Breisky-Spekula 11, 17 ff.
brusterhaltende Therapie (BET) 161 ff, 172
Brustrekonstruktion 161
Burch-Kolposuspension 153

C
Cavum Retzii 152
Cerclage 205
Chemotherapie, „second-line"- 108
Chromopertubation 180
Clips 30 ff.
Collin
- Bauchdeckenhalter 12, 17 ff.
- Test 155
Colporrhaphia posterior alta 141 ff.
Condylomata acuminata 73
Cooper-Ligament 152

D
Dammriss 209 ff.
- Grad I–IV 209 ff.
Dammschnitt 210
Darmläsion 97 ff.
Descensus
- uteri 141 ff.
- vaginae 142 ff.
Deschamps-Unterbindungsnadeln 4, 17 ff.
Desinfektion 2 ff., 43
- Hände 2 ff., 43
- Instrumente 43
Diaphragmaplastik 142, 143 ff.
Diaphragma urogenitale 143, 144
Donati-Rückstichnaht 31 ff.
Douglas 96 ff., 128 ff., 153 ff.
Doyen-
- Myomheber 15, 17 ff.
- Spekula 11, 17 ff.

E
ektope Gravidität 183
„en-bloc"-Resektion, n. *Hudson* 104
Endobag 196
Endocatch 196
Endometriose 201
Endometrium
- Ablation 201 ff.
- Karzinom 98
Endoschlinge 38
Enterozele 142, 181
Enterozelenprophylaxe 142, 151 ff.
Episiotomie 210
- lateral 210
- mediolateral 210
- median 210
Expanderprothesen 162

F
Faszienquerschnitt, suprasymphysär 217
Fimbrienabstrich, bakteriologisch 180 ff.
Förster-Ballenger-Zange 9, 17 ff.
Fossa obturatoria 122
Frangenheim-Zange 22, 24 ff.
Fritsch-Wundhaken 12, 17 ff.

G
Gerinnungsstatus 48 ff.

H
Haberer-Spatel 10, 17 ff.
Hakenschere 22, 24 ff.
Halsted-Mosquito-Klemme 18
Händedesinfektion 2 ff., 43
- chirurgisch 2 ff.
- hygienisch 2 ff.
Hämoglobinwert 48 ff.
Harnblase
- Abpräparation 88, 113
- Läsion 97
- Teilresektion 97, 103

Hegar-
- Anfrischungsfigur 146
- Nadelhalter 9, 17 ff.
- Uterusdilatator 16, 17 ff.

Hiatus femoralis 158
Hirsch-Kolposuspension 152 ff.
Hochfrequenznadel, n. *Manhes* 23, 24 ff.
Hochfrequenzstrom 27
Hudson-
- „en-bloc"-Resektion 104
- Operation 99 ff.

Hysterektomie
- abdominal 83 ff.
- vaginal 127 ff.

Hysterektomieklemme 145, 17 ff.
Hysterektomiesektio 228
Hysteroskopie 199 ff.
- diagnostisch 200
- Flüssigkeitshysteroskopie 199
- Gashysteroskopie 199
- operativ 201

I

Ileus
- Bridenileus 58
- mechanischer Ileus 57 ff.
- paralytischer Ileus 57 ff.
- postoperativ 57 ff.
- Subileus 57 ff.

Immunhistochemie 62 ff.
Indikation 215
Inkontinenz 141 ff.
Instrumente
- Desinfektion 43
- Instrumentenknoten 36

Interventionslaparotomie 107
Intubationsnarkose 50 ff.

J

Jodprobe 70 ff.
- n. *Schiller* 70

K

Kantrowitz-Klemme 13, 17 ff.
Katheter
- suprapubisch 97, 151
- transurethral 53 ff.

Kindentwicklung 217 ff., 223, 224
Klemmen
- n. *Halsted-Mosquito* 18
- Hysterektomieklemme 145, 17 ff.
- n. *Kantrowitz* 13, 17 ff
- n. *Kocher-Ochsner* 9. 17 ff.
- n. *Mikulicz* 9, 17 ff.
- n. *Overholt* 8, 17 ff.
- n. *Rochester-Péan* 18

Knoten 36
- chirurgischer Knoten 36
- Endoschlinge 36
- extrakorporaler Knoten 36
- Grundknoten 36
- Instrumentenknoten 36
- intrakorporaler Knoten 36

- Reibeknoten 36
- Schifferknoten 36
- Weiberknoten 36

Knotenschieber 38
Kolpaporrhexis 210
Kolpoperineoplastik 146 ff.
Kolposkopie 70
Kolposuspension 152 ff.
- n. *Burch* 153
- n. *Hirsch* 152 ff.
- n. *Marschall-Marchetti-Krantz* 153

Kolpotomie, mediane anteriore 142 ff.
Kolpozoeleotomie
- hintere 128 ff., 133, 138 ff., 197
- vordere 139 ff.

Konisation 70 ff.
Konzeptus 184
Kostaufbau 52 ff.
Krallengreifer 23
Kürettage 67 ff.
- Frühabort 67 ff.
- postpartal 67 ff.

L

Labor 48
Längsschnitt des Unterbauchs 77 ff.
Laparoskopie 173 ff.
- diagnostische 180 ff.
- geschlossene 173 ff.
- offene 176 ff.
- operative 181

Laparotomie
- interiliakaler Querschnitt 81 ff.
- Interventionslaparotomie 81 ff.
- Querschnitt n. *Pfannenstiel* 81 ff.
- „second-look"-Laparotomie 108
- Sectio caesarea 215
- Unterbauchlängsschnitt 77 ff.

Laser 73
Laservaporisation 73
Latzko-Grube 113 ff.
LAVH (laparoskopisch assistierte vaginale Hysterektomie) 137, 194
Leistungskatalog 1, 2
- Frauenheilkunde und Geburtshilfe 1
- spezielle Geburtshilfe 2
- spezielle operative Gynäkologie 2

Levatornaht 149
Levatorplastik 149
Level I–III 170
Ligamentum (Lig. / Ligg.)
- Lig. cardinale 114, 131, 132
- Lig. infundibulopelvicum 83, 134, 189
- Lig. latum 88, 110
- Lig. rotundum 83, 110, 132, 225
- Ligg. sacrouterina (Sakrouterinligamente) 108, 128, 141
- Lig. teres uteri 87
- Lig. umbilicale 122
- - mediale 122
- - laterale 122
- Lig. vesicouterinum 114

Ligatur
- Durchstechungsligatur 34 ff.
- Ligaturschere 8, 17 ff.

Lugol-Lösung 70
Lungenembolie 58
Lymphknoten, *Rosenmüller*- 121
Lymphonodektomie
- axillär (Level I+II) 170 ff.
- endoskopisch 195
- inguinofemoral 120
- paraaortal 123 ff.
- pelvin 120 ff.

M

Maier-Zange 10, 17 ff.
Mamma
- brusterhaltende Therapie 161 ff., 172
- diagnostische Gewebeentnahme 162 ff.
- Inzision 164
- präoperative Markierung 163
- Wiederaufbauplastik 161

Mammakarzinom 142 ff.
Manhes, Hochfrequenznadel 23, 24 ff.
Marschall-Marchetti-Krantz-Kolposuspension 153
Marsupialisation 72 ff.
Martin-Uterussonde 16, 17 ff.
Maskenbeatmung 50 ff.
Mastektomie 166 ff.
- einfach 168
- modifiziert radikal 168
- totale 166

Mastitis 164
Metzenbaum-Schere 8, 17 ff.
- laparoskopische 22, 24 ff.

Mikulicz-Klemme 9, 17 ff.
Milchgangsexzision 165
Mobilisation 53
Morcellement
- laparoskopsich 195
- vaginal 137 ff.

Morcellierset (laparoskopisch) 23
Moschkowitz-Operation 153 ff.
Muskeln / Muskulatur (M.)
- M. bulbocavernosus 150
- M. ileopsoas 120
- M. latissimus dorsi 165
- - latissimus-dorsi-Lappen 165
- M. levator 147
- M. obturatorius 153
- M. pectoralis
- - major 166 ff.
- - minor 166 ff.
- M.-rectus-abdominis-Lappen (Tramflap) 161
- M. sartorius 159
- M. sphincter ani 156

Muttermundverschluss, totaler 205 ff.
- n. *Saling* 205
- n. *Szendi* 205

Myomabtragung 192 ff.
- hysteroskopisch 203
- laparoskopisch 193 ff.

Myombohrer 23
Myomenukleation 193 ff.
Myomheber n. *Doyen* 15, 17 ff.
Myommesser n. *Ségond* 16, 17

Sachverzeichnis

N
Nachkürettage 67 ff.
Nadelhalter
- n. *Bozeman* 14, 17 ff.
- n. *Hegar* 9, 17 ff.
- n. *Scarfi* 24
- n. *Wertheim* 14, 17 ff.
Nadeln 28
- atraumatische 28
- traumatische 28
- *Veress*-Punktionsnadel 20
Nahrungskarenz 49
Naht
- *Allgöwer*-Rückstichnaht 32
- *Averette*-Naht 80
- *Donati*-Rückstichnaht 31 ff.
- Einzelknopfnaht 31 ff.
- – intracutan 31 ff.
- – transcutan 31 ff.
- fortlaufend 33 ff.
- – intracutan 33 ff.
- – transcutan 33 ff.
- Levatornaht 149
- Scheidennaht 214
- Scheidensaumnaht 83 ff., 98 ff., 108 ff., 128 ff.
- Sphinkternaht 213
- Tabaksbeutelnaht 106 ff.
Nahtmaterial 28 ff.
- geflochten 29, 30
- Fadenstärke 29
- monofil 29
- nichtresorbierbar 28, 29
- resorbierbar 29
- Resorptionszeit 29
Narkosefähigkeit 50
Nelson-Metzenbaum-Schere 14, 17 ff.
Nerven/Nervus (N.)
- N. genitofemoralis 123
- N. obturatorius 123
- N. throacicus longus 170 ff.
- N. throacodorsalis 170 ff.
Netzresektion 104
Notsektio 217 ff.

O
Omentektomie 104
- infracolisch 104
- infragastrisch 104
- suprakolisch 104
Omentum majus 104
Operationsfähigkeit 49 ff.
Operation
- n. *Hudson* 99 ff.
- n. *Moschkowitz* 153 ff.
- n. *Wertheim* 108 ff.
- Vorbereitung 47 ff.
Optiken (laparoskopisch) 20
Orificium urethrae externum 155
Ovarbiopsie 94
Ovarialkarzinom 99 ff.
Ovariektomie 83 ff.
Ovarteilresektion 94
Overholt-Klemme 8, 17 ff.

P
Parakolpium 98 ff., 108 ff.
Parametrium 88 ff., 98 ff., 108 ff.
Parametrienschere 14, 17 ff.
pararektale Grube 108 ff.
paravesikale Grube n. *Latzko* 113
Pelviskopie 184
Periduralanästhesie 49 ff.
Peritonealdom 95, 137
Peritonealinzision 112, 132, 225
Peritonealisierung, hohe 97, 128 ff., 135 ff.
Perforation, Uterus 70
Pfannenstiel-Querschnitt 218
Pinzetten
- anatomische 8
- chirurgische 8
Plazentalösung, manuelle 217 ff.
Plica vesicouterina 128
Pneumoperitoneum 176
Polypabtragung, Abrasio 67 ff.
Portioabstrich
- bakteriologisch 47 ff.
- zytologisch 47 ff.
Portiobiopsie 70
Postaggressionsstoffwechsel 51
Pozzi-Zange 12, 17 ff.
Prämedikation 50 ff.
Präparat
- Aufarbeitung 60 ff.
- Färbung 60 ff.
- Fixation 60 ff.
- Markierung 60 ff.
Pseudozyste 93 ff.
Punktionsnadel n. *Veress* 20

Q
Querschnitt n. *Pfannenstiel* 218

R
Radikaloperation n. *Wertheim* 108 ff.
Récamier-Uteruskürutten 16, 17 ff.
Rectocele 148 ff.
Reddick-Olsen, Saug- und Spülrohr 23
Redon 151, 152
Rektumpfeiler 146, 148
Resektoskop 201
Rochester-Péan-Klemme 18
Röder-Schlinge 39
Rosenmüller-Lymphknoten 121
Roux-Wundhaken 10, 17 ff.
Rückstichnaht (s. auch Naht) 13 ff.
- n. *Allgöwer* 32
- n. *Donati* 31 ff.

S
Saling, totaler Muttermundverschluss 205
Salpingektomie 93 ff., 185 ff.
Salpingograph n. *Schulze* 24
Salpingotomie 93 ff., 183
Saug- und Spülrohr nach *Reddick-Olsen* 23

Schauta-Streifen 98, 112, 134
Scheidenmanschette 98 ff.
Scheidennaht 214
- Scheidensaumnaht 83 ff., 98 ff., 108 ff., 128 ff.
Scheidenriss 210
- abdominaler 225
- vaginaler 135, 142
Scheren
- Hakenschere 22, 24 ff.
- Ligaturschere 8, 17 ff.
- n. *Metzenbaum* 8, 17 ff.
- – laparoskopische 22, 24 ff.
- n. *Nelson-Metzenbaum* 14, 17 ff.
- Parametrienschere 14, 17 ff.
Scarfi-Nadelhalter 24
Scherbak-Spekula 11, 17 ff, 25
Schiller-Jodprobe 70
Schlingenapplikator 38
Schmerztherapie 51
Schnellschnitt 64 ff.
Schulze-Salpingograph 24
„second-line"-Chemotherapie 108
„second-look"-Laparotomie 108
Sectio caesarea 215 ff.
Ségond-Myommesser 16, 17
Seidl-Zange 16, 17 ff.
Sektiobereitschaft 216
Sentinel-Lymphnode-Konzept 169
Septum supravaginale 129
Serom 58
Sets 7, 16 ff.
- Abdominal-Set 18
- Chromopertubationsset 25
- Episiotomie-Set 19
- Hysteroskopie-Set 26
- Kürettage-Set 18, 19
- – postpartal 19
- LSK-Sets 24, 25
- – Grundset 24
- – Zusatzset 25
- Mamma-Set 10
- Sektio-Set 19
- Vaginal-Set 17
Sims-Uterussonde 16, 17 ff.
Situs 83
- typischer 83
- untypischer 83
„skinning vulvectomy" 155 ff.
Spatel, n. *Haberer* 10, 17 ff.
Spatium
- rectopubicum 151
- rectovaginale 98, 112, 146
- vesicocervicale 128 ff.
- vesicouterinum 99
- vesicovaginale 128
Spekula
- n. *Breisky* 11, 17 ff.
- n. *Doyen* 11, 17 ff.
- n. *Scherbak* 11, 17 ff, 25
Sphinkternaht 213
Spinalanästhesie 50 ff.
Steinschnittlagerung 41 ff.
- flach 41
- steil 42
Stressharninkontinenz 141 ff.
Stewart-Umschneidung 166

Suprarenin (Epinephrin) 71, 192
Szendi, totaler Muttermundverschluss 205

T
Tabaksbeutelnaht 106 ff.
Thrombose 53, 58
Thromboseprophylaxe 53 ff.
- Antiemboliestrümpfe 53 ff.
- Heparinderivate 53 ff.
Thrombozytenzahl 48
Tramflap 161
Trokare (laparoskopisch) 20
- Dilatationsset 2
Transformationszone 71
Truncus thoracodorsalis 170 ff.
Tubargravidität 183
Tubenkoagulation 182
Tubensterilisation 182
Turner-Warwick-Bauchdeckenhalter 12, 17 ff.
typischer Situs 83

U
Unterbauchlängsschnitt 77 ff.
Unterbindungsnadeln n. *Deschamps* 4, 17 ff.
Untersuchung 7 ff.
- allgemeine 7 ff.
- gynäkologsiche 7 ff.
- Narkoseuntersuchung 7 ff.
- rektovaginale 7 ff.
- vaginale 7 ff.
untypischer Situs 83
Ureter
- Darstellung 87, 110
- Freipräparation 87, 110

Ureterkanal 112 ff.
Ureterknie 110
Ureterdach 114 ff., 120
Ureterolyse 95
Urethrovesicopexie 152
Uterotomie 217 ff.
Uterotonika 70
Uterusdilatator n. Hegar 16, 17 ff.
Uterusexstirpation 83 ff., 127 ff.
Uterusinjektor 181
Uteruskürreten n. *Récamier* 16, 17 ff.
Uterusperforation 70
Uterusruptur 223
Uterussonde 67 ff.
- n. *Martin* 16, 17 ff.
- n. *Sims* 16, 17 ff.
Uterussondenlänge 67

V
Vaginalriss 210
Vancaillie-Zange 21, 24 ff.
Vaporisation 73 ff.
Vasokonstriktion 72
Venen / Venae (V.)
- V. axillaris 170 ff.
- V. cava inferior 124
Venenthrombose, tiefe 58
Verress-Punktionsnadel 20
Vulvakarzinom 155
Vulvektomie 155

W
Web 88, 219
Wertheim-
- Nadelhalter 14, 17 ff.
- Operation 108 ff.
- Radikaloperation 108 ff.

Wiederaufbauplastik der Mamma 161
Wundhaken
- n. *Fritsch* 12, 17 ff.
- n. *Roux* 10, 17 ff.
- S-Haken 176
Wundheilung 40
- p. p. 40
- p. s. 40
Wundheilungsstörung 40

Z
Zangen
- n. *Abel* 13, 17 ff.
- atraumatische Fasszange 21, 24 ff.
- n. *Babcock* 21, 24 ff.
- n. *Blakesly* 22, 24 ff.
- chiurgische Fasszange 21, 24 ff.
- Eileiterfasszange 9, 17 ff.
- Eihautfasszange 9, 17, 221
- n. *Förster-Ballenger* 9, 17 ff.
- n. *Frangenheim* 22, 24 ff.
- Koagulationszange bipolar 22, 24 ff.
- n. *Maier* 10, 17 ff.
- Ovarialfasszange 9, 17 ff.
- n. *Pozzi* 12, 17 ff.
- n. *Seidl* 16, 17 ff.
- n. *Vancaillie* 21, 24 ff.
Zervixriss, postpartal 209 ff.
Zystenausschälung 83 ff., 187 ff.
Zystenexstirpation 94, 187 ff.
Zystenfensterung 187 ff.
Zystenpunktion 186
Zystocele 141 ff.
Zystostomie 186
Zytoreduktion 99, 104

If you have any concerns about our products,
you can contact us on
ProductSafety@springernature.com

In case Publisher is established outside the EU,
the EU authorized representative is:
**Springer Nature Customer Service Center GmbH
Europaplatz 3, 69115 Heidelberg, Germany**

Printed by Libri Plureos GmbH
in Hamburg, Germany